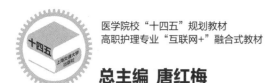

医学院校"十四五"规划教材
高职护理专业"互联网+"融合式教材

总主编 唐红梅

病理学与病理生理学

主编◎杨红梅 相 霞 郭红丽

U0295381

数字教材

使用说明：

1. 刮开封底二维码涂层，扫描后下载"交我学"APP
2. 注册并登录，再次扫描二维码，激活本书配套数字教材
3. 如所在学校有教学管理要求，请学生向老师领取"班级二维码"，
   使用APP扫描加入在线班级
4. 点击激活后的数字教材，即可查看、学习各类多媒体内容
5. 激活后有效期：1年
6. 内容问题可咨询：021-61675196
7. 技术问题可咨询：029-68518879

上海交通大学出版社
SHANGHAI JIAO TONG UNIVERSITY PRESS

内容提要

本教材是高职护理专业"互联网＋"融合式教材。全书共 17 章,第 1～12 章为总论部分,重点阐述不同疾病的共同病变和疾病发生、发展的共同规律;第 13～17 章为各论部分,主要阐述常见病、多发病和常见系统性病变的原因、发生机制、病理变化、病理与临床的联系、结局和防治原则等。每章前设有学习目标、思维导图、临床案例作为引导,以导入案例解析、复习与自测结束学习。扫描封底二维码,可学习在线课程、在线案例、拓展阅读、直击护考,并附彩图等数字资源,利于开展线上线下混合式教学。

本教材主要供高等职业学校护理专业使用,也可作为其他专业教学和护士资格考试的参考用书。

图书在版编目(CIP)数据

病理学与病理生理学/杨红梅,相霞,郭红丽主编
.—上海:上海交通大学出版社,2023.9
高职护理专业"互联网＋"融合式教材/唐红梅总主
编
ISBN 978－7－313－28725－0

Ⅰ.①病… Ⅱ.①杨…②相…③郭… Ⅲ.①病理学
－高等职业教育－教材②病理生理学－高等职业教育－教
材 Ⅳ.①R36

中国国家版本馆 CIP 数据核字(2023)第 087545 号

病理学与病理生理学
BINGLIXUE YU BINGLI SHENGLIXUE

主　　编:杨红梅　相　霞　郭红丽			
出版发行:上海交通大学出版社	地　　址:上海市番禺路 951 号		
邮政编码:200030	电　　话:021－64071208		
印　　制:常熟市文化印刷有限公司	经　　销:全国新华书店		
开　　本:787mm×1092mm　1/16	印　　张:21.75		
字　　数:461 千字			
版　　次:2023 年 9 月第 1 版	印　　次:2023 年 9 月第 1 次印刷		
书　　号:ISBN 978－7－313－28725－0	电子书号:ISBN 978－7－89424－333－1		
定　　价:78.00 元			

本书编委会

主　编

杨红梅　相　霞　郭红丽

副主编

蒋丽萍

编委会名单（按姓氏汉语拼音排序）

邓之婧　益阳医学高等专科学校

郭红丽　滨州职业学院

胡光玲　阜外华中心血管医院/河南省人民医院心脏中心

华春秀　南阳医学高等专科学校

蒋丽萍　娄底职业技术学院

李　慧　上海健康医学院

李　亮　滨州职业学院

彭蕤蕤　河南医学高等专科学校

王凌霄　河南医学高等专科学校

相　霞　上海健康医学院

杨红梅　河南医学高等专科学校

出版说明

　　党的十八大以来,党中央高度重视教材建设,做出了顶层规划与设计,提出了系列新理念、新政策和新举措。习近平总书记强调"坚持正确政治方向,弘扬优良传统,推进改革创新,用心打造培根铸魂、启智增慧的精品教材"。这也为本套教材的建设明确了前进的方向,提供了根本遵循。

　　高职护理专业"互联网+"融合式教材由上海交通大学出版社联合上海健康医学院牵头组织编写。教材编写得到全国十余所职业院校的积极响应与大力支持,由护理教育专家、护理专业一线教师、出版社编辑组成"三结合"编写队伍。编写团队在前期调研的基础上,结合我国护理卫生职业教育教学特点,深入贯彻落实习近平总书记关于职业教育工作和教材工作的重要指示批示精神,全面贯彻党的教育方针,落实立德树人根本任务,突显高等职业教育护理专业的特点,在注重"三基(基本理论、基本知识、基本技能)、五性(思想性、科学性、时代性、启发性、适用性)、三特定(特定对象为三年制高职专科护理专业学生、特定要求为纸质教材与互联网平台资源有机融合、特定限制为教材总字数应与教学时数相适应)"的基础上,以"十四五"时期全面推进健康中国建设对护理岗位工作实践提出的新要求为出发点,以教育部发布的《高等职业学校护理专业教学标准》等重要文件为书目制订和编写依据，以打造具有护理职业教育特点的立体教材为特色，紧紧围绕培养理想信念坚定，具有良好职业道德和创新意识，能够从事临床护理、社区护理、健康保健等工作的高素质技术技能人才为目标。全套教材共 27 册，包括专业基础课 8 册，专业核心课 7 册，专业扩展课 12 册。

本套教材编写具有如下特色：

1. 统分结合，目标清晰

本套教材的编写团队由全国卫生职业教育教学指导委员会护理类专业教学指导委员会主任委员唐红梅研究员领衔，集合了国内十余家院校的专家、学者。教材总体设计围绕学生护理岗位胜任力和数字化护理水平提升为目标，符合三年制高职专科学生教育教学规律和人才培养规律，在保证单册教材知识完整性的基础上，兼顾各册教材之间的有序衔接，减少内容交叉重复，使学生的培养目标通过各分册立体化的教材内容得以全面实现。

2. 立德树人，全程思政

本套教材紧紧围绕立德树人根本任务，强化教材培根铸魂、启智增慧的功能，把习近平新时代中国特色社会主义思想及救死扶伤、大爱无疆等优秀文化基因融入教材编写全过程。教材编写团队通过精心设计，巧妙结合，运用线下、线上全时空渠道，将教材与护理人文、职业认同、专业自信等课程思政内容有机融合，将护理知识、能力、素质培养有机结合，引导学生树立正确的护理观、职业观、人生观和价值观，着眼于学生"德智体美劳"全面发展。

3. 守正创新，科学专业

本套教材编写坚持"三基、五性、三特定"的原则，既全面准确阐述护理专业的基本理论、基础知识、基本技能和理论联系实践体系，又能根据群众差异化的护理服务需求，构建全面全程、优质高效的护理服务体系需要，反映护理实践的变化、阐明护理学科教学和科研的最新进展。教材编写内容科学准确、术语规范、逻辑清晰、图文得当，符合护理课程标准规定的知识类别、覆盖广度、难易程度，符合护理专业教学科学，具有鲜明护理专业职业教育特色，满足护理专业师生的教与学的要求。

4. 师生共创，共建共享

本套教材编写过程中广泛听取一线教师、护理专业学生对教材内容、形式、教学资源等方面的意见，再根据师生用书数据信息反馈不断改进编写策略与内容。师生用书过程中,还可以通过云端数据的共建共享,丰富教学资源、更新教与学的内容,为广大用书教师提供个性化、模块化、精准化、系统化、全方位的教学服务,助力教师成为"中国金师"。同时,教材为用书学生提供精美的视听资源、生动有趣的案例,线上、线下互动学习体验,助力学生护理临床思维养成,激发学生的学习兴趣及创新潜能。

5. "纸数"融合,动态更新

本套教材纸质课本与线上数字化教学资源有机融合,以纸质教材为主,通过思维导图,便于学生了解知识点构架,明晰所学内容。依托纸媒教材,通过二维码链接多元化、动态更新的数字资源,配套"交我学"教学平台及移动终端 APP,经过一体化教学设计,为用书师生提供教学课件、在线案例、知识点微课、云视频、拓展阅读、直击护考、处方分析、复习与自测等内容丰富、形式多样的富媒体资源,为现代化教学提供立体、互动的教学素材,为"教师教好"和"学生学好"提供一个实用便捷、动态更新、终身可用的护理专业智慧宝库。

打造培根铸魂、启智增慧的精品教材不是一蹴而就的。本套融合式教材也需要不断总结、调整、完善、动态更新,才能使教材常用常新。希望全国广大院校在使用过程中能够多提供宝贵意见,反馈使用信息,以逐步完善教材内容,提高教材质量,为建设中国特色高质量职业教育教材体系做出更多有益的研究与探索。最后,感谢所有参与本套教材编写的专家、教师及出版社编辑老师们,因为有大家辛勤的付出,本套教材才能顺利出版。

前　言

为深化教育教学改革，推动护理专业课程创新，提升护理专业教育教学竞争力，贯彻落实《"健康中国 2030"规划纲要》《国家职业教育改革实施方案》《中国教育现代化 2035》和《关于加强和改进新形势下大中小学教材建设的意见》等文件精神，依据《高等职业学校护理专业教学标准》，高等职业学校护理专业新形态教材《病理学与病理生理学》由上海交通大学出版社组织编写。本教材适用于高等职业学校护理专业，也可作为其他专业教学和护士资格考试参考用书。

本教材坚持"三基、五性、三特定"，以满足培养护理专业高素质技术技能人才需求的目的。同时，以"1 + X"证书人才培养理念为指导，以基本知识为基础，注重与临床护理职业岗位需求和国家护士执业资格考试大纲相衔接，着力构建体现护理专业特色和专科层次特点的病理学与病理生理学知识体系。本教材每章设有章前引言、学习目标、思维导图、案例导入，便于学生了解课程、知识点构架，明晰学习目标和要求，提高学习兴趣和效率；依托纸媒教材，通过二维码链接丰富、多元化的数字资源，如教学课件、在线案例、在线课程、拓展阅读、直击护考、复习与自测等，内容丰富，形式多样，为现代化教学提供立体、互动的教学素材，为教师教好和学生学好提供实用的全方位解决方案。

本教材共 17 章,第 1～12 章为总论部分,重点阐述不同疾病的共同病变和疾病发生、发展的共同规律;第 13～17 章为各论部分,主要阐述常见病、多发病和常见系统性病变的原因、发生机制、病理变化、病理与临床的联系、结局、防治原则等。

为高质量完成本教材的编写,每位编写者都付出了艰辛的劳动。本教材是由 6 所院校(河南医学高等专科学校、上海健康医学院、南阳医学高等专科学校、益阳医学高等专科学校、娄底职业技术学院和滨州职业学院)集体合作的结晶,包含彼此间的相互理解、信任和支持。另外,这 6 所院校的领导在经济和人力上给予了充分支持,在此深表感谢。

虽然编者为提高本教材质量做出了巨大的努力,但因教学形势的发展和学习者的学习基础及素质不同,故全书可能尚有不足之处,希望使用本套教材的广大师生和读者提出宝贵意见,以便在修订时加以改进,使教材质量不断提高。

主编 杨红梅 相 霞 郭红丽

2023 年 3 月 20 日

目 录

第一篇 总 论

第一章 绪论 001

第二章 疾病概论 006
    第一节 疾病与健康 007
    第二节 疾病的原因和条件 009
    第三节 疾病发生和发展的一般规律 011
    第四节 疾病的经过和转归 013

第三章 水、电解质代谢紊乱 015
    第一节 水、钠代谢紊乱 017
    第二节 钾代谢紊乱 027

第四章 酸碱平衡紊乱 033
    第一节 酸碱的概念及酸碱物质的来源 035
    第二节 酸碱平衡的调节 036
    第三节 酸碱平衡的常用检测指标及分类 039
    第四节 单纯型酸碱平衡紊乱 041
    第五节 混合型酸碱平衡紊乱 051

第五章 缺氧 054
    第一节 常用的血氧指标及意义 056
    第二节 缺氧的类型 058

　　　　第三节　缺氧对机体的影响 ……………………………………………… 062
　　　　第四节　氧疗和氧中毒 …………………………………………………… 069

第六章　细胞和组织的适应、损伤与修复 ………………………………………… 071
　　　　第一节　适应 ……………………………………………………………… 073
　　　　第二节　损伤 ……………………………………………………………… 077
　　　　第三节　修复 ……………………………………………………………… 084

第七章　局部血液循环障碍 ………………………………………………………… 091
　　　　第一节　充血和淤血 ……………………………………………………… 093
　　　　第二节　出血 ……………………………………………………………… 096
　　　　第三节　血栓形成 ………………………………………………………… 097
　　　　第四节　栓塞 ……………………………………………………………… 102
　　　　第五节　梗死 ……………………………………………………………… 105

第八章　炎症 ………………………………………………………………………… 109
　　　　第一节　炎症的原因 ……………………………………………………… 111
　　　　第二节　炎症的基本病理变化 …………………………………………… 112
　　　　第三节　炎症介质 ………………………………………………………… 117
　　　　第四节　炎症的类型和病变特点 ………………………………………… 120
　　　　第五节　炎症的局部表现和全身反应 …………………………………… 124
　　　　第六节　炎症的结局 ……………………………………………………… 125

第九章　发热 ………………………………………………………………………… 128
　　　　第一节　发热的原因及机制 ……………………………………………… 130
　　　　第二节　发热发生的基本环节及发热时相 ……………………………… 133
　　　　第三节　发热时机体的代谢和功能变化 ………………………………… 135
　　　　第四节　发热的处理原则 ………………………………………………… 137

第十章　休克 ………………………………………………………………………… 139
　　　　第一节　休克的原因和分类 ……………………………………………… 141
　　　　第二节　休克的发展过程及发生机制 …………………………………… 143
　　　　第三节　休克时机体的代谢和器官功能改变 …………………………… 151
　　　　第四节　休克的防治原则 ………………………………………………… 154

第十一章　弥散性血管内凝血 157
　　第一节　弥散性血管内凝血的原因和发生机制 159
　　第二节　弥散性血管内凝血的诱发因素 161
　　第三节　弥散性血管内凝血的分期和分型 162
　　第四节　弥散性血管内凝血的临床表现 164
　　第五节　弥散性血管内凝血的防治原则 167

第十二章　肿瘤 169
　　第一节　肿瘤的基本特性 171
　　第二节　肿瘤对机体的影响 178
　　第三节　肿瘤的命名与分类 179
　　第四节　肿瘤的鉴别 182
　　第五节　癌前病变、上皮内瘤变和原位癌 184
　　第六节　常见肿瘤 186
　　第七节　肿瘤的原因和发生机制 195

第二篇　各　论

第十三章　心血管系统疾病 199
　　第一节　动脉粥样硬化 201
　　第二节　高血压病 210
　　第三节　风湿病 215
　　第四节　心力衰竭 218

第十四章　呼吸系统疾病 230
　　第一节　慢性阻塞性肺疾病 232
　　第二节　慢性肺源性心脏病 238
　　第三节　肺炎 239
　　第四节　呼吸衰竭 244

第十五章　消化系统疾病 249
　　第一节　胃炎 251
　　第二节　消化性溃疡病 254
　　第三节　病毒性肝炎 256
　　第四节　肝硬化 261
　　第五节　消化系统常见肿瘤 265

第六节　肝性脑病 273

第十六章　泌尿系统疾病 284
　　第一节　肾小球肾炎 286
　　第二节　肾盂肾炎 296
　　第三节　泌尿系统常见肿瘤 299
　　第四节　肾衰竭 300

第十七章　感染性疾病 314
　　第一节　结核病 316
　　第二节　伤寒 322
　　第三节　细菌性痢疾 324

参考文献 327
中英文名词对照索引 329

第一篇 总 论

第一章 绪 论

章前引言

病理学与病理生理学（pathology and pathophysiology）是以辩证唯物主义的世界观和方法论为指导思想，研究疾病的原因、发生机制、病理变化和转归，揭示疾病的发生、发展规律，探讨患病机体组织器官的代谢、功能和形态变化与临床表现联系的医学基础课程，从而阐明疾病本质，为疾病的诊断、治疗、护理和预防提供理论依据。

学习目标

1. 阐述病理学与病理生理学的内容和任务。
2. 理解病理学与病理生理学的研究方法。
3. 知道病理学与病理生理学在医学中的地位、学习方法及发展简史。
4. 具有领悟病理学与病理生理学在医学中的地位和作用的能力；具有与患者及家属有效沟通的能力。
5. 运用所学病理学与病理生理学知识进行健康教育，正确指导临床。

思维导图

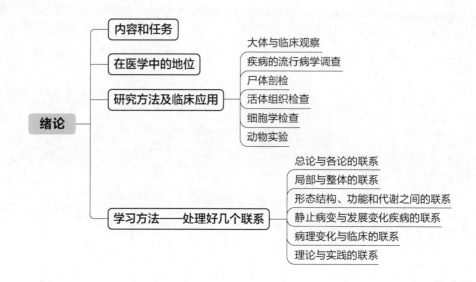

一、病理学与病理生理学的内容和任务

本教材包括总论和各论两部分。总论部分(第 2～12 章)主要介绍疾病的一般规律和基本病理过程,阐述不同疾病发生和发展的共同规律。各论部分(第 13～17 章)主要介绍各种疾病的特殊规律,即疾病(如肺炎、肝炎和溃疡病等)的病因、发生机制、病理变化及其对机体的影响、病理与临床护理的联系等。总论和各论有着十分密切的内在联系,内容上各有侧重,学习时应注意联系,加强局部与全身的整体观。

二、病理学与病理生理学在医学中的地位

病理学与病理生理学是一门重要的医学基础学科,也是沟通基础医学与临床医学的重要桥梁课程。学习病理学与病理生理学时,首先需要掌握人体解剖学、组织胚胎学、生理学、生物化学和分子生物学等正常机体的形态结构、功能与代谢以及微生物学、寄生虫学、免疫学等基础知识,为了解疾病的原因、发生机制、患病机体形态结构、功能与代谢变化奠定基础。同时,病理学与病理生理学研究和阐释疾病发生、发展和转归的基本规律,为临床各课程具体疾病的学习和研究奠定基础,为疾病的临床表现、诊疗和预后判断提供理论依据,以培养学生综合认识疾病的临床思维。在临床疾病的诊断过程中,病理诊断更具有直观性和客观性,其中活体组织检查是迄今诊断疾病最可靠的方法,如细胞学检查在早期发现肿瘤等方面具有重要意义;尸体解剖能够对死因做出最权威的诊断,同时也能够提高临床诊断和医疗水平。

📖 拓展阅读 1-1　诊断病理学

三、病理学与病理生理学的研究方法及临床应用

（一）大体观察与临床观察

大体观察主要是通过肉眼或辅以放大镜、量尺、磅秤等器具对所检标本的大小、形状、色泽、重量、表面及切面、病灶特性及硬度等进行细致观察及检测的方法。有经验的病理及临床医师往往能够借助大体观察初步确定诊断和病变性质。

为了解患病机体功能代谢变化，须对患者进行周密细致的临床观察，甚至对患者进行长期随访以发现疾病动态发展的规律。为此，应在不损害患者健康的前提下，采用 B 超、心电图、磁共振成像（magnetic resonance imaging，MRI）、内镜及计算机断层扫描（computer tomography，CT）等无创伤性的仪器检查，或者对患者血、尿、脑脊液及活检组织等进行一系列必要的临床检查，以探讨疾病发生的原因和条件、患病机体功能、代谢、形态结构的动态变化及机制，为揭示疾病本质提供第一手临床资料。

（二）疾病的流行病学调查

为了从宏观和微观世界中探讨疾病发生的原因和条件、发生发展的规律和趋势，从而为疾病的预防、控制和治疗提供依据，传染病和非传染病的群体流行病学调查和分子流行病学调查均已成为研究疾病的重要方法。

（三）尸体剖检

尸体剖检（autopsy）简称尸检，通过对死者遗体进行病理解剖，用肉眼和镜下观察组织器官的大体形态改变和组织学改变，对疾病做出诊断，查明死亡原因。尸检的意义在于：①明确诊断，查明原因，帮助临床医生总结经验，提高医疗水平；②为医疗事故和医疗纠纷的正确解决提供证据；③及时发现并确诊某些传染病、地方病、流行病以及新发生的疾病，为防疫部门采取防治措施提供依据；④为医学教学和研究提供标本。

（四）活体组织检查

活体组织检查（biopsy）简称活检，指通过局部切取、钳取、穿刺和搔刮等方法从患者身上取下病变组织，进行大体和镜下观察，以确定诊断。活检是临床上广泛采用的检查方法，对疾病的及时确诊和疗效判定、预后评判等起重要作用，尤其是对良性和恶性肿瘤的鉴别，以及某些疑难病例的确诊具有重要意义。

（五）细胞学检查

细胞学（cytology）检查是通过各种方法采集病变组织的细胞，涂片染色后进行观察，从而做出疾病诊断的检查方法。细胞的来源可以是运用各种采集器在病变部位直接采集的脱落细胞（如宫颈刮片、食管拉网等），也可以是自然分泌物（如痰液、前列腺液等）、渗出液（如腹水）及排泄物（如尿液）中的细胞或用细针穿刺病变部位吸取的细胞；还可以是通过内镜采集或穿刺所收集的组织细胞。细胞学检查多用于肿瘤的诊断、健康筛查等。此法因操作简便快捷、患者痛苦小等优点而被人们接受。

（六）动物实验

动物实验是指在动物身上复制某些人类疾病或病理过程的模型，有针对性地进行病因学、发生机制、病理改变及疾病转归的研究。此外，利用动物实验还可以进行治疗方法、药物筛选和不良反应的观察。动物实验的优点是不仅可以认识疾病的全貌，而且可以人工控制条件，多次重复，反复验证研究结果，弥补人体研究的不足和局限。但动物与人类之间存在着种系差异，因此动物实验结果仅具有参考价值而不能直接套用于人体。

（七）其他

组织培养、细胞培养、免疫组织化学等也是病理学与病理生理学常用的研究方法。近年来，随着科学技术的发展，许多新技术相继应用于病理学与病理生理学研究中，如流式细胞术（flow cytometry，FCM）、分子生物学技术和图像分析技术等，使病理学与病理生理学向更深、更广领域发展。

四、病理学与病理生理学的学习方法

学习病理学与病理生理学必须坚持辩证唯物主义的世界观和方法论，客观、辩证地认识患病机体在器官水平、组织水平、细胞水平和分子水平的发展和变化，在学习中应注意处理好以下几个关系。

（一）总论与各论的联系

总论是学习各论的基础，是认识和掌握疾病的普遍规律，对认识和掌握疾病的特殊规律具有指导作用；而各论是研究疾病的特殊规律，认识和掌握各论部分，又可加深对疾病普遍规律的理解，两者相辅相成，不可偏废。

（二）局部与整体的联系

人体是一个完整的有机体，全身各个系统、器官、组织之间相互联系，密切相关，局部的病变可引起机体其他组织器官的改变，机体的整体状况也会影响局部组织器官病变的发生、发展。

（三）形态结构、功能和代谢之间的联系

疾病过程中机体会发生代谢、功能和形态三方面的改变。三者之间互相联系、互相影响、互为因果，代谢改变常常是形态和功能改变的基础，形态改变又会影响功能和代谢。在学习中只有将它们联系起来加以理解，才能全面认识病变的本质。

（四）静止病变与发展变化疾病的联系

任何疾病在发生、发展过程中，不同阶段，其病理变化、临床表现各不相同。我们所观察的大部分标本、组织切片、患者症状，只是疾病在某一时间的暂时病变和表现，对于疾病的发生、发展过程来说是局部的，并非疾病的全貌。因此，在认识疾病时，必须观察疾病发生、发展的全过程，而不能用片面、静止的观点去认识疾病。

（五）病理变化与临床的联系

学习过程中应重视病理变化与临床的联系，学会运用病理学与病理生理学知识解释临床表现、理解防治及护理措施的理论依据，为后续临床课程的学习奠定基础。

（六）理论与实践的联系

在学习过程中，将理论知识与大体标本、组织切片等观察到的病理变化和动物实验结果、临床病例讨论等进行有机联系，做到理论联系实际。

（杨红梅）

数字课程学习

○PPT 课件　○复习与自测　○更多内容……

第二章 疾病概论

章前引言

　　疾病(disease)与健康(health)是一组相对应的概念,两者在一定条件下可以相互转化。疾病是对应于健康的一种异常生命状态。在疾病与健康之间还存在亚健康(subhealth)状态。本章主要研究疾病的相关概念、原因、条件、发生发展规律及经过和转归等问题。

·学习目标·

1. 解释疾病、健康、亚健康及脑死亡的概念。
2. 阐述病因、条件、诱因的含义。
3. 知道疾病发展过程中的共同规律。
4. 描述疾病的分期及转归形式。
5. 理解脑死亡的判断标准及临床意义。

思维导图

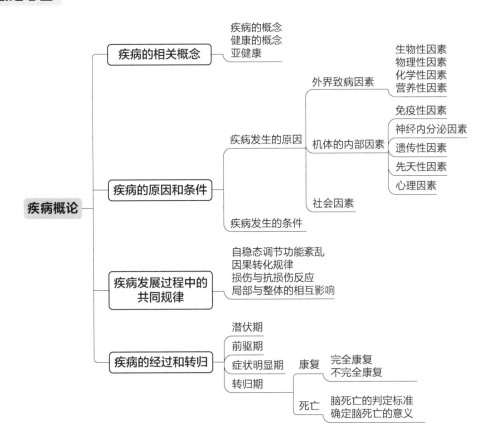

第一节 疾病与健康

一、疾病

人类对疾病的认识经历了从愚昧到科学的漫长过程。经过大量实验和观察验证，对疾病有了更深入的了解和更科学的认识。但是，疾病迄今尚无统一的定义。根据目前的认识，疾病是在一定的原因作用下，机体内稳态（homeostasis）调节紊乱而发生的异常生命活动过程。

在疾病状态下，机体对致病因素所引起的损害可产生一系列防御性的抗损伤反应。在此过程中内环境可能发生波动，甚至紊乱，表现为疾病过程中各种复杂的功能、代谢和形态及结构的病理学变化。这些变化又可使机体各器官系统之间以及机体与外界环境之间的协调关系发生障碍，从而导致各种临床症状、体征和社会行为的异常，特别是对环境的适应能力和劳动能力的减弱，甚至丧失。

二、健康

健康是医学上一个重要的概念。传统观念认为不生病便是健康。但是,给健康下一个准确的定义尚有一定困难。1948 年生效的《世界卫生组织宪章》关于健康的定义是:"健康不仅仅是没有疾病或衰弱现象,而是躯体上、精神上和社会适应上的一种完好状态。"可见,健康至少包括健壮的体魄、健全的心理精神状态和良好的社会适应能力。健康的标准不是绝对的,而是相对的。在不同的地区、群体、个人或个人的不同年龄阶段,健康的标准是有差异的。随着社会的发展和进步,健康的水平、健康的内涵,也会不断发展。

强调健康不仅仅是人体的身体健康,而且必须包括心理状态和社会适应都处在一个较完满的状态。1990 年,世界卫生组织(World Health Organization,WHO)对健康定义的阐述又增加了道德健康。也就是说,现代健康概念至少包含了生理、心理、道德和社会适应 4 个层次的健康。

1992 年,WHO 倡导"合理膳食、适量运动、戒烟限酒、心理平衡"的健康四大基石。2000 年,WHO 又提出了"合理膳食、戒烟、心理健康、克服紧张压力、体育锻炼"的促进健康新准则。WHO 关于健康概念的发展变化,反映了人类对健康的重视程度和生活质量的不断提高。

三、亚健康

亚健康是指介于健康(第一状态)和疾病(第二状态)之间的中间状态,又称为人体第三状态。机体处于亚健康状态时,虽然没有出现疾病状态,但已有潜在的病理改变。WHO 的一项调查表明,人群中真正健康的占 5%,患病者占 20%,亚健康者约占 75%。亚健康人群中,中年人居多。

导致亚健康的因素很多。例如,学习、工作负荷过重使人身心疲惫,导致神经、内分泌功能失调是亚健康的最常见原因;环境、食物及噪声污染,可导致机体抵抗力下降;不良的生活习惯,如吸烟、酗酒、缺乏运动、作息时间不规律等。此外,自然老化以及某些遗传因素也可能在亚健康的发生、发展中发挥作用。

与此同时,亚健康状态处于动态变化之中,既可向健康状态转化,又可向疾病状态转化。除了意外性损伤(如创伤)可以使人体在某一瞬间从健康状态即刻进入疾病状态外,一般健康到疾病大多有从量变到质变的或长或短的过程。向哪个方向转化,取决于自我保健措施和自身免疫力水平。向疾病状态转化是亚健康状态的自发过程;向健康状态转化则需要采取自觉的防范措施,如加强自我保健、合理调整膳食结构等。

由于人们在年龄、免疫力、适应能力、社会文化层次等方面存在差异,亚健康状态的表现也错综复杂,可有慢性疲劳综合征、神经衰弱和肥胖症等若干种表现。表现形式主要包括:①躯体亚健康:机体各系统的生理功能和代谢过程活力、反应力和适应能力降低。不明原因或排除疾病因素的情绪低落、虚弱、疲乏无力、周身不适、头痛、免疫力差、易感冒、稍动即累、出虚汗、食欲缺乏、消化功能减退、肌肉关节酸痛、性功能下降和月经周期紊乱等。②心理亚健康：表现为不明原因的思维紊乱、恐慌、焦虑、烦躁、易怒、冷漠、孤独、轻率、自卑、注意力不集中、失眠多梦以及神经质，甚至产生自杀念头等。③社会亚健康：对工作、生活、学习等环境难以适应，角色错位，人际关系难以协调，家庭关系不和睦，自我感觉被社会遗忘和抛弃。④道德方面的亚健康：主要表现为世界观、人生观和价值观上存在着明显的损人害己的偏差。上述表现持续一定时间，排除疾病后可诊断为亚健康。

第二节　疾病的原因和条件

一、疾病发生的原因

疾病发生的原因简称病因，又称致病因素，是指能够引起疾病必不可少的并决定该疾病特征的因素。病因种类很多，一般可分为外界致病因素、机体内部因素及社会因素三个方面。

（一）外界致病因素

外界致病因素即外因，是指外环境中的各种致病因素。外界致病因素主要有以下几类。

1. 生物性因素　包括各种病原微生物（如病毒、细菌、支原体、立克次体、螺旋体和真菌等）及寄生虫（如原虫、蠕虫等）等，这是临床上比较常见的病因。病原微生物作用于机体后是否引起疾病，除与致病微生物的数量、侵袭力及毒力有关外，也与机体的功能状态、免疫力等条件有密切的关系。

2. 物理性因素　包括机械力（如创伤、骨折等）、高温（如烧伤、烫伤等）、低温（如冻伤）、电流（如电击伤）、电离辐射（如放射病）、气压的改变（如高山病或潜水员病）等。物理性因素是否引起疾病以及疾病的严重程度，主要取决于这些因素的强度、时间及范围等。这些因素多数只引起疾病的发生，但对疾病的进一步发展往往不起作用。

3. 化学性因素　包括无机毒物［如强酸、强碱、一氧化碳（carbon monoxide，CO）和氰化物等］、有机毒物（如有机磷农药、四氯化碳和苯等）、生物性毒物（如蛇毒、毒蕈等）。多数化学性因素对组织、器官的损伤有一定的选择性。例如，CO 与血红蛋白（hemoglobin，Hb）相结合，可阻碍 Hb 和氧的结合。化学性因素的致病作用除了与毒物本身的性质、剂量（或浓度）有关外，还与其作用部位和整体的功能状态有关。

4. 营养性因素　营养过剩和营养缺乏都可以引起疾病。例如，长期大量高糖、高脂饮食易引起肥胖病；严重的蛋白质缺乏可引起营养不良；维生素 A 摄入不足可引起夜盲症，维生素 C 摄入不足可引起坏血病，长期维生素 D 缺乏可引起小儿佝偻病。营养不良或营养过剩不但可以引起疾病，还可以成为许多疾病发生的条件。

（二）机体的内部因素

机体的内部因素即内因，包括免疫性因素、神经内分泌因素、遗传性因素、先天性因素和心理因素等。

1. **免疫性因素**　机体的免疫功能严重不足或缺乏时，可引起免疫缺陷病，如艾滋病、低丙种球蛋白血症等。某些机体对一些抗原发生异常而强烈的免疫反应，称为变态反应，从而导致机体损伤。例如，某些药物（青霉素等）在某些个体引起过敏性休克；某些花粉或食物引起的过敏性鼻炎、荨麻疹、支气管哮喘等变态反应性疾病；某些个体对形成的自身抗原发生免疫反应，引起自身免疫性疾病，如系统红斑狼疮、类风湿关节炎和溃疡性结肠炎等。

2. **神经内分泌因素**　神经和内分泌系统的功能状态对疾病的发生也有着一定的影响。例如，十二指肠溃疡病的发生与迷走神经过度兴奋有关；乳腺癌的发生与卵巢激素分泌紊乱、雌激素水平长期偏高有关。

3. **遗传性因素**　对疾病的作用主要有两方面：①遗传物质的改变可以引起遗传性疾病，如染色体畸变可引起先天愚型，某种基因突变可引起血友病等。②由于机体某种遗传上的缺陷，使后代的生理、代谢具有容易发生某种疾病的倾向，即后代获得对某种疾病的遗传易感性，并在一定的环境因素作用下机体发生相应的疾病，如高血压病、糖尿病和精神分裂症等。

4. **先天性因素**　指能够损害正在发育的胚胎和胎儿的有害因素。例如，妊娠早期患风疹时，风疹病毒可引起先天性心脏病；孕妇吸烟、酗酒可影响胎儿发育等。

5. **心理因素**　指影响人精神活动的心理过程，与人们的日常生活和某些疾病的发生、发展和转归有密切关系。积极、乐观、坚强的心理状态是保持和增进健康的必要条件，有助于树立与疾病做斗争的坚强信念，促进疾病康复，提高对环境的适应能力。而消极的心理状态，如长期的焦虑、怨恨、忧郁、悲伤、恐惧、惊慌、紧张和愤怒等，可以引起人体各系统功能失调，从而促进疾病的发生。某些所谓的身心疾病，如偏头痛、高血压病、溃疡病、心律失常等，其发生、发展与心理因素有着密切的关系。近年来，在肿瘤普查中还发现，心理因素与某些恶性肿瘤的发生也有密切关系。

（三）社会因素

社会因素包括社会环境和生活、劳动、卫生条件等，对人类健康和疾病的发生、发展有着重要影响。正相关的社会因素如社会的进步与安定，经济的发展，生活、劳动和卫生条件的改善以及计划免疫的实施等，可以增进健康，预防或减少疾病的发生；负相关的社会因素如战争与社会动乱，经济落后与贫困，人口过剩，社会卫生状况不佳，饮食及卫生习惯不良，工业"三废"（废液、废气和废渣）和生活"三废"（粪便、污水和垃圾）以及农药、化肥所造成的大气、水和土壤的严重污染等，不仅不利于健康，而且有些还可以直接致病或通过自然、生物因素间接致病。

二、疾病发生的条件

条件是指在病因作用于机体的前提下,促进疾病发生、发展的因素。例如,年龄、性别等体内条件以及气温、地理环境等自然因素。致病的原因和条件在疾病的发生、发展过程中起着不同的作用。条件本身不能直接引起疾病,即不是疾病发生所必需的因素,但条件对许多疾病的发生、发展有重要的影响,如结核杆菌是引起结核病的原因,是必不可少的因素;而营养不良、过度疲劳或空气污浊等常可作为条件促进结核病的发生和发展。如果仅有结核杆菌侵入人体,而不具备这些条件,一般也不致发病。说明疾病发生除一定要有病因存在外,还取决于条件的作用。

条件在疾病发生中的作用是促进或阻碍疾病的发生。例如,夏季高温潮湿,既可以通过促进食物的腐败和细菌的繁殖增强肠道致病菌的致病力,又可以通过抑制肠道蠕动和消化液分泌降低机体的抵抗力。因此,夏季肠道传染病发生率高。人们往往利用条件在疾病发生中的作用,人为地改变条件来延缓或阻止疾病的发生。

能够通过作用于病因或机体促进疾病发生、发展的因素称为疾病的诱发因素,简称诱因。诱因是条件中的一部分。在疾病的病因学预防中,必须考虑条件的重要影响,积极消除诱因。

第三节　疾病发生和发展的一般规律

一、自稳态调节功能紊乱

机体在不断变化的内外环境因素作用下,通过神经和体液的调节作用,使各器官系统的功能和代谢维持在正常范围内,保持内环境状态的相对稳定,称为自稳调节下的自稳态。它是维持机体正常生命活动所不可缺少的。疾病时,由于致病因素对机体的损害作用,使自稳调节的某一方面发生紊乱,引起相应的功能和代谢障碍,从而引起严重的生命活动障碍。例如,某些原因所致的胰岛素绝对或相对不足以及靶细胞对胰岛素敏感性降低,可引起糖尿病的发生,出现糖代谢紊乱、血糖升高;而糖代谢紊乱进一步发展又可导致脂肪代谢紊乱、蛋白质代谢紊乱以及水、电解质代谢紊乱,还易并发动脉粥样硬化等。

二、因果转化

因果转化是疾病发生、发展中的基本规律之一,是指在原始病因作用下机体发生的某种变化又可能转化为新的原因,引起新的变化,而后者再转化为原因引起新的变化,如此原因与结果交替作用,形成一个螺旋式的发展过程。在这个过程中,每一环节既是前一种变化的结果,同时又是后一个变化的原因。在不同的疾病或同一疾病的不同状态下,因果转化可以向坏的方向发展,形成恶性循环,而导致死亡;但亦可以向好的方向发展,形成良性循环,最后导致疾病痊愈(图2-1)。

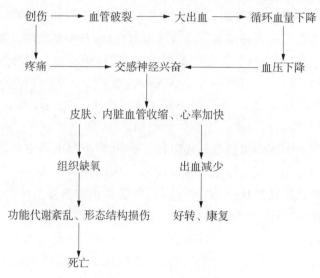

图2-1 创伤因果转化规律

三、损伤与抗损伤反应

致病因素作用于机体时可引起机体损伤。同时,机体调动各种防御、代偿机制对抗致病因素及其引起的损伤。损伤与抗损伤的斗争,贯穿于疾病的始终。双方作用力量的对比,决定着疾病的发生、发展和结局。当损伤占优势时,则疾病向恶化的方向发展,甚至造成死亡。反之,当抗损伤占优势时,则病情缓解并向痊愈发展。损伤与抗损伤反应在一定条件下可发生转化。例如,炎症渗出属于抗损伤反应,但如果渗出物过多,大量聚集于心包腔或胸腔,则可压迫心、肺,影响其功能,而转化为损伤性因素。在医护工作中,要尽力排除或减轻损伤性改变,保护和增强抗损伤反应,促使疾病痊愈。

四、局部与整体相互影响

任何疾病都是整体的反应,但表现可以局部为主或全身为主,局部受整体的影响,同时又影响着整体。两者在疾病过程中相互影响,并可在一定条件下相互转化。例如,肺结核病的病变主要在肺,但常有发热、食欲不振及红细胞沉降率(血沉)加快等全身反应。同时,肺结核病也受全身状态的影响。当机体抵抗力增强时,肺部病变可以局限化甚至痊愈;抵抗力降低时,肺部病变可以发展,甚至播散到其他部位,形成新的病灶。正确认识疾病过程中局部和整体的关系,对于采取正确的治疗和护理措施具有重要的意义。

第四节 疾病的经过和转归

疾病的发生和发展是一个连续的过程,有其开始与终结。临床上一般将疾病的经过分为四期。有些疾病四期比较明显,有些疾病则不十分明显。

一、潜伏期

潜伏期是指从病因侵入机体到该病最初症状出现之前的一段时间。不同疾病的潜伏期长短不一,传染病的潜伏期尤其明显。各种传染病都有一定的潜伏期(几天到几年),这一时期是机体的防御或代偿功能与致病因子斗争的时期。如果机体的防御能够战胜病因,疾病即告终止;否则将继续发展,而呈现疾病征象。正确认识疾病的潜伏期有重要的意义,如确定或怀疑某些个体已经感染某种传染病时,就应当及早进行隔离(如烈性传染病)和/或预防治疗(如狂犬病)。一些非传染病如放射病等也有潜伏期,也有些疾病并无潜伏期,如创伤、烧伤等。

二、前驱期

前驱期是患者出现最初症状到出现典型症状之前的一段时期。这个时期所表现的并不是该病所具有的特征性的症状,只是一些一般的症状。例如,全身不适、倦怠、微热、头痛、乏力和食欲减退等,是提醒患者及时就医的信号。前驱期的发现有利于疾病的早期诊断和治疗。前驱期缺乏特异性,容易误诊。

三、症状明显期

症状明显期是指出现该疾病特征性临床表现的时期。患者所表现出的特殊症状和体征是疾病诊断的重要依据。这一期的持续时间,对多数急性疾病来讲较易确定;但在慢性疾病(如肺结核、梅毒等)则随病情的轻重和个体的特点而各不相同。

四、转归期

疾病的转归是疾病发展的最终结局,有康复和死亡两种形式。

(一)康复

1. **完全康复** 指致病因素以及发病时的各种损害性变化完全消除或得到控制,机体的功能、代谢和形态结构完全恢复正常,所有症状、体征完全消失,机体的自稳调节以及机体对外界环境的适应能力、社会行为(包括劳动力)也完全恢复正常。完全康复说明机体的防御、代偿等反应取得绝对的优势。完全康复是常见的,不少传染病痊愈以后,机体还能获得特异的免疫性。

2. **不完全康复** 指疾病的损伤性变化得到控制,主要的症状、体征或行为异常消失,但体内仍存在着某些病理变化,通过代偿反应才能维持相对正常的生命活动。如果过分地增加机体的功能负荷,就可因代偿失调而致疾病再现。例如,心瓣膜病引起的心力衰竭经内科治疗后,患者的主要症状可以消失,但心瓣膜病变依然存在。如果不适当地增加体力负荷,则可导致代偿失调而再次出现心力衰竭时的血液循环障碍。此外,截肢或器官切除后的状态也属于不完全康复。

(二) 死亡

对死亡(death)的判断一直是一个难题。长期以来判断死亡的标志是心跳、呼吸停止和各种反射消失。从 20 世纪 70 年代开始,由于社会、法律及医学的需要,特别是复苏技术提高和器官移植的开展,人们对死亡的概念及判定死亡的标准提出了新认识。1968 年,美国哈佛大学医学院死亡定义审查委员会正式提出将脑死亡(brain death)作为人类个体死亡的判断标准。脑死亡是指全脑功能(包括大脑、间脑和脑干)不可逆的永久性丧失以及机体作为一个整体功能的永久性停止。

1. 脑死亡的判定标准　判定脑死亡的主要指征:①自主呼吸停止:进行 15 min 以上人工呼吸后仍无自主呼吸;②持续、不可逆昏迷;③脑干神经反射消失,如瞳孔散大或固定,瞳孔反射、角膜反射、咳嗽反射、恶心反射、吞咽反射等消失;④脑电波消失;⑤脑血液循环完全停止。

2. 判定脑死亡标准的意义　①有利于器官移植。虽然确定"脑死亡"并非器官移植的需要,然而借助呼吸、循环辅助装置,可以使脑死亡者在一定时间内维持器官组织的低水平血液灌注,有利于局部器官移植后的功能恢复。②脑死亡概念对指导复苏也具有实践意义,可以适时终止复苏抢救,减轻无效抢救的经济负担和情感负担。③应用脑死亡概念可以协助医务人员判定患者的死亡时间,对于解决某些社会纠纷具有法律上的意义。

📖 拓展阅读 2-1　植物人与植物状态

(相霞)

数字课程学习

　🔢　○教学 PPT　○复习与自测　○更多内容……

第三章　水、电解质代谢紊乱

章前引言

　　水是人体内含量最多的物质。机体内的水和溶解于其中的电解质、低分子有机化合物以及蛋白质等统称为体液,广泛分布于细胞内外,参与许多重要的生理和生化过程。水与电解质的动态平衡,是维持人体生命活动正常进行的重要因素。正常成年人体液总量约占体重的60%,其中细胞内液约占40%,细胞外液约占20%。细胞外液中,血浆约占5%,组织间液占15%。血浆、组织间液和细胞内液三者不断地进行液体交换,且通过器官、组织与外界进行交换。在神经内分泌的调节下各部分体液容量和分布保持动态平衡。器官系统的疾病、外界环境的剧烈变化,以及一些医源性因素(如药物使用不当)等均可导致水、电解质代谢紊乱,若机体的水、电解质紊乱得不到及时纠正,又可使机体器官系统的生理功能和物质代谢发生相应的障碍,甚至危及生命。

· 学习目标 ·

　　1. 解释3种类型脱水、水肿、高钾血症和低钾血症的概念,并阐述其对机体的影响及其发生机制。

　　2. 理解3种类型脱水以及水肿、高钾血症和低钾血症的原因。

　　3. 说出水、钠代谢紊乱的分类,全身性水肿的分布特点及各型脱水、高钾血症和低钾血症的防治原则。

　　4. 运用所学知识解释临床常见脱水、钾代谢紊乱、水肿的临床表现,具备熟练护理能力。

　　5. 充分利用所学的知识进行健康教育,正确指导临床注意事项。

思维导图

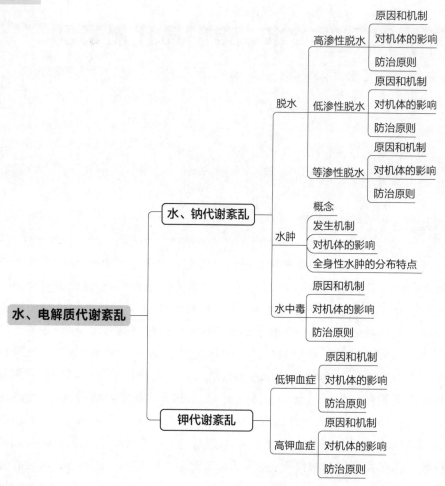

水、电解质代谢紊乱
- 水、钠代谢紊乱
  - 脱水
    - 高渗性脱水
      - 原因和机制
      - 对机体的影响
      - 防治原则
    - 低渗性脱水
      - 原因和机制
      - 对机体的影响
      - 防治原则
    - 等渗性脱水
      - 原因和机制
      - 对机体的影响
      - 防治原则
  - 水肿
    - 概念
    - 发生机制
    - 对机体的影响
    - 全身性水肿的分布特点
  - 水中毒
    - 原因和机制
    - 对机体的影响
    - 防治原则
- 钾代谢紊乱
  - 低钾血症
    - 原因和机制
    - 对机体的影响
    - 防治原则
  - 高钾血症
    - 原因和机制
    - 对机体的影响
    - 防治原则

案例导入

患者,男性,40 岁,因呕吐、腹泻伴发热、口渴、尿少 4 天入院。

体格检查:体温 38.2℃,血压 110/80 mmHg(1 mmHg = 0.133 kPa),汗少、皮肤黏膜干燥。

实验室检查:血钠浓度 155 mmol/L,血浆渗透压 320 mmol/L,尿比重(尿相对密度)>1.020,其余实验室检查基本正常。立即给予静脉滴注 5% 葡萄糖溶液每日 2 500 ml 和抗生素等。2 天后除体温、尿量恢复正常和不口渴外,反而出现眼窝凹陷、皮肤弹性明显降低、头晕、厌食、肌肉软弱无力,肠鸣音减弱,腹壁反射消失。浅表静脉萎陷,脉搏 110 次/分,血压 72/50 mmHg,血钠浓度 120 mmol/L,血浆渗透压 255 mmol/L,血钾浓度 3.0 mmol/L,尿比重<1.010,尿钠浓度 8 mmol/L。

> 问题：
> 1. 患者在治疗前、后发生了何种水、电解质代谢紊乱？为什么？
> 2. 用所学知识解释患者的临床表现。

第一节　水、钠代谢紊乱

机体体液内水与钠具有相互依存的关系。水、钠代谢紊乱常常同时或相继发生，且相互影响。常见的水、钠代谢紊乱有脱水、水肿和水中毒。

📖 拓展阅读3-1　体液渗透压

一、脱水

脱水（dehydration）是指各种原因引起的体液容量减少。由于脱水时水和钠丢失比例不同，导致细胞外液渗透压变化不同。依据脱水后细胞外液渗透压不同，可分为高渗性脱水、低渗性脱水和等渗性脱水3种类型。

（一）高渗性脱水

▶ 在线课程3-1　高渗性脱水的原因与机制

📖 在线案例3-1　高渗性脱水

高渗性脱水（hypertonic dehydration）又称原发性脱水或失水性脱水。其特点是水和钠同时丢失，但失水大于失钠，血钠浓度高于150 mmol/L，血浆渗透压大于310 mmol/L。

1. 原因

1）水摄入减少

（1）水源断绝：如沙漠迷路，航海途中淡水用尽等。

（2）不能饮水：如口腔、咽喉、食管疾患伴有吞咽困难、频繁呕吐的患者等。

（3）渴感丧失：如中枢神经系统损伤，极度衰竭及昏迷患者。此时，一方面水摄入减少；另一方面，肺、皮肤不感蒸发仍不断丢失水分，造成失水多于失钠。

2）失水过多

（1）经皮肤失水：如高热、大量出汗和甲状腺功能亢进等。发热时，体温每升高1℃，皮肤不感蒸发每天增加200～300 ml。

（2）经肺失水：任何原因引起过度通气都会使呼吸道黏膜蒸发水增加，如癔症、代谢性酸中毒等。

（3）经胃肠失水：呕吐、腹泻可造成含钠量低的消化液丢失，如婴幼儿腹泻、排出水样便等。

（4）经肾失水：如尿崩症，由于抗利尿激素分泌减少或肾远曲小管和集合管对抗利尿激素（antidiuretic hormon，ADH）失去反应，肾浓缩功能障碍，排出大量低渗性尿液。反复使用脱水剂如甘露醇、山梨醇、高渗葡萄糖溶液，以及昏迷患者鼻饲高蛋白饮食等，均可产生渗透性利尿导致失水。

渴感正常的人如有上述原因，在可以得到水喝和能够喝水的情况下，很少引起高渗性脱水。因在水分丧失的早期，血浆渗透压稍有增高就会刺激口渴中枢，饮水后血浆渗透压即可恢复。因此，只有在得不到水喝和不能够喝水的情况下才会发生明显的高渗性脱水。

在临床上，高渗性脱水的原因常是综合性的。如婴幼儿腹泻时，高渗性脱水的原因除了丢失肠液、摄水不足外，还有发热出汗、呼吸增快等因素引起的失水过多。

2. 对机体的影响　失水大于失钠，血钠含量和细胞外液渗透压升高是机体变化的基本环节。

1）细胞外液渗透压升高　机体动员一系列代偿反应使细胞外液恢复等渗。

（1）细胞外液高渗：细胞内液向渗透压高的细胞外转移，使细胞内液明显减少，而导致细胞脱水（图 3-1）。

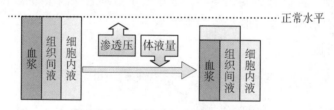

图 3-1　高渗性脱水体液变动示意图

（2）刺激下丘脑渗透压感受器，引起 ADH 分泌增多，使肾远曲小管和集合管重吸收水增加，导致少尿和尿比重升高。

（3）刺激下丘脑口渴中枢产生渴感。唾液腺细胞脱水，唾液腺分泌减少引起口干舌燥，也是引起渴感的原因。

通过以上代偿，饮水增加，排尿减少，细胞内液向细胞外移动使细胞外液得到补充。因此，脱水早期血容量减少不明显，较少发生循环障碍（图 3-2）。

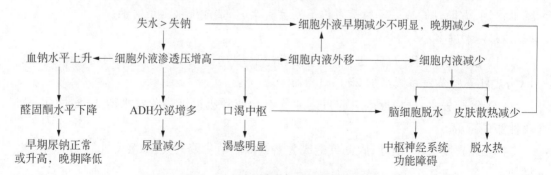

图 3-2　高渗性脱水对机体的影响

2）细胞脱水

（1）细胞脱水引起代谢紊乱，甚至细胞结构分解破坏。

（2）汗腺细胞脱水，分泌汗液减少，皮肤蒸发水分减少，这种因脱水导致机体散热障碍引起的体温升高称为脱水热。

（3）脑细胞脱水。严重者脑体积显著缩小，颅骨和脑皮质之间空隙增大，导致血管扩张甚至破裂，出现脑内出血和蛛网膜下腔出血，并引起烦躁抽搐、昏迷等中枢神经系统功能紊乱。

3）尿钠含量变化　随着脱水的程度及病期的早晚而有差别。在早期或轻度脱水患者，由于机体的代偿反应血容量减少不明显，血钠浓度升高抑制醛固酮分泌及肾小管重吸收水增加使尿钠含量增高。在晚期或重症患者，血容量及肾血流量减少，醛固酮分泌增多而使尿钠排出减少，尿钠含量降低。

3. 防治原则

（1）首先防治原发病。

（2）合理补液。不能进食者，可以静脉输注 5% 葡萄糖。因高渗性脱水往往伴有钠的丢失，因此还应补充适量的含钠溶液。临床上常用 5% 葡萄糖溶液和生理盐水 2∶1 的混合液来纠正高渗性脱水。补液速度不宜过快，因细胞脱水使分解代谢增强，细胞内小分子物质增多吸水性增强。若补液速度过快，可发生细胞水肿，特别是脑细胞水肿，易造成生命危险。

（二）低渗性脱水

⊙ 在线课程 3-2　低渗性脱水

▥ 在线案例 3-2　低渗性脱水

低渗性脱水（hypotonic dehydration）又称失盐性脱水。常因高渗性脱水或等渗性脱水治疗不当造成，亦称继发性脱水。此型脱水的特点是失钠大于失水，细胞外液呈低渗状态，血钠浓度 <130 mmol/L，血浆渗透压 <280 mmol/L，属于细胞外液容量减少的低钠血症。

1. 原因　常见于肾内或肾外丢失大量液体后处理措施不当，只补充水而未补充电解质导致低渗性脱水。

1）肾外丢失钠

（1）丢失消化液，如呕吐、腹泻、胃肠引流等导致大量含钠消化液丢失。

（2）大量出汗，每小时可失钠 $30\sim40$ mmol。

（3）大面积体表烧伤时，血浆由烧伤创面外渗引起失水失钠。

（4）体腔内液体聚积，大量或反复抽放腹水和胸腔积液等。

2）经肾失钠

（1）长期连续使用排钠利尿剂，如呋塞米（速尿）、利尿酸、噻嗪类利尿剂等，抑制髓袢升支对钠的重吸收。

（2）肾上腺皮质功能不全：由于醛固酮分泌减少，肾小管对钠的重吸收减少。

（3）急性肾衰竭多尿期：由于原尿中溶质浓度升高引起渗透性利尿，使肾小管对钠、水重吸收减少。

（4）慢性间质性肾疾病：髓质结构破坏，髓袢功能受损，影响钠的重吸收。

2. 对机体的影响　因失钠大于失水，细胞外液低渗是机体变化的基本环节。

1）细胞外液明显减少　细胞外液渗透压降低，水分由细胞外液向渗透压相对较高的细胞内转移及 ADH 分泌减少，肾小管上皮细胞重吸收水减少，使细胞外液显著减少，表现如下。

（1）血容量减少：脱水早期就可以表现为外周循环衰竭，如血压下降、脉搏细速、静脉塌陷、四肢厥冷和血液浓缩等休克的表现。低渗性脱水易发生周围循环衰竭（休克），并且发生较早，是危害生命最为严重的特征性变化。

（2）组织间液减少：由于血浆中蛋白质形成的胶体渗透压比组织间液高，表现为组织间液比血容量减少更明显（图 3-3、图 3-4）。组织间液减少出现组织脱水征，如皮肤弹性降低，眼窝和婴幼儿囟门凹陷等。

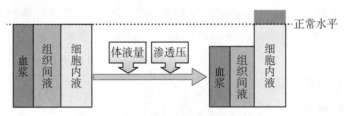

图 3-3　低渗性脱水体液变动示意图

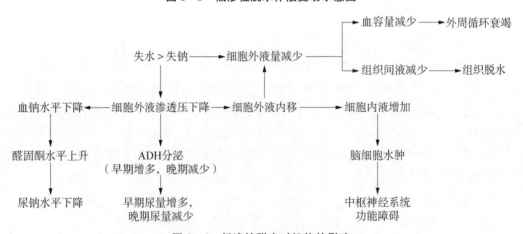

图 3-4　低渗性脱水对机体的影响

2）细胞内液变化　因细胞外液向细胞内移动，使细胞内液渗透压降低而容量增加，严重者导致细胞水肿。脑细胞水肿可引起头晕、头痛、神志淡漠、嗜睡，甚至昏迷等一系列神经系统功能障碍的表现。

3）尿的变化

（1）尿量：低渗性脱水早期，细胞外液渗透压降低，ADH 分泌减少，肾小管对水重吸收减少,尿量增多,尿比重降低。严重者由于血容量减少,刺激容量感受器使 ADH 分泌增多,导致尿量减少,比重升高。

（2）尿钠:血钠浓度降低,引起醛固酮分泌增加,肾小管重吸收钠增多,尿钠减少。

3. 防治原则

（1）积极防治原发病。

（2）补液:纠正不适当的补液种类。轻、中度患者静脉滴注生理盐水即可纠正;重度患者(血钠浓度<120 mmol/L),为尽早提高血浆渗透浓度,可先静脉滴注 3%～5% 的氯化钠溶液,再滴注 5%～10% 的葡萄糖溶液予以纠正。

（3）抗休克治疗:患者若出现休克症状,应按休克治疗原则进行抢救。

（三）等渗性脱水

等渗性脱水(isotonic dehydration)的特点是水钠按其在正常血浆中的含量等比例丢失或虽不等比例丢失,通过机体调节后血钠浓度为 130～150 mmol/L,血浆渗透压为 280～310 mmol/L。

1. 原因　任何等渗性体液大量丢失引起的脱水在短期内均属于等渗性脱水。此型脱水在临床上最常见。等渗性体液丢失的原因:①消化液丢失,如腹泻、小肠瘘、小肠梗阻及肠引流等;②大量胸腔积液、腹水形成等;③大面积烧伤、严重创伤血浆或血液丢失。

2. 对机体的影响

（1）等渗性体液丢失。首先是细胞外液容量减少,血浆容量及组织间液减少,严重者出现皮肤弹性下降、眼窝和婴儿囟门凹陷、血压下降、外周循环衰竭等表现。

（2）细胞外液渗透压正常,所以细胞内液变化不大。

（3）细胞外液容量减少,使醛固酮和抗利尿激素分泌增多,肾对水钠重吸收增强,细胞外液得到补充,患者尿量减少,尿钠下降,尿比重增高。

（4）因治疗不及时,随肺、皮肤不感蒸发继续丢失水可转变为高渗性脱水;也可因治疗不当,只补水、不补钠转变为低渗性脱水。

3. 防治原则　首先防治原发病,以补等渗溶液为主恢复细胞外液容量。补液渗透压为等渗液的 2/3 为宜。

二、水肿

水肿(edema)是指过多的体液在组织间隙或体腔内积聚。一般将体液积聚在体腔内称为积液(hydrops)或积水,如心包腔积液、腹水(腹腔积液)、脑室积液等。水肿不是独立的疾病,是一种常见的病理过程。而细胞内水分增多称为细胞水肿,它与水肿概念不同,而且发生机制也不同。

（一）水肿液的性状

水肿液含血浆的全部晶体成分,蛋白质含量因水肿原因差异而有所不同。根据蛋白质含量不同分为渗出液(exudate)和漏出液(transudate)。漏出液主要由微血管流体静压升高引起,其特点是水肿液的比重≤1.018,蛋白质含量≤25 g/L,细胞数<10^8/L。渗出液是由于微血管壁通透性增高引起,其特点是水肿液的比重>1.018,蛋白质含量>25 g/L,细胞数>$5×10^8$/L,可见多数的白细胞。

(二) 分类

1. **按水肿发生部位**　可分为皮下水肿、脑水肿、肺水肿、喉头水肿和视盘水肿等。

2. **按水肿发生原因**　可分为心性水肿、肝性水肿、肾性水肿、营养不良性水肿、炎性水肿和淋巴性水肿等。

3. **按水肿发生范围**　可分为局部性水肿和全身性水肿。全身性水肿是机体多处同时或先后发生水肿。水肿发生的部位只是疾病过程中全身性变化的局部表现,如心性水肿和肾性水肿。局部性水肿是水肿局限在某组织或器官。一般水肿的部位与疾病的主要病变部位一致。

4. **按水肿存在状态**　可将皮下水肿分为隐性水肿和显性水肿。正常组织间隙液体99%存在于胶原纤维及凝胶基质等组成的固态成分内,为不能自由流动的凝胶态液体,只有1%的液体为游离液体。当组织间隙中水分增多时首先为凝胶态液体增加。若水肿液增加低于原体重10%,组织中凝胶态液体增加,而游离液体无明显变化,故手指按压后不出现凹陷称为隐性水肿。水肿液显著增加,超过原体重的10%以上,组织间隙游离液体明显增多,手指按压后游离液体向周围散开,撤除按压后出现的凹陷不能立即恢复称为显性水肿。

(三) 发生机制

正常人体组织液的量保持相对恒定,主要依赖于血管内液与血管外液通过微血管壁不断进行交换维持动态平衡,以及体内外液体进行交换并维持动态平衡。如果这两个平衡中任何一个平衡被打破,即可以导致水肿发生。

1. **血管内、外液体交换平衡失调——组织液生成大于回流**　正常情况下,组织液和血液不断进行液体交换使组织液的生成和回流保持动态平衡(图3-5)。影响血管内外液体交换平衡的因素:毛细血管流体静压和组织液胶体渗透压是促进毛细血管内液体向组织间隙滤出的力量;血浆胶体渗透压和组织液的流体静压是促进组织液回流到血管的力量。这两组力量的差称为有效滤过压。在毛细血管的动脉端,液体的滤出力量大于回流的力量,因此液体从动脉端滤出。在毛细血管的静脉端,液体回流的力量大于滤出的力量,液体返回血管。正常时,动脉端组织液生成略大于静脉端回流。

淋巴回流是影响组织液量的另一因素。组织液回流剩余部分经淋巴管回流到血液中。另外,淋巴管壁通透性较高,蛋白质易通过。因此,淋巴回流不仅可以把略多生成的组织液送回体循环,还可以把经毛细血管漏出的蛋白质吸收入体循环。而且在组织液生成过多时,淋巴回流还具有代偿能力。上述一个或多个因素同时或先后失调,就会导致组织液生成大于回流形成水肿。

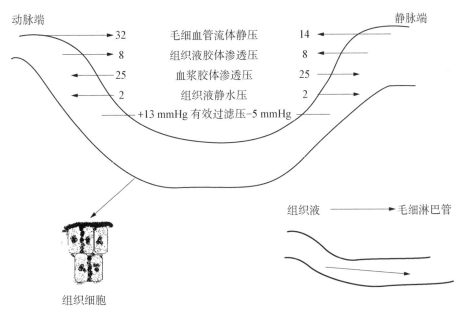

动脉端　　　　　　　　　　　　　　　　　　　　　　　　静脉端

32　　毛细血管流体静压　　14

8　　组织液胶体渗透压　　8

25　　血浆胶体渗透压　　25

2　　组织液静水压　　2

+13 mmHg 有效过滤压 −5 mmHg

组织液 ⟶ 毛细淋巴管

组织细胞

图 3-5　组织液生成与回流示意图

1）毛细血管流体静压升高　使有效滤过压增大,血管内液体滤过增多,而组织液回吸收减少。当过多生成的组织液超过淋巴回流代偿限度时,便聚积于组织间隙引起水肿。毛细血管流体静压升高的原因主要见于静脉回流受阻,使静脉内压升高。例如,充血性心力衰竭时静脉压升高引起的全身性水肿;静脉血栓形成或肿瘤压迫静脉使静脉回流受阻,引起局部水肿;肝硬化时门静脉血液回流障碍,引起门静脉高压形成腹水。

2）血浆胶体渗透压降低　血浆胶体渗透压主要取决于血浆白蛋白的含量。当血浆白蛋白含量减少时,血浆胶体渗透压降低,有效滤过压增大,组织液生成增多,回流减少,导致水肿形成。引起血浆蛋白下降的原因有:①蛋白质摄入不足,如禁食、胃肠道疾病使吸收功能严重障碍;②蛋白质合成障碍,常见于肝硬化;③蛋白质丢失过多,常见于肾病综合征;④蛋白质消耗增加,常见于恶性肿瘤、慢性感染等慢性消耗性疾病。

3）微血管壁通透性增高　正常时,微血管只允许微量的小分子血浆蛋白滤过,所以微血管内外形成胶体渗透压梯度。当微血管壁通透性增高,血浆蛋白滤出增多,使血浆胶体渗透压降低的同时,组织液胶体渗透压升高,组织液生成增多而形成水肿。常见于各种炎症性疾病,如感染、烧伤、冻伤、化学伤及过敏性疾病等对微血管壁直接损伤或通过组胺、激肽间接引起的血管壁通透性升高。

4）淋巴回流受阻　正常的淋巴回流不仅能把组织液及其渗出的少量蛋白回流到血液循环,而且在组织液生成增多时还能代偿回流增多,具有重要的抗水肿作用。当淋巴回流受阻时,一方面组织液不能经淋巴管反流回血液,另一方面从微血管滤出的蛋白质不能被淋巴运走增加了组织液胶体渗透压,使含蛋白质的液体聚积于组织间隙。淋巴回流受阻的原因包括丝虫病时阻塞淋巴管、恶性肿瘤细胞转移阻塞淋巴管和手术摘除淋巴结引起相应部位水肿等。

2. 体内、外液体交换平衡失调——水钠潴留 指血浆及组织液中钠和水成比例积聚。正常人体内钠、水的摄入量和排出量处于动态平衡。肾在保持机体体液量相对恒定,调节钠、水平衡中起重要作用。肾通过肾小球的滤过和肾小管的重吸收调节钠、水排泄。平时经肾小球滤出的钠、水总量的99%～99.5%被肾小管重吸收。如果肾小球滤过率降低(glomerular filtration rate,GFR)和/或肾小管重吸收功能增强,即可引起水钠潴留,成为水肿形成的重要因素。

1) GFR降低 GFR是单位时间内两肾生成的肾小球滤液量。GFR主要取决于肾小球有效滤过压、滤过膜通透性和有效滤过面积。三大因素任何一方面发生异常变化,即可导致GFR降低,在不伴肾小管重吸收相应减少时,就会导致水钠潴留。常见原因有以下两点。

(1)广泛的肾小球病变引起肾小球滤过膜面积减少和通透性降低。例如,急性肾小球肾炎时,毛细血管内皮细胞肿胀及炎性渗出物使肾小球滤过膜的通透性降低,GFR下降。慢性肾小球肾炎肾单位严重破坏时,肾小球滤过面积明显减少,GFR降低。

(2)有效循环血量减少,如充血性心力衰竭、肝硬化腹水、肾病综合征等使有效循环血量减少,肾血流量下降,以及由此继发的交感-肾上腺髓质系统兴奋和肾素-血管紧张素-醛固酮系统(renin-angiotensin-aldosterone system,RAAS)活性增强,使入球小动脉收缩,肾血流量进一步减少,引起GFR降低,导致水钠潴留。

2) 肾小管、集合管重吸收钠、水增多

(1)肾小球滤过分数增加:正常时GFR轻度降低,近曲小管可相应减少重吸收,这种近曲小管重吸收滤液量始终占肾小球滤出钠、水总量65%～70%的现象称为球-管平衡。球-管平衡受肾小球滤过分数(肾小球滤过分数=GFR/肾血浆流量)的影响。当心力衰竭、肾病综合征或肝硬化腹水等有效循环血量减少而导致肾血流量减少时,由于出球小动脉的收缩比入球小动脉更明显,GFR相对增高,因此肾滤过分数增加,此时血浆中的非胶体部分从肾小球毛细血管滤出增多;而通过肾小球后,流入肾小管周围毛细血管的血液其胶体渗透压相对升高。同时,由于血流量减少,流体静压降低。这些因素均使近曲小管重吸收水钠增加,导致水钠潴留。

(2)血流重新分布:正常肾血流约90%分布在皮质肾单位。皮质肾单位约占肾单位总数的85%,其髓袢短不进入高渗区,对水钠重吸收能力较弱;而近髓肾单位约占15%,其髓袢长深入高渗区,重吸收水钠能力强。在某些病理状态下,有效循环血量减少,当肾血流下降时,由于皮质血管对儿茶酚胺、血管紧张素Ⅱ敏感性较高而产生明显收缩反应,导致血流重新分布,皮质肾单位血流量明显减少,而近髓肾单位血流量增多,从而使水钠重吸收增强。

3) 醛固酮和ADH分泌增多 远曲小管和集合管重吸收水钠功能受激素的调节。醛固酮分泌增加,促进肾远曲小管和集合管对水钠的重吸收,引起水钠潴留。ADH的作用是促进肾远曲小管和集合管对水的重吸收,成为水钠潴留的机制之一。

（1）醛固酮分泌增多：常见的原因如下。①充血性心力衰竭、肾病综合征、肝硬化腹水等使有效循环血量减少，肾血流量降低，灌流压降低刺激入球动脉牵张感受器及流经致密斑钠量减少，均可使球旁细胞分泌肾素增加、RAAS 被激活。②肝硬化时，肝灭活醛固酮功能减退也是血中醛固酮水平升高的原因之一。

（2）抗利尿激素分泌增加：常见的原因如下。①醛固酮分泌增加：促进肾小管对钠重吸收增多，引起血浆渗透压升高，刺激下丘脑渗透压感受器使 ADH 分泌释放增加。②心力衰竭发生：有效循环血量减少使左心房和胸腔大血管的容量感受器所受刺激减弱，反射性引起 ADH 分泌增加。③RAAS 激活：在血管紧张素 II 的刺激下，丘脑-神经垂体分泌释放 ADH 增多。

4）心房钠尿肽（atrial natriuretic peptide，ANP）分泌减少　ANP 由心房肌细胞分泌释放，具有扩张血管、促进水钠排出的利尿作用。血容量、血压、血钠含量影响 ANP 的分泌和释放。当有效循环血量减少，心房的牵张感受器兴奋性降低，可使 ANP 分泌减少，远曲小管对水钠重吸收增加。

（四）对机体的影响

水肿对机体的影响可因引起水肿的原因、部位、程度、发展速度和持续时间而异。一般认为，除炎性水肿有稀释毒素、输送抗体作用外，其他类型水肿和重要器官的急性水肿对机体均有不良影响。

1. 影响组织细胞代谢　水肿部位组织间液过多，压迫微血管，增大细胞与血管间物质弥散距离，影响物质交换，使代谢发生障碍，局部抵抗力降低，易发生感染、溃疡和创面不易愈合等。

2. 引起重要器官功能障碍　水肿发生于特定部位时可引起严重后果，如咽喉部尤其声门水肿，可引起气道阻塞甚至窒息致死；肺水肿可引起严重缺氧；心包积液妨碍心脏的舒缩活动，引起心输出量下降，导致心力衰竭；脑水肿使颅内压增高及脑功能紊乱，甚至发生脑疝，引起呼吸和心搏骤停。

　拓展阅读 3-2　不同类型全身性水肿的发生机制

（五）常见水肿的类型及其特点

1. 心性水肿　心性水肿液分布与心力衰竭发生的部位有关。左心衰竭引起肺水肿；右心衰竭引起全身性水肿，通常称心性水肿。

皮下水肿是心性水肿的典型体征。水肿首先出现在身体下垂部位，站立或坐位时下肢如足、内踝和胫前区水肿较明显，仰卧时背部水肿明显。随之波及身体各部，严重者可伴腹水、胸腔积液等。

2. 肝性水肿　由肝脏原发性疾病而导致的体液异常积聚。肝性水肿常以腹水为主要表现，皮下水肿不明显。严重者也可发生胸腔积液。患者可由于腹水或胸腔积液过多而影响呼吸运动。

3. 肾性水肿　因肾脏原发疾病引起的全身性水肿。肾性水肿是肾脏疾病的重要体征。肾性水肿多见于急性肾小球肾炎、肾病综合征,也可见于慢性肾炎。肾性水肿早期,常在晨起时出现眼睑或面部水肿,以后才扩展到全身,严重者也可出现腹水。肾性水肿这种表现特征是因为水肿早期没有体循环静脉压及外周毛细血管流体静压升高的因素存在,所以大量液体滞留后首先分布在组织间液压力较低的部位,尤其是皮下组织疏松的部位。

三、水中毒

水中毒(water intoxication)是指肾脏排水功能降低、摄入水分过多引起大量低渗性体液在体内潴留,导致细胞内外液量增多,重要器官功能严重障碍。水中毒的特点是水潴留使体液量明显增多,血钠浓度<130 mmol/L,血浆渗透压<280 mmol/L。

(一) 原因

1. ADH 分泌过多　由于 ADH 具有促进肾远曲小管和集合管重吸收水的作用,体内 ADH 过多,肾排水减少可引起水潴留。常见的原因有恶性肿瘤(如肺癌),中枢神经系统疾病,疼痛、创伤、失血和大手术后等各种应激状态,以及某些药物导致的 ADH 分泌、释放增多。此时若给予大量水分,可引起水中毒。

2. 肾排水功能不足　在急性肾衰竭少尿期、慢性肾衰竭晚期,肾排水功能严重低下,如果入水量不严格限制,常引起水潴留。严重心力衰竭和肝硬化时,有效循环血量下降引起肾血流降低,肾排水明显减少,如果增加水的摄入量也可引起水中毒。

3. 低渗性脱水晚期　水向细胞内转移出现细胞水肿,此时处理不当,只输入大量水,扩充细胞外液容量的同时进一步促进细胞水肿,发生水中毒。

(二) 对机体的影响

1. 细胞内外液容量增加,渗透压降低　体内水潴留,细胞外液水分增多,钠被稀释使渗透压下降,继之水向渗透压相对较高的细胞内转移,引起细胞水肿,最终导致细胞内外液容量均增加,且渗透压降低。

2. 细胞水肿　体液容量增大,大部分水积聚在细胞内,主要发生细胞水肿。脑细胞水肿对机体危害较大,急性脑细胞水肿和颅内压升高,脑症状出现最早且突出,可出现烦躁、失语、精神错乱、凝视、定向障碍、抽搐和昏迷等神经精神症状,眼底检查可见视盘水肿,严重者可发生脑疝。

3. 慢性水中毒　发病缓慢,症状不明显,多被原发症状和体征掩盖,可有嗜睡、头痛、恶心、呕吐和肌肉痉挛等。

(三) 防治原则

积极防治原发病。轻症患者暂停给水后可自行恢复;重症或急性水中毒患者给予脱水剂、利尿剂,如甘露醇、山梨醇、呋塞米(速尿)等,促进体内水分排出,以减轻脑细胞水肿;也可谨慎给予3%高渗氯化钠溶液以缓解和纠正体液低渗状态。

第二节　钾代谢紊乱

钾是体内最主要的阳离子之一,正常人体的含钾量为 50～55 mmol/kg 体重,其中 98%存在于细胞内,仅约 2%存在于细胞外液。正常钾的摄入和排出处于动态平衡。体内钾主要来源于食物。食物中的钾大部分由小肠吸收入血,随尿液、汗液和粪便排出体外,其中主要经肾脏随尿液排出。肾脏排钾特点为摄钾多排出多,摄钾少排出少,不摄钾仍然排出。钾代谢平衡对维持细胞的新陈代谢、细胞内液渗透压、酸碱平衡、保持神经肌肉应激性及心脏的正常功能具有重要作用。

正常血钾浓度为 3.5～5.5 mmol/L。钾代谢紊乱主要指细胞外液钾离子(K^+)含量异常,分为低钾血症(hypokalemia)和高钾血症(hyperkalemia)。细胞外 K^+ 含量变化与细胞内 K^+ 含量变化、机体内含钾量高低并不一定平行。

一、低钾血症

📖 **在线案例 3-3　低钾血症**

低钾血症是指血钾浓度<3.5 mmol/L。

(一)原因及机制

1. **钾摄入不足**　食物含钾丰富,人们只要正常进食,一般不会缺钾。患者若是消化道梗阻、昏迷不能进食和胃肠手术长期禁食而行静脉补液时,未补给钾盐,由于钾摄入不足而肾脏仍继续排钾,故可引起血钾降低。

2. **钾丢失过多**　是低钾血症最主要的原因。丢失钾的途径有以下几种。

1)经胃肠丢失钾　是小儿失钾最重要的原因。消化液含有丰富的钾,呕吐、腹泻、胃肠引流、肠瘘等导致随消化液丢失钾过多,同时钾的吸收减少,若引起血容量减少,继发醛固酮增多,又促进肾排钾。

2)经肾丢失钾　是成人失钾的最重要原因。

(1)长期过量应用利尿剂:如噻嗪类、依他尼酸等抑制髓袢升支粗段及远曲小管起始部对氯化钠的重吸收,使远曲小管内钠离子含量增多,K^+ - Na^+ 交换增加,钾随尿排出增多。渗透性利尿剂,如甘露醇等使排尿增多,尿钾也增加。

(2)原发性或继发性醛固酮增多:保钠排钾作用增强,排出钾增多。

(3)某些肾脏疾病:如急性肾功能多尿期,由于原尿溶质增多,产生渗透性利尿作用伴尿排钾增多。远端肾小管性酸中毒时,因远端肾小管分泌氢离子(H^+)功能障碍,H^+ - Na^+ 交换减少,K^+ - Na^+ 交换增多,使尿排钾增多。

3)经皮肤丢失钾　大量出汗或大面积烧伤随体液大量失钾。

3. **钾分布异常**　细胞外钾向细胞内转移可导致低钾血症,但体内总钾量不减少。

常见于以下几种情况。

1）碱中毒　细胞内 H^+ 移出，细胞外的 K^+ 进入细胞内，使血钾浓度降低。

2）大量应用胰岛素　促进 K^+ 随葡萄糖进入细胞内参与合成糖原，而使血钾浓度降低。

3）家族性周期性瘫痪　是常染色体显性遗传性疾患，发作期钾突然移入细胞内致使血钾浓度降低。

4）某些毒素　如钡中毒、粗制生棉籽油（含有棉酚）中毒，可引起钾通道阻滞，使 K^+ 向细胞外流受阻导致血钾浓度降低。

（二）对机体的影响

低钾血症对机体的影响个体差异很大。一般取决于血钾浓度降低的程度和速度，降低的速度更为重要。血钾浓度越低，降低的速度越快，对机体影响越大。慢性失钾者，虽然血钾也降低，但临床症状较不明显。

1. 对神经肌肉的影响

1）急性低钾血症　由于细胞外 K^+ 浓度急剧降低，细胞内外 K^+ 浓度比值 $[K^+]_i/[K^+]_e$ 增大，细胞内 K^+ 外流增大，静息电位负值增大，静息电位与阈电位之间差距增大，细胞处于超极化阻滞状态，神经肌肉兴奋性降低。

（1）骨骼肌出现肌无力甚至软瘫，通常以四肢肌肉最常见，且下肢重于上肢，重者累及躯干，甚至导致呼吸肌麻痹。

（2）平滑肌兴奋性降低，胃肠蠕动减弱，轻者食欲不振、恶心、呕吐、消化不良、腹胀、便秘，严重者出现麻痹性肠梗阻。

2）慢性低钾血症　缓慢失钾，使细胞内 K^+ 逐渐向细胞外移出，细胞内外 K^+ 浓度比值接近正常，膜静息电位变化不明显，故神经肌肉兴奋性变化不大。

2. 对心血管系统的影响　低钾血症使心肌细胞静息电位发生改变，而影响心肌细胞电生理特性。表现为心肌兴奋性增高、自律性增高、传导性降低，如轻度低钾血症时心肌收缩性增强，重度低钾血症时心肌收缩性可减弱。因此，低钾血症在临床上可引起各种心律失常，如心动过速、期前收缩，甚至心室纤维颤动，心电图也有变化。

1）对心肌生理特性的影响

（1）急性低钾血症时，虽然心肌细胞膜内外 K^+ 浓度差增大，但心肌细胞膜对 K^+ 通透性降低。细胞内 K^+ 外流减少，膜静息电位降低，静息电位和阈电位之间差距减小，心肌兴奋性增高。

（2）低钾血症时，心肌细胞膜对 K^+ 的通透性降低，达到最大复极后，细胞内 K^+ 外流减慢，Na^+ 内流相对加速，快反应自律细胞复极期除极加速，心肌自律性增高。

（3）低钾血症时，由于静息电位减小，除极时 Na^+ 内流缓慢，0 期除极的速度和幅度变小，兴奋扩布减慢。因此，心肌的传导性降低。

（4）细胞外液含钾量降低，对 Ca^{2+} 内流的抑制作用减弱，复极 2 期 Ca^{2+} 内流加速，

心肌细胞内 Ca^{2+} 浓度增高,兴奋-收缩耦联增强,心肌收缩性增强(图 3-6)。但严重的慢性缺钾时,心肌细胞内缺钾,细胞代谢障碍可引起心肌细胞变性、坏死导致心肌收缩性减弱。

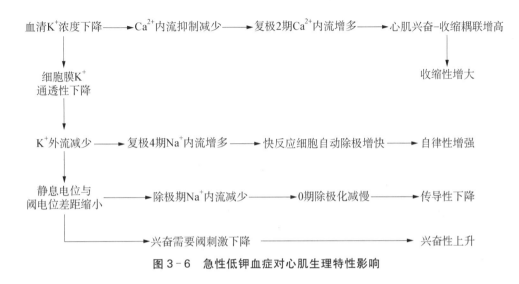

图 3-6 急性低钾血症对心肌生理特性影响

2) 心电图变化 与心肌细胞在低钾血症时的电生理特性变化密切相关。

(1) 低钾血症因心肌细胞膜对 K^+ 的通透性降低,K^+ 外流减少,使复极 3 期延缓,超常期延长,心电图表现为 T 波低平增宽,出现 U 波和 Q-T 间期延长。

(2) 低钾血症因心肌细胞膜对 K^+ 的通透性降低,Ca^{2+} 内流加速致复极 2 期缩短,心电图表现为 S-T 段压低。

(3) 因 0 期除极化速度减慢,兴奋扩布延迟,传导性降低,导致心电图出现 P-R 间期延长,QRS 综合波增宽。

3) 对血管的影响 低钾血症使血管对儿茶酚胺及其他升压物质反应减弱,呈现血管紧张性下降,外周循环阻力降低,易出现低血压。

3. 对肾脏的影响 慢性缺钾可引起肾浓缩功能和结构变化,主要为集合管和远曲小管上皮细胞受损,对 ADH 反应性降低和髓袢升支受损,对 Na^+、氯离子(Cl^-)重吸收减少而影响肾髓质渗透梯度的形成,造成肾的尿浓缩功能障碍,出现多尿、低比重尿。

4. 对酸碱平衡的影响 低钾血症可引起代谢性碱中毒。血钾浓度降低时,细胞内 K^+ 移至细胞外,细胞外 H^+ 移至细胞内,使细胞外液中 H^+ 浓度降低,细胞外液呈碱中毒状态。而肾小管上皮细胞内 K^+ 浓度降低,H^+ 浓度增大,导致肾小管上皮 K^+-Na^+ 交换减弱,H^+-Na^+ 交换加强,尿中 H^+ 增多而呈酸性。低钾血症碱中毒时,尿液呈酸性,称为反常性酸性尿。

(三) 治疗原则

1. 防治原发病 尽快恢复正常饮食和肾功能。

2. 补钾 尽可能口服补钾,不能口服者可静脉滴注补钾,但要注意以下几方面。

1)密切关注肾功能 见尿补钾,即每天尿量＞500 ml 或每小时尿量＞30 ml 才可静脉补钾。

2)补钾方法 补钾浓度不宜过高,速度不宜过快,且要控制总量。严重缺钾者,补钾要经过一段时间,一般需要几天内补足。

二、高钾血症

高钾血症是指血钾浓度＞5.5 mmol/L。

(一) 原因

1. 肾排钾减少 肾脏是钾的主要排泄器官,对钾代谢平衡起着重要作用。肾排钾减少是引起高钾血症的主要原因。常见于以下几种情况。

1)肾衰竭 如急性肾衰竭少尿期出现少尿和无尿、肾排钾障碍,慢性肾衰竭末期出现肾小球滤率(GFR)明显下降,都可以引起血钾浓度升高。

2)醛固酮减少或肾小管排钾障碍 如肾上腺皮质功能不全(艾迪生病)或间质性肾炎损害肾小管,使远曲小管分泌钾障碍,导致血钾浓度升高。

3)大量应用保钾利尿剂 如应用螺内酯竞争性阻断醛固酮的作用,氨苯蝶啶能抑制远曲小管上皮细胞和集合管分泌钾,导致钾在体内潴留,引起血钾浓度升高。

2. 钾摄入过多 静脉输钾过快、过多,肾脏未能及时排出过多的钾,可引起血钾浓度升高;肾功能欠佳者大量输入贮存过久的血也可引起血钾浓度升高,库存 2 周的血液血钾浓度可增加 $2\sim3$ 倍。

3. 细胞内钾释放 当细胞内 K^+ 迅速大量转移到细胞外,超过肾排钾能力,可造成血钾浓度升高。常见于以下几种情况。

1)酸中毒 细胞外 H^+ 浓度升高,H^+ 进入细胞内被缓冲,细胞内 K^+ 转移到细胞外,导致血钾浓度升高。

2)缺氧 由于细胞能量代谢障碍,ATP 生成不足,细胞膜 Na^+-K^+ 泵功能障碍,细胞外 K^+ 进入细胞内受阻,导致血钾浓度升高。

3)溶血 重度溶血,如血型不合输血、自体免疫性溶血等,由于大量红细胞破坏,K^+ 释放入血,导致血钾浓度升高。

4)组织坏死 严重创伤,尤其是挤压伤,恶性淋巴瘤、白血病使用化学疗法以后,细胞破坏,K^+ 释放,若伴肾功能障碍,排 K^+ 减少,可导致血钾浓度升高。

(二) 对机体的影响

高钾血症对机体的影响,也取决于血钾浓度升高的速度和程度。

1. 对神经肌肉的影响

1)急性高钾血症 血钾浓度轻度升高时,细胞内外 K^+ 离子浓度比值减小,K^+ 外流减少,膜静息电位减小,与阈电位距离变小,神经肌肉兴奋性增高。临床上出现手足感觉异常、肌肉轻度震颤等。严重高钾血症时,膜静息电位极度降低,甚至等于或低于阈电位,细胞膜快钠通道失活,不易形成动作电位,处于去极化阻滞状态,神经肌肉兴奋性降低;表现为四肢软弱无力,腱反射减弱甚至消失,四肢软瘫,呼吸肌麻痹。

2) 慢性高钾血症　由于血钾缓慢潴留,过量 K^+ 逐渐转入细胞内,细胞内外 K^+ 浓度比值变化不大,一般不出现神经肌肉症状。

2. 对心脏的影响　高钾血症对机体的最大危害是心脏的毒性作用,主要表现为严重的心律失常(心室纤维性颤动、传导阻滞),甚至心搏骤停。

1) 对心肌生理特性影响　主要引起心肌细胞膜静息电位、动作电位的变化,从而使心肌兴奋性先升高后降低、自律性降低、传导性和收缩性降低。

(1) 心肌兴奋性呈双向变化:轻度高钾血症时,心肌细胞膜静息电位变小,与阈电位的距离缩小,心肌兴奋性升高;重度高钾血症时,因静息电位过小,钠通道失活,不易形成动作电位,心肌兴奋性降低甚至消失。

(2) 传导性降低:由于心肌细胞膜静息电位减小,钠内流不足,动作电位 0 期除极化速度减慢、幅度降低,心肌传导性降低。

(3) 自律性降低:高钾血症时,心肌细胞膜对 K^+ 的通透性升高,快反应自律细胞复极 4 期 K^+ 外流加快,Na^+ 内流相对减慢,导致自动除极缓慢,心肌自律性降低。

(4) 收缩性减弱:细胞外 K^+ 浓度增高,对 Ca^{2+} 内流抑制作用增强,动作电位 2 期 Ca^{2+} 内流减少,细胞内 Ca^{2+} 浓度降低,兴奋-收缩耦联减弱,心肌收缩性减弱(图 3-7)。

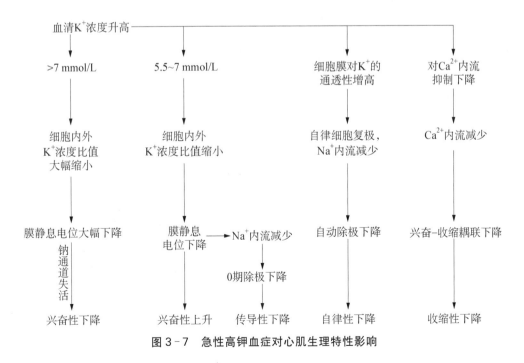

图 3-7　急性高钾血症对心肌生理特性影响

2) 心电图变化

（1）由于高钾血症时，心肌细胞膜对 K^+ 的通透性增高，K^+ 外流加速，复极 3 期加速，使动作电位和有效不应期缩短，心电图显示 T 波狭窄高耸和 Q - T 间期缩短。

（2）由于心肌传导性降低，可发生不同程度的传导延缓或传导阻滞。心房内传导减慢表现为 P 波压低、增宽。心房和心室间传导延缓可使 P - R 间期延长。心室内传导延缓使 QRS 综合波增宽，出现 R 波降低。

3. 对酸碱平衡的影响　高钾血症时，细胞外 K^+ 进入细胞内，H^+ 由细胞内移至细胞外，使细胞外液 H^+ 浓度增高，导致细胞内碱中毒和细胞外酸中毒。然而，肾小管上皮细胞内 K^+ 含量升高，$H^+ - Na^+$ 交换减弱，尿排 H^+ 减少而呈碱性。高钾血症酸中毒时，尿液呈碱性，称之为反常性碱性尿。

（三）治疗原则

1. 积极治疗原发病　去除引起高血钾的原因。

2. 降低血钾

1) 减少钾的摄入　如禁食含钾多的食物。

2) 促进钾排出　如使用离子交换树脂、山梨醇导泻，必要时进行血液透析或腹膜透析。

3) 促进 K^+ 进入细胞　静脉输入葡萄糖和胰岛素，促进糖原合成的同时可促进 K^+ 进入细胞内；也可以静脉注射碳酸氢钠，提高细胞外液 pH 值，促进 K^+ 进入细胞。

3. 拮抗心肌毒性作用　给予钙剂或钠盐以拮抗高钾血症时 K^+ 对心肌的毒性作用。

（杨红梅、彭薮薮）

数字课程学习

○教学PPT　　○导入案例解析　　○复习与自测　　○更多内容……

第四章 酸碱平衡紊乱

章前引言

内环境稳定是机体组织细胞正常生命活动的前提,而酸碱平衡是内环境稳定的重要方面之一。机体的代谢活动必须在适宜的酸碱度环境中进行。生理状态下,体液的酸碱度(pH值)保持相对恒定,动脉血pH值在7.35~7.45之间波动,平均值为7.40。与此同时,人体的细胞外液不断受到代谢产生及外界摄入的酸性或碱性物质冲击。但是,通过体液缓冲系统以及肺和肾的调节,维持细胞外液pH值的相对稳定,称为酸碱平衡(acid-base balance)。

在病理情况下,酸性或碱性物质的量在体内潴留或丢失,超过机体调节能力;或者由于肺、肾对酸碱平衡调节功能发生障碍,会破坏体液的酸碱稳定性,称为酸碱平衡紊乱(acid-base disturbance)。酸碱平衡紊乱是临床疾病中常见的基本病理过程,一旦发生会使原发疾病变得复杂、病情加重甚至威胁生命。

学习目标

1. 解释酸碱的概念,阐述其来源及酸碱平衡的调节、常用指标及其意义。
2. 解释酸碱平衡紊乱的原因及代偿调节。
3. 运用所学知识解释各型酸碱平衡紊乱的临床表现,具备熟练护理的能力。
4. 知道各型酸碱平衡紊乱的防治及混合型酸碱平衡紊乱。
5. 能够充分利用所学的知识进行健康教育,正确指导临床注意事项。

思维导图

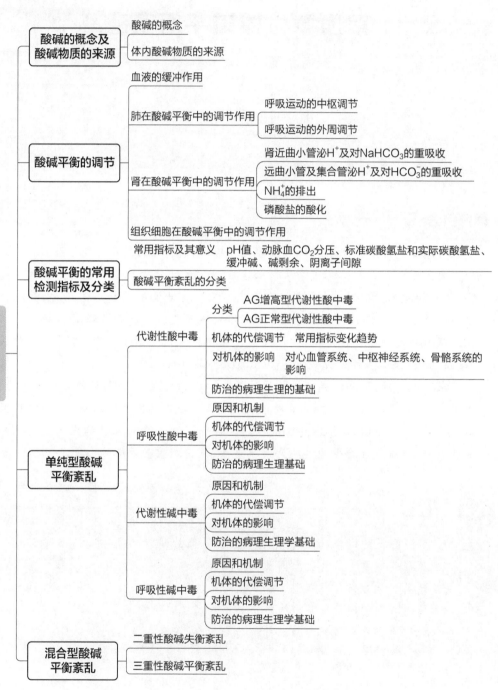

案例导入

一名慢性肺源性心脏病患者,血气分析及电解质测定结果如下:pH 值 7.40,
$PaCO_2$ 8.9 kPa(67 mmHg),HCO_3^- 浓度 40 mmol/L,血钠浓度 140 mmol/L,Cl^-
浓度 90 mmol/L。

问题:

请分析该患者发生了何种类型的酸碱平衡紊乱? 并写出分析过程。

第一节 酸碱的概念及酸碱物质的来源

一、酸碱的概念

能释放出 H^+ 的化学物质称为酸,如硫酸(H_2SO_4)、碳酸(H_2CO_3)、铵根正离子
(NH_4^+)、乙酸(CH_3COOH)等;能接受 H^+ 的化学物质称为碱,如碳酸氢根(HCO_3^-)、氨
气(NH_3)及醋酸根离子(CH_3COO^-)等。

在化学反应中,酸释放出 H^+ 时必然有一个碱性物质形成;同理,碱接受 H^+ 时必然
有一个酸性物质形成。例如:

$$酸 \qquad\qquad 碱$$

$$H_2CO_3 \longleftrightarrow H^+ + HCO_3^-$$

$$NH_4^+ \longleftrightarrow H^+ + NH_3$$

$$H_2PO_4^- \longleftrightarrow H^+ + HPO_4^{2-}$$

$$HPr \longleftrightarrow H^+ + Pr^-$$

二、体内酸碱物质的来源

普通膳食条件下,从饮食中直接摄入的酸性物质或碱性物质都非常少。体液中的
酸碱物质主要是在细胞内物质分解代谢过程中产生,机体每天不断产生大量酸性物质
及少量碱性物质。

(一) 酸的来源

1. 挥发酸 糖类、脂肪及蛋白质等高分子物质在代谢过程中产生大量二氧化碳
(carbon dioxide,CO_2),CO_2 与水(H_2O)结合生成 H_2CO_3,机体每天生成的 H_2CO_3,所
含 H^+ 的量达 13～15 mol,远高于正常细胞外液平均 H^+ 浓度,是代谢过程中产生最多
的酸性物质。但是,H_2CO_3 可分解产生 CO_2 并通过肺呼出,故 H_2CO_3 被称为挥发酸
(volatile acid)。只要有正常的肺呼吸功能,产生的大量 CO_2 并不会影响血浆的 pH 值。

2. 固定酸 代谢过程中,高分子物质所含的氮、硫及磷等元素,分解产生尿酸、硫酸及磷酸;糖酵解和脂肪分解分别产生乳酸、甘油酸、丙酮酸、乙酰乙酸及 β-羟丁酸等。这些酸性物质只能通过肾脏由尿液排出,不能经肺排出体外。因此,体内除 H_2CO_3 外的酸性物质称为固定酸(fixed acid),也称为非挥发性酸(unvolatile acid)。正常人每天代谢产生固定酸所含 H^+ 的量为 $50 \sim 100\,mmol$。

(二) 碱的来源

体液碱性物质的主要来源是蔬菜和水果中的有机酸盐,如枸橼酸盐及苹果酸盐等。这些盐中的有机阴离子在细胞内分解为 CO_2 和 H_2O,在此过程中消耗 H^+,产生 HCO_3^-,使体液碱化。

第二节 酸碱平衡的调节

在生理情况下,机体产生的酸性物质远多于碱性物质,而体液 pH 值却始终维持在 $7.35 \sim 7.45$ 之间,这是机体对体内产生的大量 H^+ 负荷的调节和代偿,包括血液缓冲系统的缓冲,肺、肾对酸碱平衡的调节,以及组织细胞在酸碱平衡中的调节共同作用完成。

一、血液的缓冲作用

血液缓冲系统是由各种弱酸及其共轭碱组成的不同缓冲对构成的,具有缓冲酸或碱的系统,其中弱酸为酸性物质,对进入血液中的碱起缓冲作用;弱酸盐为碱性物质,对进入血液中的酸起缓冲作用。血液含有多种缓冲体系(表 4-1),主要有碳酸氢盐缓冲对($NaHCO_3/H_2CO_3$)、磷酸氢盐缓冲对(Na_2HPO_4/NaH_2PO_4)、血浆蛋白缓冲对($NaPr/HPr$)、血红蛋白及其钠盐缓冲对($HHb/NaHb$)、有机酸及其钠盐缓冲对(HA/NaA)、氧合血红蛋白缓冲对($KHbO_2/HHbO_2$)及还原血红蛋白缓冲对(KHb/HHb)。

表 4-1 血液缓冲系统的组成、分布和缓冲能力

缓冲系统	弱 酸	共轭碱	分 布	占全血缓冲系统(%)
碳酸氢盐缓冲系统	H_2CO_3	HCO_3^-	血浆	35
			细胞内	18
血红蛋白缓冲系统	$HHb/HHbO_2$	Hb^-/HbO_2^-	细胞内	35
血浆蛋白缓冲系统	HPr	Pr^-	血浆	7
磷酸盐缓冲系统	$H_2PO_3^-$	HPO_3^{2-}	血浆、细胞内	5

碳酸氢盐缓冲对占全血缓冲对含量的 1/2 以上,也是细胞外液含量最高的缓冲系统;缓冲能力强,可缓冲所有固定酸和碱。当血浆中的酸性物质过多时,可与碳酸氢盐发生反应,强酸变成弱酸;碳酸氢盐接受 H^+ 后转变成碳酸,碳酸分解成水和 CO_2,CO_2

由肺呼出体外,而被消耗的碳酸氢盐又可通过肾的重吸收获得补充。由此可见,碳酸氢盐缓冲对可以通过肺和肾对 H_2CO_3 和 HCO_3^- 的调节以增加其缓冲能力。因此,此缓冲系统的缓冲能力远远超出其化学反应本身所能达到的程度。此外,碳酸氢盐缓冲对中的 H_2CO_3 主要以溶解状态的 CO_2 形式存在于血液中,所以不能缓冲挥发酸;挥发酸的缓冲主要靠非碳酸氢盐缓冲系统,特别是血红蛋白缓冲对。红细胞内的缓冲作用主要由血红蛋白缓冲对来完成,且对缓冲挥发酸起主要作用。在缓冲过程中,红细胞内生成的 HCO_3^- 进入血浆,补充血浆中含量相对减少的 HCO_3^-,为使红细胞内外保持电中性,Cl^- 则交换进入红细胞内。

血液缓冲系统对固定酸和碱性物质的缓冲作用非常迅速,即刻发生,使血液 pH 值维持相对稳定,减小 pH 值波动。

二、肺在酸碱平衡中的调节作用

肺是机体酸碱平衡的重要调节器官之一,通过肺呼吸频率和深度的变化直接改变肺泡通气量和肺泡 CO_2 分压的高低,进而调节动脉血二氧化碳分压(partial pressure of carbon dioxide in arterial blood,$PaCO_2$)和血浆碳酸的浓度。这种通过呼出 CO_2 调节 H_2CO_3 浓度的方式,称为 H_2CO_3 的呼吸性调节。此调节非常迅速,几分钟内开始,30 min 达到最高峰。

1. 呼吸运动的中枢调节 中枢化学感受器对血液 CO_2 含量和 H^+ 浓度的变化极其敏感,但是 H^+ 不能自由通过血脑屏障,脂溶性 CO_2 却容易透过生物膜进入脑脊液。当 $PaCO_2$ 升高时,进入脑脊液的 CO_2 生成 H_2CO_3,解离出 H^+,使脑脊液的 pH 值下降,刺激中枢化学感受器,引起呼吸运动加深、加快,促进 CO_2 排出。

当 $PaCO_2$ 或 H^+ 浓度降低时,对中枢化学感受器刺激减弱,呼吸运动变浅、变慢,肺泡通气量减少,CO_2 排出减少。因此,$PaCO_2$ 的变化是引起呼吸频率、深度变化调节的最主要原因。但是当动脉血氧分压(partial pressure of oxygen in arterial blood,$PaCO_2$)过度增高,高于 80 mmHg 时,呼吸中枢会发生抑制,产生 CO_2 麻醉。

2. 呼吸运动的外周调节 $PaCO_2$、H^+ 浓度升高,PaO_2 低于 60 mmHg 时,刺激外周化学感受器,引起呼吸加深、加快,CO_2 经肺排出增多。

三、肾在酸碱平衡中的调节作用

当机体酸性或碱性物质的量发生明显变化时,肾脏通过排酸(H^+ 及 NH_4^+)、保碱($NaHCO_3$)的过程,调节固定酸排出和血液 pH 值,维持机体酸碱平衡,称为酸碱的肾性调节。肾脏的调节作用缓慢,常在酸碱平衡紊乱发生后 12~24 h 才发挥作用,但效率高、作用持久,慢性酸碱平衡紊乱主要通过肾脏进行代偿调节。

1. 肾近曲小管分泌 H^+ 及对 $NaHCO_3$ 的重吸收 肾小球滤过的 $NaHCO_3$ 有 80%~90% 在近曲小管被重吸收,这个过程主要依赖近曲小管上皮细胞主动分泌 H^+。

近曲小管上皮细胞内,水和 CO_2 在碳酸酐酶(carbonic anhydrase,CA)催化下生成 H_2CO_3。生成的 H_2CO_3 再解离为 HCO_3^- 和 H^+,H^+ 与小管液中的 Na^+ 发生 H^+-Na^+ 交换,进入肾小管腔的 H^+ 与小管液中的 HCO_3^- 反应生成 H_2CO_3,并在上皮细胞刷状缘碳酸酐酶的作用下生成 H_2O 和 CO_2。CO_2 能迅速通过管腔膜进入近曲小管上皮细胞内,再开始新的一轮循环,而通过 H^+-Na^+ 交换进入细胞内的 Na^+ 则与 HCO_3^- 一同被重吸收入血液,完成近曲小管上皮细胞对 $NaHCO_3$ 重吸收过程。

2. 远曲小管和集合管分泌 H^+ 及对 HCO_3^- 的重吸收　远曲小管和集合管上皮细胞(闰细胞)内的 H_2O 和 CO_2 在 CA 的催化下生成 H_2CO_3,并解离为 HCO_3^- 和 H^+,通过管腔侧膜上的 ATP 酶,调节细胞内 H^+ 的泵出,所分泌的 H^+ 与 Na^+ 交换,进入细胞内的 Na^+ 与 HCO_3^- 一同被重吸收入血液循环。

3. NH_4^+ 的排出　近曲小管上皮细胞是产 NH_3 的主要场所,在谷氨酰胺酶和氨基酸转氨酶的催化下,谷氨酰胺、谷氨酸及丙氨酸水解释放出 NH_3。NH_3 透过细胞膜扩散进入小管液中,与小管液内的 H^+ 结合生成 NH_4^+;也可以与细胞内的 H^+ 结合生成 NH_4^+,并以 $NH_4^+-Na^+$ 交换方式与小管液中的 Na^+ 进行交换。谷氨酰胺酶和氨基酸转氨酶的活性受 pH 值影响。酸中毒越严重,酶活性越高,产生 NH_3 和 NH_4^+ 的量也越大,从而加速 H^+ 的排出。酸中毒严重时,当磷酸盐缓冲系统不能缓冲时,远曲小管和集合管也可分泌 NH_3,并中和尿液中的 H^+ 结合生成 NH_4^+,从尿中排泄。

4. 磷酸盐的酸化　肾小管滤液中的酸性物质,除了 NH_4^+ 之外,主要是磷酸盐。磷酸盐以 Na_2HPO_4 和 NaH_2PO_4 两种形式存在,肾小球滤液 pH 值为 7.4 时,Na_2HPO_4/NaH_2PO_4 的比值为 4:1。当肾小管腔内的 H^+ 浓度增加时,由 Na_2HPO_4 缓冲过多的 H^+,使得 NaH_2PO_4 产生增加,上述比值可达 1:99,称为磷酸盐的酸化,同时尿液 pH 值也会显著降低。但这种作用很有限,因为当尿液 pH 值为 5.5 时,小管液中几乎所有的 Na_2HPO_4 都已转变成了 NaH_2PO_4。

四、组织细胞在酸碱平衡中的调节作用

细胞的缓冲作用主要是通过离子交换进行的,红细胞、肌细胞、骨组织等均能发挥这种作用,如 H^+-K^+ 交换和 $Cl^--HCO_3^-$,但这种作用十分有限。此外,在某些病理情况下,骨骼的钙盐溶解对 H^+ 的缓冲会继发其他病理过程而发生,如慢性肾衰竭患者,其骨质疏松和佝偻病正是由于 H^+ 对骨骼的破坏。

机体各种代偿功能中,血液缓冲最能即时性发挥作用。肺部呼吸代偿需要数分钟启动。组织细胞经离子交换在 2~4 h 后开始。针对机体酸碱平衡状态的(异常)变化,肾脏改变其原有的酸碱平衡调节功能并调整到新的调节水平,大约始于酸碱平衡紊乱发生后 12 h,几天后才发挥其最大的代偿作用。因此,肾的调节作用发挥较迟,但效率高、持续时间长。

第三节　酸碱平衡的常用检测指标及分类

一、常用检测指标及其意义

（一）pH 值

血液 pH 值是表示血液酸碱度的指标，是动脉血中 H^+ 浓度的负对数，正常值为 7.35～7.45，平均值为 7.4。血液 pH 值高低取决于血浆中 $[NaHCO_3]/[H_2CO_3]$ 的比值，可以用 Henderson-Hasselbach 方程式表示，即：

$$pH = pKa + 1g[HCO_3^-]/[H_2CO_3]$$
$$= 6.1 + 1g[24/1.2]$$
$$= 7.4$$

血浆 pH 值正常可为正常酸碱平衡，也可能为酸碱平衡紊乱的代偿阶段或混合型酸碱平衡紊乱。发生酸中毒或碱中毒时，机体通过一定的酸碱平衡调节机制而发生代偿反应，且 $[NaHCO_3]/[H_2CO_3]$ 比值能维持正常，血液 pH 值就在正常范围，称为代偿性酸中毒或碱中毒。故血浆 pH 值正常不能排除酸碱平衡紊乱。凡所测 pH 值偏离正常范围，就可判定患者存在失代偿性酸碱平衡紊乱。pH 值<7.35 为失代偿性酸中毒；pH 值>7.45 为失代偿性碱中毒，但是不能区别是代谢性或呼吸性酸碱平衡紊乱。

（二）动脉血二氧化碳分压

$PaCO_2$ 是动脉血中以物理状态溶解的 CO_2 分子所产生的张力，正常值为 33～46 mmHg，平均值为 4 mmHg。当 $PaCO_2$ 高于正常，表示肺泡通气不足，有 CO_2 潴留，见于呼吸性酸中毒或代偿后的代谢性碱中毒；$PaCO_2$ 低于正常，表示肺泡通气量增强，CO_2 呼出过多，见于呼吸性碱中毒或代偿后的代谢性酸中毒。所以，$PaCO_2$ 是反映肺泡通气量的最佳指标，同时也是反映酸碱平衡呼吸性因素的指标。

（三）标准碳酸氢盐和实际碳酸氢盐

1. 标准碳酸氢盐（standard bicarbonate，SB）　是指全血标本在 38℃、血红蛋白氧饱和度（hemoglobin oxygen saturation）100%、$PaCO_2$ 为 40 mmHg 的气体平衡条件（标准条件）下，测得的血浆 HCO_3^- 浓度。SB 正常范围为 22～27 mmol/L，平均值为 24 mmol/L。SB 因已排除呼吸因素的影响，故为判断代谢性因素的指标。SB 降低为代谢性酸中毒，SB 升高为代谢性碱中毒。在呼吸性酸中毒和呼吸性碱中毒时，由于肾的代偿，也可发生继发性（代偿性）增高或降低。

2. 实际碳酸氢盐（actual bicarbonate，AB）　是指隔绝空气的血液标本，在实际 $PaCO_2$、实际体温和血氧饱和度条件下测得的血浆 HCO_3^- 浓度。AB 受呼吸和代谢两方面因素的影响。正常情况下,AB=SB。AB 与 SB 的差值反映了呼吸因素对酸碱平衡的影响。AB 增加,AB>SB,表明有 CO_2 潴留,见于呼吸性酸中毒;AB 减少,AB<SB,表明有 CO_2 呼出过多,见于呼吸性碱中毒;两者数值均高于正常,表明有代谢性碱中毒或代偿后的呼吸性酸中毒;两者数值均低于正常,表明有代谢性酸中毒或代偿后的呼吸性碱中毒。

(四) 缓冲碱

缓冲碱(buffer base,BB)是指血浆中具有缓冲作用的负离子的总和,包括 HCO_3^-、Hb^-、Pr^- 等。BB 正常值为 $45\sim55$ mmol/L,平均值为 50 mmol/L。BB 是反映代谢因素的指标,BB 减少表明代谢性酸中毒或代偿后的呼吸性碱中毒;BB 增高表明代谢性碱中毒或是代偿后的呼吸性酸中毒。

(五) 碱剩余

碱剩余(base excess,BE)是指标准条件下($PaCO_2$ 40 mmHg,体温为 $37\sim38$ ℃,血红蛋白氧饱和度为 100%),用酸或碱滴定全血标本至 pH 值为 7.40 时所需要的酸或碱的量。若用酸滴定,说明受测血样碱过剩,BE 为正值,见于代谢性碱中毒;如需用碱滴定,说明受测血样碱缺失,BE 为负值,见于代谢性酸中毒。但是,在呼吸性酸碱中毒时,由于肾脏的代偿作用,BE 也可增加或减少。BE 正常值范围为 $-3.0\sim+3.0$ mmol/L。

(六) 阴离子间隙

阴离子间隙(anion gap,AG)是指血浆中未测定的阴离子(undetermined anion,UA)与未测定阳离子(undetermined cation,UC)的差值,即 AG=UA-UC。AG 正常值为 12 mmol/L。该值可以根据已测定的阳离子浓度[(Na^+) 与已测定的阴离子浓度 $[Cl^-]+[HCO_3^-]$ 间的差值计算获得,即:

$$AG = [Na^+] - [Cl^-] - [HCO_3^-]$$

正常值为:

$$AG = 140 - 104 - 24$$
$$= 12(mmol/L)。$$

AG 可增高,也可降低,但增高意义较大。目前多以 AG>16 mmol/L 提示可能有代谢性酸中毒,AG>30 mmol/L 则肯定有代谢性酸中毒。AG 的测定对区分不同类型的代谢性酸中毒和诊断某些混合型酸碱平衡紊乱有重要意义。

二、酸碱平衡紊乱的分类

有些情况下,虽然 $NaHCO_3/H_2CO_3$ 的绝对值发生变化,经过体液缓冲和机体的调节,使其比值仍保持 20∶1,血液 pH 值维持在 7.40,称为代偿性酸中毒或碱中毒。当机体酸性或碱性物质量的变化过快或变化过多时,或机体酸碱平衡调节机制(如肺或肾的作用)本身存在障碍,机体对酸碱平衡紊乱不足以发挥代偿作用时,[NaHCO₃]/[H₂CO₃]比值不能维持正常,血液 pH 值明显偏离正常范围,称为失代偿性酸中毒或碱中毒。血液中 HCO_3^- 受代谢因素的影响,由其浓度原发性降低或升高引起的酸碱平衡紊乱,称为代谢性酸碱平衡紊乱。H_2CO_3 含量主要受呼吸因素影响,由其浓度原发性降低或升高引起的酸碱平衡紊乱,称为呼吸性酸碱平衡紊乱。除上述单纯型外,临床上常见 2 种或 2 种以上酸碱平衡紊乱同时存在,则属于混合型酸碱平衡紊乱。

第四节　单纯型酸碱平衡紊乱

根据原发的改变是代谢原因或呼吸原因;是单一的失衡,或 2 种及 2 种以上的酸碱失衡同时存在,酸碱平衡紊乱可分为单纯型酸碱平衡紊乱和混合型酸碱平衡紊乱。单纯型酸碱紊乱分为 4 种类型:代谢性酸中毒、代谢性碱中毒、呼吸性酸中毒及呼吸性碱中毒。

一、代谢性酸中毒

▶ 在线课程4-1　代谢性酸中毒的原因

代谢性酸中毒(metabolic acidosis)在临床上最常见。由于体内固定酸过多(贮酸)和(或)HCO_3^- 丢失过多(失碱),血浆[HCO_3^-]原发性减少为其基本特征。

(一)分类

根据 AG 的改变,将代谢性酸中毒分为 AG 增高型代谢性酸中毒和 AG 正常型代谢性酸中毒两大类。

1. AG 增高型代谢性酸中毒　不同原因使机体固定酸产生过多或肾脏排酸障碍,可引起体内固定酸(如有机酸、磷酸、硫酸等)过多。血浆碳酸氢盐缓冲系统对 H^+ 负荷起缓冲作用时,即固定酸与 $NaHCO_3$ 作用,从而消耗过多的 HCO_3^-,HCO_3^- 减少的部分被 Cl^- 以外的未测定阴离子(如 HPO_4^{2-}、SO_4^{2-}、酮体、乳酸根、有机酸根及 Pr^- 等)所代替。未测定阴离子(A^-)增多而 HCO_3^- 减少,故 AG 增高,血氯浓度不变,又称为正常血氯性代谢性酸中毒。按照发生的主要原因可分为以下 4 类。

1)乳酸酸中毒　乳酸是糖代谢的中间产物,也是糖酵解的终产物。各种原因引起的缺氧,细胞内糖无氧酵解增强,乳酸增加,超过肝脏代谢利用能力时,即发生乳酸酸中毒(lactic acidosis)。此时,血液中乳酸的酸根增多使 AG 增高。常见于休克、心脏停搏、低氧血症、严重贫血、肺水肿、心力衰竭、呼吸功能障碍和严重肝脏疾患。

2)酮症酸中毒　正常情况下,脂肪酸在肝脏不完全氧化时生成酮体(其中乙酰乙酸和 β-羟丁酸为酸性物质),在肝外组织被进一步氧化利用。由于糖尿病时葡萄糖利用障碍、严重饥饿时糖原过度消耗使葡萄糖不足,导致机体依赖分解脂肪提供能量,大量的脂肪酸进入肝脏,形成酮体,超过肝外组织利用酮体的能力,血液中酮体含量明显增高,发生酮症酸中毒。

3)尿毒症性酸中毒　是 AG 增高型代谢性酸中毒中最常见的一种。尿毒症性酸中毒多见于严重的急性和慢性肾衰竭少尿期,由于肾小球滤过率(GFR)降低,低于正常的 20% 以下时,机体代谢产生的固定酸(如硫酸、磷酸、酮体等)排泄障碍,硫酸根和磷酸根在体内蓄积,在 AG 增高的同时大量消耗血浆 $NaHCO_3$。与此同时,由于肾功能严重障碍,肾小管的分泌 H^+ 产 NH_3 和重吸收 HCO_3^- 的能力也明显降低。

4)水杨酸中毒和其他毒物　大量服用阿司匹林(乙酰水杨酸)或者甲醇、三聚乙醛中毒时,血浆有机酸增多,发生 AG 增高型代谢性酸中毒。

2. AG 正常型代谢性酸中毒　因不同原因使 HCO_3^- 丢失过多时,HCO_3^- 减少,其减少部分由重吸收的 Cl^- 补充。或因摄入含 Cl^- 药物过多,血 Cl^- 增高时机体对 HCO_3^- 的重吸收减少而排出增多,使血浆 HCO_3^- 浓度降低。此时 AG 无明显的变化,形成 AG 正常型代谢性酸中毒,而 Cl^- 增高,故又称为高血氯性代谢性酸中毒。此型酸中毒常见于以下情况。

1)消化道直接丢失 HCO_3^- 　肠液、胰液和胆汁中的 HCO_3^- 浓度均高于血浆,当严重腹泻,术后小肠、胆囊、胰引流,胆道瘘管形成及肠吸引术等情况下,富含 HCO_3^- 的肠液、胰液、胆汁大量丢失。此外,肠道炎症引起腹泻,肠内细菌分解使酸性物质增加,可中和肠液中的 $NaHCO_3$。血浆 HCO_3^- 浓度降低时,肾近曲小管重吸收 HCO_3^- 和分泌 H^+ 的量都减少,原尿中的钠主要以 $NaCl$ 的形式被重吸收,故 Cl^- 在肾小管重吸收增多。血浆 HCO_3^- 浓度降低也能促进回、结肠对 Cl^- 的重吸收(严重腹泻除外),最终导致 HCO_3^- 大量丢失和血氯代偿性升高。

2)肾小管性酸中毒(renal tubular acidosis,RTA)　主要有远端肾小管性酸中毒和近端肾小管性酸中毒两类。前者由于远曲小管分泌 H^+ 功能障碍,使血浆 H^+ 浓度增加的同时,肾小管重吸收 HCO_3^- 减少;后者由于近曲小管重吸收 HCO_3^- 存在缺陷,进入远曲小管中的 HCO_3^- 量超过远曲小管重吸收的能力,使 HCO_3^- 排出增加。

另外,有一类肾小管性酸中毒,其发生与醛固酮分泌不足、肾小管对醛固酮反应性降低,或肾小管存在非醛固酮依赖性的 H^+ 和 K^+ 分泌障碍等因素有关。使肾小管排 H^+(或同时排 K^+)明显减少,HCO_3^- 的重吸收也发生障碍。

3)长期大量应用碳酸酐酶抑制剂　乙酰唑胺长期使用可抑制肾小管上皮细胞内的碳酸酐酶活性,因而肾小管上皮细胞的 H_2CO_3 生成减少,分泌 H^+ 和重吸收 HCO_3^- 明显减少,导致 HCO_3^- 经肾脏丢失过多,严重者可引起 AG 正常型高氯性代谢性酸中毒。

4)大量使用含氯成酸性药物　使用过多的含氯盐类药物。例如,氯化铵在肝内形成氨和盐酸($NH_4Cl \rightarrow NH_3 + HCl$),而 HCl 在消耗血浆中 HCO_3^- 的同时使血浆 Cl^- 浓度增高,从而导致 AG 正常型代谢性酸中毒。此外,输入大量生理盐水也可使血液中 $NaHCO_3$ 稀释的同时使血 Cl^- 浓度增高。

(二) 机体的代偿调节

酸碱平衡紊乱的类型不同、发生速度不同,机体的代偿调节作用亦不相同。一般来说,对酸性物质的缓冲及调节作用较强,故对酸中毒的代偿能力较大。在酸碱平衡紊乱发生速度方面,机体对慢性酸碱平衡紊乱的代偿作用较急性者强。急性酸碱平衡紊乱得不到良好代偿而易致失代偿,尤其是急性呼吸性酸中毒及碱中毒。

1. 血液的缓冲作用　代谢性酸中毒时,细胞外液 H^+ 增多,血浆缓冲系统迅速发挥缓冲作用,使 HCO_3^- 和其他缓冲碱不断被消耗,AB、SB、BB 均降低,BE 负值增大。

2. 肺的代偿调节作用　酸中毒时,血液中的 H^+ 浓度升高,刺激外周化学感受器(主要是颈动脉体感受器)反射性兴奋呼吸中枢,呼吸加深加快,CO_2 排出增多,$PaCO_2$ 和血浆碳酸含量均代偿性降低,使 HCO_3^- 与 H_2CO_3 的比值接近 20∶1。肺的调节作用发生快,一般在酸中毒 10 min 后就出现呼吸增强,但不能持久。

3. 肾的代偿调节作用　酸中毒时,肾脏排酸保碱功能代偿性增强,经肾小管上皮细胞中分泌 H^+、NH_3 作用增强,重吸收 HCO_3^- 增加。肾的代偿调节作用一般出现较慢,3～5 天才能达到高峰,但是作用较持久。

4. 细胞内外离子交换的代偿作用　代谢性酸中毒 2～4 h 后,细胞外液中过多的 H^+ 进入细胞内,而细胞内 K^+ 则移出细胞外,以维持细胞内外的电平衡;同时肾小管排 H^+ 增多,排 K^+ 减少,故可发生高钾血症。慢性代谢性酸中毒可引起骨质溶解,对增高的 H^+ 起一定的缓冲作用。

(三) 常用指标变化趋势

通过上述代偿调节,若能使 HCO_3^- 与 H_2CO_3 的比值维持在 20∶1,则血浆 pH 值可在正常范围,此时称为代偿性代谢性酸中毒。若血浆 HCO_3^- 与 H_2CO_3 的比值 <20∶1,血浆 pH 值低于 7.35,则称为失代偿性代谢性酸中毒。此时,血浆 SB、AB 均降低,AB<SB,BB 减少,BE 负值增大,$PaCO_2$ 继发性降低(表 4-2)。

表 4-2　酸中毒时的机体代偿调节

代偿调节	代谢性酸中毒	呼吸性酸中毒
原发特点	HCO_3^- 浓度↓,BB↓,SB↓,AB↓,BE(-)↑	H_2CO_3 浓度↑,$PaCO_2$↑,AB>SB
血液缓冲	$HA + HCO_3^- \rightarrow A^- + H_2CO_3$ ↓ $CO_2 + H_2O$	严重急性发病者常为失代偿;血浆蛋白缓冲;红细胞内血红蛋白缓冲对和 Cl^- 的转移作用
肺呼吸调节	呼吸加深加快,CO_2 排出增加	不能有效代偿
细胞内缓冲	细胞外 H^+ 内移→$H^+ + KPr/K_2HPO_4 \rightarrow K^+ + HPr/KH_2PO_4 \rightarrow K^+$ 外移,血钾浓度↑	
肾脏调节	肾性原因发生的代谢性酸中毒及急性呼吸性酸中毒肾脏难以代偿;肾脏能代偿时,CA 活性↑,H^+ 排出↑,分泌 NH_3 及排出 NH_4^+↑,HCO_3^- 重吸收↑,K^+ 由肾排出减少	
骨骼代偿	$Ca_3(PO_4)_2 + 4H^+ \rightarrow 3Ca^{2+} + 2H_2PO_4^-$	
代偿结果	$PaCO_2$↓,HCO_3^- 浓度逐渐恢复	BB↑,SB↑,AB↑,BE(+)↑

注　↑表示升高,↓表示下降。

（四）对机体的影响

酸碱平衡紊乱对机体影响的大小和性质取决于紊乱发生的速度、机体的代偿状况，也与原发病的严重程度和有无明显的其他并发症（如血钾的变化）有关（表 4-3）。

表 4-3　酸中毒对机体的影响

影响部位	代谢性酸中毒	呼吸性酸中毒
中枢神经系统	乏力、意识障碍、嗜睡、昏迷 发生机制：pH 值↓，生物氧化酶活力↓，ATP 合成↓，脑组织供能↓；谷氨酸脱羧酶（pH 值 6.5）活力↑，γ-氨基丁酸生成↑	急性发作时，CO_2 进入中枢神经系统增多，导致 pH 值降低发生肺性脑病：脑血管扩张，血流增加→颅内压↑，出现头痛及各种精神症状；$PaCO_2 > 10.7$ kPa 时，导致中枢神经系统呼吸抑制，pH 值↓：生物氧化酶活力↓，ATP 合成↓，脑组织供能↓；谷氨酸脱羧酶（pH 值 6.5）活力↑，γ-氨基丁酸生成↑
水电解质平衡	易引起血钾浓度↑	
心血管系统	严重酸中毒引起心律失常、心收缩力↓；周围血管扩张，导致低血压 ＊高钾血症：易致心律失常 ＊心肌内 H^+ 浓度↑，使 Ca^{2+} 内流、内质网释放及与钙结合亚单位结合障碍 ＊血管平滑肌对儿茶酚胺反应性降低，血管扩张，毛细血管床开放增多	
骨骼系统	慢性肾功能不全、慢性代谢性酸中毒 小儿：佝偻病；成人：骨软化症	

注　↑表示升高，↓表示下降。

1. 对心血管系统的影响

1）心肌收缩力降低　酸中毒时血浆 H^+ 浓度增高直接影响心肌细胞 Ca^{2+} 的转运，主要通过减少心肌 Ca^{2+} 内流、减少肌质网 Ca^{2+} 释放及竞争性抑制 Ca^{2+} 与肌钙蛋白结合，从而抑制心肌的兴奋-收缩耦联过程，使心肌收缩及舒张功能障碍，心肌收缩性减弱。当 pH 值明显降低（pH 值<7.20）时，心输出量降低较为显著。

2）血管对儿茶酚胺的反应性降低　导致外周阻力血管扩张，血压下降。

3）心律失常　酸中毒是由于组织细胞内外发生 K^+ 和 H^+ 的交换。在肾脏，如果肾小管排 H^+ 增加，排 K^+ 减少，导致肾衰竭引起的酸中毒，高钾血症尤为明显。高血钾能抑制心肌收缩，引起心肌电生理性质的改变，发生传导阻滞甚至心室纤颤等心律失常。

2. 对中枢神经系统的影响　代谢性酸中毒时，细胞的生物氧化酶活性降低，能量合成障碍。在中枢神经系统，因脑组织能量代谢障碍，ATP 生成减少；同时，酸中毒时脑内 pH 值降低，谷氨酸脱羧酶活性增强，由谷氨酸脱羧生成的 γ-氨基丁酸增多。γ-氨基丁酸是重要的抑制性神经介质。脑组织能量缺乏和抑制性介质增多，可使中枢神经系统出现以抑制为特点的功能变化。中枢神经系统功能障碍患者常表现为乏力、意识障碍、嗜睡和昏迷等。

3. 骨骼系统改变　慢性肾衰竭伴酸中毒时,不断从骨骼释放钙盐以进行缓冲,影响骨骼发育,延迟小儿生长,引起纤维性骨炎和肾性佝偻病;成人可引起骨软化症。

(五) 防治的病理生理学基础

1. 预防和治疗原发病　去除引起代谢性酸中毒的原因是治疗的基本原则和主要措施。例如,纠正水、电解质代谢紊乱,恢复有效循环血量,改善肾和肺泡通气功能等。由严重休克引起的代谢性酸中毒,应当积极治疗以去除引起休克的原因,调整微循环功能,改善组织细胞的氧供应,才能有效地纠正酸中毒。但是,合理地使用碱性药物治疗酸中毒,在基本纠正酸中毒条件下才能使抗休克治疗显示良好的效果。

2. 碱性药物的应用　碱性药物有碳酸氢钠、乳酸钠和三羟甲基氨基甲烷(THAM)。对于严重的代谢性酸中毒患者,首选碱性药物是碳酸氢钠,可直接补充 HCO_3^-,作用迅速,是临床治疗的常用药物。乳酸钠是一种能中和酸,又在代谢后可被机体利用的、作用较缓慢的碱性药物。该药物经肝代谢生成乳酸和 $NaHCO_3$,在肝功能不良或乳酸酸中毒时不宜使用。THAM 不仅能直接缓冲固定酸,而且在与 H_2CO_3 作用时可产生 HCO_3^-,因此适用于呼吸性酸中毒合并代谢性酸中毒。但大剂量快速滴注 THAM 时,可以抑制呼吸中枢,发生低血压、低血糖及高钾血症等。

3. 防治低血钾和低血钙　代谢性酸中毒的发生常常是水、电解质平衡紊乱的伴随现象。因此,应注意纠正水、电解质紊乱,恢复有效血容量。酸中毒伴低钾血症患者使用碱性药物用量不宜过大,滴速也不宜过快,防止血浆 H^+ 浓度降低过快而加重低钾血症。

二、呼吸性酸中毒

呼吸性酸中毒(respiratory acidosis)是指 CO_2 排出障碍或吸入过多引起的 pH 值下降,以血浆 H_2CO_3 浓度原发性升高为特征。

(一) 原因和机制

呼吸性酸中毒多因 CO_2 排出障碍所致,少数情况亦可由于吸入 CO_2 过多引起。常见原因如下。

1. 呼吸中枢抑制　常见于颅脑损伤、脑炎、脑血管意外、呼吸中枢抑制剂(如吗啡、巴比妥类等)及麻醉剂用量过大或酒精中毒等。

2. 呼吸肌麻痹　脊神经根炎、有机磷中毒、重症肌无力及重度低血钾等,呼吸运动失去动力,可造成 CO_2 排出障碍。

3. 呼吸道阻塞　喉头痉挛和水肿、溺水、异物堵塞气管及慢性阻塞性肺疾患等可因通气障碍而发生呼吸性酸中毒。

4. 肺部疾患　肺水肿、重度肺气肿及肺广泛纤维化等均可因通气障碍而发生呼吸性酸中毒。

5. 胸廓病变　大量胸腔积液、严重气胸及胸廓畸形等均可严重影响通气功能而发生呼吸性酸中毒。

6. CO$_2$ 吸入过多　常见于通风不良的坑道和防空洞中作业或呼吸机使用不当,出现 CO$_2$ 吸入过多。

(二) 机体的代偿调节

呼吸性酸中毒时,由于呼吸器官病变,往往不能发挥其代偿作用;血浆中非碳酸氢盐缓冲系统的缓冲能力有限,产生的大量 H$_2$CO$_3$ 主要是依靠细胞内外离子交换和肾代偿来调节。

1. 细胞内外离子交换和细胞内缓冲　这是急性呼吸性酸中毒时的主要代偿方式。当血浆中的 CO$_2$ 浓度不断升高时,在红细胞内和血浆中通过 Cl$^-$ 交换进行代偿。而 H$^+$ 与细胞内的 K$^+$ 交换,H$^+$ 可被蛋白质阴离子缓冲,K$^+$ 外移使血浆中的 K$^+$ 浓度升高。急性呼吸性酸中毒时,红细胞的 Cl$^-$ 转移作用虽然存在,使血浆中的 Cl$^-$ 浓度降低,但常常不足以起到有效的代偿作用,故常是失代偿性的。

2. 肾的代偿调节　肾代偿是慢性呼吸性酸中毒的主要代偿方式。一般 CO$_2$ 潴留时间持续 24 h 以上,即为慢性呼吸性酸中毒。PaCO$_2$ 或 H$^+$ 浓度升高可刺激肾小管上皮细胞分泌 H$^+$ 和 NH$_4^+$ 增多,从而使 HCO$_3^-$ 重吸收增加,大量 H$^+$ 随尿排出,血浆 HCO$_3^-$ 浓度代偿性增加。肾脏对慢性呼吸性酸中毒的代偿虽然很有效,但是其代偿功能也有限度。当 PaCO$_2$>80 mmHg 时,超过肾脏代偿功能的极限,转变为失代偿性呼吸性酸中毒,同时出现呼吸中枢抑制。

(三) 对机体的影响

1. 对心血管系统的影响　与代谢性酸中毒相似。由于血浆 H$^+$ 和 K$^+$ 浓度升高,引起心肌收缩力减弱、心律失常和回心血量减少等变化。

2. 对中枢神经系统的影响　呼吸性酸中毒时,PaCO$_2$ 增高。由于 CO$_2$ 的脂溶性质,迅速通过血脑屏障,进入中枢。CO$_2$ 潴留直接引起脑血管扩张,脑血流量增加,颅内压增高,导致持续性头疼,尤以夜间或晨起时为重。CO$_2$ 过高可出现"CO$_2$ 麻醉"现象,早期有头痛、视物模糊、乏力,继而出现精神错乱、震颤、谵妄或嗜睡等精神神经症状,称为肺性脑病(表 4 - 3)。HCO$_3^-$ 为水溶性,不易透过血脑屏障;中枢神经系统内 CO$_2$ 浓度升高更易使脑内 pH 值明显下降,故一般认为呼吸性酸中毒的中枢神经系统功能紊乱较代谢性酸中毒时更显著。

(四) 防治的病理生理学基础

(1) 治疗原发病。

(2) 改善通气功能:对于呼吸性酸中毒,关键在于改善肺泡通气,排除体内过多的 CO$_2$。由人工呼吸机使用不当引起的呼吸性酸中毒或碱中毒,应通过加强对呼吸机的使用管理,避免事故的发生。

(3) 慎用碱性药物:碳酸氢钠可用于代谢性或呼吸性酸中毒,但在严重呼吸性酸中毒时应列为禁用。因为 HCO$_3^-$ 与 H$^+$ 结合后生成 H$_2$CO$_3$,H$_2$CO$_3$ 解离出的 CO$_2$ 必须经肺排出,在通气功能障碍时可导致 PaCO$_2$ 进一步升高。故对于呼吸性酸中毒,只有在保证足够通气量时,使用碳酸氢钠才是安全、有效的。在通气功能改善后也可谨慎地补给不含钠的有机碱。例如:THAM, $THAM + H_2CO_3 \rightarrow THAM \cdot H^+ + HCO_3^-$,即THAM不仅可缓冲挥发酸,且生成 HCO_3^- 中和固定酸。

三、代谢性碱中毒

代谢性碱中毒(metabolic alkalosis)指由于 H^+ 丢失过多, H^+ 转入细胞内过多,以及碱性物质输入过多等原因,导致血浆 HCO_3^- 浓度原发性增高。代谢性碱中毒的发生原因可归纳为两大类:与 H^+ 大量丢失有关的原因和与 HCO_3^- 过度负荷有关的原因。

(一) 原因和机制

1. H^+ 丢失过多

1) 胃液丢失　幽门梗阻和高位肠梗阻等引起的剧烈呕吐以及长期胃肠减压等使胃液大量丢失,肠液中的 $NaHCO_3$ 不能被中和而吸收入血,使血浆 HCO_3^- 升高。胃液丢失还伴有 Cl^- 和 K^+ 的丢失,引起低氯血症和低钾血症,两者均可引起代谢性碱中毒。

2) 经肾丢失　大量呕吐和利尿导致严重失液,有效血容量明显降低,使肾素-血管紧张素-醛固酮系统(RAAS)激活,引起继发性醛固酮增多;肾上腺皮质增生或肿瘤引起原发性醛固酮增多。过多服用甘草或糖皮质激素类物质,产生盐皮质激素样作用,增强肾远曲小管和集合管对 Na^+ 的重吸收,并促进 K^+ 和 H^+ 的排出,导致 H^+ 经肾丢失和 $NaHCO_3$ 重吸收增多,引起代谢性碱中毒,可同时发生低钾血症。长期使用呋塞米、依他尼酸使远端肾小管内 Na^+ 、 Cl^- 浓度增高,尿液流速加快, $Na^+ - H^+$ 交换加强, H^+ 、 Cl^- 随尿排出增多,结果使 HCO_3^- 重吸收增多及血 Cl^- 降低。有机汞利尿药(汞撒利)抑制远端肾小管 Na^+ 、 Cl^- 的重吸收, Cl^- 的排泄较多,也可引起低氯性碱中毒。应用利尿药引起的代谢性碱中毒也有醛固酮分泌增加的因素参与。

2. 低钾或低氯血症　缺钾时,细胞内 K^+ 外逸,细胞外 H^+ 转入细胞内;同时肾小管上皮细胞因 K^+ 缺乏而导致分泌 H^+ 增加和 HCO_3^- 重吸收增加,发生代谢性碱中毒。血氯降低易引起代谢性碱中毒的机制尚未十分清楚。血氯降低,可能影响近端肾小管 Na^+ 的重吸收,使远端肾小管 Na^+ 浓度增高,促进 $Na^+ - H^+$ 、 $K^+ - Na^+$ 交换,肾在排出 H^+ 、 K^+ 增多的同时重吸收 HCO_3^- 增强。

3. 碱性物质摄入或输入过多　长期使用或快速输入碳酸氢盐,或者大量输注库存血液都可发生代谢性碱中毒。

(二) 机体的代偿调节

1. 血液的缓冲作用　血液对碱中毒的缓冲作用较弱,因为在大多数缓冲对组成成分中,碱性成分远多于酸性成分,如 $NaHCO_3/H_2CO_3$ 比值通常为 $20:1$,所以血浆对碱性物质的缓冲能力有限。当血浆中 H^+ 降低、 OH^- 升高时,可被弱酸所缓冲,如 $OH^- + H_2CO_3 \rightarrow HCO_3^- + H_2O$,并导致 HCO_3^- 升高。

2. 肺的代偿调节　血浆 H^+ 浓度降低和pH值升高可抑制呼吸中枢,使呼吸运动变浅、变慢，CO_2 排出减少，血浆 H_2CO_3 浓度代偿性升高。因此，轻度代谢性碱中毒经过呼吸代偿，pH 值可恢复正常。

3. 细胞内外离子交换和细胞内缓冲 细胞外液 H^+ 浓度降低，细胞内 H^+ 外移，而细胞外 K^+ 内移，使血 K^+ 浓度降低，故碱中毒常伴有低血钾。

4. 肾的代偿调节 血浆 H^+ 减少和 pH 值升高，使肾小管上皮细胞分泌 H^+ 和 NH_4^+ 减少，HCO_3^- 重吸收亦随之减少，因而使血浆 HCO_3^- 浓度有所下降，肾分泌 H^+ 减少和 HCO_3^- 排出增加使尿液呈碱性。

通过上述代偿调节后，若能使 HCO_3^-/H_2CO_3 的比值维持在 20∶1，则血浆 pH 值可在正常范围，称为代偿性代谢性碱中毒。若血浆 HCO_3^-/H_2CO_3 的比值仍＞20∶1，血浆 pH 值高于 7.45，称为失偿性代谢性碱中毒。此时血浆中 AB、SB 均升高，BE 正值增大，$PaCO_2$ 继发性升高，AB＞SB。若肾脏能够代偿，AB、SB、BB 等可趋向于恢复（表 4-4）。

表 4-4 碱中毒时的机体代偿调节

代偿调节	代谢性碱中毒	呼吸性碱中毒
原发特点	HCO_3^- 浓度↑，BB↑，SB↑，AB↑，BE(+)↑	H_2CO_3 浓度↓，$PaCO_2$↓，AB＜SB
血液缓冲	对碱中毒作用小：$OH^- + H_2CO_3(HPr) \longrightarrow HCO_3^-(Pr^-) + H_2O$	HCO_3^- 进入红细胞；CO_2 弥散进入血浆 $HCO_3^- + HBuf^- \Longrightarrow H_2CO_3 + Buf^-$
肺呼吸调节	血液 pH 值↓(H^+ 浓度↓)，呼吸变浅、变慢，CO_2 排出↓，$PaCO_2$↑	代偿作用弱或无
细胞缓冲	细胞内 H^+ 外移，K^+ 转移进入细胞，血 K^+↓氧离曲线左移，细胞糖酵解↑，乳酸↑，提供 H^+	
肾脏调节	CA、谷氨酰胺酶、氨基酸转氨酶活性↓：产 H^+ 泌 NH_3↓；肾排 HCO_3^-↑；尿滴定酸($H_2PO_4^-$)及 NH_4^+；K^+ 由肾排出↓	
代偿结果	血 H_2CO_3 浓度↑，HCO_3^- 浓度有所恢复	慢性呼吸性碱中毒：BB、SB↓、BE(-)↓

注 ↑表示升高，↓表示下降。

(三) 对机体的影响

轻度的代谢性碱中毒患者多无明显的临床症状，急性或严重者则可出现明显的功能代谢变化（表 4-5），具体表现在以下几个方面。

表 4-5 碱中毒对机体的影响

影响部位	代谢性碱中毒	呼吸性碱中毒
中枢神经系统	躁动不安，神经错乱，谵妄 发生机制：①氧离曲线左移、$KHbO_2$ 不易释放 O_2，中枢神经系统对 O_2 敏感，缺 O_2 症状明显。②γ-氨基丁酸转氨酶活力↑(pH 值 8.2)，谷氨酸脱羧酶活性↓；γ-氨基丁酸含量减少，抑制作用减弱	急性发作时，$PaCO_2$↓↓，脑血管收缩，致头痛、眩晕、意识障碍等

（续表）

影响部位	代谢性碱中毒	呼吸性碱中毒
神经肌肉系统	pH 值↑，血浆游离 Ca^{2+} 浓度↓；中枢 γ-氨基丁酸↓ 神经肌肉应激性↑，有手足搐搦或惊厥，且多见于呼吸性碱中毒	
水电解质平衡	低钾血症可引起肌无力、麻痹；纠正血钾后症状可改变	
心血管系统	低钾血症：心肌兴奋性↑；自律性↑；传导性↓；心肌收缩性先增高后降低，易致心律失常	

注　↑表示升高，↓表示下降。

1. 中枢神经系统功能改变　严重的代谢性碱中毒可引起中枢神经系统过度兴奋的各种临床症状，如烦躁不安、精神错乱、谵妄和意识障碍等。其发生机制可能主要是：①中枢的 pH 值增高，脑组织内 γ-氨基丁酸转氨酶活性增强，谷氨酸脱羧酶活性降低致使 γ-氨基丁酸分解增强而生成减少，对中枢神经系统的抑制作用减弱，因此出现中枢兴奋症状。②碱中毒时，血红蛋白氧离曲线左移，氧合血红蛋白解离和释放氧的能力降低，脑组织对缺氧更为敏感，引起神经精神症状，甚至昏迷。

2. 神经、肌肉应激性增高　碱中毒时，pH 值升高，血浆中游离钙浓度降低，导致神经、肌肉应激性增高，出现面部和肢体肌肉抽动、手足搐搦、腱反射亢进或惊厥。若伴有明显的低钾血症，可以引起肌无力或麻痹、腹胀，甚至麻痹性肠梗阻。由于血钾浓度降低引起肌肉无力或麻痹，由低钙血症引起的神经肌肉应激性增强可无明显症状，一旦纠正血钾浓度即可表现出抽搐症状。

3. 低钾血症　碱中毒时常伴有低钾血症，是由于细胞外液 H^+ 浓度降低，细胞内 H^+ 移出，而细胞外液 K^+ 进入细胞内；同时，肾小管上皮细胞排 H^+ 减少，排 K^+ 增多，从而导致低钾血症。低钾血症可使碱中毒的纠正发生一定困难。低钾血症除有神经肌肉症状外，严重者常引起心律失常。

（四）防治的病理生理学基础

代谢性碱中毒又有盐水反应性（生理盐水治疗有效）和盐水抵抗性（生理盐水治疗无效）两类碱中毒（HCO_3^- 过度负荷引起的代谢性碱中毒除外）。区分这两类代谢性碱中毒有利于采取恰当的治疗措施。由大量呕吐引起的代谢性碱中毒，须治疗引起呕吐的原发病；使用利尿药不当引起者，应调整使用利尿药的种类和用量；低钾或低氯引起者，须依据引起低钾、低氯的原因进行治疗。

1. 盐水反应性代谢性碱中毒　主要指存在有效循环血量降低、低血氯症等因素导致的代谢性碱中毒。

1）生理盐水　因为胃液丢失、利尿剂的应用等原因导致的低氯性碱中毒，轻症只用生理盐水或葡萄糖盐水即可达到治疗目的。因为常伴有 Cl^- 丢失，而生理盐水中的 Cl^- 含量高于血浆，pH 值也较血浆低。以生理盐水治疗可以扩充血容量、补充 Cl^-，使过多的 HCO_3^- 经肾排泄，恢复血浆 HCO_3^- 浓度。

2）氯化钾　对缺钾引起的碱中毒，在补充生理盐水同时，应补充 KCl。KCl 可使降低的血钾及血氯恢复，对代谢性碱中毒治疗有一定效果。

3）补酸　对于严重代谢性碱中毒可给予一定量的含氯药物，如氯化铵（NH_4Cl）或盐酸稀释液。氯化铵既补充了 H^+，又能补充 Cl^-。但是 NH_3 须经肝脏代谢，有心力衰竭和肝硬化的代谢性碱中毒患者不宜使用，可使用盐酸精氨酸。严重的代谢性碱中毒可使用 0.1 mmol/L 氯化氢经中心静脉缓慢滴注，每次约 500 ml。

2. 盐水抵抗性代谢性碱中毒　主要指由于盐皮质激素增多、严重低钾血症等因素引起的代谢性碱中毒。生理盐水治疗无效，必须针对具体原因采取适当的措施，可给予醛固酮拮抗剂、碳酸酐酶抑制剂或补充 K^+ 等。

四、呼吸性碱中毒

呼吸性碱中毒（respiratory alkalosis）是由于过度通气使 CO_2 大量排出并引起 $PaCO_2$ 和血浆 H_2CO_3 浓度原发性降低所致。

（一）原因和机制

任何原因引起通气过度，CO_2 排出过多，都可使血浆中的 H_2CO_3 浓度下降。

1. 低氧血症　初入高原地区时，由于空气中 PO_2 降低或肺炎、肺水肿等外呼吸功能障碍，导致 PaO_2 降低，呼吸中枢兴奋而导致呼吸加深、加快，CO_2 排出过多。

2. 通气过度

（1）癔症发作时或小儿持续哭闹，产生深快呼吸，CO_2 排出过多。此外，高热、甲状腺功能亢进，以及由于机体代谢增强导致肺通气功能增强等都会引起通气过度。

（2）肝硬化（血氨升高）和过多服用水杨酸药物、某些中枢神经系统病变和精神性因素，如颅脑损伤、脑炎和脑血管意外等可通过直接刺激呼吸中枢引起通气过度。

（3）人工呼吸机管理失当的医源性因素：通气量过大也可引起通气过度。

（二）机体的代偿调节

急性呼吸性碱中毒时，肾代偿功能尚未充分发挥作用，主要依赖细胞内的缓冲作用和细胞内外离子的交换作用，使血浆中的 H_2CO_3 浓度略有升高，HCO_3^- 浓度下降。慢性呼吸性碱中毒时，肾小管上皮细胞可通过减少分泌 H^+ 和 NH_4^+，减少 HCO_3^- 的重吸收。通过这些代偿作用，HCO_3^- 与 H_2CO_3 的比值如能维持在 20∶1，则为代偿性呼吸性碱中毒；两者比值如果＞20∶1，血浆 pH 值升高，则为失代偿性呼吸性碱中毒。急性呼吸性碱中毒常为失代偿性的。

$PaCO_2$ 原发性降低：由于肾的代偿，HCO_3^- 继发性下降，表现为 SB、AB、BB 下降，BE 负值加大，AB＜SB。

（三）对机体的影响

呼吸性碱中毒对机体的影响与代谢性碱中毒的基本相似。但急性呼吸性碱中毒引起中枢神经系统功能障碍往往更明显，这可能与碱中毒引起脑组织缺氧，以及 $PaCO_2$ 降低使脑血管收缩痉挛、脑血流量减少有关,易引起头痛、头晕及意识改变等表现(表4-5)。

(四) 防治的病理生理学基础

呼吸性碱中毒时,应根据原因采取适当的治疗,肝硬化患者有血氨增高者,需促进氨的排出,降低氨对呼吸中枢的兴奋作用;因高热或甲亢引起者,也应采取相应的治疗措施。急性呼吸性碱中毒时,可以用纸袋罩于患者的口鼻,使其呼出的 CO_2 积聚于袋内,然后吸入气体中的 CO_2 浓度不断增高,可减少肺呼吸时体内 CO_2 的排出并提高血浆 $PaCO_2$,达到缓解呼吸性碱中毒的目的。对于呼吸性碱中毒,可用吸入含 $5\% CO_2$ 的混合气体提高患者的 $PaCO_2$。如患者瘛症发作,可用镇静剂治疗。

4 种单纯型酸碱平衡紊乱比较参见表4-6。

表4-6　酸碱平衡紊乱比较

项目	代谢性酸中毒	呼吸性酸中毒	代谢性碱中毒	呼吸性碱中毒
原因	① 固定酸增多; ② 碱丢失	CO_2 潴留	① 胃液丢失; ② 碱摄入过多; ③ 低氯或低钾性碱中毒	通气过度
原发性变化	$HCO_3^- \downarrow$	$H_2CO_3 \uparrow$	$HCO_3^- \uparrow$	$H_2CO_3 \downarrow$
指标				
pH 值	$\downarrow$	$\downarrow$	$\uparrow$	$\uparrow$
HCO_3^-	$\downarrow$	$\uparrow$	$\uparrow$	$\downarrow$
PCO_2	$\downarrow$	$\uparrow$	$\uparrow$	$\downarrow$
对机体的影响	①呼吸加强;②心肌收缩性降低,外周血管扩张,心律失常;③中枢神经系统功能抑制	①CO_2 麻醉,肺性脑病;②心肌收缩性降低,心律失常	①神经肌肉兴奋性增高,手足搐搦;②中枢神经系统出现兴奋性症状;③低血钾	

注　↑表示升高;↓表示降低。

第五节　混合型酸碱平衡紊乱

由于同时存在引起酸碱平衡紊乱的多种原因或受治疗影响,同一患者可同时出现 2 种或 2 种以上酸碱平衡紊乱类型,即混合型酸碱平衡紊乱(mixed acid - base disorders)。

一、二重性酸碱平衡紊乱

除不可能同时存在呼吸性酸中毒和呼吸性碱中毒外,因 2 种单纯型酸、碱紊乱同时存在,可出现相加性(酸碱一致的混合型)和相消性(酸碱混合型)2 种二重性酸碱平衡紊乱类型。二重性酸碱平衡紊乱有代谢性碱中毒合并呼吸性碱中毒;代谢性酸中毒合并呼吸性酸中毒(相加性);代谢性酸中毒合并呼吸性碱中毒;代谢性碱中毒合并呼吸性酸中毒和代谢性碱中毒合并呼吸性碱中毒(相加性)。

(一) 酸碱一致型

2 种酸中毒或 2 种碱中毒合并存在时,pH 值向同一方向显著变化。

1. **呼吸性酸中毒合并代谢性酸中毒**　主要见于:①通气障碍,如Ⅱ型呼吸衰竭,既有 CO_2 潴留,又有缺氧;②心搏骤停,如溺水、窒息、药物中毒等;③糖尿病酮症中毒合并肺部感染。

血气检查:pH 值下降显著,$PaCO_2$ 升高,血浆 HCO_3^- 浓度下降,AG 增大,AB>SB。

2. **呼吸性碱中毒合并代谢性碱中毒**　主要见于:①高热合并严重呕吐;②肝硬化应用利尿剂治疗。

血气检查:pH 值升高显著,$PaCO_2$ 下降,血浆 HCO_3^- 浓度升高。

(二) 酸碱混合型

酸中毒与碱中毒并存,pH 值变化不大。

1. **呼吸性酸中毒合并代谢性碱中毒**　主要见于:①慢性肺源性心脏病应用利尿剂治疗后;②慢性阻塞性肺疾病合并呕吐。

血气检查:pH 值变动不大,可以正常或轻度下降或轻度升高,$PaCO_2$ 升高,HCO_3^- 浓度升高。

2. **呼吸性碱中毒合并代谢性酸中毒**　主要见于:①尿毒症合并感染发热;②糖尿病酮中毒合并高热;③肝肾综合征。

血气检查:pH 值变化不大,可以正常或轻度升高或轻度下降,$PaCO_2$ 下降,HCO_3^- 浓度下降。

3. **代谢性酸中毒合并代谢性碱中毒**　主要见于:①肾衰竭或糖尿病酮症中毒合并剧烈呕吐;②急性胃肠炎患者剧烈呕吐伴有严重腹泻。

血气检查:因导致血浆 HCO_3^- 下降和升高原因同时存在或相继发生,因此 HCO_3^- 浓度、pH 值、$PaCO_2$ 三项指标可以正常、降低或升高。

二、三重性酸碱平衡紊乱

三重性酸碱平衡紊乱可有代谢性酸中毒、代谢性碱中毒合并呼吸性酸中毒,以及代谢性酸中毒、代谢性碱中毒合并呼吸性碱中毒两类。

判定混合型酸碱平衡紊乱类型,须结合能引起各种单纯型酸碱平衡紊乱的常见疾病和病理过程,配合酸碱平衡指标,必要时运用代偿预计值和酸碱图进行分析。

代偿预计值是指在测得 $PaCO_2$ 和 HCO_3^- 浓度后,以其中的 HCO_3^- 浓度或 $PaCO_2$ 值代入代偿预计公式,经计算得到 $PaCO_2$ 或 HCO_3^- 浓度值(称预计值),该值表示 HCO_3^- 浓度或 $PaCO_2$ 发生"原发变化"时通过机体代偿使 $PaCO_2$ 或 HCO_3^- 浓度可能发生变化的数值范围。实际测得的 $PaCO_2$ 或 HCO_3^- 浓度值如果与计算所得预计值一致，即符合代偿时可发生的变化值，可断定为单纯型酸碱平衡紊乱；如超出代偿变化的范围则为混合型酸碱平衡紊乱。

　　临床所见酸碱平衡紊乱极其复杂，必须在充分了解原发病情（如原发病史、结合临床表现）的基础上，结合实验室检查（以血气检查为基础，进一步检查血清电解质、AG 值等）和酸碱平衡紊乱的特点（表 4-7），做出正确诊断。

表 4-7　混合型酸碱平衡紊乱的特点

类型	pH 值	$PaCO_2$	HCO_3^-
酸碱一致型			
呼吸性酸中毒合并代谢性酸中毒	↓↓	↑	↓
呼吸性碱中毒合并代谢性碱中毒	↑↑	↓	↑
酸碱混合型			
呼吸性酸中毒合并代谢性碱中毒	不定	↑	↑
呼吸性碱中毒合并代谢性酸中毒	不定	↓	↓
代谢性酸中毒合并代谢性碱中毒	不定	不定	不定

注　↑表示升高；↓表示降低。

（相　霞）

数字课程学习

◯教学 PPT　◯导入案例解析　◯复习与自测　◯更多内容……

第五章 缺 氧

章前引言

氧是人体生命活动的必需物质。成人静息时需氧量约为 250 ml/min,而体内贮存的氧仅约 1500 ml,只能供组织消耗几分钟。因此,机体必须不断地从外界获取氧,并输送到全身才可满足机体氧化代谢的需求。机体内氧的获取和利用包括外呼吸、气体运输(如血液运载、循环功能)和内呼吸等基本环节,任何一个环节出现障碍均可导致缺氧。缺氧(hypoxia)指组织供氧不足或用氧障碍,从而引起机体代谢、功能以致形态结构发生异常变化的病理过程。缺氧是临床上常见的病理过程,很多疾病通过缺氧导致机体死亡。

学习目标

1. 阐述缺氧的概念、分类,以及引起低张性缺氧、血液性缺氧、循环性缺氧和组织性缺氧的原因。
2. 理解临床常用血氧指标以及缺氧发生时对机体的影响。
3. 说出各类型缺氧的血氧特点和缺氧的防治原则。
4. 运用所学知识解释常见缺氧的临床表现,具备熟练的护理能力。
5. 充分利用所学的知识进行健康教育,正确指导临床注意事项。

思维导图

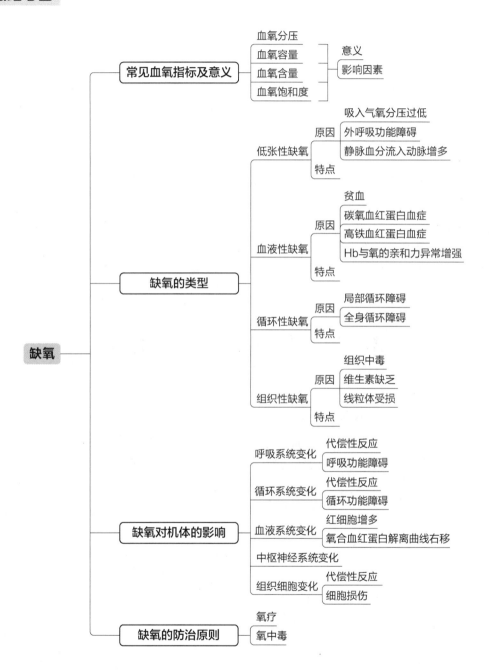

案例导入

患者,女性,35 岁。在密闭浴室用燃气热水器洗澡时,患者昏倒在浴室,2 小时后被其丈夫发现,急诊入院。

患者既往体健,入院时神志不清,口唇呈樱桃红色。体格检查:体温 37.6℃,呼吸 26 次/分,脉搏 115 次/分,血压 105/70 mmHg。

实验室检查:PaO_2 99 mmHg,动脉血氧含量 1.18 ml/L,动脉血氧饱和度 95%。

入院后患者立即吸氧,不久逐渐清醒。给予纠酸、补液、高压氧治疗等处理后,患者病情迅速好转。

问题:

1. 该患者为什么会昏倒?
2. 该患者病情好转的关键原因是什么?

第一节 常用的血氧指标及意义

血氧的变化可以反映组织的供氧量与耗氧量。

组织的供氧量 = 动脉血氧含量×组织血流量

组织的耗氧量 =(动脉血氧含量 - 静脉血氧含量)×组织血流量

因此,血氧参数是反映组织的供氧量与耗氧量的重要指标。常用的血氧指标有以下几种:

一、血氧分压

血氧分压(partial pressure of oxygen, PO_2)是指以物理状态溶解在血浆内的氧分子所产生的张力,故又称血氧张力。正常人动脉血氧分压(PaO_2)约为 100 mmHg(1 mmHg = 0.133 kPa),取决于吸入气体氧分压和外呼吸功能;静脉血氧分压(PvO_2)约为 40 mmHg,取决于内呼吸状态。

二、血氧容量

血氧容量(oxygen binding capacity, CO_2 max)是指在温度 38℃,PO_2 为 150 mmHg,二氧化碳分压(PCO_2)为 40 mmHg 的条件下,体外 100 ml 血液内血红蛋白(Hb)所结合氧的量,即 Hb 充分氧合后的最大携氧量。正常 Hb 在上述条件下,每克 Hb 能结合氧 1.34～1.36 ml。若按每 100 ml 血液含 15 g Hb 计算,正常值约为 2 ml/L。血氧容量取决于单位容积血液内 Hb 的数量和 Hb 结合氧的能力。血氧容量的高低反映血液携带氧的能力。

三、血氧含量

血氧含量（oxygen content of blood）指 100 ml 血液的实际带氧量，包括实际与 Hb 结合的氧和血浆中溶解的氧。物理溶解的氧量极微，一般忽略不计。动脉血氧含量（oxygen content in arterial blood，CaO_2）约 1.9 ml/L，静脉血氧含量（oxygen content in venous blood，CvO_2）约 1.4 ml/L。

CaO_2 主要取决于 PaO_2 和 Hb 的数量及结合氧的能力。

📖 拓展阅读 5-1　动静脉血氧含量差

四、血氧饱和度

血氧饱和度（oxygen saturation，SO_2）指血液中已经与氧结合的 Hb 占血液 Hb 总量的百分比。可用以下公式计算：

$$SO_2 = （血氧含量 - 溶解氧量）/ 血氧容量 \times 100\%$$

正常动脉血氧饱和度（oxygen saturation in arterial blood，SaO_2）为 95%，静脉血氧饱和度（oxygen saturation in venous blood，SvO_2）约为 70%。SO_2 主要取决于 PO_2，两者之间关系可用氧合 Hb 解离曲线（简称氧解离曲线）来表示。

Hb 结合氧的量和饱和度取决于 PO_2。PO_2 高，氧含量就高，氧饱和度上升；PO_2 降低，氧解离增多，氧饱和度下降。PO_2 与氧合血红蛋白饱和度的函数关系可通过将血液暴露在不同氧分压的环境中测得。根据测得的结果，可绘制成氧解离曲线（图 5-1）。氧解离曲线大致呈"S"形。氧分压在 10～60 mmHg 时，曲线较陡，氧分压稍加改变，Hb

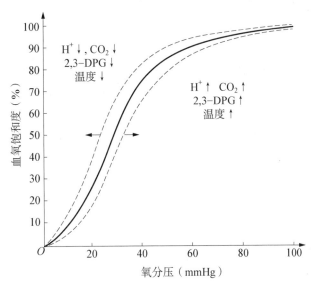

图 5-1　氧解离曲线及其影响因素

的氧饱和度变化很大；而氧分压为 $70\sim100$ mmHg 时曲线较平坦，氧分压发生变化而氧饱和度变化不大，这有利于结合氧。即使氧分压较低，下降到 80 mmHg 时，SaO_2 仍可达 95% 左右。相反，血液流经组织时，毛细血管中血液氧分压降至 40 mmHg 以下，此时 SO_2 大幅度下降，解离出大量的氧供组织利用。

Hb 与氧亲和性的高低可用 P_{50} 表示。P_{50} 是指血氧饱和度达到 50% 时的氧分压。正常人的 P_{50} 约为 27 mmHg。血液 pH 值降低、温度升高、PCO_2 升高、红细胞内 2,3 二磷酸甘油酸（2,3-diphosphoglyceric acid，$2,3-DPG$）含量增加都可使 Hb 与氧的亲和力下降，氧解离曲线右移，P_{50} 增大；血液 pH 值升高、温度降低、PCO_2 下降、红细胞内 $2,3-DPG$ 含量降低可使 Hb 与氧的亲和力升高，氧解离曲线左移，P_{50} 减小。

第二节 缺氧的类型

缺氧是由于供氧或用氧环节发生障碍引起的。因此，根据缺氧的原因和血氧变化的特点，可将缺氧分为 4 种基本类型。

一、低张性缺氧

低张性缺氧（hypotonic hypoxia）是指各种原因引起的 PaO_2 降低，使 CaO_2 减少引起的缺氧，亦称为乏氧性缺氧（hypoxic hypoxia）。

（一）原因

1. 吸入气氧分压过低　多发生于 3 000 m 以上的高原或高空，通风不良的矿井、坑道，潜水作业，或吸入惰性气体、麻醉剂、过度稀释的空气时，因吸入气中氧分压不足，故又可称为大气性缺氧（表 5-1）。

表 5-1 不同海拔高度大气压、吸入气氧分压与肺泡气氧分压

海拔高度（m）	大气压（mmHg）	吸入气氧分压（mmHg）	肺泡气氧分压（mmHg）
0	760	159	105
1 000	680	140	90
2 000	600	125	70
3 000	530	110	62
4 000	460	98	50
5 000	405	85	45
6 000	355	74	40
7 000	310	65	35
8 000	270	56	30

2. **外呼吸功能障碍** 由肺的通气功能或换气功能障碍所致，又称呼吸性缺氧。肺通气功能障碍可引起肺泡气氧分压降低；肺换气功能障碍时经肺泡弥散到血液中的氧减少，PaO_2 和血氧含量降低。

3. **静脉血分流入动脉增多** 多见于某些先天性心脏病，如室间隔缺损伴肺动脉狭窄或肺动脉高压时，出现右向左的分流，静脉血掺入左心的动脉血中，引起 PaO_2 降低。

(二) 特点

低张性缺氧时，最关键的改变是各种原因引起 PaO_2 降低，由于肺或组织进行气体交换时，进入血液的氧总是先溶解，提高分压，再出现化学结合，故 PaO_2 降低可直接导致氧含量、氧饱和度下降。因血液与细胞线粒体部位的氧分压差降低，使氧弥散速度减慢，引起细胞缺氧，并使动静脉血氧含量差减少。急性低张性缺氧血氧容量无明显改变；慢性低张性缺氧因红细胞代偿性增多，血氧容量可增高。

低张性缺氧患者毛细血管中氧合 Hb 减少，脱氧 Hb（正常时 0.26 g/L）增多，当毛细血管中脱氧 Hb>0.5 g/L 时，透过皮肤黏膜呈现青紫色称为发绀（cyanosis）。发绀是缺氧的表现，但缺氧的患者不一定都有发绀，如血液性缺氧可无发绀；有发绀的患者也可以无缺氧，如红细胞增多症患者。

二、血液性缺氧

⊙ 在线课程 5-1 一氧化碳中毒导致缺氧的发生机制

血液性缺氧（hemic hypoxia）是由于 Hb 数量减少或性质改变，导致血氧含量降低、血液携氧能力降低或 Hb 结合的氧不易释放引起的缺氧。此型缺氧大多是 CaO_2 降低而氧分压正常，所以亦称为等张性缺氧（isotonic hypoxia）。

(一) 原因

1. **贫血** 各种原因引起贫血时，单位容积血液中红细胞数目和 Hb 数量减少，使血液携氧减少。贫血是血液性缺氧最常见的原因。

2. **碳氧血红蛋白血症** 由一氧化碳（CO）中毒引起，Hb 与 CO 结合形成碳氧血红蛋白（carboxyhemoglobin，HbCO）从而失去携氧能力。CO 与 Hb 结合的速率仅为 O_2 与 Hb 结合速率的 1/10，但 HbCO 的解离速率却是 HbO_2 解离速率的 1/2 100。因此，CO 与 Hb 的亲和力比 O_2 大 210 倍。当 CO 与 Hb 分子中的某个 Hb 结合后，会增加其他 3 个 Hb 对氧的亲和力，使 Hb 结合的氧不易释放，造成缺氧。CO 还能抑制红细胞糖酵解，使 2,3-DPG 减少，氧解离曲线左移，加重组织缺氧。当吸入气中 CO 含量为 0.1% 时 HbCO 可达 50%，为重度中毒。当吸入含 0.5% CO 的气体时，血中 HbCO 仅在 20～30 min 内就可高达 70%，中毒者将死于心脏或呼吸衰竭。CO 主要来源于含碳物质不完全燃烧，煤、天然气、汽油、香烟等在燃烧时均可产生 CO，尤其是在密闭环境中燃烧，一方面造成 CO 聚集，另一方面造成大气氧消耗，从这两方面导致缺氧。

3. 高铁血红蛋白血症　Hb中的二价铁在氧化剂的作用下可氧化成三价铁,形成高铁血红蛋白(methemoglobin,HbFe^{3+}+OH),又称变性血红蛋白或羟化血红蛋白。因为高铁血红蛋白的Fe^{3+}与OH$^-$牢固结合而失去携氧能力,并且Hb分子4个血红素中部分被氧化成Fe^{3+}后,还可使剩余的Fe^{2+}与氧的亲和力增加,导致氧解离曲线左移,加重组织缺氧。正常人血液中含有极少量的高铁血红蛋白,约占Hb总量的1.7%。当机体出现亚硝酸盐、过氯酸盐及磺胺等氧化剂中毒时,血中高铁血红蛋白剧增达20%~50%,可出现头痛、呼吸困难和心动过速等症状;达60%以上时出现痉挛、昏迷,甚至死亡。大量食用含较多硝酸盐的腌菜或残剩菜时,肠道细菌将硝酸盐还原为亚硝酸盐,经肠道吸收后形成大量的高铁血红蛋白,使皮肤、黏膜呈咖啡色或灰褐色,称为肠原性发绀(enterogenous cyanosis)。

4. Hb与氧的亲和力异常增强　如输入大量碱性液体,血液pH值升高,通过玻尔(Bohr)效应使Hb与氧的亲和力增强;大量输库存血液,因库存血红细胞中2,3-DPG含量低且含有较多的柠檬酸盐使氧解离曲线左移。此外,已发现30多种血红蛋白病,由于Hb肽链中存在氨基酸的替代,导致Hb与氧的亲和力异常增高,使结合在Hb上的氧不能释放。

(二) 特点

由于缺氧的始动环节发生于Hb数量的减少和性质的改变,因此氧含量、氧容量均降低,造成血液性缺氧。动静脉血氧含量差减小,是因血液流经毛细血管时,氧分压降低迅速,氧向组织弥散的速度很快减慢,而其他血液性缺氧患者主要因氧解离曲线左移,氧不易从Hb上释出。由于这类缺氧外呼吸功能正常,PaO$_2$正常;而氧含量和氧容量均降低,血氧饱和度正常或降低。需要区别的是Hb与氧亲和力增强引起的血液性缺氧较特殊,其动脉血氧容量和氧含量并不降低,甚至还可高于正常。

CO中毒时血氧容量是正常的,因Hb结合的CO已完全被氧所取代;但患者体内的血氧容量应该是降低的。

血液性缺氧患者皮肤黏膜颜色变化因Hb的改变而异。Hb数量减少使严重贫血患者皮肤黏膜苍白,这种患者即使合并低张性缺氧,由于毛细血管中脱氧血红蛋白达不到0.5g/L,可不出现发绀。HbCO大量形成使CO中毒患者的皮肤、黏膜呈樱桃红色,有时因CO中毒引起皮肤血管收缩,皮肤黏膜亦呈苍白色。高铁血红蛋白呈咖啡色或青石板色,故使高铁血红蛋白血症患者皮肤黏膜呈相同的颜色变化。单纯由Hb与氧亲和力增高引起的缺氧,毛细血管中氧合血红蛋白高于正常人。因此,皮肤黏膜可呈玫瑰红色。

三、循环性缺氧

因灌流组织的血流速度减慢、血流量减少所引起的缺氧称为循环性缺氧(circulatory hypoxia),也称低动力性缺氧(hypokinetic hypoxia)。循环性缺氧可以是局部的病变,如脑血栓、冠状动脉痉挛,也可以是全身的病变,如心力衰竭、休克。由于动脉狭窄或阻塞,导致动脉血流灌注不足而引起的缺氧称为缺血性缺氧(ischemic hypoxia);由静脉回流受阻、血流缓慢、微循环淤血引起的缺氧称为淤血性缺氧(congestive hypoxia)。

(一) 原因

1. **局部循环障碍** 如局部组织器官动脉痉挛、脉管炎、动脉血栓形成或动脉粥样硬化等引起该血管供血区域的缺血性缺氧变化,若静脉栓塞或静脉受实体肿瘤压迫则可导致淤血性缺氧。

2. **全身循环障碍** 主要见于休克和心力衰竭。休克由于微循环缺血、淤血或麻痹性扩张,微循环灌注剧烈减少而引起缺氧;心力衰竭患者由于心泵功能降低导致动脉系统供血不足和静脉回流受阻淤血而引起循环性缺氧。

(二) 特点

单纯性循环性缺氧,PaO_2、CO_2、$CO_2\,max$ 和 SO_2 均可正常,淤血性缺氧由于血流速度减慢,血液流经毛细血管的时间延长,组织细胞从单位容量血液中摄取较多的氧。因此,静脉血氧含量降低,动静脉血氧含量差增大。由于毛细血管静脉端脱氧血红蛋白明显增多引起发绀。缺血性缺氧因组织器官灌流量明显减少,皮肤颜色苍白。

全身性循环障碍累及肺,如左心衰竭引起肺水肿,或休克引起急性呼吸窘迫综合征时,则可合并有呼吸性缺氧,使 PaO_2 与血氧含量低于正常。

四、组织性缺氧

因组织细胞利用氧障碍所引起的缺氧称为组织性缺氧(histogenous hypoxia),又称氧利用障碍性缺氧(dysoxidative hypoxia)。

(一) 原因

1. **组织中毒** 很多毒物如氰化物、硫化物、砷化物、磷等可引起组织中毒性缺氧,尤以氰化物中毒最具代表性,各种氰化物(如氰化氢、氰化钾、氰化钠等)可通过消化道、呼吸道或皮肤进入体内,其中的 CN^- 迅速与氧化型细胞色素氧化酶的三价铁结合形成氰化高铁细胞色素氧化酶,使之不能接受细胞色素 C 传递过来的电子而还原,导致呼吸链阻断,组织细胞不能利用氧。氰化物具有剧毒性,0.06 g 氰化氢即可致人死亡。砷化物、硫化物等毒性物质也主要通过抑制细胞色素氧化酶而使细胞生物氧化还原障碍导致组织缺氧。

2. **维生素缺乏** 不少维生素是生物氧化还原酶的辅酶或辅基,尤其是维生素 B 族(维生素 B_1、维生素 B_2、维生素 B_4、维生素 B_{12} 等),如维生素 B_1(硫胺素)为丙酮酸脱氢酶的辅酶成分,烟酰胺组成的 NAD^+ 和 $NADP^+$ 以及维生素 B_2(核黄素)组成的黄素辅酶。因此,这些维生素缺乏时会影响生物氧化过程。

3. **线粒体受损** 生物氧化还原反应是在线粒体内完成的,各种原因(如辐射、细菌毒素、高热、自由基以及缺氧本身等)均可引起线粒体损伤,使生物氧化障碍。

（二）特点

组织性缺氧时，PaO_2、CO_2、$CO_2 max$ 和 SO_2 均可正常。因组织细胞不能利用氧，故 CvO_2 增高，动静脉血氧含量差减少；毛细血管静脉端氧合血红蛋白含量增高，使皮肤、黏膜颜色呈玫瑰红色。

以上所述是各种单纯性缺氧的原因和特点，但在临床上所见的缺氧常常是混合性缺氧。例如，革兰氏阴性菌感染性休克主要引起循环性缺氧，但内毒素损伤线粒体可引起组织利用氧的障碍而发生组织性缺氧，并发休克肺时可出现低张性缺氧。各型缺氧血氧变化的特点参见表 5 - 2。

表 5 - 2　各型缺氧的血氧指标变化

缺氧类型	PaO_2	SaO_2	$CO_2 max$	CaO_2	动静脉血氧含量差
低张性缺氧	↓	↓	N 或 ↑	↓	↓
血液性缺氧	N	N	↓ 或 N	↓	↓
循环性缺氧	N	N	N	N	↑
组织性缺氧	N	N	N	N	↓

注　↓表示降低，↑表示升高，N表示正常。

📖 在线案例 5 - 1　患者吃炭火锅后出现头晕、恶心、胸闷气短等症状

第三节　缺氧对机体的影响

缺氧对机体的影响，取决于缺氧发生的程度、速度、持续时间和机体的功能代谢状态。轻度缺氧主要引起机体代偿性反应，快速严重的缺氧且机体代偿不全时，则出现代谢功能障碍，并引起不可逆损伤，甚至死亡。急性缺氧时由于机体来不及代偿较易发生功能代谢障碍，以下以低张性缺氧为例说明缺氧对机体的影响。低张性缺氧时，PaO_2 一般要降至 60 mmHg 以下才引起机体的代偿反应，PaO_2 低于 30 mmHg 可导致严重的代谢功能障碍。

一、呼吸系统变化

（一）代偿性反应

当 PaO_2 低于 60 mmHg 时可刺激颈动脉体和主动脉体化学感受器，反射性地引起呼吸加深、加快，从而使肺泡通气量增加，肺泡气氧分压升高，PaO_2 也随之升高。胸廓呼吸运动的增强使胸内负压增大，还可促进静脉回流，增加心输出量和肺血流量，有利于氧的摄取和运输。但过度通气使 $PaCO_2$ 降低，减弱了 CO_2 对延髓的中枢化学感受器

的刺激,可限制肺通气的增强。最近报道缺氧直接作用于大鼠及猫的下丘脑神经元,使其发放冲动增加,可能与呼吸反应也有关。

低张性缺氧所引起的肺通气变化与缺氧持续的时间有关。例如,人到达海拔4 000 m高原后,肺通气量立即增加,但仅比在海平面高65%;数日后,肺通气量可高达在海平面的5～7倍;但久居高原后,肺通气量逐渐回降,仅比海平面者高15%左右。在急性缺氧早期肺通气增加较少,可能因过度通气形成的低碳酸血症和呼吸性碱中毒对呼吸中枢的抑制作用使肺通气增加受阻。2～3天后,通过肾代偿性排出HCO_3^-,脑脊液内的HCO_3^-也逐渐通过血脑屏障进入血液使脑组织中pH值逐渐恢复正常,此时方能充分显示缺氧兴奋呼吸的作用。久居高原使肺通气量回降,可能与外周化学感受器对缺氧的敏感性降低有关。据观察,久居高原者颈动脉体的平均体积比久居海平面者大6.7倍,慢性阻塞性肺病患者的颈动脉体比正常人大1倍以上。电镜观察表明,在慢性低张性缺氧的早期,颈动脉体增大,其中Ⅰ型细胞增多,因Ⅰ型细胞中嗜铬体含儿茶酚胺类神经介质,其增多可能具代偿意义。但在缺氧晚期,在增大的颈动脉嗜铬体的中心(core)缩小,晕轮(halo)加宽,有时整个嗜铬体被空泡所取代,这可能是颈动脉体化学感受器敏感性降低的原因。长期缺氧使肺通气反应减弱,也是一种慢性适应过程,因为肺通气每增加1L,呼吸肌耗氧增加0.5 ml,从而可加剧机体氧的供求矛盾,故长期呼吸运动增强显然是对机体不利的。

肺通气量增加是对急性缺氧最重要的代偿性反应。此反应的强弱存在显著的个体差异,代偿良好的肺通气增加较多,PaO_2比代偿不良者高,$PaCO_2$也较低。

血液性缺氧和组织性缺氧因PaO_2不低,故呼吸一般不增强;循环性缺氧如累及肺循环(如心力衰竭引起肺淤血和肺水肿时),可使呼吸加快。

(二) 呼吸功能障碍

急性低张性缺氧,如快速登上4 000 m以上的高原时,可在1～4天内发生肺水肿,表现为呼吸困难、咳嗽、血性泡沫痰、肺部有湿啰音、皮肤黏膜发绀等。因高原肺水肿的动物模型难以复制成功,故其发生机制至今尚不清楚。根据肺水肿与肺动脉高压呈正相关,有人强调肺毛细血管压力增高的作用,即缺氧引起外周血管收缩使回心血量增加和肺血量增多,加上缺氧性肺血管收缩反应使肺血流阻力增加,导致肺动脉高压。由于肺血管收缩强度不一,致使肺血流分布不均,在肺血管收缩较轻或不收缩的部位肺泡毛细血管血流增加,毛细血管压增高,从而引起压力性肺水肿。也有人强调肺微血管壁通透性增高的作用,因为患者支气管肺泡洗出液中蛋白质含量较高,并有大量肺泡巨噬细胞,可测得补体C3a、白细胞三烯B_4(LTB_4)、血栓烷B_2(TXB_2)等血管活性物质。肺内血压高和流速快对微血管的切应力(流动的血液作用于血管壁的力与管壁平行方向的分力)可能是导致微血管内皮损伤和血管通透性增高的一个因素。肺水肿影响肺的换气功能,可使PaO_2进一步下降。$PaO_2 < 30$ mmHg时,可直接抑制呼吸中枢,使呼吸抑制,肺通气量减少,导致中枢性呼吸衰竭。

二、循环系统变化

(一) 代偿性反应

低张性缺氧引起的代偿性心血管反应主要表现为心输出量增加、血流分布改变、肺血管收缩与毛细血管增生。

1. 心输出量增加 进入高原30天者心输出量比平原居民高2～3倍,在高原久居后,心输出量逐渐减少。心输出量增加可提高全身组织的供氧量,故对急性缺氧有一定的代偿意义。心输出量增加的主要原因如下。

1) 心率加快 过去认为心率加快是颈动脉体和主动脉体化学感受器受刺激反射性引起的,但实验证明在控制呼吸不变的情况下,缺氧刺激血管化学感受器却使心率变慢。因此,缺氧时心率加快很可能是通气增加所致肺膨胀对肺牵张感受器的刺激,反射性地通过交感神经引起的。然而呼吸运动过深反而通过反射使心率减慢,外周血管扩张和血压下降。

2) 心肌收缩性增强 缺氧作为一种应激原可引起交感神经兴奋,作用于心脏β肾上腺素能受体,使心肌收缩性增强。

3) 静脉回流量增加 胸廓呼吸运动及心脏活动增强,可导致静脉回流量增加和心输出量增多。

2. 血流分布改变 器官血流量取决于血液灌注压力(即动静脉压差)和器官血流的阻力。后者主要取决于开放的血管数量与内径大小。缺氧时,一方面交感神经兴奋引起血管收缩,另一方面组织因缺氧产生的乳酸、腺苷、前列环素(PGI_2)等代谢产物则使血管扩张,这两种作用的平衡关系决定该器官的血管是收缩或扩张,以及血流量是减少或增多。急性缺氧时,皮肤、腹腔器官因交感神经兴奋,缩血管作用占优势,使血管收缩;而心、脑血管因受局部组织代谢产物的扩血管作用使血流增加。这种血流分布的改变对于保证生命重要器官氧的供应是有利的。

3. 肺血管收缩 肺泡缺氧及混合静脉血的氧分压降低均可引起肺小动脉收缩,从而使缺氧肺泡的血流量减少。由于肺泡通气量减少引起的局部肺血管收缩反应有利于维持肺泡通气与血流的适当比例,使流经这部分肺泡的血液仍能获得较充分的氧,从而维持较高的 PaO_2。此外,正常情况下由于重力作用,肺尖部的肺泡通气量与血流量的比值过大,肺泡气中氧不能充分被血液运走。当缺氧引起较广泛的肺血管收缩导致肺动脉压升高时,肺上部的血流增加,肺上部的肺泡通气能得到更充分的利用。

缺氧引起肺血管收缩的机制较复杂,尚未完全阐明,研究结果也有矛盾。当前倾向性的观点有以下几点。

1) 交感神经作用 缺氧致交感神经兴奋作用于肺血管的α受体引起血管收缩。

2) 体液因素作用 缺氧可促使肺组织内肥大细胞、肺泡巨噬细胞、血管内皮细胞甚至血管平滑肌细胞等产生血管活性物质,其中有的能收缩肺血管,如白三烯、血栓素 A_2、内皮素、血管紧张素 II 等;有的能舒张肺血管,如前列环素、一氧化氮及组胺等。在肺血管收缩反应中,缩血管物质生成与释放增加,起介导作用;扩管物质的生成释放也可增加,起调节作用。两者力量对比决定肺血管收缩反应的强度。

3）缺氧直接对血管平滑肌作用　缺氧时平滑肌细胞钾通道关闭使外向性 K^+ 电流减少,膜电位下降,膜去极化,致电压依赖性钙通道开放,Ca^{2+} 内流增多引起肺血管收缩。可见,缺氧性肺血管收缩反应是多因素综合作用的结果。

不同的血管对缺氧的反应不相同,还与血管平滑肌细胞的钾通道分布有关。血管平滑肌细胞上有电压依赖性钾通道(Kv)、Ca^{2+} 激活性钾通道(Kca)和 ATP 敏感性钾通道(K_{ATP})。缺氧使 Kv 关闭引起平滑肌收缩,细胞质游离钙增加致 Kca 开放,ATP 减少使 K_{ATP} 开放。后两者均可增加外向钾电流,引起细胞膜超极化,致平滑肌松弛和血管舒张。肺小动脉平滑肌细胞以含 Kv 为主的多,故对缺氧呈收缩反应;心、脑血管平滑肌细胞以含 Kca 和 K_{ATP} 为主,故对缺氧呈舒张反应。

4. **毛细血管增生**　长期缺氧可促使血管内皮生长因子(vascular endothelial growth factor,VEGF)等基因表达增加,使毛细血管增生,尤其是脑、心和骨骼肌的毛细血管增生更显著。毛细血管密度增加可缩短血氧弥散至细胞的距离,增加对细胞的供氧量。

(二) 循环功能障碍

严重的全身性缺氧时,心脏可受累,如高原性心脏病、肺源性心脏病、贫血性心脏病等,进而发生心力衰竭。现以高原性心脏病为例说明缺氧引起循环障碍的机制。

1. **肺动脉高压**　肺泡缺氧所致肺血管收缩反应可增加肺循环阻力,导致严重的肺动脉高压。慢性缺氧使肺小动脉长期处于收缩状态,可引起肺血管壁平滑肌细胞和成纤维细胞的肥大和增生,血管硬化,从而形成持续的肺动脉高压。另外,缺氧引起红细胞增多,血液黏度增高也可增加肺血流阻力。肺动脉高压增加右心室射血的阻力,导致右心室肥大,甚至发生心力衰竭。

2. **心功能结构异常**　严重缺氧可降低心肌的舒缩功能,甚至使心肌发生变性、坏死;也可引起窦性心动过缓、期前收缩,甚至发生心室纤颤致死。心动过缓可能为严重的 PaO_2 降低对颈动脉体化学感受器的刺激,反射性地兴奋迷走神经所致。期前收缩和室颤的发生与心肌细胞内 K^+ 减少、Na^+ 增加,静息膜电位降低、心肌兴奋性及自律性增高、传导性降低有关。缺氧部位的心肌静息电位降低,使其与相邻较好的心肌之间形成电位差,而产生"损伤电流",也可成为异位激动的起源。严重的心肌受损可导致完全的传导阻滞。

3. **静脉回流减少**　脑严重缺氧时,呼吸中枢的抑制使胸廓运动减弱,可导致静脉回流减少;全身性严重而持久的缺氧使体内产生大量乳酸、腺苷等代谢产物,后者可直接舒张外周血管,使外周血管床扩大,大量血液淤积在外周,回心血量减少,使心输出量减少。

三、血液系统变化

缺氧可使骨髓造血增强及氧合血红蛋白解离曲线右移,从而增加氧的运输和 Hb 释放氧。

（一）红细胞增多

移居到 3 600 m 高原的男性居民红细胞计数通常约为 $6 \times 10^{12}/L$，Hb 约为 210 g/L，慢性缺氧所致红细胞增多主要是骨髓造血增强所致。当低氧血流经肾脏时，刺激肾小管旁间质细胞，使之生成并释放促红细胞生成素（erythropoietin），后者促使干细胞分化为原红细胞，并促进其分化、增殖和成熟，加速 Hb 的合成，并使骨髓内的网织红细胞和红细胞释放入血液。当血浆中促红细胞生成素增高到一定水平时，因红细胞增多使缺氧缓解，促红细胞生成素的产生因而减少，通过这种反馈机制调控血浆促红细胞生成素的含量。红细胞增多可增加血液的氧容量和氧含量，从而增加组织的供氧量。

（二）氧合血红蛋白解离曲线右移

缺氧时，红细胞内 2,3 - DPG 增加，导致氧离曲线右移，即 Hb 与氧的亲和力降低，易于将结合的氧释出供组织利用。但是，如果 PaO_2 低于 60 mmHg，则氧离曲线的右移将使血液通过肺泡时结合的氧量减少，失去代偿意义。

2,3 - DPG 是红细胞内糖酵解过程的中间产物。低张性缺氧时，红细胞中 2,3 - DPG 增多是因为氧合 Hb 减少，脱氧 Hb 增多，前者中央孔穴小不能结合 2,3 - DPG，后者中央孔穴较大可结合 2,3 - DPG。故当脱氧 Hb 增多，红细胞内游离的 2,3 - DPG 减少，使 2,3 - DPG 对磷酸果糖激酶及二磷酸甘油酸变位酶（diphosphoglycerate mutase，DPGM）的抑制作用减弱，从而使糖酵解增强，2,3 - DPG 生成增多。低张性缺氧时出现的代偿性肺过度通气所致呼吸性碱中毒，以及缺氧时大量存在的脱氧 Hb 稍偏碱性，使 pH 值增高从而激活磷酸果糖激酶，使糖酵解增强，2,3 - DPG 生成增加。此外，pH 值增高还可抑制 2,3 - DPG 磷酸酶（2,3 - DPG phosphatase，2,3 - DPGP）的活性，使 2,3 - DPG 的分解减少。

2,3 - DPG 增多使氧离曲线右移。一方面，2,3 - DPG 与脱氧 Hb 结合，可稳定后者的空间构型，使之不易与氧结合；另一方面，2,3 - DPG 是一种不能透过红细胞的有机酸，增多时可以降低红细胞内 pH 值，而 pH 值下降通过 Bohr 效应可使 Hb 与氧的亲和力降低。

四、中枢神经系统变化

在机体所有器官中，脑氧耗量最高。脑重量约为体重的 2%，而脑血流量约占心输出量的 15%，脑耗氧量约为机体总耗氧量的 23%，所以脑对缺氧十分敏感。脑灰质比白质的耗氧量多 5 倍，对缺氧的耐受性更差。正常人脑静脉血氧分压约为 34 mmHg，当降至 28 mmHg 以下时可出现精神错乱等，降至 19 mmHg 以下时可出现意识丧失，低达 12 mmHg 时将危及生命。急性缺氧可引起头痛、情绪激动，思维力、记忆力、判断力降低或丧失，以及运动不协调等。缺氧引起的脑组织形态学变化主要是脑细胞肿胀、变性、坏死及脑间质水肿，这些损伤往往在缺氧几分钟内发生，且不可逆。然而，也有人认为：大脑皮质的某些区域正常情况下便处于低氧状态，只要皮质神经元 PaO_2 不低于

5 mmHg，尚可维持正常的脑功能；有人发现呼吸中枢和血管运动中枢虽然对缺氧最敏感，但阻断血流 30 min 后功能仍可恢复。

缺氧引起中枢神经系统功能障碍的机制较复杂。神经细胞膜电位降低、神经递质合成减少、ATP 生成不足、酸中毒、细胞内游离 Ca^{2+} 增多、溶酶体酶的释放以及细胞水肿等，均可导致神经系统功能障碍，神经细胞结构破坏。PaO_2 低于 50 mmHg 可使脑血管扩张，缺氧与酸中毒还可使脑微血管壁通透性增高，从而导致脑间质水肿。脑血管扩张、脑细胞及脑间质水肿使颅内压增高，由此引起头痛、呕吐等症状。

五、组织细胞变化

（一）代偿性反应

在供氧不足的情况下，组织细胞可通过增强用氧能力和无氧酵解，以获取维持生命活动所必需的能量。

1. 细胞用氧能力增强　慢性缺氧时，细胞内线粒体数目和膜表面积均增加，呼吸链中的酶如琥珀酸脱氢酶、细胞色素氧化酶可增加，使细胞的内呼吸功能增强。例如，胎儿在母体内处于相对缺氧的环境，其细胞线粒体的呼吸功能为成年动物的 3 倍，于出生后 10～14 天，线粒体呼吸功能才降至成年动物水平。

2. 无氧酵解增强　缺氧时，ATP 生成减少，ATP/ADP 比值下降，致磷酸果糖激酶活性增强。该酶是控制糖酵解过程最主要的限速酶，其活性增强可促使糖酵解过程加强。在一定的程度上可补偿能量的不足。

3. 肌红蛋白（myoglobin，Mb）增加　慢性缺氧可使肌肉 Mb 含量增多。Mb 和氧的亲和力较大，当氧分压为 10 mmHg 时，Hb 的氧饱和度约为 10%，而 Mb 的氧饱和度可达 70%；当氧分压进一步降低时，Mb 可释出大量的氧供细胞利用。Mb 增加可能具有储存氧的作用（图 5 - 2）。

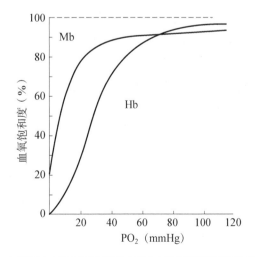

图 5 - 2　血红蛋白(Hb)与肌红蛋白(Mb)在标准状态下的氧解离曲线

4. 低代谢状态　缺氧可减弱细胞的耗能过程,如各种合成代谢和离子泵功能均降低,使细胞处于低代谢状态,有利于缺氧状态下的生存。细胞内酸中毒可能是合成代谢降低的原因之一。

细胞对缺氧反应的机制是目前研究的热点。细胞缺氧时不仅有能量代谢改变使细胞适应在缺氧环境中生存,有些组织细胞还对缺氧发生特有的反应,有利于整体的生存。例如,颈动脉体化学感受器在缺氧时分泌神经介质,引起反射性呼吸运动增强;血管平滑肌细胞对缺氧发生的舒缩反应可改变血流分布;肾小管间质细胞缺氧时产生促红细胞生成素,使骨髓红细胞生成增多;细胞缺氧时 VEGF 等基因表达增强,促进血管增生等,这些细胞反应可提高机体对缺氧的适应能力。至于细胞如何感受缺氧的刺激,又如何对缺氧产生反应,近年不少研究提示:缺氧通过改变细胞的氧化还原状态,活性氧生成的减少、NAD(P)H/NAD(P)和 GSH/GSSH 比例增高,使细胞质内缺氧诱导因子-1(hypoxia-inducible factor-1,HIF-1)活性增高,进入核内与促红细胞生成素基因的 3′端增强子结合,从而增强促红细胞生成素的基因表达,合成增多。已测得 HIF-1不仅存在于肾间质细胞,几乎存在于所有被测的各种器官的细胞,不仅与促红细胞生成素的生成有关,也可诱导其他与细胞缺氧反应有关的基因,如 VEGF、血红素氧合酶-1、一氧化氮合酶、糖酵解酶、醛缩酶 A、烯醇化酶、乳酸脱氢酶 A、磷酸果糖激酶、磷酸葡萄糖酸激酶-1、环氧合酶和血栓素合酶等基因表达。除 HIF-1外,细胞缺氧时还可能有肝脏因子-4(HNF-4)和其他转录因子被激活,与基因增强子或启动子结合,对基因表达起促进作用。基因表达导致蛋白质合成的改变,从而影响细胞的代谢功能,引起细胞的缺氧反应。此外,缺氧时细胞氧化还原状态改变也可能直接影响离子通道的开关,导致细胞膜电位及功能变化。

(二) 细胞损伤

缺氧性细胞损伤(hypoxic cell damage)主要为细胞膜、线粒体及溶酶体的变化。

1. 细胞膜的变化　在细胞内 ATP 含量减少前,细胞膜电位已开始下降,其原因为细胞膜对离子的通透性增高,导致离子顺浓度差通过细胞膜。

1) Na^+ 内流　使细胞内 Na^+ 浓度增加,可激活 Na^+-K^+ 泵以泵出 Na^+,从而消耗 ATP,ATP 消耗增多使线粒体氧化磷酸化增强。严重缺氧时,ATP 生成减少,以致 Na^+-K^+ 泵不能正常运转,使细胞内 Na^+ 增多,促使水进入细胞致细胞水肿。血管内皮细胞肿胀可堵塞微血管,加重组织缺氧。

2) K^+ 外流　使细胞内缺 K^+,而 K^+ 为合成代谢所必需,细胞内缺钾导致合成代谢障碍,酶的合成减少,进一步影响 ATP 的生成和离子泵的功能。

3) Ca^{2+} 内流　细胞外钙浓度比细胞质中约高 10 000 倍,细胞内 Ca^{2+} 外流、肌质网及线粒体摄 Ca^{2+} 均为逆浓度差的耗能过程。当严重缺氧使胞膜对 Ca^{2+} 的通透性增高时,Ca^{2+} 内流增加;ATP 减少将影响 Ca^{2+} 的外流和被摄取,使细胞质中的 Ca^{2+} 浓度增高,Ca^{2+} 增多可抑制线粒体的呼吸功能、激活磷脂酶,使膜磷脂分解,引起溶酶体的损伤及其水解酶的释出;还可使黄嘌呤脱氢酶转变为黄嘌呤氧化酶,从而增加自由基的形成,加重细胞的损伤。

2. 线粒体的变化 细胞内的氧 80%～90% 在线粒体内用于氧化磷酸化生成 ATP,仅 10%～20% 在线粒体外用于生物合成、降解及生物转化作用等。轻度缺氧或缺氧早期线粒体呼吸功能是增强的;严重缺氧则降低线粒体的呼吸功能,使 ATP 生成减少。严重者可出现线粒体肿胀、嵴崩解、外膜破碎和基质外溢等病变。

3. 溶酶体的变化 缺氧时因糖酵解增强乳酸生成增多和脂肪氧化不全使酮体增多,导致酸中毒。pH 值降低和细胞质游离钙增加可引起磷脂酶活性增高,使溶酶体膜磷脂被分解,膜通透性增高,结果使溶酶体肿胀、破裂和大量溶酶体酶释出,进而导致细胞及其周围组织的溶解和坏死。

缺氧时机体的代偿反应中,肺通气及心脏活动的增强可在缺氧时立即发生,但这些代偿活动本身消耗能量和氧;红细胞的增生和组织用氧能力增强需较长的时间,但为较经济的代偿方式。急性缺氧时以呼吸系统和循环系统的代偿反应为主;慢性缺氧者,如久居高原的居民,主要靠增加组织用氧能力和血液运送氧的能力以适应慢性缺氧,其肺通气量、心率及心输出量并不高于居海平面者。

📖 拓展阅读 5-2 影响机体缺氧耐受性的因素

第四节 氧疗和氧中毒

应根据缺氧的原因不同,积极治疗原发病,抓紧时间,采取相应的措施,以挽救生命并防止脑缺氧所致的后遗症。此外,采取对症治疗措施,纠正酸中毒和脑水肿,降低氧耗量［如地西泮(安定)、冬眠、低温等］,补充能量,保护细胞膜和细胞等。

一、氧疗

给氧治疗是临床上治疗缺氧的重要手段,不同类型的缺氧其疗效不一。对于低张性缺氧,尤其是因吸入氧气的分压低所造成者和 CO 中毒者疗效最好;对贫血、循环性缺氧有一定的效果;对组织性缺氧几乎无效。

给氧治疗因吸氧而提高 PaO_2、氧含量和氧饱和度,改变机体的供氧状态,缓解部分因供氧不足引起的 PaO_2 降低所致的缺氧。给氧一定要注意氧疗的适应证,另外要防止氧中毒。

给氧治疗适应证及注意点:一方面对低氧血症伴 CO_2 潴留的患者供氧,以低浓度、低流量持续给氧,PaO_2 维持在 60 mmHg 为宜,过多、过快给氧可诱发呼吸抑制(见呼吸衰竭);另一方面对低氧不伴有 CO_2 潴留的患者,可用高浓度氧或纯氧,使 PaO_2 维持在 70～120 mmHg 为宜,以免发生氧中毒。

二、氧中毒

氧中毒常由高压氧吸入或常压高浓度氧的持续吸入引起,会导致组织器官功能或结构的异常改变,主要表现为肺、神经系统、眼、红细胞的损伤性影响,如肺部炎性病变、头痛、感觉异常、抽搐、晶体后纤维组织增生引起的失眠、红细胞能量代谢障碍、溶血等。氧中毒主要与活性氧的毒性有关。氧中毒的发生取决于氧分压而不是氧浓度,血液与组织细胞之间氧分压差增大,氧的弥散加速,组织细胞因获得过多氧而致活性氧增多引起氧中毒。

（彭薇薇）

数字课程学习

○教学 PPT　○导入案例解析　○复习与自测　○更多内容……

第六章　细胞和组织的适应、损伤与修复

章前引言

　　正常细胞和组织可以对各种内外环境变化的刺激，作出不同的形态、功能和代谢的反应性调整。当生理负荷增加或减少时，或遇到轻度持续的病理性刺激时，细胞和组织可表现为适应性变化。若上述刺激超过细胞和组织的耐受与适应能力，则会出现损伤性改变。轻度细胞损伤是可逆的，即刺激因素消除后，受损的细胞可以恢复正常，称可逆性损伤。但严重的损伤可导致细胞发生不可逆性损伤，引起细胞死亡。正常细胞、适应细胞、可逆性损伤细胞和不可逆性损伤细胞在形态学上是一个连续变化的过程。

• 学习目标 •

　　1. 解释萎缩、肥大、增生、化生、变性、坏死、凋亡、再生及机化的概念；阐述变性的类型及病变特点，坏死的基本病变及类型，各种细胞的再生能力，以及肉芽组织的结构、功能和结局。

　　2. 说出4种形态学适应的病理变化和细胞坏死的结局；区分细胞凋亡与坏死、肉芽组织与瘢痕组织、一期愈合与二期愈合的差异。

　　3. 知道常见几种组织的再生过程、骨折愈合的过程，以及影响创伤愈合的因素。

　　4. 运用所学知识在各种疾病中找到相应的适应和损伤性改变，并理解这些改变与疾病转归的关系。

　　5. 充分利用所学的知识进行健康教育，正确指导临床注意事项。

思维导图

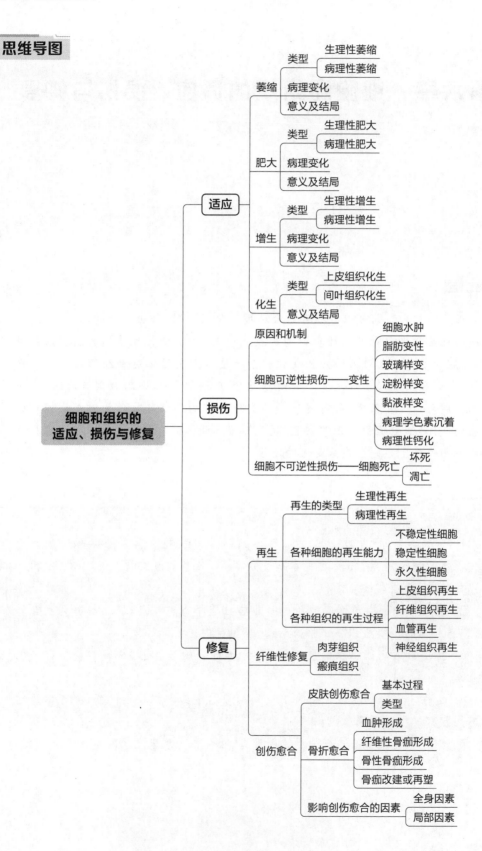

案例导入

死者,男性,65 岁,患高血压近 40 年。

尸检可见:死者皮下脂肪明显减少,脑回变窄、脑沟增宽,心脏体积增大、左心室明显增厚、心腔扩张。冠状动脉左前降支粥样硬化明显狭窄,左心室近心尖处见一直径约 2 cm 灰白色区域,镜下见心肌组织轮廓尚存,细胞结构消失。左下肢肌肉萎缩明显变细;左足趾皱缩、发黑,与周围组织分界清楚。

问题:

1. 该死者机体都发生了哪些病变?

2. 试述这些病变的原因和类型。

第一节　适　应

细胞和由其构成的组织、器官对于内外环境中各种有害因子和刺激作用产生的非损伤性应答反应,称为适应(adaptation)。适应是一切生物对内外环境变化所做的一种反应,其目的在于使自身在新的环境中得以生存。适应包括形态结构和功能代谢两方面,在形态学上一般表现为萎缩、肥大、增生和化生。

一、萎缩

萎缩(atrophy)是指已发育正常的细胞、组织或器官的体积缩小。组织与器官的萎缩,除实质细胞体积缩小外,常伴有实质细胞数量的减少。组织器官未曾发育或发育不全虽表现为体积小,但不属于萎缩的范畴。

(一)类型

萎缩分为生理性萎缩和病理性萎缩两大类。

1. 生理性萎缩　机体的某些组织和器官随着年龄的增长而逐渐发生的萎缩,称为生理性萎缩。如出现在幼儿阶段动脉导管和脐带血管成年后萎缩,青春期后胸腺的萎缩和更年期后卵巢、子宫及睾丸的萎缩等。

2. 病理性萎缩　指在病理情况下发生的萎缩,按其发生的原因进行分类。

1)营养不良性萎缩　可因蛋白质摄入不足、消耗过多和血液供应不足等引起,分为全身营养不良性萎缩和局部营养不良性萎缩。①全身营养不良性萎缩常见于糖尿病、结核病及恶性肿瘤等慢性消耗性疾病,由于长期营养不良引起全身肌肉萎缩,称为恶病质。萎缩常按一定顺序发生,首先是脂肪组织,其次是骨骼肌和内脏等非致命性的组织器官萎缩,最后是脑和心脏萎缩。②局部营养不良性萎缩多因局部慢性缺血引起,如脑动脉粥样硬化引起的脑萎缩(图6-1)等。

2)压迫性萎缩　因组织、器官长期受压而导致的萎缩,如尿路梗阻时肾盂积水,压迫周围肾实质引起肾萎缩(图6-2)。

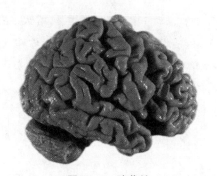 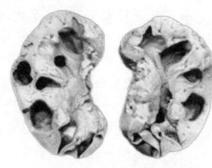

图6-1　脑萎缩

注　脑回变窄,脑沟加深。

图6-2　肾压迫性萎缩

注　肾盂积水、扩张、肾实质受压萎缩。

📖 在线案例6-1　切除肾脏可见肾盂积水、扩张,肾实质变薄

3)失用性萎缩　组织和器官长期处于工作负荷减少或功能代谢低下状态所致的萎缩。例如,肢体骨折后久卧不动,可引起患肢肌肉萎缩和骨质疏松。

4)去神经性萎缩　因运动神经元或轴突损伤所致的效应器萎缩。例如,脑或脊髓神经损伤,其所支配区域的肌肉发生萎缩。

5)内分泌性萎缩　因内分泌腺功能下降引起靶器官细胞萎缩。例如,垂体功能低下时,引起肾上腺、甲状腺和性腺等器官的萎缩。

(二)病理变化

萎缩的组织或器官体积减小、重量减轻、包膜皱缩、色泽变深。组织学观察:实质细胞体积缩小、数目减少,间质出现不同程度的纤维组织增生或脂肪组织增生。心肌细胞、肝细胞等萎缩时,其细胞胞质内可出现脂褐素颗粒。

(三)意义和结局

萎缩的细胞蛋白质合成减少、分解增加,细胞器大量退化,功能大多下降,通过减少细胞体积、数量和降低功能代谢,使之与营养、激素、生长因子的刺激及神经递质的调节之间达成了新的平衡。萎缩是可逆性病变,祛除病因后,轻度病理性萎缩的细胞有可能恢复常态,但持续性萎缩的细胞最终可死亡。

二、肥大

肥大(hypertrophy)是指细胞、组织或器官的体积增大。组织和器官的肥大通常是由于实质细胞体积的增大所致,但也可伴有实质细胞数量的增加。

（一）类型

在性质上，肥大可分为生理性肥大和病理性肥大两种；在原因上，则可分为代偿性肥大和内分泌性肥大等类型。代偿性肥大是由组织和器官的功能负荷过重而引起的肥大，内分泌性肥大是由内分泌激素过多作用于效应器所引起的肥大。

1. 生理性肥大

1）代偿性肥大　如生理状态下，举重运动员上肢骨骼肌的增粗肥大。

2）内分泌性肥大　如妊娠期子宫肥大、哺乳期乳腺肥大等。

2. 病理性肥大

1）代偿性肥大　如高血压时左心室因后负荷增加而引起肥大（图 6 - 3）；一侧肾脏切除后，引起对侧肾脏代偿性肥大。

2）内分泌性肥大　如甲状腺功能亢进时，甲状腺素分泌增多，引起甲状腺滤泡上皮细胞肥大；垂体嗜碱性细胞腺瘤时促肾上腺激素分泌增多，导致肾上腺皮质细胞肥大。

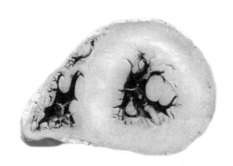

图 6 - 3　左心室向心性肥大

注　心脏横断面，示左心室壁及室间隔增厚，乳头肌显著增粗，左心室腔相对较小。

（二）病理变化

肥大的组织、器官体积增大，被膜紧张。组织学观察：肥大的组织、器官实质细胞体积增大、数量增多。

（三）意义和结局

肥大的细胞代谢增加，功能增强，具有代偿意义。但一旦超过了代偿限度则会出现失代偿，诱发器官衰竭。例如，心肌过度肥大，则会因负荷超过一定极限，且肥大心肌细胞的血液供应相对不足引发心力衰竭。肥大是可逆性病变，若及时祛除病因，可恢复正常。

三、增生

增生（hyperplasia）是指组织、器官内实质细胞数目增多，常导致组织或器官的体积增大。增生是细胞有丝分裂活跃的结果，也与细胞凋亡受到抑制有关。增生与肥大是两种不同的病理过程，但引起细胞、组织和器官的肥大与增生的原因往往十分类同，因此两者常相伴存在。对于细胞分裂增殖能力活跃的组织器官，如子宫、乳腺等，其肥大可以是细胞体积增大（肥大）和细胞数目增多（增生）的共同结果。但对于细胞分裂增殖能力较低的心肌、骨骼肌等，其组织器官的肥大仅因细胞肥大所致。

（一）类型

在性质上，增生可分为生理性增生和病理性增生；在原因上，则可分为代偿性增生和内分泌性增生。

1. 生理性增生

1）代偿性增生　如肝部分切除后，残存的肝细胞增生；高海拔地区的空气氧含量低，机体外周血红细胞代偿增多。

2）内分泌性增生　如正常女性青春期乳腺小叶腺上皮增生；妊娠期子宫平滑肌细胞增生；月经周期中子宫内膜腺体增生。

2. 病理性增生

1）代偿性增生　如细胞和组织损伤后的增生修复；炎症时局部细胞和组织的增生。

2）内分泌性增生　如雌激素绝对或相对增多会引起子宫内膜增生，导致功能性子宫内膜出血。

（二）病理变化

细胞增生可为弥漫性或局限性，分别表现为增生组织、器官的均匀弥漫性增大，或者在组织器官中形成单发或多发增生性结节。组织学观察：增生的组织、器官实质细胞数量增多，间质纤维组织增多。

（三）意义和结局

增生具有更新、代偿、防御和修复等功能，但过度增生也会危害机体。大部分病理性（如炎症时）细胞增生，通常可因有关引发因素的去除而停止。若细胞增生过度失去控制，则可能演变成为肿瘤性增生。

四、化生

化生（metaplasia）是指一种分化成熟的细胞类型被另一种分化成熟的细胞类型所取代的过程。通常只出现在分裂增殖能力较活跃的细胞类型中。化生并不是由原来的成熟细胞直接转变所致，而是该处具有分裂增殖和多向分化能力的干细胞或结缔组织中的未分化间充质细胞发生横向分化的结果。

（一）类型

化生有多种类型，通常发生在同源细胞之间，即上皮组织之间或间叶组织之间，前者往往是可逆的，而后者是不可逆的。

1. 上皮组织化生

1）鳞状上皮化生（图6-4）　最常见，如气管和支气管黏膜的假复层纤毛柱状上皮，在长期吸烟或慢性炎症损害时可转化为鳞状上皮，称鳞状上皮化生（简称鳞化）。慢性胆囊炎、胆石症时胆囊黏膜上皮及慢性宫颈炎时的宫颈黏膜腺上皮亦可出现鳞状上皮化生。

2）肠上皮化生　慢性萎缩性胃炎时，部分胃黏膜上皮可化生为肠黏膜上皮，称肠上皮化生，简称肠化。

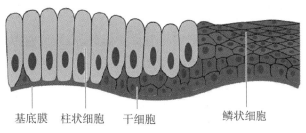

基底膜 柱状细胞 干细胞 鳞状细胞

图6-4 柱状上皮的鳞状上皮化生

注 柱状上皮中的干细胞分裂增殖,分化形成复层鳞状上皮细胞。

2. 间叶组织化生 间叶组织中幼稚的成纤维细胞在损伤后可转变为成骨细胞或成软骨细胞,称为骨化生或软骨化生。例如,骨化性肌炎时,由于外伤引起肢体近段皮下及肌肉内纤维组织增生,并发生骨化生。

(二)意义和结局

化生的生物学意义利弊兼有。例如,呼吸道黏膜柱状上皮化生为鳞状上皮后,由于细胞层次增多变厚,可增强局部抵御外界刺激的能力。但因鳞状上皮表面不具有柱状上皮的纤毛结构,故而减弱了黏膜的自净能力。此外,如果引起化生的因素持续作用,可能引起细胞恶变,如支气管鳞状上皮化生和胃黏膜肠上皮化生分别与肺鳞状细胞癌和胃腺癌的发生有一定关系。

第二节 损 伤

当机体内外环境的改变超过细胞和组织的适应能力,可引起细胞和细胞间质发生形态和代谢的异常变化,称为损伤(injury)。根据损伤的程度分为可逆性损伤和不可逆性损伤两大类。可逆性损伤为轻度损伤,一旦原因消除可恢复正常,通常用"变性"来表述;不可逆性损伤则为严重损伤,导致细胞死亡,包括坏死和凋亡。损伤的方式和结局不仅取决于引起损伤因素的性质、持续时间和强度,也取决于受损细胞的种类、所处状态、适应性和遗传性等。

一、原因和机制

凡能引起疾病发生的原因,基本上也是引起细胞和组织损伤的原因,包括缺氧、生物因素、理化因素、营养失衡、免疫因素、神经内分泌因素、遗传因素及社会心理因素等。细胞和组织损伤的发生机制十分复杂,主要表现在细胞膜和线粒体的破坏、活性氧类物质和胞质内游离钙的增多、缺血缺氧、化学毒害和遗传物质变异等几方面,它们互相作用或互为因果,导致细胞和组织损伤的发生与发展。

二、细胞可逆性损伤——变性

变性(degeneration)是指细胞或细胞间质受损伤后,由于代谢障碍使细胞内或细胞间质内出现异常物质或正常物质异常蓄积的现象,常伴有细胞功能低下。祛除病因后,大多数细胞变性可恢复正常。常见的变性有以下几种类型。

(一)细胞水肿

▶ 在线课程6-1　细胞水肿

细胞水肿(cellular swelling)也称水变性,是由于细胞内水和钠离子积聚增多导致的细胞肿胀。它是细胞损伤中最早出现的改变,常发生在心、肝、肾等器官的实质细胞。

1. 原因和机制　常见于缺氧、缺血、中毒和感染等。发生机制是缺氧、感染等引起线粒体损伤,ATP生成减少,细胞能量供应不足,细胞膜 Na^+-K^+ 泵功能障碍,导致细胞内钠离子积聚,吸引大量水分子进入细胞,导致细胞水肿。

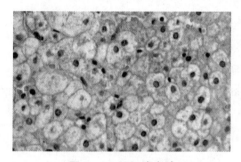

图6-5　肝细胞水肿

注　肝细胞明显肿胀,胞质淡染,部分肝细胞气球样变。

2. 病理变化　肉眼观察:受累器官体积增大、包膜紧张、边缘变钝、切面外翻、颜色变淡。镜下观察:水样的细胞体积增大,胞质内出现较多红染的细小颗粒,即颗粒变;若水钠进一步积聚,则细胞肿大明显,胞质疏松化或呈空泡状;严重者细胞肿胀,胞质透明如气球状,称气球样变(图6-5),如病毒性肝炎。

3. 意义和结局　细胞水肿可导致细胞功能降低,原因去除后,其功能、结构可逐渐恢复正常,如果病因持续存在,可导致细胞溶解、死亡。

(二)脂肪变性

脂肪变性(fatty degeneration)是指三酰甘油蓄积于非脂肪细胞的胞质中,常发生于肝细胞、心肌细胞、肾小管上皮细胞和骨骼肌细胞等。

1. 原因和机制　脂肪变性常见于感染、酗酒、中毒、缺氧、营养不良、糖尿病及肥胖等。肝细胞是脂肪代谢的重要场所,最常发生脂肪变性。发生机制:①肝细胞质内脂肪酸增多。如高脂饮食或营养不良时,体内脂肪组织分解,过多的游离脂肪酸经由血液入肝;或因缺氧致肝细胞乳酸大量转化为脂肪酸;或因氧化障碍使脂肪酸利用下降,脂肪酸相对增多。②三酰甘油合成过多:如大量饮酒可改变线粒体和滑面内质网的功能,促进 α-磷酸甘油合成新的三酰甘油。③脂蛋白、载脂蛋白减少:缺血缺氧、中毒或营养不良时,肝细胞中脂蛋白、载脂蛋白合成减少,细胞输出脂肪受阻而堆积于细胞内。

2. 病理变化　轻度脂肪变性,肉眼观察受累器官可无明显改变。随着病变加重,脂肪变性的器官体积肿大,颜色变黄,质软,边缘圆钝,切面触之有油腻感(图6-6)。

镜下观察：细胞质内出现大小不等的球形脂滴，大者可充满整个细胞而将细胞核挤至一侧（图 6-7）。在石蜡切片中，脂滴被有机溶剂溶解，呈空泡状。在冷冻切片中，用苏丹Ⅲ染色可将脂肪滴染成橘红色。

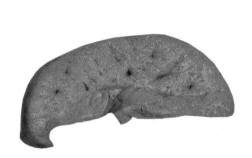

图 6-6　肝脂肪变性

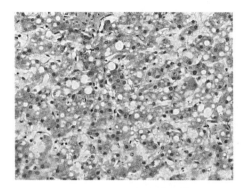

图 6-7　肝细胞脂肪变性

注　肝细胞质中见大小不等的空泡，为脂滴；部分肝细胞核偏向细胞一侧。

肝细胞是脂肪代谢的重要场所，最常发生脂肪变性。但轻度肝脂肪变性通常不引起肝脏明显形态变化和功能障碍。显著弥漫性肝脂肪变性称为脂肪肝，重度肝脂肪变性可进展为肝坏死和肝硬化。

慢性酒精中毒或缺氧可引起心肌脂肪变性，好发于乳头肌和左心室内膜下心肌。脂肪变性时心肌呈黄色，与正常心肌的暗红色相间，形成黄红色斑纹，称为虎斑心。有时心外膜增生的脂肪组织可沿间质伸入心肌细胞间，称为心肌脂肪浸润，并非心肌脂肪变性。

3. 意义和结局　严重脂肪变性可引起组织、器官功能障碍。脂肪变性是可逆的，在一定程度内病因消除后可恢复正常。

（三）玻璃样变

玻璃样变（hyaline degeneration）是指细胞内或间质中出现毛玻璃状、半透明状的蛋白质蓄积，又称为透明变性，苏木精-伊红（HE）染色呈红染、均质状。玻璃样变是一组形态学上物理性质相似，但化学成分和发生机制各异的病变。它可以发生在细胞内、结缔组织和血管壁。

1. 细胞内玻璃样变　为均质红染的圆形小体，位于细胞质内。例如，肾小球肾炎时，近曲小管上皮细胞胞质内可出现大小不等的圆形红染小滴，这是血浆蛋白经肾小球滤出，又被肾小管上皮细胞吞饮并在胞质内融合成玻璃样小滴的缘故。慢性炎症时，浆细胞胞质内出现红染的圆形的玻璃样物质，称为拉塞尔（Rusell）小体，是免疫球蛋白在细胞内堆积的结果。酒精性肝病时，肝细胞胞质内出现的红染的玻璃样物质，称为马洛里（Mallory）小体，是细胞内角蛋白聚集的结果。

2. 结缔组织玻璃样变　见于增生的纤维结缔组织内,为胶原纤维老化的表现。常发生在瘢痕组织、动脉粥样硬化的纤维斑块、纤维性增厚的浆膜和纤维化的肾小球等。

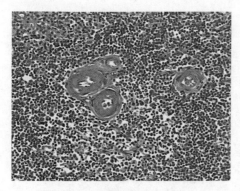

图 6-8　脾中央动脉玻璃样变

注　高血压病时,脾中央动脉管壁增厚,管腔相对狭小,动脉壁内见红染、均质的玻璃样变物质。

肉眼观察:结缔组织玻璃样变呈灰白色、毛玻璃状、质地坚韧、缺乏弹性。镜下观察:胶原纤维肿胀、增粗并互相融合为梁状、带状或片状结构,其间少有血管和纤维细胞。

3. 细小动脉壁玻璃样变　又称细小动脉硬化,多发生于缓进型高血压病和糖尿病患者的肾、脑、脾等脏器的细小动脉壁(图 6-8)。因血管内膜受损,血浆蛋白渗入内膜下,或内膜下的基底膜样物质增多,使细小动脉管壁增厚、变硬,管腔狭窄,甚至闭塞,受累脏器局部缺血。玻璃样变的细小动脉壁弹性减弱,脆性增加,易继发破裂出血。

(四) 淀粉样变

淀粉样变(amyloid degeneration)是指细胞间质内出现淀粉样蛋白质和黏多糖复合物蓄积,HE 染色镜下特点为淡红色均质状物,并显示淀粉样呈色反应:刚果红染色为橘红色,遇碘则为棕褐色,再加稀硫酸便呈蓝色,故称为淀粉样变。

(五) 黏液样变

黏液样变(mucoid degeneration)是指细胞间质内黏多糖(如葡萄糖胺聚糖、透明质酸等)和蛋白质的蓄积,常见于间叶组织肿瘤、动脉粥样硬化斑块、风湿病灶和营养不良的骨髓和脂肪组织等。其镜下特点是在疏松的间质内,有多突起的星芒状纤维细胞,散在于灰蓝色黏液基质中。甲状腺功能低下时,透明质酸酶活性受抑,含有透明质酸的黏液样物质及水分在皮肤及皮下蓄积,形成特征性的黏液性水肿。

(六) 病理性色素沉着

正常人体内有含铁血黄素、脂褐素、黑色素、胆红素等多种内源性色素;炭尘、煤尘、文身色素等外源性色素有时也会进入体内。病理情况下,上述某些色素会增多并积聚于细胞内外,称为病理性色素沉着(pathologic pigmentation)。

1. 含铁血黄素(hemosiderin)　是巨噬细胞吞噬、降解红细胞血红蛋白(Hb)所产生的铁蛋白微粒聚集体,系 Fe^{3+} 与蛋白质结合而成。镜下观察:含铁血黄素呈金黄色或褐色颗粒,可被普鲁士蓝染成蓝色。慢性肺淤血时,漏入肺泡腔内的红细胞被巨噬细胞吞噬后,形成细胞内含铁血黄素沉积。溶血性贫血时,大量红细胞被破坏,可出现全身性含铁血黄素沉积,常沉积于肝、脾、淋巴结和骨髓等器官和组织内。

2. 脂褐素(lipofuscin)　是细胞自噬溶酶体内未被消化的细胞器碎片残体。镜下观察:脂褐色素为黄褐色微细颗粒状,其成分是磷脂和蛋白质的混合物。在老年人和营养耗竭性患者,萎缩的心肌细胞及肝细胞核周围出现大量脂褐素,是细胞曾受到自由基脂质过氧化损伤的标志,故又有消耗性色素之称。当多数细胞含有脂褐素时,常伴有更明显的器官萎缩。

3. 黑色素(melanin)　是黑色素细胞质中的黑褐色细颗粒,由酪氨酸氧化经左旋多巴聚合产生,其生成受垂体促肾上腺皮质激素和黑色素细胞刺激素的促进。除黑色素细胞外,黑色素还可聚集于皮肤及黏膜基底部细胞及真皮的巨噬细胞内。患有某些慢性炎症及色素痣、黑色素瘤、基底细胞癌时,黑色素可局部性增多。肾上腺皮质功能低下的艾迪生病患者,可出现全身性皮肤、黏膜的黑色素沉着。

4. 胆红素(bilirubin)　是胆管中的主要色素,主要为血液中红细胞衰老破坏后的产物,来源于 Hb,但不含铁。此色素在胞质中呈粗糙、金色的颗粒状。病理状态下,血浆胆红素水平升高,患者出现皮肤黏膜黄染,称黄疸。

(七) 病理性钙化

病理性钙化(pathological calcification)是指在骨和牙齿以外的组织中发生固体钙盐沉积的现象。沉积的钙盐主要是磷酸钙、碳酸钙及少量铁、镁或其他矿物质。HE 染色切片中,钙盐呈蓝色颗粒状或片块状。病理性钙化按其原因和机制分为营养不良性钙化和转移性钙化两种类型。

1. 营养不良性钙化　钙盐沉积于变性、坏死的组织或异物中,机体的钙、磷代谢正常。常见于结核病、血栓、动脉粥样硬化斑块、心脏瓣膜病变及瘢痕组织等。

2. 转移性钙化　因全身性的钙、磷代谢障碍,血钙浓度升高,引起钙盐沉积在正常组织中。常见于甲状旁腺功能亢进、维生素 D 摄入过多、肾衰竭及某些骨肿瘤等。

三、细胞不可逆性损伤——细胞死亡

当细胞发生致死性代谢、结构和功能障碍,便可引起细胞不可逆性损伤,即细胞死亡。细胞死亡主要表现为坏死和凋亡两种类型。

(一) 坏死

坏死(necrosis)是指活体内局部组织、细胞的死亡。坏死可因致病因素较强直接导致,但大多由可逆性损伤发展而来,其基本表现是细胞肿胀、细胞器崩解和蛋白质变性。坏死的细胞代谢停止,功能丧失,并出现一系列形态变化。

1. 基本病变

1) 细胞核变化　是细胞坏死的主要形态学标志,主要有 3 种形式(图 6-9)。①核固缩(pyknosis):细胞核染色质 DNA 浓聚、皱

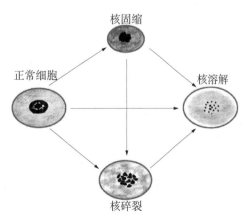

图 6-9　坏死时细胞核的变化模式图

缩,使核体积减小,嗜碱性增强。②核碎裂(karyorrhexis):核膜破裂,核染色质崩解为小碎片分散在胞质中,亦可由核固缩裂解成碎片而来。③核溶解(karyolysis):在酶的作用下,DNA及核蛋白分解,细胞核失去对碱性染料的亲和力,因而染色变浅,甚至只能见到核的轮廓;最后,核的轮廓也会完全消失。

2)细胞质变化　由于胞质嗜碱性物质核糖体逐渐减少丧失、胞质变性蛋白质增多、糖原颗粒减少等原因,使坏死细胞的胞质嗜酸性增强。

3)间质变化　间质细胞对于损伤的耐受性大于实质细胞,因此间质细胞出现损伤的时间要迟于实质细胞。在各种溶解酶的作用下,间质的基质崩解,胶原纤维肿胀、崩解、断裂或液化。坏死的细胞和崩解的间质融合成一片模糊的无结构物质。

由于坏死时细胞膜通透性增加,细胞内某些具有组织特异性的酶释放入血,造成细胞内相应酶活性降低和血清中相应酶水平增高,分别可作为临床诊断某些细胞(如肝、心肌、胰等)坏死的参考指标。细胞内和血清中酶活性的变化在坏死初发时即可检出,早于超微结构的变化至少几小时,因此有助于细胞损伤的早期诊断。

2. 类型　由于酶的分解作用或蛋白质变性所占地位的不同,坏死组织可出现不同的形态学变化,通常分为凝固性坏死(coagulative necrosis)、液化性坏死(liquefactive necrosis)和纤维素样坏死(fibrinoid necrosis)3个基本类型。此外,还有干酪样坏死(caseous necrosis)、脂肪坏死(fat necrosis)、坏疽(gangrene)等一些特殊类型的坏死。一般来说,组织坏死后颜色苍白,失去弹性,正常感觉和运动功能丧失,血管无搏动,切割无新鲜血液流出,临床上谓之失活组织,应予及时切除。

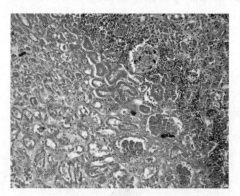

图6-10　肾凝固性坏死

注　低倍镜下,凝固性坏死区肾组织结构轮廓尚可辨认,但细胞微细结构消失。本图右上区可见炎症反应带和正常肾皮质结构。

1)凝固性坏死　坏死组织内蛋白质变性凝固且溶酶体酶水解作用较弱时,坏死区呈灰黄或灰白色、干燥、质实的状态,称为凝固性坏死。凝固性坏死为最常见的坏死,多见于心、肾、脾等实质器官,常因缺血缺氧、细菌毒素及化学腐蚀剂引起。此种坏死与健康组织间的界限多较明显,镜下特点为坏死组织的细胞微细结构消失,但组织结构的轮廓仍可保存,坏死区周围形成充血、出血和炎症反应带(图6-10)。

2)液化性坏死　坏死组织中可凝固的蛋白质少,或坏死细胞自身及浸润的中性粒细胞等释放大量水解酶,或组织富含水分和磷脂,则细胞组织坏死后易发生溶解液化,称为液化性坏死。液化性坏死多见于细菌或某些真菌感染引起的脓肿、缺血缺氧引起的脑软化,以及由细胞水肿发展而来的溶解性坏死(lytic necrosis)等。镜下特点为死亡细胞完全被消化,局部组织被快速溶解。

3)纤维素样坏死　旧称纤维素样变性,是结缔组织及小血管壁常见的坏死形式。

病变部位形成细丝状、颗粒状或小条块状无结构物质,由于其与纤维素染色性质相似,故名纤维素样坏死。常见于某些变态反应性疾病,如风湿病、结节性多动脉炎、新月体性肾小球肾炎,以及急进型高血压、胃溃疡底部小血管等,其发生机制与抗原-抗体复合物引发的胶原纤维肿胀崩解、结缔组织免疫球蛋白沉积、血浆纤维蛋白渗出变性有关。

4) 干酪样坏死 在结核病时,因病灶内含脂质较多,坏死区呈黄色,状似干酪,称为干酪样坏死。镜下为无结构颗粒状红染物,不见坏死部位原有组织结构的残影,甚至不见核碎屑,是坏死更为彻底的特殊类型凝固性坏死。

5) 脂肪坏死 一种特殊类型的液化性坏死。急性胰腺炎时,细胞释放胰酶分解脂肪酸,乳房创伤时脂肪细胞破裂,可分别引起酶解性或创伤性脂肪坏死。脂肪坏死后,释放出的脂肪酸和钙离子结合形成肉眼可见的灰白色钙皂。

6) 坏疽 局部组织大块坏死并继发腐败菌感染。坏疽可分为以下几类。

(1) 干性坏疽(dry gangrene):常见于动脉阻塞但静脉回流尚通畅的四肢末端。因水分散失较多,故坏死区干燥皱缩呈黑色(系红细胞 Hb 中 Fe^{2+} 和腐败组织中硫化氢结合形成硫化铁的色泽),与正常组织界限清楚,腐败变化较轻(图 6-11)。

(2) 湿性坏疽(moist gangrene):多发生于与外界相通的内脏,如肺、肠、子宫、阑尾、胆囊等,也可发生于动脉阻塞及静脉回流受阻的肢体。坏死区水分较多,腐败菌易于繁殖,故肿胀呈蓝绿色,且与周围正常组织界限不清。

(3) 气性坏疽(gas gangrene):属于湿性坏疽,系深达肌肉的开放性创伤,合并产气荚膜杆菌等厌氧菌感染。除发生坏死外,还产生大量气体,使坏死区按之有捻发感。

干性坏疽和湿性坏疽多为继发于血液循环障碍引起的缺血坏死。湿性坏疽和气性坏疽常伴全身中毒症状。在坏死类型上,干性坏疽多为凝固性坏死,而湿性坏疽则可为凝固性坏死和液化性坏死的混合物。

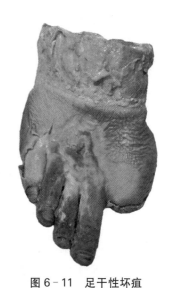

图 6-11 足干性坏疽

注 干性坏疽累及脚趾,呈黑色、干枯,与周围组织边界清楚,为血栓闭塞性脉管炎引起的缺血性坏死。

3. 结局

1) 溶解吸收 坏死细胞及周围中性粒细胞释放水解酶,使坏死组织溶解液化,由淋巴管或血管吸收;不能吸收的碎片,则由巨噬细胞吞噬清除。坏死液化范围较大时可形成囊腔,坏死细胞溶解后可引发周围组织急性炎症反应。

2) 分离排出 较大坏死灶不易完全溶解吸收时,仅在坏死灶边缘发生溶解吸收,使坏死组织与健康组织分离。皮肤、黏膜的坏死组织分离、脱落后形成缺损,浅者称为糜烂(erosion),深者称为溃疡(ulcer)。深部组织坏死后形成的只开口于皮肤黏膜的盲管,称为窦道(sinus)。连接体表与空腔器官之间或两个空腔器官之间、具有两端开口的病理性通道称为瘘管(fistula)。肺、肾等内脏坏死物液化后,经支气管、输尿管等自然管道排出,所残留的空腔称为空洞(cavity)。

3)机化与包裹 新生肉芽组织长入并取代坏死组织、血栓、脓液、异物等的过程,称为机化(organization)。如坏死组织范围太大,肉芽组织难以向中心部完全长入或吸收,则由周围组织增生的肉芽组织将其包围,称为包裹(encapsulation)。

4)钙化 坏死细胞和细胞碎片若未被及时清除,则日后易吸引钙盐和其他矿物质沉积,引起营养不良性钙化。

(二)凋亡

凋亡(apoptosis)是活体内局部组织中单个细胞的程序性死亡,由体内外因素触发细胞内预存的死亡程序而导致的细胞主动性死亡方式。细胞凋亡通常不引发周围组织炎症反应,在形态和生化特征上有别于坏死(表6-1)。细胞凋亡普遍存在于生物界,不仅发生于生理状态下,也发生于病理状态下。凋亡在生物胚胎发生发育、成熟细胞新旧交替、激素依赖性生理退化、萎缩和老化以及自身免疫性疾病和肿瘤发生进展中,都发挥不可替代的重要作用,并非仅是细胞损伤的产物。

📖 拓展阅读6-1 细胞老化

表6-1 凋亡与坏死的比较

项 目	凋 亡	坏 死
机制	基因调控的程序化细胞死亡,主动进行(自杀性)	意外事故性细胞死亡,被动进行(他杀性)
诱因	生理性或轻微病理性刺激因子诱导发生,如生长因子的缺乏	病理性刺激因子诱导发生,如严重缺氧、感染、中毒等
死亡范围	多为散在的单个细胞	常为集聚的多个细胞
形态特征	细胞固缩,核染色质边集,细胞膜及细胞器膜完整,膜可发泡成芽,形成凋亡小体	细胞肿胀,核染色质絮状或边集,细胞膜及细胞器膜溶解破裂,溶酶体酶释放使细胞自溶
生化特征	耗能的主动过程,有新蛋白合成	不耗能的被动过程,无新蛋白合成
周围反应	不引起周围组织炎症反应和修复再生,但凋亡小体可被邻近实质细胞和巨噬细胞吞噬	引起周围组织炎症反应和修复再生

第三节 修 复

损伤造成机体部分细胞和组织丧失后,机体对所形成缺损进行修补恢复的过程,称为修复(repair)。损伤被修复后可完全或部分恢复原组织的结构和功能。参与修复过程的主要成分包括细胞外基质和各种细胞。修复过程可概括为两种不同的形式:①由损伤周围的同种细胞来修复,称为再生(regeneration);如果完全恢复了原组织的结构及功能,则称为完全再生。②由纤维结缔组织来修复称为纤维性修复,以后又形成瘢痕,故也称瘢痕修复。在多数情况下,由于有多种组织发生损伤,故上述两种修复过程常同时存在。在组织损伤和修复过程中,常有炎症反应。

一、再生

(一) 类型

1. 生理性再生　在生理过程中,有些细胞、组织不断老化、凋亡,由新生的同种细胞不断补充,以保持原有的结构和功能。例如,表皮的表层角化细胞经常脱落,而表皮的基底细胞不断地增生、分化,予以补充;消化道黏膜上皮 1～2 天就更新一次;子宫内膜周期性脱落,又由基底部细胞增生加以恢复;红细胞寿命平均为 120 天,白细胞寿命长短不一,短的如中性粒细胞,只存活 1～3 天。因此,需不断地从淋巴造血器官输出大量新生的细胞进行补充。

2. 病理性再生　在病理状态下,细胞和组织损伤后发生的再生。病理性再生可单独地进行,也可与纤维性修复同时进行。

(二) 各种细胞的再生能力

不同种类的细胞,其细胞周期的时程长短不同。在单位时间内可进入细胞周期进行增殖的细胞数量也不相同。因此,不同种类的细胞具有不同的再生能力。一般而言,低等动物比高等动物的细胞或组织再生能力强,幼稚组织比分化成熟的组织再生能力强,平时易受损伤的组织及生理状态下经常更新的组织有较强的再生能力。按再生能力的强弱,可将人体细胞分为以下 3 类。

1. 不稳定性细胞　又称持续分裂细胞,是指一大类再生能力很强的细胞。这些细胞不断增生分裂,以代替衰亡或坏死的细胞,损伤时常常表现为再生性修复。属于此类细胞的有表皮细胞、呼吸道和消化道黏膜等被覆细胞,淋巴、造血细胞及间皮细胞等。

2. 稳定性细胞　又称静止细胞,这类细胞在生理情况下增殖不明显,当受到损伤或刺激时表现出较强的再生能力,参与再生修复。属于此类细胞的有各种腺体及腺样器官的实质细胞,如肝、胰、涎腺、内分泌腺、汗腺、皮脂腺实质细胞及肾小管上皮细胞等。此外,还有原始的间叶细胞及其分化出来的各种细胞。虽然软骨母细胞及平滑肌细胞也属于稳定性细胞,但在一般情况下再生能力很弱,再生性修复的实际意义很小。

3. 永久性细胞　又称非分裂细胞,是指不具有再生能力的细胞。属于此类细胞的有神经细胞、心肌细胞和骨骼肌细胞。一旦损伤破坏则永久性缺失,只能依靠纤维性修复。

(三) 各种组织的再生过程

1. 上皮组织再生

1) 被覆上皮再生　鳞状上皮损伤后,由创缘或底部的基底层细胞分裂增生,以及组织干细胞的分化增殖,向缺损中心迁移,先形成单层上皮覆盖缺损表面,随后增生分化为复层鳞状上皮。黏膜,如胃肠黏膜的上皮缺损,也是由邻近的基底层细胞增生修补,新生的细胞初为立方形,以后分化为柱状上皮细胞。

2)腺上皮再生　若腺体基底膜未被破坏,可由残存的成体干细胞分裂实现完全再生;如果腺体基底膜被破坏则难以增生,往往依靠纤维性修复。肝细胞有活跃的增生能力,其再生取决于肝小叶网状支架的完整性。若网状支架完整,小叶周边再生的肝细胞可沿支架延伸,称为完全性再生。否则再生的肝细胞难以恢复原来小叶结构,成为结构紊乱的肝细胞团。例如,肝硬化时的再生结节。

2. 纤维组织再生　在损伤的刺激下,受损处的成纤维细胞进行分裂、增生。成纤维细胞可由静止状态的纤维细胞转变而来,或由未分化的间叶细胞分化而来。幼稚的成纤维细胞胞体大,两端常有突起,突起亦可呈星状,胞质略呈嗜碱性。电镜下,胞质内有丰富的粗面内质网及核蛋白体,说明其合成蛋白的功能很活跃;胞核体积大,染色淡,有1~2个核仁。当成纤维细胞停止分裂后,开始合成并分泌前胶原蛋白,在细胞周围形成胶原纤维,细胞逐渐成熟变成长梭形,胞质越来越少,核越来越深染,成为纤维细胞。

3. 血管再生

1)毛细血管再生　毛细血管主要是以生芽方式完成再生。首先是基底膜在蛋白分解酶的作用下溶解。该处内皮细胞分裂增生形成突起的幼芽,随着内皮细胞向前移动及后续细胞的增生而形成一条细胞索,数小时后便可出现管腔,形成新生的毛细血管,进而彼此吻合构成毛细血管网(图6-12)。增生的内皮细胞分化成熟时还分泌Ⅳ型胶原、层粘连蛋白和纤维连接蛋白,形成基底膜的基板。新生的毛细血管基底膜不完整,内皮细胞间空隙较大,故通透性较高。为适应功能的需要,这些毛细血管还会不断改建,有些管壁增厚发展为小动脉或小静脉。

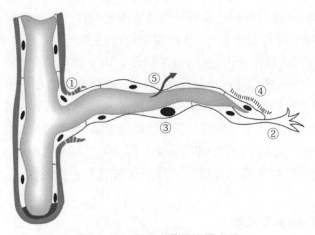

图6-12　毛细血管再生模式图

注　①基底膜溶解;②细胞移动和趋化;③细胞增生;④细胞管腔形成、成熟及生长抑制;⑤细胞间通透性增加。

2）大血管再生 大血管离断后需手术吻合,吻合处两侧内皮细胞分裂增生,互相连接,恢复原来内膜结构。但离断的肌层不易完全再生,而由结缔组织增生连接,形成瘢痕修复。

4. 神经组织再生 脑和脊髓内的神经细胞破坏后不能再生,由神经胶质细胞及其纤维填补而形成胶质瘢痕。外周神经断裂损伤后,在与其相连的神经细胞仍然存活的条件下,可以进行完全再生;如果离断的神经纤维两端距离太远或因为其他原因,再生的神经轴突不能达到远端,则与增生的纤维组织混杂在一起卷曲成团,成为创伤性神经瘤,常引起顽固性疼痛。

二、纤维性修复

纤维性修复是指各种疾病或创伤引起的组织缺损,不能由周围同种细胞再生修复时则由肉芽组织增生填补组织缺损,最后形成瘢痕组织。

（一）肉芽组织

⊙ 在线课程6-2 肉芽组织

1. 成分及形态 肉芽组织（granulation tissue）由新生薄壁的毛细血管以及增生的成纤维细胞构成,并伴有炎性细胞浸润,肉眼观察表现为鲜红色、颗粒状、柔软湿润,形似鲜嫩的肉芽故而得名。

镜下可见大量由增生的内皮细胞形成的新生毛细血管,与创面相垂直,并互相吻合形成弓状突起,较多增生的成纤维细胞散在分布于毛细血管周围,数量不等的中性粒细胞、淋巴细胞和单核巨噬细胞等炎细胞浸润于肉芽组织中（图6-13）。肉芽组织内无神经末梢,故无痛觉及触觉。

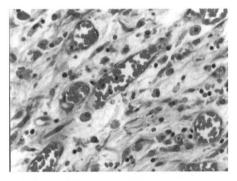

图 6-13 肉芽组织

注 显微镜所示肉芽组织结构,可见多量新生毛细血管,毛细血管间可见成纤维细胞及炎细胞浸润。

2. 作用及结局 肉芽组织在组织损伤修复过程中有以下重要作用:①抗感染,保护创面;②填补创口及其他组织缺损;③机化或包裹坏死、血栓、炎性渗出物及其他异物。

肉芽组织在组织损伤后2～3天内即可出现,自下向上(如体表创口)或从周围向中心(如组织内坏死)生长推进,填补创口或机化异物。随着时间的推移(如1～2周),肉芽组织按其生长的先后顺序逐渐成熟。具体表现:间质的水分逐渐吸收减少;炎症细胞减少并逐渐消失;多数毛细血管管腔闭塞、数量减少,少数毛细血管可改建为小动脉和小静脉;成纤维细胞产生胶原纤维后变为纤维细胞。至此,肉芽组织成熟为纤维结缔组织并转变为瘢痕组织。

（二）瘢痕组织

瘢痕组织（scar tissue）是肉芽组织经改建成熟、老化所形成的纤维结缔组织。

1. 成分及形态　肉眼观察：局部呈收缩状态，颜色苍白或灰白色半透明，质硬韧，缺乏弹性。镜下观察：瘢痕组织由大量平行或交错分布的胶原纤维束组成；纤维束往往呈均质性红染即玻璃样变，纤维细胞稀少，核细长而深染，组织内血管减少。

2. 作用及影响　瘢痕组织的作用及对机体的影响可概括为以下两个方面。

1）对机体有利的方面　①长期填补缺损并连接组织，可使组织器官保持完整性；②由于瘢痕组织含大量胶原纤维，比肉芽组织的抗拉力要强得多，可使组织器官保持其坚固性。

2）对机体不利的方面　①瘢痕收缩：发生于关节附近和重要器官的瘢痕，常引起关节挛缩或活动受限，如胃溃疡瘢痕收缩可引起幽门梗阻。②瘢痕性粘连：在各器官之间或器官与体腔壁之间发生纤维性粘连，常常不同程度地影响其功能。器官内广泛损伤导致广泛纤维化玻璃样变，可发生器官硬化。③瘢痕组织增生过度，又称肥大性瘢痕。如果这种肥大性瘢痕突出于皮肤表面并向周围不规则地扩延，称为瘢痕疙瘩，又称"蟹足肿"。

三、创伤愈合

创伤愈合（wound healing）是指机体遭受外力作用，皮肤等组织出现离断或缺损后的修复过程，包括各种组织的再生、肉芽组织增生和瘢痕形成等复杂的过程，表现为各种修复过程的协同作用。

（一）皮肤创伤愈合

1. 基本过程　以皮肤手术切口为例，创伤愈合的基本过程如下。

1）伤口的早期变化　伤口局部有不同程度的组织坏死和出血，数小时内便出现炎症反应，表现为充血、液体渗出和炎细胞浸润，故局部红肿。伤口中的血液和渗出的纤维蛋白原很快凝固形成凝块，有的凝块表面干燥形成痂皮，凝块及痂皮起着保护伤口的作用。

2）伤口收缩　2～3 天后伤口边缘的全层皮肤及皮下组织向伤口中心移动，于是伤口迅速缩小，直到 14 天左右停止。伤口收缩的意义在于缩小创面。伤口收缩是由伤口边缘新生的肌成纤维细胞的牵拉作用所致。

3）肉芽组织增生和瘢痕形成　大约从第 3 天开始从伤口底部及边缘长出肉芽组织，逐渐填平伤口。肉芽组织中没有神经，故无感觉。第 5～6 天起成纤维细胞开始产生胶原纤维，其后 1 周胶原纤维形成甚为活跃，然后逐渐缓慢下来。随着胶原纤维越来越多，瘢痕开始形成，在伤后 1 个月左右瘢痕完全形成。

4）表皮及其他组织再生　创伤发生 24 h 内，伤口边缘的表皮基底细胞在凝块下面向伤口中心迁移，并增生、分化成为鳞状上皮。健康的肉芽组织对表皮再生十分重要，因为它可提供上皮再生所需的营养及生长因子。皮肤附属器(如毛囊、汗腺及皮脂腺)如遭完全破坏,则由瘢痕修复。肌腱断裂后,初期也是瘢痕修复,但随着功能锻炼而不断改建,胶原纤维可按原来肌腱纤维方向排列达到完全再生。

2. 类型　根据组织损伤程度及有无感染,创伤愈合可分为以下两种类型。

1) 一期愈合　见于组织缺损少、创缘整齐、无感染、经黏合或缝合后创面对合严密的伤口。例如,无感染的手术切口。一期愈合的时间短,形成瘢痕少。

2) 二期愈合　见于组织缺损较大、创缘不整、哆开、无法整齐对合,或伴有感染的伤口,往往需要清创后才能愈合。这种伤口的愈合与一期愈合比较有以下不同。①由于坏死组织多,或由于感染,继续引起局部组织变性、坏死,炎症反应明显;只有等到感染控制,坏死组织被清除后,再生才能开始。②伤口大,伤口收缩明显,从伤口底部及边缘长出多量的肉芽组织将伤口填平。③愈合的时间较长,形成的瘢痕较大。

(二) 骨折愈合

骨折愈合过程可分为以下几个阶段(图6-14)。

1. 血肿形成　骨组织和骨髓都有丰富的血管,在骨折的两端及其周围伴有大量出血,形成血肿;数小时后血肿发生凝固,与此同时常出现轻度的炎症反应,局部红肿。

2. 纤维性骨痂形成　骨折后2~3天,血肿开始由肉芽组织增生而机化,继而发生纤维化,形成纤维性骨痂。肉眼观察及X线检查显示,骨折局部呈梭形肿胀。

3. 骨性骨痂形成　纤维性骨痂逐渐分化出骨母细胞,并形成类骨组织,继而钙盐沉积,类骨组织转变为编织骨。纤维性骨痂中的软骨组织也经软骨化骨过程演变为骨组织,至此形成骨性骨痂。

4. 骨痂改建或再塑　编织骨由于结构不够致密,骨小梁排列紊乱,故仍达不到正常功能需要,为适应骨的力学需要,编织骨进一步改建为成熟的板层骨,恢复皮质骨和髓腔的正常关系,骨小梁正常的排列结构也重新恢复。改建是在破骨细胞及骨母细胞的协同作用下完成的。

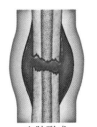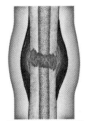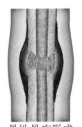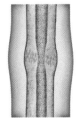

血肿形成　　纤维性骨痂形成　　骨性骨痂形成　　骨痂改建

图6-14　骨折愈合过程模式图

(三) 影响因素

1. 全身因素

1) 年龄　儿童和青少年的组织再生能力较强,愈合快;老年人则相反,组织再生能力差,愈合慢,这与老年人血管硬化、血液供应减少有很大的关系。

2) 营养 严重的蛋白质缺乏,尤其是含硫氨基酸(如甲硫氨酸、胱氨酸等)缺乏时,肉芽组织及胶原纤维形成不良,伤口不易愈合。维生素 C 缺乏时前胶原分子难以形成,影响胶原纤维的形成,造成愈合迟缓。在微量元素中,锌对创伤愈合有重要作用。锌缺乏的患者创伤愈合缓慢。

2. 局部因素

1) 感染与异物 感染对再生修复的妨碍很大。伤口感染时,渗出物增多,伤口的张力增加,常使伤口裂开,或者导致感染扩散加重损伤。坏死组织及其他异物的存在也会妨碍愈合并可促进感染的发生。

2) 局部血液循环 良好的血液循环一方面保证组织再生所需的氧和营养,另一方面对坏死物质的吸收及控制局部感染也起着重要作用。因此,局部血流供应良好时,伤口愈合好;反之则不利于伤口愈合。

3) 神经支配 完整的神经支配对损伤的修复有一定的作用。例如,麻风病引起的溃疡不易愈合,是因为神经受累导致局部神经性营养不良。自主神经损伤使局部血液循环发生紊乱,对再生的影响更为明显。

4) 电离辐射 会破坏细胞、损伤血管、抑制组织再生,不利于创伤的愈合。

(王凌霄)

数字课程学习

○教学PPT ○导入案例解析 ○复习与自测 ○更多内容⋯⋯

第七章　局部血液循环障碍

章前引言

　　细胞和组织依靠完善的血液循环为其提供氧和营养物质,并维持内环境稳定。正常的血液循环取决于心脏、血管、血液质和量的正常,任何一项发生障碍,均可引起全身性或局部性的血液循环障碍。局部血液循环障碍可导致局部组织甚至器官的充血、水肿、出血、血栓形成、栓塞或梗死的发生。局部血液循环障碍可以是局部因素所致,也可能是全身血液循环障碍的局部表现。

　　局部血液循环障碍表现为:①血管内成分溢出血管。水分在组织间隙中增加称为水肿;水分在体腔内积聚称为积液,红细胞溢出血管称为出血。②局部组织血管内血液含量异常。动脉血量增加称为充血,静脉血量增加称为淤血,血管内血量减少称为缺血。③血液内出现异常物质。血液有形成分析出或凝固称为血栓形成;血管内出现空气、脂滴、羊水等异常物质阻塞局部血管称为栓塞;由于缺血、栓塞引起的组织坏死称为梗死。局部血液循环障碍及其所引起的病变是疾病的基本病理改变,常出现在许多疾病过程中。

学习目标

　　1. 阐述充血的概念及类型;淤血的概念、原因及其对机体的影响;血栓形成的概念、条件、结局和对机体的影响;栓塞和栓子的概念、运行途径和类型;梗死的概念、类型及病理变化。

　　2. 说出充血和淤血的病理变化;出血的概念及分类;血栓形成的类型;血栓形成与血栓栓塞、梗死三者的区别与联系。

　　3. 知道出血的病理变化和后果;血栓形成的过程;栓塞、梗死对机体的影响和结局。

4. 具备辨析充血、淤血、出血、血栓形成、栓塞和梗死病理变化的能力,解释这些病变对机体的影响。

5. 充分利用所学的知识进行健康教育,正确指导临床注意事项。

思维导图

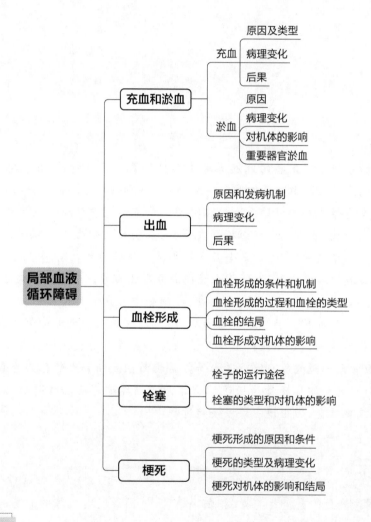

案例导入

患者,女,24 岁,妊娠 16 周时活动后呼吸困难,逐渐加重。顺产一男婴后,感呼吸困难明显加重,不能平卧。查体见重度发绀,双肺呼吸音粗,未闻及啰音。心率齐,各瓣膜区未闻及杂音,下肢水肿(+),病情危重。超声心动图检查示右心房增大,右心室增大,肺动脉收缩压升高,右肺动脉内有团块状回声。经积极抢救,患者于次日死亡。

问题：
1. 请作出相关的病理诊断。
2. 试分析病变的发生和发展过程。

第一节 充血和淤血

充血（hyperemia）和淤血（congestion）都是指机体局部组织血管内血液含量增多。

一、充血

组织或器官内动脉输入血量增多称为动脉性充血，简称充血。充血是一种主动过程，表现为局部组织或器官小动脉和毛细血管扩张，血液灌注量增加。

（一）原因及类型

各种原因通过神经体液作用，使血管舒张神经兴奋性增高或血管收缩神经兴奋性降低，引起细动脉扩张，血流加快，使微循环动脉血灌流量增多。常见的充血类型包括以下几种。

1. 生理性充血 指局部组织或器官因生理需要和代谢增强而发生的充血。例如，进食后的胃肠道黏膜充血，运动时骨骼肌组织充血，妊娠时子宫充血等。

2. 病理性充血 指各种病理状态下局部组织或器官发生的充血。炎症性充血是较为常见的病理性充血，特别是在炎症反应的早期，由于致炎因子的作用，引起神经轴突反射使血管舒张神经兴奋以及血管活性胺类介质的作用，使细动脉扩张充血，局部组织变红和肿胀。

局部组织或器官长期受压，当压力骤然解除时，细动脉发生反射性扩张引起的充血，称减压后充血。例如，绷带包扎肢体或腹水压迫腹腔内器官，组织内的血管张力降低，若突然解开绷带或一次性大量抽取腹水，局部压力迅速解除，受压组织内的细动脉发生反射性扩张，导致充血。

（二）病理变化

充血的组织或器官因动脉输入血量增多，体积轻度增大，局部微循环内氧合血红蛋白增多，局部组织颜色鲜红，因血流速度加快、代谢增强，使局部温度增高。组织学观察：局部细动脉及毛细血管扩张充血。

（三）后果

动脉性充血是短暂的血管反应，原因消除后局部血量恢复正常，通常对机体无不良后果。但在有高血压病或动脉粥样硬化等基础疾病时，由于情绪激动等原因可造成脑血管（如大脑中动脉）充血、破裂，引起严重后果。

二、淤血

局部组织或器官内由于静脉血液回流受阻,血液淤积于小静脉和毛细血管内,导致血量增加,称为静脉性淤血,简称淤血。淤血是一种被动过程,可发生于局部或全身。

(一)原因

1. 局部因素

1)静脉受压　多种原因可压迫静脉引起静脉管腔狭窄或闭塞,血液回流障碍,导致组织或器官淤血。例如,肿瘤压迫局部静脉引起相应组织淤血;妊娠时增大的子宫压迫髂总静脉引起下肢淤血、水肿;肠扭转压迫肠系膜静脉引起局部肠段淤血等。

2)静脉腔阻塞　静脉血栓形成或侵入静脉内的肿瘤细胞形成瘤栓,可阻塞静脉血液回流,局部出现淤血。例如,下肢深静脉血栓形成后,患肢出现淤血、水肿和疼痛等。

3)静脉血液坠积　躯体下垂部位的静脉血受重力因素作用回流相对困难,当静脉瓣功能障碍时,常发生坠积性淤血,如长久站立或坐位导致下肢淤血、下肢静脉曲张等。

2. 全身因素　心力衰竭时心脏不能排出正常容量的血液进入动脉,心腔内血液滞留,压力增高,阻碍了静脉的回流,造成淤血。左心衰竭时,肺静脉回流受阻,造成肺淤血;右心衰竭时,上下腔静脉回流受阻,引起体循环淤血,常出现肝淤血,严重时脾、肾、胃肠道和下肢也可出现淤血。

(二)病理变化

淤血的组织或器官体积肿大,包膜紧张,重量增加,色泽暗红。由于淤血时微循环的动脉灌注量减少,血液内氧合血红蛋白含量减少而脱氧血红蛋白含量增加,发生于体表的淤血可见局部皮肤呈紫蓝色,称为发绀。由于局部血流停滞,毛细血管扩张,散热增加,体表温度下降。

组织学观察:局部细静脉及毛细血管扩张,管腔内有大量的红细胞积聚,严重者周围组织明显水肿,红细胞漏出。

(三)后果

淤血的结局取决于组织或器官的部位和类型、淤血的程度和时间长短等因素。短时间的淤血后果轻微,长期的淤血可对机体造成较严重的影响。

1. 淤血性水肿　淤血使毛细血管流体静压升高、血管通透性增加,水、盐和少量蛋白质可漏出,漏出液潴留在组织内引起淤血性水肿,积聚于体腔成为积液。

2. 淤血性出血　淤血性缺氧,毛细血管通透性进一步增高或破裂引起红细胞漏出,形成小灶性出血,称淤血性出血。

3. 实质细胞萎缩、变性和坏死　长期淤血使局部组织缺氧、营养物质供应不足和代谢中间产物堆积,可导致实质细胞发生萎缩、变性,甚至坏死。

4. 淤血性硬化　长期淤血,萎缩或坏死的细胞由间质纤维组织增生取代,且组织内网状纤维胶原化,器官逐渐变硬,称为淤血性硬化。

（四）部位

1. **肺淤血**　由左心衰竭引起，左心腔内压力升高，阻碍肺静脉回流，造成肺淤血。

1）急性肺淤血　肺体积增大，暗红色，切面流出泡沫状红色血性液体。镜下，急性肺淤血的特征是肺泡壁毛细血管扩张充血，肺泡壁增厚，可伴肺泡间隔水肿，部分肺泡腔内充满水肿液，可见出血。

2）慢性肺淤血　肺泡壁毛细血管扩张充血更加明显，肺泡间隔增宽。肺泡腔内除有水肿液及红细胞漏出外，还可见大量吞噬含铁血黄素颗粒的巨噬细胞，即心衰细胞（图7-1）。长期慢性肺淤血可使肺泡间隔的纤维组织增生及网状纤维胶原化，肺质地变硬，颜色呈棕褐色，称为肺褐色硬化。肺淤血患者临床上有明显气促、缺氧、发绀和咯大量粉红色泡沫痰等症状。

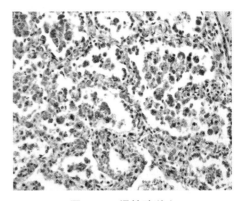

图7-1　慢性肺淤血

注　肺泡间隔增宽、毛细血管扩张充血、肺泡腔内可见大量心衰细胞。

2. **肝淤血**　常由右心衰竭引起，肝静脉回流心脏受阻，血液淤积在肝小叶循环的静脉端，致使肝小叶中央静脉及肝窦扩张淤血。

1）急性肝淤血　肝脏体积增大，呈暗红色。组织学观察：小叶中央静脉和肝窦扩张，充满红细胞，严重者可有小叶中央肝细胞萎缩、坏死。小叶外围汇管区附近肝细胞由于靠近肝小动脉，缺氧程度较轻，可仅出现肝脂肪变性。

2）慢性肝淤血　肝小叶中央区严重淤血呈暗红色，而肝小叶周边部肝细胞则因脂肪变性呈黄色，致使在肝的切面上出现红（淤血区）、黄（脂肪变区）相间状似槟榔切面的条纹，称为槟榔肝（图7-2）。组织学观察：肝小叶中央肝窦高度扩张淤血、出血，肝细胞萎缩，甚至坏死消失，肝小叶周边部肝细胞脂肪变性（图7-3）。长期慢性肝淤血可

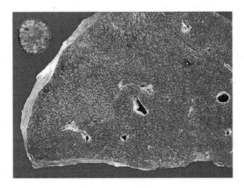

图7-2　槟榔肝

注　肝脏切面呈红黄相间的条纹，状似槟榔切面。

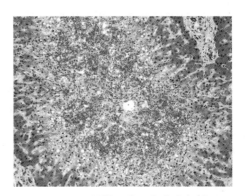

图7-3　慢性肝淤血和脂肪变性

注　肝小叶中央肝窦高度扩张淤血，肝细胞萎缩、消失，小叶周边肝细胞脂肪变性。

造成肝小叶中央肝细胞萎缩消失,网状纤维塌陷后胶原化,肝窦旁的贮脂细胞增生,合成胶原纤维增多,加上汇管区纤维结缔组织的增生,致使整个肝脏的间质纤维组织增多,形成淤血性肝硬化。

▶ 在线课程7-1　慢性肝淤血

第二节　出　血

血液从血管或心腔溢出的过程,称为出血(hemorrhage)。根据发生部位不同,出血可分为内出血(指血液溢入体腔或组织内)和外出血(指血液流出体外)。

一、原因和发生机制

出血有生理性出血和病理性出血两类。前者如正常月经周期的子宫内膜出血;后者多由创伤、血管病变及凝血机制障碍等引起。按血液溢出的机制可分为破裂性出血和漏出性出血。

(一) 破裂性出血

破裂性出血是由心脏或血管壁破裂所致,一般出血量较多。原因主要包括以下几点:

1. 血管机械性损伤　如割伤、刺伤、弹伤等。

2. 血管壁或心脏病变　如心肌梗死后形成的室壁瘤、主动脉瘤或动脉粥样硬化破裂等。

3. 血管壁周围病变的侵蚀　如恶性肿瘤侵及周围的血管、结核性病变侵蚀肺空洞壁的血管、消化性溃疡侵蚀溃疡底部的血管等。

4. 静脉破裂　常见于肝硬化时食管下段静脉曲张、破裂出血。

5. 毛细血管破裂　此类出血多发生于局部软组织损伤。

(二) 漏出性出血

由于微循环的毛细血管和毛细血管后静脉通透性增高,血液通过扩大的内皮细胞间隙和受损的基底膜漏出血管外,称为漏出性出血。常见原因有以下几点。

1. 血管壁损坏　这是较常见的出血原因,常由缺氧、感染、中毒等因素引起。例如,脑膜炎双球菌败血症、立克次体感染、流行性出血热、蛇毒、有机磷中毒等损伤血管壁致通透性增高;维生素C缺乏时,毛细血管壁内皮细胞接合处的基质和血管外的胶原基质形成不足,致血管脆性和通透性增加;过敏性紫癜时,由于免疫复合物沉着于血管壁引起变态反应性血管炎。

2. 血小板生成减少或功能障碍　例如,再生障碍性贫血、白血病、骨髓广泛性肿瘤转移等均可使血小板生成减少;原发性或继发性血小板减少性紫癜、弥散性血管内凝血使血小板破坏或消耗过多;某些药物在体内诱发免疫反应,形成的抗原-抗体免疫复合物吸附于血小板表面,使血小板连同免疫复合物被巨噬细胞吞噬;细菌的内毒素及外毒素也有破坏血小板的作用。在血小板计数$<5\times10^9/L$时,即有出血倾向。

3. 凝血因子缺乏 如凝血因子Ⅷ(血友病 A)、凝血因子Ⅸ(血友病 B)、血管性假血友病因子(von Willebrand factor,vWF)、纤维蛋白原,凝血酶原以及凝血因子Ⅳ、Ⅴ、Ⅶ、Ⅹ、Ⅺ等因子的先天性缺乏;肝实质疾病如肝炎、肝硬化、肝癌时,凝血因子Ⅶ、Ⅸ、Ⅹ合成减少;弥散性血管内凝血(DIC)时凝血因子消耗过多等。

二、病理变化

(一) 内出血

内出血可见于体内很多部位,血液积聚于体腔内称为体腔积血,如心包积血、胸腔积血、腹腔积血和关节腔积血。在组织内局限性地大量出血称为血肿,如脑硬膜下血肿、皮下血肿、腹膜后血肿等;少量出血时仅能在显微镜下看到组织内有数量不等的红细胞或含铁血黄素的存在。

(二) 外出血

鼻黏膜出血排出体外称为鼻出血;肺结核空洞或支气管扩张出血经口腔排出体外称为咯血;消化性溃疡或食管静脉曲张出血经口腔排出体外称为呕血;结肠、胃出血经肛门排出称为便血;泌尿道出血经尿排出称为尿血;微小的出血进入皮肤、黏膜、浆膜面形成较小的出血点(直径 1~2 mm)称为瘀点,而稍微大的出血(直径 3~5 mm)称为紫癜;直径超过 1 cm 的皮下出血灶称为瘀斑。这些局部出血灶的红细胞被降解,由巨噬细胞吞噬,Hb(呈红蓝色)被酶解转变为胆红素(呈蓝绿色),最后变成棕黄色的含铁血黄素,成为出血灶的特征性颜色改变。

三、后果

出血对机体的影响取决于出血的类型、出血量、出血速度和出血部位。缓慢、少量的出血多可自行停止,一般不引起严重后果。少量局部组织出血或体腔积血,可通过吸收或机化消除,较大的血肿吸收不完全可被机化或纤维包裹。发生破裂性出血时,若出血过程迅速,在短时间内丧失循环血量的 20%～25% 可发生出血性休克;若漏出性出血广泛,也可导致出血性休克。发生在重要器官的出血,即使出血量不多亦可引起严重的后果。例如,心脏破裂引起心包内积血,由于心脏压塞可导致急性心功能不全;脑出血,尤其是脑干出血,因重要的神经中枢受压可致患者死亡。

第三节 血栓形成

在活体的心脏和血管内,血液发生凝固或血液中某些有形成分凝集形成固体质块的过程,称为血栓形成(thrombosis)。所形成的固体质块称为血栓(thrombus)。

正常机体血液中存在凝血系统和抗凝血系统(纤维蛋白溶解系统)。在生理状态下,血液中的凝血因子不断被激活,产生凝血酶,形成微量的纤维蛋白保证血液潜在的可凝固性,纤维蛋白又不断地被激活的纤溶酶溶解,激活的凝血因子也不断地被单核巨噬细胞吞噬,从而保证血液的流体状态。若在某些诱发凝血过程的因素作用下,上述的动态平衡被破坏,触发了凝血过程,便可形成血栓。

一、条件和机制

(一)心血管内皮细胞损伤

1. 抗凝作用　正常情况下,完整的内皮细胞具有显著的抗凝作用。

1)屏障作用　完整的内皮细胞可以阻止血液中的血小板、凝血因子与有高度促凝作用的内皮下细胞外基质的接触。

2)抗血小板黏集　内皮细胞能够合成前列环素和一氧化氮,并分泌二磷酸腺苷酶将腺苷二磷酸(adenosine diphosphate,ADP)转变为腺嘌呤核苷酸,这些物质具有抑制血小板黏集作用。

3)抗凝血酶或凝血因子　内皮细胞能够合成血栓调节蛋白、膜相关肝素样分子、蛋白 S 等灭活凝血因子和凝血酶活性。

2. 促凝作用　当内皮细胞损伤时,可表现出促凝作用。

1)激活外源性凝血过程　内皮细胞损伤时释出组织因子,激活外源性凝血过程。

2)辅助血小板黏附　内皮损伤时释放出 von willebrand 因子(vW 因子),促进血小板与内皮下胶原的黏附。

3)抑制纤维蛋白溶解　内皮细胞分泌纤溶酶原激活物的抑制因子,抑制纤维蛋白溶解。

3. 心血管内膜损伤　是血栓形成最重要和最常见的原因,发生机制如下。

1)血小板黏附、释放和黏集反应　心血管内皮细胞损伤后,释放出 vW 因子,促进血小板与内皮下胶原的黏附,同时黏附的血小板又释放大量血小板颗粒,包含纤维蛋白原、纤维连接蛋白、V 因子、vW 因子、ADP、钙离子、血栓素 A_2 等多种成分,促使更多血小板黏集成堆,并逐渐形成不可逆性的血小板堆,成为血栓形成的起始点。

2)启动内源性凝血过程　心血管内皮细胞损伤,内皮下的胶原暴露,激活凝血因子Ⅻ,启动内源性凝血过程。

3)启动外源性凝血过程　内皮细胞损伤释放组织因子,激活凝血因子Ⅶ,启动外源性凝血过程。

心血管内膜损伤导致血栓形成,多见于风湿性和感染性心内膜炎、心肌梗死区的心内膜、严重动脉粥样硬化斑块溃疡,以及创伤性或炎症性的动、静脉损伤部位等。休克、缺氧、败血症和细菌内毒素等可引起全身广泛的内皮损伤,激活凝血过程,造成弥散性血管内凝血,在全身微循环内形成血栓。临床上应注意避免反复多次在同一部位注射或穿刺,尽量减少手术或诊治操作时对心血管内皮的损伤。

(二) 血流状态异常

血流状态异常主要指出现血流减慢和血流产生漩涡等改变,有利于血栓的形成。正常血流中,红细胞和白细胞在血流的中轴流动称轴流,其外是血小板;最外一层是血浆,称边流。血浆将血液的有形成分与血管壁隔开,阻止血小板与内膜接触和激活。当血流减慢或产生漩涡时易形成血栓,其机制:①血小板进入边流,增加与内膜接触和黏附的概率;②被激活的凝血因子和凝血酶在局部不能被及时冲走而浓度升高,易触发机体的凝血过程;③血流减慢引起内膜缺氧,内皮细胞变性、坏死、脱落,胶原暴露,触发内、外源性凝血过程。

静脉较动脉更易发生血栓,下肢深静脉和盆腔静脉血栓常发生于心力衰竭、久病和术后卧床患者,也可伴发于大隐静脉曲张的静脉内。静脉血栓常见的原因包括:①静脉内有静脉瓣,静脉瓣膜处的血流缓慢且出现漩涡,因而静脉血栓形成常以瓣膜处为起始点;②静脉血流有时可出现短暂的停滞;③静脉壁较薄,容易受压;④血流通过毛细血管到达静脉后,血液的黏性有所增加。

因此,临床上应帮助和鼓励久病卧床或术后患者尽早下床活动,对长期卧床患者要勤翻身、勤按摩,以预防血栓形成。

(三) 血液凝固性增加

血液凝固性增加是指血液中血小板和凝血因子增多,或纤维蛋白溶解系统活性降低,导致血液的高凝状态。此状态可见于原发性(遗传性)和继发性(获得性)疾病。

1. 遗传性高凝状态　最常见为第Ⅴ因子基因突变,或与抗凝血酶Ⅲ、蛋白C、蛋白S的先天性缺乏有关。

2. 获得性高凝状态　是指各种外因使血液中血小板、凝血因子大量被激活,幼稚的血小板大量释放入血,血液黏稠、浓缩等使血液的凝固性增高。例如,严重创伤、大面积烧伤、产后或术后大失血、广泛转移的恶性肿瘤等患者,其血液凝固性明显增高,易形成血栓。此外,妊娠期高血压、高脂血症、冠状动脉粥样硬化、吸烟和肥胖等可使血小板增多及黏性增加。

必须强调,上述血栓形成的条件往往是同时存在的。虽然心血管内膜损伤是血栓形成最重要和最常见的原因,但在不同的状态下血流缓慢及血液凝固性的增高也可能是重要的因素。

二、过程和类型

(一) 形成过程

首先是血小板黏附于内膜损伤后裸露的胶原表面,被胶原激活后发生肿胀变形,随后释放出血小板颗粒,再从颗粒中释放出 ADP 和血栓素 A_2 等物质,使血流中的血小板不断在局部黏附,形成血小板小堆。此时,血小板的黏附是可逆的,可被血流冲散消失。

但随着内源及外源性凝血途径启动,凝血酶原转变为凝血酶,凝血酶再将纤维蛋白原转变为纤维蛋白。后者与受损内膜下基质中的纤维连接蛋白结合,使黏附的血小板堆牢牢固定于受损的血管内膜表面,成为不可逆的血小板血栓,成为血栓的起始点,即血栓的头部。血流在血小板堆周围形成漩涡,促使更多的血小板黏附形成珊瑚状血小板小梁,在血小板小梁间则由有大量红细胞的纤维蛋白网填充,形成血栓的体部。最后,整个血管腔堵塞,血流停滞,血液凝固,形成血栓的尾部(图7-4)。

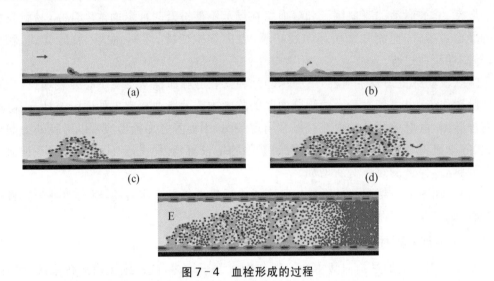

图7-4　血栓形成的过程

注　(a)血管内皮损伤胶原暴露;(b)血小板黏集形成小丘;(c)血小板形成珊瑚状小梁;(d)血栓不断增大;(e)血栓阻塞血管,血液停滞,血液凝固。

(二) 类型

1. 白色血栓　常位于血流较快的心瓣膜、心腔内和动脉内,如急性风湿性心内膜炎时,在二尖瓣闭锁缘上形成的血栓即为白色血栓。在静脉性血栓中,白色血栓位于延续性血栓的起始部,即血栓的头部。肉眼观察呈灰白色,小结节状或赘生物状,表面粗糙、质实,与管壁紧密黏着。镜下见血栓主要由血小板和少量纤维蛋白构成,又称血小板血栓或析出性血栓。

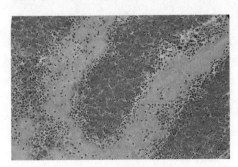

图7-5　混合血栓

注　血小板凝集成小梁状,小梁之间血液凝固,充满大量凝固的纤维蛋白和红细胞。

2. 混合血栓　静脉血栓在形成血栓头部后,其下游的血流变慢和出现漩涡,导致另一个血小板小梁状的凝集堆形成。在血小板小梁之间的血液发生凝固,纤维蛋白形成网状结构,网内充满大量的红细胞(图7-5)。由于这一过程反复交替进行,致使所形成的血栓在肉眼观察时呈灰白与红褐色相间的层状交替结构,称为层状血栓,即混合血栓。镜下见血栓主要由血小板、红细胞、白细胞和纤维蛋白共同构成,构成延续性血栓的体部。

3. 红色血栓　主要见于静脉内。当混合血栓逐渐增大并阻塞血管腔时,血栓下游局部血流停止,血液发生凝固,成为延续性血栓的尾部。肉眼观察:血栓呈暗红色,新鲜时湿润、有弹性,与血管壁无粘连,与人体死后的血凝块相似。经过一段时间后,由于血栓内的水分被吸收而变得干燥、无弹性、质脆易碎,可脱落形成栓塞。镜下见血栓主要由红细胞、纤维蛋白和白细胞构成。

4. 透明血栓　发生于微循环的血管内,主要在毛细血管。因此,只能在显微镜下才能看到,主要由纤维蛋白构成,又称微血栓或纤维素性血栓,最常见于 DIC。

三、结局

(一)软化、溶解和吸收

新形成的血栓,由于血栓内的纤溶酶激活和白细胞崩解释放的溶蛋白酶,可使血栓软化并逐渐被溶解。血栓的溶解快慢取决于血栓的大小和新旧程度。小的新鲜的血栓可被快速完全溶解;大的血栓多为部分软化,若被血液冲击可形成碎片状或整个脱落,随血流运行到组织器官中,在与血栓大小相应的血管中停留,造成血栓栓塞。

(二)机化和再通

如果纤溶酶系统活性不足,血栓存在时间较长时则发生机化。在血栓形成后的 1~2 天,已经开始有内皮细胞、成纤维细胞和肌成纤维细胞从血管壁长入血栓并逐渐取代血栓。由肉芽组织逐渐取代血栓的过程称为血栓机化。较大的血栓约 2 周便可完全机化,此时血栓与血管壁紧密黏着不再脱落。在血栓机化过程中,由于水分被吸收,血栓干燥收缩或部分溶解而出现裂隙,周围新生的血管内皮细胞长入并被覆于裂隙表面形成新的血管,并相互吻合沟通,使阻塞的血管部分重建血流,这一过程称为再通(图 7-6)。

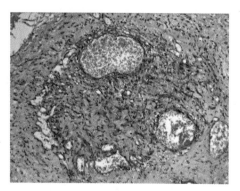

图 7-6　血栓机化和再通

注　血栓被肉芽组织机化,可见再通的血管。

(三)钙化

若血栓未能软化又未完全机化,随着质地干燥、缩小,血液中的钙盐可沉积于血栓内,形成静脉石或动脉石,此过程称为钙化。

四、对机体的影响

血栓形成对机体的影响包括有利和不利两个方面,但主要是不利影响,这取决于血栓形成的部位、大小、类型和血管腔阻塞的程度以及有无侧支循环的建立。

（一）有利方面

1. **止血作用**　在损伤破裂的血管内血栓形成,可及时止血。

2. **防止出血**　在某些疾病如慢性胃、十二指肠溃疡底部和肺结核性空洞壁的血管内,在病变侵蚀前形成血栓,可避免大出血的可能性。

3. **防止炎症播散**　炎症病灶周围血管内血栓形成,可防止病原体蔓延播散。

（二）不利方面

1. **阻塞血管**　动脉血管管腔未完全阻塞时,可引起局部器官或组织缺血,实质细胞萎缩。若完全阻塞而无有效的侧支循环时,则引起局部器官或组织缺血性坏死,即梗死,如脑动脉血栓引起脑梗死、冠状动脉血栓引起心肌梗死等。静脉内血栓形成阻塞管腔可引起组织器官淤血,严重者甚至出现淤血性水肿、出血、硬化和实质细胞变性、坏死等。

2. **栓塞**　当血栓与血管壁黏着不牢固时,或在血栓软化、碎裂过程中,血栓的整体或部分脱落成为栓子,随血流运行引起栓塞。若栓子内含有细菌,可引起栓塞组织的败血性梗死或脓肿形成。

3. **心瓣膜变形**　风湿性心内膜炎和感染性心内膜炎时,心瓣膜上可反复形成血栓,发生机化后可使瓣膜增厚变硬、瓣叶之间粘连,造成瓣膜口狭窄;瓣膜增厚、卷缩,腱索增粗、缩短,则引起瓣膜关闭不全。

4. **广泛性出血**　当微循环内广泛的微血栓形成时,可使凝血因子和血小板耗竭,造成血液低凝状态,引起全身广泛性出血和休克。

第四节　栓　塞

在循环血液中出现的不溶于血液的异常物质,随血流运行阻塞血管腔的现象称为栓塞(embolism)。阻塞血管的异常物质称为栓子(embolus)。栓子可以是固体、液体或气体,其中最常见的栓子是血栓栓子,其他类型如空气栓子、脂肪栓子、肿瘤细胞栓子和羊水栓子等。

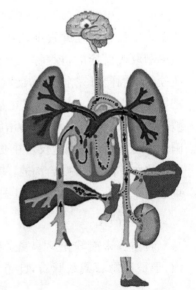

图7-7　栓子运行途径与栓塞模式图

注　栓子运行途径一般随血流方向运行,箭头表示运行方向。

一、运行途径

栓子运行途径一般按血流方向运行(图7-7),来自不同血管系统的栓子,其运行途径不同。

1. **来自体循环静脉及右心的栓子**　随血流进入肺动脉主干及其分支,可引起肺栓塞。某些体积小、有弹性的栓子(如脂肪栓子)可通过肺泡壁毛细血管进入左心,阻塞体循环动脉小分支。

2. 来自体循环动脉及左心的栓子　随血流运行，阻塞各器官的小动脉。

3. 来自门静脉系统的栓子　可引起肝内门静脉分支的栓塞。

4. 交叉性栓塞　偶见右心及体循环静脉的栓子，在右心腔压力升高的情况下通过先天性房（室）间隔缺损进入左心，引起体循环动脉栓塞。

5. 逆行性栓塞　较罕见，如胸、腹压突然升高时，使下腔静脉内的血栓一时性逆血流方向运行至肝、肾、髂静脉分支，引起栓塞。

二、类型和后果

栓塞主要分为血栓栓塞、脂肪栓塞、气体栓塞和羊水栓塞4种类型。

（一）血栓栓塞

由血栓或血栓的一部分脱落引起的栓塞称为血栓栓塞。血栓栓塞是栓塞最常见的一种，占所有栓塞的99%以上。由于血栓栓子的来源、大小和栓塞部位不同，对机体的影响也有所不同。

1. 肺动脉栓塞　造成肺动脉栓塞的栓子95%以上来自下肢膝以上的深部静脉，特别是腘静脉、股静脉和髂静脉，偶尔可来自盆腔静脉或右心附壁血栓。根据栓子的大小和数量，其引起栓塞的后果不同。

1）中、小栓子多栓塞肺动脉的小分支　常见于肺下叶，除多发性或短期内多次发生栓塞外，一般不引起严重后果，因为肺有双重血液循环，肺动脉和支气管动脉间有丰富的吻合支，侧支循环可起代偿作用。这些栓子可被溶解而消失或机化。若在栓塞前，肺已有严重的淤血，微循环内压升高，使支气管动脉供血受阻，可引起肺组织的出血性梗死。

2）大的血栓栓子栓塞肺动脉主干或大分支（图7-8）　较长的栓子可同时栓塞肺动脉主干分叉处，称为骑跨性栓塞。肺动脉血栓栓塞患者可突然出现呼吸困难、发绀、休克等症状，严重者可因急性呼吸和循环衰竭而死亡（猝死）。

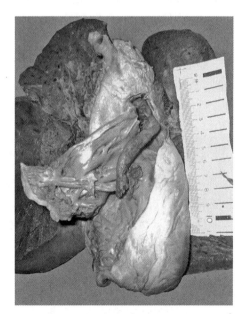

图7-8　肺动脉血栓栓塞
注　长条状的混合血栓堵塞在肺动脉主干。

3）若栓子小但数目多，可广泛地栓塞肺动脉多数小分支，亦可引起右心衰竭而猝死。

2. 体循环动脉栓塞　造成体循环动脉栓塞的栓子80%来自左心，常见有亚急性感染性心内膜炎时心瓣膜上的赘生物、二尖瓣狭窄时左心房附壁血栓、心肌梗死区心内膜上的附壁血栓，其余见于动脉粥样硬化溃疡或动脉瘤的附壁血栓，罕见有来自腔静脉的栓子,通过房间隔缺损进入左心,发生交叉性栓塞。动脉栓塞的主要部位为下肢、脑、肠、肾和脾。栓塞的后果取决于栓塞的部位和局部的侧支循环情况以及组织对缺血的耐受性。当栓塞动脉的分支小,有足够的侧支循环形成时不引起严重后果。如肝脏有肝动脉和门静脉双重血供,很少发生梗死。当栓塞到动脉较大分支且侧支循环又不能及时形成时,可引起局部组织的缺血坏死,严重者可危及生命。如脑血管血栓栓塞引起脑梗死甚至死亡。

🔖 拓展阅读7-1 介入性血管栓塞术

💻 在线案例7-1 患者起床突感头痛、左下肢麻木,呕吐,倒地死亡

(二) 脂肪栓塞

循环血流中出现脂肪滴并阻塞小血管,称为脂肪栓塞。脂肪栓塞的栓子常来源于长骨骨折、脂肪组织严重挫伤或烧伤。这些损伤可导致脂肪细胞破裂和释出脂滴,由破裂的骨髓血管窦状隙或静脉进入血液循环引起脂肪栓塞。

脂肪栓子从静脉入右心,再到达肺,直径$>20\ \mu m$的脂肪栓子引起肺动脉分支、小动脉或毛细血管栓塞;直径$\leq20\ \mu m$的脂肪栓子可通过肺泡壁毛细血管经肺静脉至左心达体循环的分支,引起全身多器官栓塞,最常阻塞脑血管引起脑水肿和血管周围点状出血。

脂肪栓塞的后果取决于栓塞部位及脂滴数量。少量脂滴入血,可被巨噬细胞吞噬吸收,或由血中脂酶分解清除,无不良后果。若大量脂滴($9\sim20\ g$)短期内进入肺循环,使75%的肺循环面积受阻时可引起窒息或因急性右心衰竭而死亡。

(三) 气体栓塞

大量空气迅速进入血液循环,或原已溶解于血液内的气体迅速游离,形成气泡阻塞心血管,称为气体栓塞。大量空气进入血液循环引起的栓塞为空气栓塞;在高气压环境急速转到低气压环境的减压过程中发生的气体栓塞,称为减压病。

1. 空气栓塞 多由于静脉损伤破裂,外界空气由缺损处进入血流所致。如头颈、胸壁和肺手术或创伤时损伤静脉,空气可因吸气时静脉腔内负压而被吸引,由损伤处进入静脉。此外,分娩或流产时,由于子宫强烈收缩,宫腔内压力升高可将空气挤入破裂的子宫静脉内。

空气进入血液循环的后果取决于进入的速度和气体量。少量气体入血,可溶解于血液内,不会发生气体栓塞。若大量气体($>100\ ml$)迅速进入静脉,随血流到右心后,因心脏搏动,将空气与血液搅拌形成大量血气泡,使血液变成泡沫状充满心腔,阻碍静脉血的回流和向肺动脉的输出,造成严重的循环障碍,患者可出现呼吸困难、发绀,严重者可致猝死。进入右心的部分气泡,可直接进入肺动脉阻塞小的肺动脉分支,引起肺小动脉气体栓塞。小气泡亦可经过肺动脉小分支和毛细血管进入左心,致使体循环的一些器官发生栓塞。

2. 减压病 又称沉箱病、潜水员病,是气体栓塞的一种。人体从高气压环境迅速

进入常压或低气压环境,原来溶于血液、组织液和脂肪组织的气体包括氧气、二氧化碳(CO_2)和氮气迅速游离形成气泡,氧和 CO_2 可再溶于体液内被吸收,但氮气在体液内溶解迟缓,导致在血液和组织内形成很多微气泡或融合成大气泡,引起气体栓塞,故又称为氮气栓塞。减压病主要见于潜水员从海底急速浮出水面或飞行员在机舱未密闭的情况下从地面急速升空时。

(四) 羊水栓塞

羊水栓塞是分娩过程中一种罕见(发病率为 1/5 000)但十分严重的并发症,病死率达 80% 以上。在分娩过程中,羊膜破裂、早破或胎盘早期剥离,又逢胎儿阻塞产道时,由于子宫强烈收缩,宫内压增高,可将羊水压入子宫壁破裂的静脉窦内,经血液循环进入肺动脉分支、小动脉及毛细血管内,引起羊水栓塞。少量羊水可通过肺毛细血管经肺静脉到达左心,引起体循环器官的小血管栓塞。羊水栓塞的证据是在显微镜下观察到肺小动脉和毛细血管内有羊水的成分,包括角化鳞状上皮、胎毛、胎脂、胎粪和黏液,亦可在母体血液涂片中找到羊水的成分。本病发病急,后果严重,患者常在分娩过程中或分娩后突然出现呼吸困难、发绀、抽搐、休克、昏迷,甚至死亡。

(五) 其他栓塞

异物、细菌、真菌菌团可进入血液循环引起栓塞;寄生在门静脉的血吸虫及其虫卵可栓塞肝内门静脉小分支;肿瘤细胞和胎盘滋养叶细胞可侵蚀血管进入血流引起细胞栓塞。

第五节 梗 死

器官或局部组织由于血管阻塞、血流停滞导致缺血、缺氧而发生的坏死,称为梗死(infarction)。

一、原因和条件

任何引起血管管腔阻塞,导致局部组织血液循环中断和缺血的原因均可引起梗死。梗死一般是由于动脉阻塞而引起的局部组织缺血坏死。静脉阻塞使局部血流停滞造成组织缺氧,也可引起梗死。

(一) 原因

1. 血栓形成　血管血栓形成是梗死形成最常见的原因,主要见于冠状动脉、脑动脉粥样硬化合并血栓形成时引起的心肌梗死和脑组织梗死。

2. 动脉栓塞　多为动脉血栓栓塞,常引起脾、肾、肺和脑梗死。

3. 动脉痉挛　在严重冠状动脉粥样硬化或合并硬化灶内出血的基础上,冠状动脉可发生强烈和持续的痉挛,引起心肌梗死。

4. 血管受压闭塞　如位于血管外的肿瘤压迫血管,或发生肠扭转、肠套叠和嵌顿疝时,肠系膜静脉和动脉受压或血流中断;卵巢囊肿蒂扭转及睾丸扭转导致血流供应中断等引起的坏死。

(二) 条件

血管阻塞是否造成梗死,还与下列因素有关。

1. **供血血管的类型** 有双重血液循环的器官,其中一条动脉阻塞,因有另一条动脉可以维持供血,通常不易引起梗死。例如,肺有肺动脉和支气管动脉供血,肺动脉小分支的血栓栓塞不会引起梗死;肝脏有肝动脉和门静脉双重供血,一般不会发生肝梗死;前臂和手有平行走向的桡动脉和尺动脉供血,两者之间有丰富的吻合支,因此前臂和手很少发生梗死。有些器官动脉的吻合支少,如肾、脾及脑,动脉发生阻塞时,由于不易建立有效的侧支循环,常易发生梗死。

2. **局部组织对缺血的敏感程度** 大脑的神经细胞耐受性最低,3～4 min 的缺血即可引起梗死。心肌细胞对缺血也很敏感,缺血 20～30 min 就会死亡。骨骼肌、纤维结缔组织对缺血耐受性最强。严重的贫血或心功能不全,血氧含量降低,可促进梗死的发生。

二、类型和病理变化

梗死是组织器官的缺血性坏死,其形态变化既符合坏死的形态改变,又因器官的血供特点、组织结构的疏密程度、血管的阻塞程度、原有器官是否淤血或细菌感染等因素而有形态上的差异。通常根据梗死灶内含血量的多少和有无细菌感染,将梗死分为以下 3 种类型。

(一) 贫血性梗死

梗死灶内含血量较少,呈灰白色贫血状,称为贫血性梗死或白色梗死。贫血性梗死

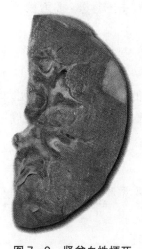

图 7-9 肾贫血性梗死

注 梗死灶呈楔形,灰白色贫血状,其周围有充血出血带。

发生于组织结构较致密、侧支循环不丰富的实质器官,如脾、肾、心和脑组织。当动脉分支阻塞时,局部组织缺血、缺氧,使其所属微血管通透性增高,病灶边缘侧支血管内的血液通过通透性增高的血管漏出于病灶周围,在肉眼或显微镜下呈现为梗死灶周围的出血带。由于梗死灶组织致密,故出血量不多,之后由于红细胞崩解,血红蛋白溶于组织液中并被吸收,梗死灶呈灰白色。梗死灶的形状取决于器官的血管分布。

1. **脾、肾、心肌梗死** 因脾、肾动脉呈锥形分支,梗死灶也多呈锥形,切面呈楔形,尖端指向血管阻塞处,底部靠近器官表面,边界清楚(图 7-9)。心脏动脉分支不规则,梗死灶呈不规则的图状。通常心、脾、肾等器官组织结构致密,发生的梗死属凝固性坏死,镜下组织细胞轮廓尚可见,坏死灶周围有炎细胞浸润、血管充血和出血,后期可被肉芽组织机化形成瘢痕,组织轮廓消失。

2. **脑梗死** 因脑动脉分支不规则,梗死灶多呈不规则形,

且脑组织内水分和磷脂较多,形成液化性坏死。镜下组织发生液化而轮廓不清,小梗死灶被增生的胶质细胞取代形成胶质瘢痕,大梗死灶常形成囊腔,囊壁由胶质细胞围绕。

(二)出血性梗死

梗死灶内有大量出血,含血量多而呈暗红色,称为出血性梗死或红色梗死。

1. 发生条件

1)严重淤血 当器官原有严重淤血时,血管阻塞引起的梗死为出血性梗死,如肺淤血。严重淤血是肺梗死形成的重要先决条件。

2)组织疏松 肠和肺的组织较疏松,梗死初期疏松的组织间隙内可容纳大量漏出的血液,当组织坏死吸收水分而膨胀时,漏出的血液不能被挤出梗死灶外,因而梗死为出血性。

3)其他 双重血液供应或有丰富的吻合支。

2. 常见类型

1)肺出血性梗死 常位于肺下叶,尤好发于肋膈缘,常多发,病灶大小不等,呈锥形(楔形),尖端朝向肺门,底部紧靠肺膜,肺膜表面有纤维素性渗出物(图7-10)。梗死灶质实,因弥漫性出血呈暗红色,略向表面隆起,时间久后由于红细胞崩解颜色变浅,肉芽组织长入逐渐机化,梗死灶变成灰白色,由于瘢痕组织收缩使病灶表面局部下陷。镜下梗死灶呈凝固性坏死,可见肺泡轮廓,肺泡腔、小支气管腔及肺间质充满红细胞。早期(48 h内)红细胞轮廓尚保存,之后崩解。梗死灶边缘与正常肺组织交界处的肺组织可见充血、水肿及出血。

2)肠出血性梗死 多见于肠系膜动脉栓塞和静脉血栓形成,或在肠套叠、肠扭转、嵌顿疝、肿瘤压迫等情况下引起出血性梗死。肠梗死灶呈节段性暗红色,肠壁因淤血、水肿和出血明显增厚,随之肠壁坏死,质脆易破裂,肠浆膜面可有纤维素性脓性渗出物被覆(图7-11)。

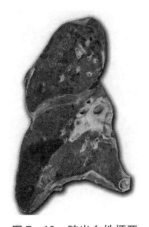

图7-10 肺出血性梗死

注 肺组织下部见一楔形梗死灶,灶内肺组织出血坏死。

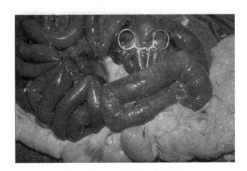

图7-11 肠出血性梗死

注 梗死的肠壁呈暗红色。

（三）败血性梗死

败血性梗死由含有细菌的栓子阻塞血管引起，常见于急性感染性心内膜炎，含细菌的栓子从心内膜脱落，顺血流运行而引起相应组织器官动脉栓塞所致。梗死灶内可见细菌团及大量炎细胞浸润，若化脓性细菌感染时可有脓肿形成。

三、对机体的影响和结局

梗死对机体的影响取决于发生梗死的器官、梗死灶的大小和部位，以及有无细菌感染等因素。心肌梗死可影响心功能，范围大者可导致心功能不全或死亡；大面积脑梗死可导致瘫痪或死亡；梗死若发生在脾、肾，则对机体影响较小，常常仅引起局部症状。例如，肾梗死可出现腰痛和血尿，不影响肾功能；肺梗死有胸痛、咳嗽和咯血；肠梗死常出现剧烈腹痛、血便和腹膜炎症状；肺、肠、四肢的梗死，若继发腐败菌感染，可引起坏疽，后果严重。

梗死的结局即为坏死的结局，是组织的不可逆性病变，梗死组织可被溶解、吸收，或发生机化、包裹和钙化。

（王凌霄）

数字课程学习

○PPT课件　○导入案例解析　○复习与自测　○更多内容……

第八章 炎 症

章前引言

炎症(inflammation)是指具有血管系统的活体组织对致炎因子损伤产生的一种以防御反应为主的综合反应。基本病理变化为局部组织发生变质、渗出和增生改变。炎症的局部表现为红、肿、热、痛和功能障碍;全身反应可出现发热、外周血白细胞增多(病毒性感染等时可无变化或减少)、单核吞噬细胞系统增生、实质性器官损伤等。

在炎症过程中,一方面,损伤因子可直接或间接损伤机体的细胞和组织,另一方面,通过一系列血管反应、液体渗出、白细胞渗出和激活,可稀释、中和、杀伤和包围损伤因子,同时机体通过实质和间质细胞的再生使受损组织得以修复和愈合。机体许多成分参与炎症反应过程,包括白细胞、血浆蛋白、血管壁细胞、结缔组织细胞、细胞外基质和炎症介质等。

学习目标

1. 解释炎症的概念及基本病理变化。
2. 说出炎症的原因、炎症介质及炎症的结局。
3. 举例说明炎症的类型及病变特点。
4. 运用所学知识解释炎症的局部临床表现及全身反应,具备熟练护理能力。
5. 充分利用所学的知识进行健康教育,正确指导临床注意事项。

思维导图

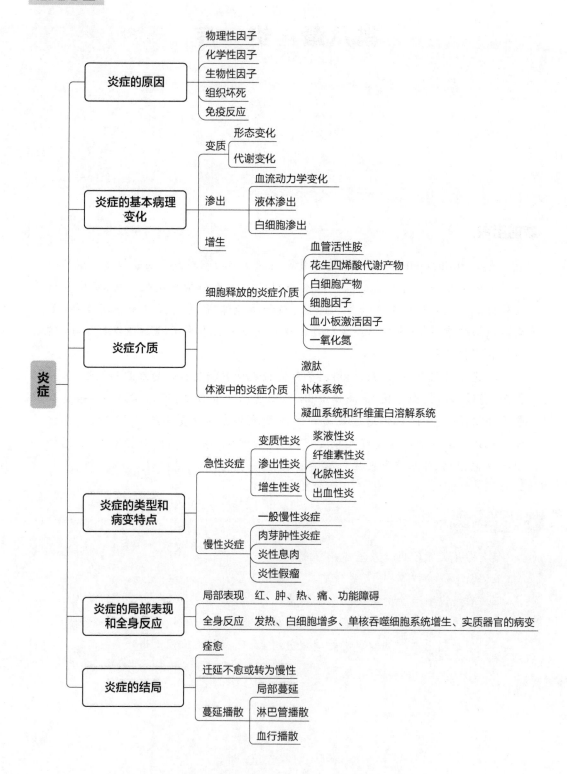

> **案例导入**
>
> 　　患者,男性,39岁。既往有慢性阑尾炎病史,突发右下腹部疼痛,行阑尾切除术。病理学检查:阑尾肿胀,浆膜面充血,可见黄白色渗出物。阑尾腔内充满脓液。
>
> 　　**问题:**
> 　　1. 请问该阑尾发生了什么性质的炎症?
> 　　2. 该阑尾组织镜下的病理变化是什么?

第一节　炎症的原因

　　任何能够引起组织损伤的因素都可以成为炎症的原因,即致炎因子。致炎因子种类繁多,可归纳为以下几类。

一、物理性因子

　　物理性因子如高温、低温、放射线、紫外线、电击、切割、挤压等造成组织损伤后均可引起炎症反应。

二、化学性因子

　　化学性因子包括外源性和内源性化学物质。外源性化学物质有强酸、强碱及强氧化剂等;内源性化学物质有坏死组织的分解产物和体内代谢所产生的尿酸、尿素等毒性物质。

三、生物性因子

　　生物性因子包括细菌、病毒、立克次体、支原体、螺旋体、真菌及寄生虫等。它们在人体内可以繁殖、播散,或释放毒素、产生代谢产物,损伤组织、细胞引起炎症;也可以由其本身的抗原性或寄生于机体细胞后产生的抗原物质引起免疫反应而发生炎症。由生物性因子引起的炎症,称为感染(infection),是最常见和最重要的一类炎症。生物性因子的致病作用,与病原体的数量和毒力有关。

四、组织坏死

　　缺血或缺氧等原因可引起组织坏死。坏死组织是潜在的致炎因子,在新鲜梗死灶的边缘所出现的出血充血带和炎症细胞浸润都是炎症的表现。

五、免疫反应

异常免疫反应所造成的组织损伤,可引起各种变态反应性炎症。例如,链球菌感染后的免疫复合物可引起肾小球肾炎,自身免疫引起的系统性红斑狼疮、结节性多动脉炎等。

第二节 炎症的基本病理变化

任何炎症局部都有共同的病理变化,即变质(alteration)、渗出(exudation)和增生(proliferation)。变质、渗出和增生是相互联系的,变质是损伤过程,渗出和增生是抗损伤和修复过程。不同炎症或在炎症的不同阶段,三者变化程度和组成方式不同。一般病变的早期以变质或渗出为主,后期以增生为主。有些炎症以变质改变为主,有些以渗出或增生改变为主,有时也可以互相转化。

一、变质

炎症局部组织发生的变性和坏死统称为变质,是由于致炎因子直接作用和炎症过程中出现的局部血液循环障碍造成的。组织和细胞变性、坏死后,细胞的溶酶体膜崩解,释放出大量水解酶,如蛋白酶、脂酶和磷酸酯酶等,进一步引起周围组织细胞的变性及坏死。此外,组织细胞的变性、坏死也可以发生在其他病理过程,如缺氧、缺血等,并不是炎症特有的病理改变。

(一) 形态变化

变质既可以发生在实质细胞,也可以发生在间质细胞。实质细胞的变质常表现为细胞水肿、脂肪变性以及凝固性坏死、液化性坏死等。间质的变质常表现为黏液样变性(间质出现类黏液积聚)、纤维素样变性和坏死崩解等。

(二) 代谢变化

炎症组织形态变化是一系列代谢变化的结果。代谢变化主要表现为以下两点。

1. 分解代谢增强　糖类、脂肪和蛋白质的分解代谢均增强,耗氧量增加;但由于酶系统受损和局部血液循环障碍,局部氧化过程迅速降低,导致各种氧化不全的代谢产物如乳酸、脂肪酸、酮体、氨基酸等在局部堆积,使炎症区域 H^+ 浓度升高,出现局部酸中毒。

2. 组织内渗透压升高　炎症区域内分解代谢亢进和坏死组织的崩解,蛋白质等大分子分解为小分子,使分子浓度升高;同时由于 H^+ 浓度升高,导致盐类解离过程增强,钾离子、磷酸根离子及其他离子浓度增高。因此,炎症区域的胶体和晶体渗透压升高,炎症区域的酸中毒和渗透压升高,为局部血液循环障碍和炎性渗出等提供了重要的条件。

二、渗出

炎症区域血管内的液体和细胞成分通过血管壁进入组织、体腔、体表及黏膜表面的过程,称为渗出。渗出过程是在充血、静脉淤血、血管壁通透性升高的基础上发生、发展的,炎症介质在其中起重要作用。渗出全过程包括血管反应、液体渗出和细胞渗出三部分。

渗出的液体和细胞总称为渗出物或渗出液(exudate)。渗出液较漏出液蛋白质含量较高,有较多的细胞和细胞碎片,比重高于 1.018,外观浑浊。渗出性病变是炎症的重要标志。渗出成分在局部具有重要的防御作用。①渗出液中所含的抗体和补体有利于消灭病原体。②渗出液中的纤维素交织成网,既利于限制病原微生物的播散,还有利于白细胞吞噬消灭病原体。③渗出液中的白细胞吞噬和杀灭病原微生物,清除坏死组织,促进局部修复,对机体是有利的;但是过多的渗出液可影响器官功能、压迫邻近的组织和器官,造成不良后果。

(一) 血流动力学变化

血流动力学的改变为渗出创造了条件。血管变化的发生机制与神经、体液因素有关。炎症过程中组织发生损伤后,很快发生血流动力学变化,其变化顺序如图 8-1 所示。

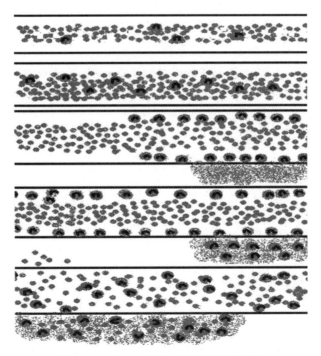

图 8-1 炎症时血流动力学变化模式图

注 从上往下表示炎症时血流速度逐渐减慢的过程。

1. **细动脉短暂收缩** 损伤后立即出现,由神经调节和化学介质引起,血流改变仅持续几秒钟。

2. **血管扩张和血流加速** 细动脉和毛细血管转为扩张,血流加快,局部血流量增多,导致机体局部发红和发热。发生动脉性充血,即炎性充血,可持续数分钟至数小时不等。早期炎性充血通过神经轴突反射发生,亦可以是血管运动神经(胆碱能神经)兴奋的结果。但是神经因素引起的充血多是暂时的,持久的炎性充血和淤血往往是炎症介质作用的结果,如组胺、前列腺素、缓激肽及补体等都具有强烈的血管扩张作用。

3. **血流速度减慢** 毛细血管大量开放和扩张后血管通透性增高,富含蛋白质的液体渗出到血管外,导致局部血液浓缩,黏稠度增加;血流由快变慢发生静脉性充血,甚至发生血流停滞。炎症区域血流由快变慢的发生与毛细血管网广泛显著扩张有关,也与炎症介质使血管壁的通透性升高、血液中液体成分渗出,引起血液浓缩、黏稠度增加有关。此外,炎症区域局部酸中毒使血管扩张、血管内皮细胞肿胀、白细胞附壁导致血流阻力增加以及炎性渗出物对静脉的压迫等均可加重血流缓慢程度。

(二)液体渗出

在炎症早期,炎性充血使微循环内流体静压升高,液体及小分子物质因压力升高而经毛细血管渗出。炎性渗出液在组织间隙积聚称为炎性水肿。渗出的液体潴留于浆膜腔(如胸腔、腹腔、心包腔等)或关节腔,引起浆膜腔或关节腔积液。此外,由于血液循环障碍,血管壁内外流体静压平衡失调可造成漏出(transudation)。无论渗出还是漏出均可造成组织水肿和体腔积液,通过积液检测可以判断渗出液或漏出液的性质(表8-1)。炎症时因血管壁通透性升高所形成的渗出液与非炎症时所形成的漏出液不同。渗出液的成分可因致炎因子、炎症部位及血管壁受损伤程度不同而不同。血管壁受损轻微时,渗出液中主要为水、盐类和分子较小的白蛋白;而血管壁受损严重时,分子较大的球蛋白甚至纤维蛋白原亦可渗出。渗出的纤维蛋白原在坏死组织释放的组织因子作用下,可形成纤维蛋白,即纤维素。

表8-1 渗出液与漏出液的比较

分类	原因	蛋白量 (g/L)	比重	细胞数 (×10⁶/L)	Rivalta 试验	凝固性	外观
渗出液	炎症	>30	>1.018	>500	阳性	易自凝	浑浊
漏出液	非炎症	<30	<1.018	<100	阴性	不自凝	清亮

(三)白细胞渗出

在炎症过程中,不仅有液体渗出,还有细胞渗出。白细胞通过血管壁游出到血管外的过程即为白细胞渗出。渗出的白细胞称为炎细胞。炎细胞聚集在炎症区域的现象,称为炎细胞浸润。炎症反应最重要的功能是将炎细胞输送到炎症局部。白细胞吞噬、消灭病原体,降解坏死组织和异己物质;同时释放化学介质、自由基和酶,介导组织损伤。因此,炎细胞浸润是炎症反应的重要形态学特征,也是构成炎症防御反应的主要环节。炎细胞渗出步骤如图 8-2 所示。

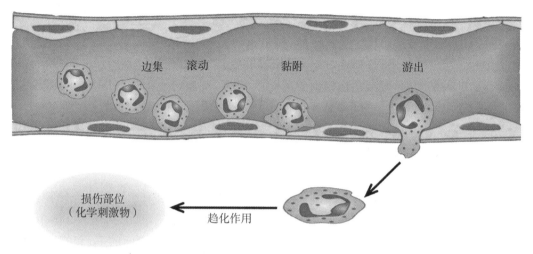

图 8-2　急性炎症时中性粒细胞的游出和聚集过程模式图

1. 边集和滚动　维持正常血流的轴流及边流,需要一定的血流速度。炎症时,由于炎症区域的血管扩张,血流变慢,轴流变宽,白细胞由轴流进入边流,靠近血管壁,即白细胞边集(leukocytic margination)。随后在内皮细胞表面翻滚,并不时黏附于内皮细胞,称为白细胞滚动(leukocytic rolling)。其中有些白细胞黏附在血管内皮上,即白细胞附壁。

2. 黏附　靠边的白细胞与血管壁黏附牢固,胞质变扁,紧贴在内皮细胞表面,这种现象称白细胞黏附。白细胞黏附于内皮细胞是由内皮细胞和白细胞表面的黏附分子相互识别引起,这些黏附分子包括免疫球蛋白超家族分子和整合蛋白类分子。

3. 游出　白细胞黏附于内皮细胞是白细胞从血管中游出的前提。白细胞附壁后,其胞质在内皮细胞连接处伸出伪足,以阿米巴运动的方式插入内皮细胞之间的缝隙,到达内皮细胞和基底膜之间,最终穿过基底膜到血管外。白细胞穿过血管壁进入周围组织的过程称为白细胞游出(transmigration)。白细胞游出是主动移动过程。具体游出机制尚不完全清楚,可能与致炎因子、组织坏死崩解产物及炎症介质的刺激作用有关。

4. 趋化作用(chemotaxis)　白细胞游出后,沿浓度梯度向化学刺激物做定向移动,称为趋化性或趋化作用。这些具有吸引白细胞定向移动的化学刺激物称为趋化因子(chemotactic agents)。趋化因子来源于血浆(内源性)或细菌及其代谢产物(外源性),具有特异性,不同的趋化因子吸引不同的白细胞。不同的炎症细胞对趋化因子的反应不同。中性粒细胞与单核细胞对趋化因子反应明显,而淋巴细胞反应较弱。对中性粒细胞有趋化作用的主要有补体片段如 C5a、白三烯 B4 及细菌代谢产物等;单核巨噬细胞的趋化因子除以上 3 种物质外,还有中性粒细胞释出的阳离子蛋白质和致敏淋巴细胞释放的淋巴因子等；嗜酸性粒细胞的趋化因子有组胺和前列腺素等。

游出的白细胞最初围绕在血管周围，之后沿着组织间隙以阿米巴运动的方式向炎症灶中心聚集。各型白细胞都能游出，但是游走能力差别较大。中性粒细胞和单核细胞游走能力最强，淋巴细胞最弱，所以中性粒细胞在血液中的数量最多。在急性炎症时，中性粒细胞常最早出现于炎症区域，这是急性炎症反应的重要形态学标志。目前认为趋化因子与白细胞表面的特异性 G 蛋白耦联受体结合，引起一系列信号转导活动和细胞外钙进入细胞内，导致白细胞内游离 Ca^{2+} 增多，刺激胞质内的收缩蛋白，促使白细胞定向运动。

5. 吞噬作用（phagocytosis）　是白细胞吞噬病原体、组织崩解碎片和异物的过程，是炎症过程中重要的防御反应。具有吞噬作用的细胞主要为中性粒细胞和巨噬细胞。吞噬过程包括以下 3 个阶段。

1）识别和黏着　在炎症灶内吞噬细胞首先与病原体或组织崩解碎片等异物接触、黏着，才能吞噬。在血清中存在一类能增强吞噬功能的蛋白质，称为调理素（opsonins）。这些蛋白质包括免疫球蛋白 Fc 段、补体 C3b 等，吞噬细胞借助表面的 Fc 和 C3b 受体，识别被调理素（抗体或补体）包被的异物（如细菌），通过抗体或补体与其相应受体结合，病原体即附着在吞噬细胞的表面。

2）吞入　病原体或组织崩解产物等黏着在吞噬细胞表面之后，吞噬细胞膜内褶和外翻形成伪足或内陷将异物包围，伪足互相融合，并摄入胞质内，形成由吞噬细胞的胞膜包围吞噬物的泡状小体，称为吞噬体（phagosome）。吞噬体与胞质内的溶酶体融合形成吞噬溶酶体（phagolysosome），病原体及异物在吞噬溶酶体内被杀伤、降解。

3）杀灭与降解　吞噬的异物被杀灭主要通过吞噬细胞的溶酶体酶及代谢产物来完成。溶酶体内的溶菌酶能水解细菌细胞壁的肽聚糖成分，使细菌崩解；溶酶体的乳铁蛋白能夺取细菌所必需的铁，抑制细菌生长。炎症局部酸性代谢产物的增加使吞噬溶酶体内 pH 值明显下降；当 pH 值＜4.0 时，细菌难以继续生长。

通过吞噬细胞的一系列作用，大多数病原微生物被杀灭、降解，但有些细菌（如结核杆菌）在白细胞内处于静止状态；一旦机体抵抗力降低，这些细胞又能繁殖，并可随吞噬细胞的游走在机体内播散。

6. 炎细胞的种类及功能

1）中性粒细胞　又称小吞噬细胞，是急性炎症和化脓性炎症及炎症早期最常见的炎细胞，具有活跃的游走和吞噬能力，能吞噬细菌、组织崩解碎片及抗原抗体复合物等。其胞质内含有丰富的溶酶体，内含多种酶类，如碱性磷酸酶、溶菌酶、溶蛋白酶等，通过这些酶的作用杀灭和降解被吞噬的病原体及异物。溶酶体中的阳离子蛋白质可促进血管壁通透性升高并对单核细胞有趋化作用，中性蛋白酶能引起组织损伤和促进脓肿形成。中性粒细胞的寿命较短，仅 3～4 天，完成吞噬作用后很快死亡并释放各种蛋白水解酶，使炎症病灶内的坏死组织和纤维素溶解液化，有利于吸收或排出体外。

2）吞噬细胞　属单核巨噬细胞系统，起源于骨髓组织，由骨髓输入到血液成为单核细胞,再移入各类组织中成为巨噬细胞。炎症区域中的巨噬细胞主要由血液中的单核细胞自血管游出后转化而来,亦可由局部组织内的组织细胞增生而来。吞噬细胞具有较强的吞噬功能,能吞噬较大的病原体、异物、坏死组织碎片甚至整个细胞。常见于急性炎症后期或慢性炎症、某些非化脓性炎症(如结核、伤寒等)、病毒及寄生虫感染时。

3) 嗜酸性粒细胞 胞质内含有丰富的嗜酸性颗粒即溶酶体,内含多种水解酶(如蛋白酶、过氧化物酶等),但不含溶菌酶和吞噬素。嗜酸性粒细胞具有一定的吞噬能力,能吞噬抗原抗体复合物,杀伤寄生虫。嗜酸性粒细胞多见于各种慢性炎症。如果炎症区域内有大量的嗜酸性粒细胞浸润,常提示为寄生虫感染(如血吸虫病)或变态反应性炎症(如哮喘、过敏性鼻炎等)。

4) 淋巴细胞和浆细胞 淋巴细胞多见于慢性炎症,尤其是结核杆菌、病毒、梅毒螺旋体及立克次体感染时;浆细胞是合成和分泌免疫球蛋白的细胞。

5) 嗜碱性粒细胞 来自血液,多见于变态反应性炎症,其在形态及功能上与组织的肥大细胞相似,这两种细胞的胞质中均有粗大的嗜碱性颗粒,内含肝素、组胺和 5 -羟色胺。当受到炎症刺激时,细胞脱颗粒,释放上述物质引起炎症反应。

三、增生

在致炎因子和组织崩解产物或某些理化因素的刺激下,炎症局部细胞增殖、细胞数目增多,称为增生。增生的细胞主要是巨噬细胞、血管内皮细胞和成纤维细胞。在某些情况下,炎症周围的上皮细胞或实质细胞也可增生,有时尚可伴有淋巴组织增生。在炎症早期,增生改变常较轻微;而在炎症后期或慢性炎症时,增生改变则较明显。少数炎症亦可在早期即有明显增生现象,如伤寒时大量巨噬细胞增生,急性肾小球肾炎时肾小球的血管内皮细胞和系膜细胞明显增生等。炎症增生是一种防御反应,如增生的巨噬细胞具有吞噬病原体和清除组织崩解产物的作用;增生的成纤维细胞和血管内皮细胞形成肉芽组织,有助于使炎症局限化和最后形成瘢痕组织而修复。但过度的增生也可影响器官功能,如上述急性肾小球肾炎时的细胞增生可引起肾小球缺血,原尿生成减少。

第三节 炎症介质

炎症介质(inflammatory mediator)指一组参与并介导炎症发生、发展的具有生物活性的化学物质,也称化学介质。这些物质可促进血管反应、使血管壁通透性增高及对炎细胞的趋化作用,导致炎性充血和渗出等变化;有的炎症介质还可引起发热、疼痛等。因此,炎症介质在急性炎症的发生、发展过程中发挥重要的介导作用。大多数的炎症介质通过与其靶细胞上的特异性受体结合而发挥生物学效应;少数炎症介质也具有直接的酶活性或介导毒性损害。此外,炎症介质可刺激靶细胞释放新的炎症介质,从而可以放大或拮抗原介质的作用。炎症介质可以作用于一种或几种靶细胞,也可以作用范围较广,且可根据细胞或组织类型不同而有不同的生物学效应。

炎症介质有外源性(细菌及其代谢产物)及内源性(来源于细胞及血浆)两大类,以内源性介质最重要。炎症介质通常以其前身或非活性状态存在于体内,在致炎因子的作用下,大量释放并变为具有生物活性的物质,在炎症过程中对某些病理变化的发生、发展发挥重要的介导作用。主要介质及其作用参见表 8-2。

表 8-2 炎症中的主要介质及其作用

作 用	炎 症 介 质
血管扩张	组胺、前列腺素、一氧化氮
血管通透性升高	组胺和 5-羟色胺、缓激肽、C3a 和 C5a、PAF、白三烯 C4、白三烯 D4、白三烯 E4、P 物质
趋化作用	C5a、白三烯 B4、化学趋化因子
发热	IL-1、肿瘤坏死因子、前列腺素
疼痛	前列腺素、缓激肽、P 物质
组织损伤	白细胞溶酶体酶、活性氧、一氧化氮

一、细胞释放的炎症介质

(一) 血管活性胺

1. 组胺　主要存在于肥大细胞、嗜碱性粒细胞和血小板内。当致炎因子激活上述细胞膜表面卵磷脂酶或蛋白酶时,使细胞膜受损,嗜碱性粒细胞、肥大细胞脱颗粒或血小板聚集均可释放组胺。其作用:①使细动脉扩张,细静脉、内皮细胞收缩,导致血管壁通透性增高;②对嗜酸性粒细胞有趋化作用。

2. 5-羟色胺(5-HT)　又称血清素,存在于肥大细胞、血小板和肠黏膜的嗜银细胞中。5-羟色胺主要作用是使血管壁通透性升高和低浓度时有致痛作用。

(二) 花生四烯酸代谢产物

花生四烯酸代谢产物包括前列腺素、白三烯等。花生四烯酸(arachidonic acid, AA)是二十碳不饱和脂肪酸,存在于细胞膜磷脂分子中。当细胞受到某些刺激或在其他介质的作用及细胞损伤的情况下,细胞磷脂酶被激活,促使 AA 从细胞膜磷脂释放,再经过一系列代谢过程,形成前列腺素和白三烯。前列腺素(如前列腺素 E_2、前列腺素 I_2)可引起血管扩张、血管壁的通透性升高、疼痛和发热,并对中性粒细胞和嗜酸性粒细胞有趋化作用。白三烯(如白三烯 B4)在炎症中主要是使血管壁的通透性升高,对中性粒细胞和嗜酸性粒细胞有趋化作用。

(三) 白细胞产物

致炎因子激活中性粒细胞和单核细胞后可释放氧自由基和溶酶体酶,促进炎症反应和破坏组织。中性蛋白酶包括弹力蛋白酶、胶原酶和组织蛋白酶,能降解胶原纤维、基底膜、弹力蛋白、纤维素等,引起组织损伤和促进脓肿形成,在化脓性炎症的组织破坏中起重要作用。单核细胞和巨噬细胞也含有酸性水解酶、胶原酶和弹力蛋白酶等,在慢性炎症时的意义重大。

白细胞释放的氧自由基包括超氧阴离子、过氧化氢和羟自由基,它们还能与一氧化氮结合产生其他活性氮中间产物。这些介质在高浓度情况下可使内皮损伤、血管壁通透性增加。

(四) 细胞因子

细胞因子主要由激活的淋巴细胞和单核巨噬细胞产生,同时也可由内皮、上皮和结缔组织中的细胞产生。这些细胞因子参与免疫反应,并通过与靶细胞上特异性受体结合而发挥作用,在急性和慢性炎症中发挥重要作用:①对中性粒细胞和巨噬细胞有趋化作用;②增强吞噬作用;③杀伤带特异性抗原的靶细胞,引起组织损伤。

(五) 血小板激活因子

血小板激活因子(platelet activating factor,PAF)由嗜碱性粒细胞、血小板、中性粒细胞、单核巨噬细胞和血管内皮细胞产生。除了激活血小板外,PAF 直接作用于靶细胞或刺激白细胞合成其他炎症介质(如前列腺素和白三烯等),还能增加血管通透性,促使白细胞聚集、黏着和趋化。

(六) 一氧化氮

一氧化氮由许多细胞产生,可引起小血管扩张,还可抑制血小板黏附、聚集和脱颗粒,以及肥大细胞引起的炎症反应。一氧化氮与活性氧产物反应还可产生多种杀灭病原微生物的代谢产物。

二、体液中的炎症介质

血浆中存在着 3 种相互关联的系统,即激肽、补体和凝血系统,是重要的炎症介质。

(一) 激肽

炎症时,组织损伤可活化凝血因子Ⅻ,启动激肽系统、补体系统、凝血系统和纤维蛋白溶解系统。激肽是由激肽原酶作用于激肽原而产生,主要有缓激肽和舒血管肽,后者经血浆氨基肽酶的作用转变为缓激肽。在炎症中起主要作用的是缓激肽,具有使血管扩张、血管壁通透性显著升高和较强的致痛作用。

(二) 补体系统

补体系统是具有酶活性的一组蛋白质,由 20 种蛋白质组成,在脾脏、淋巴结和骨髓合成。其作用如下:①使血管扩张及血管壁通透性增高;②白细胞趋化作用;③使白细胞释放溶酶体酶引起组织损伤;④增强吞噬功能。

(三) 凝血系统和纤维蛋白溶解系统

炎症时由于各种刺激,第Ⅻ因子被激活,同时启动血液凝固和纤维蛋白溶解系统,使凝血酶原转为凝血酶,后者使纤维蛋白原变为纤维蛋白。在此过程中,释放纤维蛋白多肽,使血管壁通透性增高并对白细胞有趋化作用。纤维蛋白溶解系统的激活,使纤溶酶原转换为纤溶酶,后者可以降解 C3,形成 C3a,引起血管扩张,增加血管通透性。

以上各种炎症介质之间有着密切联系,其作用互相交织和促进,共同在炎症过程中发挥重要作用。

第四节　炎症的类型和病变特点

炎症根据病程长短及起病急、缓,分为超急性、急性、亚急性和慢性几类。其中超急性炎症呈暴发性经过,整个病程数小时至数天,炎症反应相当剧烈,可在短期内引起组织、器官的严重损害,甚至危及患者生命。亚急性炎症的病程介于急性炎症和慢性炎症之间,常由急性炎症迁延而来或由毒力较弱的致炎因子引起。以急性炎症和慢性炎症最为常见。病理形态学分类依据是炎症局部基本病变,以变质为主的炎症,称为变质性炎;以渗出为主的炎症,称为渗出性炎(exudative inflammation);以增生为主的炎症,称为增生性炎。通常情况下,急性炎症或炎症早期,变质性及渗出性病变较显著;慢性炎症或炎症后期,增生性病变较突出。但是,炎症的发生和类型,不仅与致炎因子的特性有关,还与机体的反应性及发生部位有关,且由于免疫功能状态的变化,炎症类型还可以发生转化。

一、急性炎症

急性炎症起病急、病程短、症状明显,局部病变常以变质或渗出改变为主,而增生反应较轻微。但也有少数急性炎症以增生反应为主。

(一) 变质性炎

变质性炎是以组织、细胞的变性、坏死改变为主,同时有渗出,而增生反应较轻微。变质性炎常见于重症感染、中毒及免疫变态反应等,主要发生于肝、肾、心、脑等实质性器官。由于器官的实质细胞变性、坏死改变突出,故这类炎症常引起相应器官的明显功能障碍。例如,急性重型病毒性肝炎患者的肝细胞广泛坏死,出现严重的肝功能障碍;白喉外毒素引起的中毒性心肌炎患者的心肌细胞变性、坏死,引起严重的心功能障碍;流行性乙型脑炎时,患者出现神经细胞变性、坏死及脑软化灶形成,引起严重的中枢神经功能障碍等。

(二) 渗出性炎

渗出性炎最为常见,且种类较多,病变以渗出性改变为主。炎症病灶内有大量渗出物形成为主要特征,伴有不同程度的变质和轻微增生。由于致炎因子和机体反应性不同,渗出物成分也往往不同。根据渗出物的主要成分及病变特点,又可将渗出性炎分为以下几种。

1. **浆液性炎**（serous inflammation） 是以浆液渗出为主的炎症。渗出物主要是血清，含多量白蛋白，混有少量纤维蛋白和白细胞及脱落的上皮细胞。物理性因素（如高温）、化学性因素（如强酸、强碱）、生物性因素（如细菌毒素、蛇毒、蜂毒等）均可引起浆液性炎，亦可见于某些急性炎症的早期。浆液性炎好发于皮肤、黏膜、浆膜（如胸膜、腹膜和心包膜等）、滑膜和疏松结缔组织等。皮肤的浆液性炎如皮肤Ⅱ度烫伤，渗出的浆液积聚于皮肤的表皮内形成水疱；黏膜的浆液性炎如感冒初期，鼻黏膜排出大量浆液性分泌物；浆膜的浆液性炎如结核性渗出性胸膜炎，可引起胸膜腔积液；滑膜的浆液性炎如风湿性关节炎可引起关节腔积液；疏松结缔组织的浆液性炎如毒蛇咬伤时，渗出的浆液聚集于组织间隙，可引起炎性水肿。浆液性炎通常是渗出性炎中较轻的一种类型，当病因消除后，渗出的浆液易于吸收消退，由于组织损伤轻微易于再生修复，故一般不留痕迹，结局良好。但浆液性炎亦可见于少数烈性传染病（如霍乱），可危及生命；当浆液性炎发生于胸膜或心包膜时，浆膜腔大量积液，压迫心肺而影响其功能。

2. **纤维素性炎**（fibrinous inflammation） 是以渗出物中含有大量纤维素为特征的渗出性炎症。炎症时，由于毛细血管和小静脉的损伤较重，通透性明显升高，大量纤维蛋白原渗出到血管外，在坏死组织释出的组织因子的作用下，转化为纤维蛋白（纤维素），故有纤维蛋白性炎之称。引起纤维素性炎的致炎因子有白喉杆菌、痢疾杆菌、肺炎球菌、尿酸、尿素和汞中毒等。纤维素性炎常发生于黏膜组织（如咽、喉、气管、肠等）、浆膜组织（如胸膜、腹膜、心包膜等）和肺。发生于黏膜者（如白喉、细菌性痢疾），渗出的纤维素、白细胞和坏死的黏膜组织及病原菌等，在黏膜表面可形成一层灰白色的膜状物，称为假膜，故又称假膜性炎。由于局部组织结构的不同，有的假膜（如咽喉部白喉的假膜）因其黏膜与深部组织结合牢固，故假膜也不易脱落，强行剥离可发生出血和溃疡；有的黏膜与其下组织结合疏松，所形成的假膜与深部组织结合较松而易于脱落，如气管白喉的假膜脱落后可阻塞支气管而引起窒息（图8-3）。纤维素性炎发生于浆膜者，如纤维素性心包炎，由于心脏不停地跳动，心包的脏、壁两层互相摩擦，致使渗出在两层心包膜腔面上的纤维素形成绒毛状，称为绒毛心（图8-4）。纤维素性炎发生于肺者，如大叶性肺炎的红色和灰色肝样变期，肺泡腔内均有大量纤维素渗出，使肺实变。

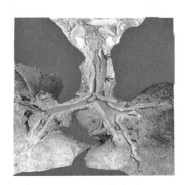

图8-3 气管白喉

注 箭头示假膜形成。

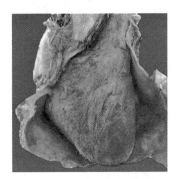

图8-4 纤维素性心包炎

注 渗出在心包腔内的纤维素在心包膜表面呈绒毛状。

3. 化脓性炎（purulent inflammation） 是以大量中性粒细胞渗出为特征，伴有不同程度组织坏死和脓液形成的一种炎症，多由葡萄球菌、链球菌、脑膜炎球菌、淋球菌、大肠埃希菌、铜绿假单胞菌等化脓菌引起。化脓性炎由于发生原因和部位不同，可以形成一些不同的病变类型，常见的有以下几种。

1）脓肿（abscess） 器官或组织内的局限性化脓性炎，并有形成充满脓液的腔，称为脓肿。脓肿主要由金黄色葡萄球菌引起，好发于皮肤和内脏，如皮肤的疖、痈、肺、肝、肾、脑等内脏的脓肿（图8-5）等。脓肿早期为病原菌聚集的局部组织发生坏死和大量的中性粒细胞浸润（图8-6），随后发生化脓，形成充满脓液的腔；经过一段时间后，脓肿周围常有肉芽组织增生，包围脓肿形成所谓脓肿膜，具有吸收脓液、限制炎症播散的作用。含大量脓液的急性脓肿和厚壁的慢性脓肿，常需切开排脓后才能修复愈合。

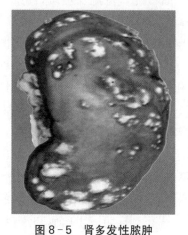

图8-5 肾多发性脓肿

注 肾表面见多发散在黄白色脓肿灶。

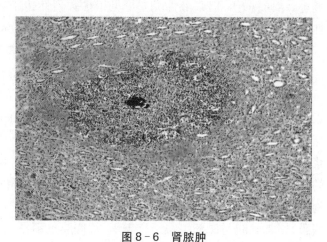

图8-6 肾脓肿

注 局限性肾组织坏死，中性粒细胞浸润，中心有菌团。

2）疖和痈 疖是单个毛囊及其所属皮脂腺发生的脓肿，病原菌大多为金黄色葡萄球菌。疖好发于毛囊和皮脂腺丰富的部位，如颈、头、面部及背部等。发生于上唇周围和鼻部的疖，如被挤压，细菌可沿内眦静脉和眼静脉进入颅内，引起化脓性海绵状静脉窦炎而导致严重后果。痈是由多个疖融集而成，可在皮下脂肪、筋膜组织中形成许多互相沟通的脓腔，皮肤表面可有多个开口，常需多处切开引流排脓后，才能修复愈合。

3）蜂窝织炎（phlegmonous inflammation） 发生于皮肤、肌肉和阑尾等疏松组织内的弥漫性化脓性炎，称为蜂窝织炎。蜂窝织炎主要由溶血性链球菌引起，链球菌能分泌透明质酸酶，溶解结缔组织基质中的透明质酸，使基质崩解；还能分泌链激酶溶解纤维素，故细菌易于在组织内沿组织间隙和淋巴管向周围蔓延播散。炎症区域组织高度水肿和大量中性粒细胞弥漫性浸润，与周围正常组织分界不清。但局部组织一般不发生明显的坏死和溶解，因此单纯蜂窝织炎痊愈后多不留痕迹。严重者，病变进展快，范围广，局部淋巴结肿大，全身中毒症状明显；有时需局部切开引流治疗，以防出现并发症。

4）表面化脓和积脓 表面化脓是指发生于黏膜或浆膜表面的化脓性炎，其特点是脓液主要向黏膜或浆膜表面渗出。例如，化脓性尿道炎和化脓性支气管炎时，渗出的脓液可通过尿道、气管排出体外。当表面化脓发生在浆膜或胆囊、输卵管黏膜时，脓液则在浆膜腔蓄积或因开口处粘连，脓液在胆囊、输卵管内蓄积，分别称为浆膜腔积脓、胆囊积脓和输卵管积脓。

4. 出血性炎 炎症时，由于血管壁损伤严重，渗出物中含有大量红细胞，称为出血性炎（hemorrhagic inflammation）。出血性炎常与其他类型炎症混合存在，如浆液性出血性炎、纤维素性出血性炎、化脓性出血性炎等。出血性炎常见于某些传染病，如炭疽、鼠疫、流行性出血热及钩端螺旋体病等。

（三）增生性炎

多数急性炎症以渗出和变质改变为主，但也有少数急性炎症以细胞增生改变为主，而变质和渗出改变相对较轻。例如，链球菌感染后的急性肾小球肾炎，病变以肾小球的血管内皮细胞和系膜细胞增生为主；伤寒病时，病变以单核巨噬细胞增生为主。

二、慢性炎症

慢性炎症的病程较长，数月至数年以上，可由急性炎症迁延而来，或者由于致炎因子的刺激较轻并持续时间较长，一开始即呈慢性经过。例如，结核病和自身免疫性疾病等常呈慢性炎症经过。慢性炎症由于机体抵抗力降低，病原体大量繁殖，可转化为急性炎症，称为慢性炎急性发作，如慢性胆囊炎和慢性阑尾炎的急性发作等。慢性炎症时，局部病变多以增生改变为主，变质和渗出改变较轻；炎细胞浸润多以淋巴细胞、巨噬细胞和浆细胞为主，常伴有成纤维细胞和血管内皮细胞的增生。根据形态学特点，慢性炎症可分为一般慢性炎症和肉芽肿性炎症两大类。

（一）一般慢性炎症

一般慢性炎症主要表现为成纤维细胞、血管内皮细胞和组织细胞增生，伴有淋巴细胞、浆细胞和巨噬细胞等慢性炎细胞浸润，同时局部的被覆上皮、腺上皮和实质细胞也可增生。

（二）肉芽肿性炎症

炎症局部以巨噬细胞增生为主、形成境界清楚的结节状病灶，称为肉芽肿性炎（granulomatous inflammation）或炎性肉芽肿，属于增生性炎。巨噬细胞来源于血液的单核细胞和局部增生的组织细胞。巨噬细胞可转化为特殊形态的细胞，如上皮样细胞和多核巨细胞等。根据致炎因子的不同，肉芽肿性炎症可分为感染性肉芽肿和异物性肉芽肿两类。

1. 感染性肉芽肿 由生物病原体如结核杆菌、伤寒杆菌、麻风杆菌、梅毒螺旋体、真菌和寄生虫等引起，可形成具有特殊结构的细胞结节。例如，结核性肉芽肿（结核结节）主要由上皮样细胞和一个或几个郎汉斯巨细胞组成；伤寒肉芽肿（伤寒小结）主要由伤寒细胞组成;风湿性肉芽肿主要由风湿细胞组成。

2. **异物性肉芽肿**　由外科缝线、粉尘、滑石粉、木刺等异物引起,病变以异物为中心,周围有数量不等的巨噬细胞、异物巨细胞、成纤维细胞及淋巴细胞等,形成结节状病灶。肉芽肿性炎与一般慢性炎不同,引起的原因也不同,增生的细胞形态及其排列形式各有其相对的特殊性。根据这些相对特殊的形态特点,有助于做出病因学诊断。

(三) 炎性息肉

炎性息肉是在致炎因子长期作用下,局部黏膜上皮和腺体及肉芽组织增生而形成的突出于黏膜表面的肉芽肿块,常见于鼻黏膜和宫颈。炎性息肉大小不等,从数毫米到数厘米,基底部常有蒂;显微镜下可见黏膜上皮、腺体和肉芽组织明显增生,并有数量不等的淋巴细胞和浆细胞浸润。

(四) 炎性假瘤

炎性假瘤是指炎性增生时形成境界清楚的瘤样肿块,组织学上炎性假瘤由肉芽组织、炎细胞、增生的实质细胞及纤维组织构成,与肿瘤外形相似,称为炎性假瘤,好发于肺及眼眶。炎性假瘤本质是炎症,并非肿瘤,但需与真性肿瘤鉴别。

第五节　炎症的局部表现和全身反应

▶ 在线课程8-1　炎症基本病理变化及临床表现

一、局部表现

1. **红**　由于炎症病灶内充血所致。炎症初期由于动脉性充血,局部氧合血红蛋白增多,故呈鲜红色;随着炎症的发展,血流缓慢、淤血和停滞,局部组织含还原血红蛋白增多,故呈暗红色。

2. **肿**　由于渗出物,特别是炎性水肿所致。慢性炎症时,组织和细胞的增生也可引起局部肿胀。

3. **热**　由于动脉性充血及代谢增强所致。白细胞产生的白介素-1(interleukin-1 IL-1)、肿瘤坏死因子(tumor necrosis factor,TNF)及前列腺素E(prostaglandin E, PGE)等均可引起发热。

4. **痛**　炎症局部疼痛与多种因素有关:①局部炎症病灶内K^+、H^+的积聚;②炎症介质的作用,前列腺素、5-羟色胺、缓激肽等的刺激是引起疼痛的主要原因;③炎症病灶内渗出物造成组织肿胀、张力增高,压迫神经末梢亦可引起疼痛;④发生炎症的器官肿大,使富含感觉神经末梢的被膜张力增加,神经末梢受牵拉而引起疼痛。

5. **功能障碍**　造成功能障碍的原因很多,如炎症灶内实质细胞变性、坏死、代谢功能异常,炎性渗出物造成的机械性阻塞、压迫等都可引起器官的功能障碍。疼痛也可影响肢体的活动功能。

二、全身反应

全身反应是比较严重的炎症性疾病,特别是病原微生物在体内蔓延播散时常出现明显的全身性反应。

1. 发热 病原微生物感染常常引起发热。一定程度的体温升高可使机体代谢增强,促进抗体的形成,增强吞噬细胞的吞噬功能和肝脏的屏障解毒功能,从而提高机体的防御功能。但发热超过一定限度或长期发热,可影响机体的代谢过程,引起多系统特别是中枢神经系统的功能紊乱。如果炎症病变十分严重,体温反而不升高,说明机体反应性差,抵抗力低下,是预后不良的征兆。

2. 白细胞增多 急性炎症尤其是细菌感染所致急性炎症时,末梢血白细胞计数可明显升高,这主要是由于 IL-1 和 TNF 等刺激白细胞释放加速所致,白细胞增多也是机体防御功能的一种表现。在严重感染时,外周血液常常出现幼稚中性粒细胞比例增加的现象,即临床上所称的"核左移",反映了患者对感染的抵抗力较强和感染程度较重。在某些炎症性疾病过程中,如伤寒、病毒性疾病(如流感、病毒性肝炎和传染性非典型肺炎)、立克次体感染及某些自身免疫性疾病(如系统性红斑狼疮)等,血中白细胞往往不增加,有时反而减少。

3. 单核吞噬细胞系统细胞增生 是机体防御反应的一种表现。炎症尤其是病原微生物引起的炎症过程中,单核吞噬细胞系统的细胞常有不同程度的增生,常表现为局部淋巴结、肝、脾肿大。骨髓、肝、脾、淋巴结中的吞噬细胞增生,吞噬消化能力增强。淋巴组织中的 B、T 淋巴细胞也可发生增生,同时释放淋巴因子和分泌抗体的功能增强。

4. 实质器官的病变 炎症较严重时,由于病原微生物及其毒素的作用,以及局部血液循环障碍、发热等因素的影响,心、肝及肾等器官的实质细胞可发生不同程度的变性、坏死和器官功能障碍。

🖥 在线案例 8-1 患者发热、腹痛、腹胀,腹腔抽出液体比重高

第六节　炎症的结局

炎症过程中,既有损伤又有抗损伤。致炎因子引起的损伤与机体抗损伤反应的斗争,决定着炎症的发生、发展和结局。如损伤占优势,则炎症加重,并向全身播散;如抗损伤反应占优势,则炎症逐渐趋向痊愈。炎症的结局有以下 3 种情况。

一、痊愈

多数情况下,由于机体抵抗力较强或经过适当的治疗,病原微生物被消灭,炎症区

域坏死组织及渗出物被溶解吸收,通过周围健康细胞再生修复,最后完全恢复其正常的结构和功能,称为痊愈。例如,大叶性肺炎时,渗出物被溶解、吸收、消散后,肺组织的原有结构和功能可完全恢复。少数情况下,由于机体抵抗力较弱,炎症区域坏死范围较大,周围组织、细胞再生能力有限,或渗出的纤维素较多,不容易被完全溶解、吸收,则由增生的肉芽组织长入,形成瘢痕或粘连,而不能完全恢复其正常的结构和功能,称为不完全痊愈。如果瘢痕组织形成过多或发生在某些重要器官,可引起功能障碍。

二、迁延不愈或转为慢性

如果机体抵抗力低下或治疗不彻底、致炎因子持续或反复作用于机体,则炎症迁延不愈,急性炎症转化为慢性炎症。例如,急性病毒性肝炎转变为慢性迁延性肝炎,急性肾盂肾炎转变为慢性肾盂肾炎等。

三、蔓延播散

少数情况下,由于机体抵抗力低下,病原微生物数量大、毒力强,以致不能有效控制感染时,病原体即可在局部大量繁殖,向周围组织蔓延播散或经淋巴管、血行播散而引起严重后果。

(一)局部蔓延

炎症区域的病原微生物可经组织间隙或器官的自然腔道向周围组织蔓延播散。例如,肺结核病时,由于机体抵抗力降低,结核杆菌可沿组织间隙向周围组织蔓延,使病灶扩大;亦可沿支气管播散,在肺的其他部位形成新的结核病灶。

(二)淋巴播散

病原微生物经组织间隙侵入淋巴管,随淋巴液引流到局部淋巴结,引起局部淋巴结炎。例如,足部化脓性炎症可引起腹股沟淋巴结炎,肺结核播散可引起肺门淋巴结结核。

(三)血行播散

炎症区域的病原微生物侵入血循环或其毒素吸收入血,可引起菌血症、毒血症、败血症或脓毒血症,严重时可危及生命。

1. **菌血症**　病灶局部的细菌经血管或淋巴管侵入血流,从血液中可查到细菌,但无全身中毒症状出现,称为菌血症。例如,伤寒、流行性脑脊髓膜炎早期均可发生菌血症。

2. **毒血症**　细菌的毒素及其代谢产物吸收入血,引起全身中毒症状,称为毒血症。临床上出现高热、寒战等中毒症状,常伴有心、肝、肾等实质细胞的变性、坏死,但是血培养找不到细菌。

3. **败血症**　侵入血液的细菌大量生长繁殖并产生毒素,引起全身中毒症状,称为败血症。患者出现高热,寒战,皮肤、黏膜出血斑点,脾及全身淋巴结肿大等,严重者可并发中毒性休克。血培养可以找到细菌。

4. 脓毒血症 由化脓菌引起的败血症,细菌随血流到达全身,在肺、肾、肝、脑等处发生多发性脓肿,称为脓毒血症或脓毒败血症。

(相霞)

数字课程学习

○教学 PPT ○导入案例解析 ○复习与自测 ○更多内容……

第九章 发 热

章前引言

　　人体具有相对稳定的体温,以适应正常生命活动的需要。体温的相对恒定是在体温调节中枢调控下,机体产热和散热过程相对平衡的结果。体温调节的高级中枢位于视前区下丘脑前部,延髓、脊髓等被认为是体温调节的次级中枢,对体温信息有一定程度的整合功能。

　　此外,大脑皮层也参与体温的行为性调节。体温的中枢调节目前主要用"调定点(set point,SP)"学说来阐释。

学习目标

　　1. 解释发热的概念,阐述发热的时相和热代谢特点,以及发热时机体功能代谢的变化。

　　2. 理解发热激活物的概念和种类、内源性热原的概念和种类。

　　3. 说出发热发生的基本环节及处理原则。

　　4. 运用所学知识解释发热的临床表现,知道临床常用物理降温方法的病理生理学基础,具备熟练的发热患者护理能力。

　　5. 充分利用所学的知识进行健康教育,正确指导临床注意事项。

思维导图

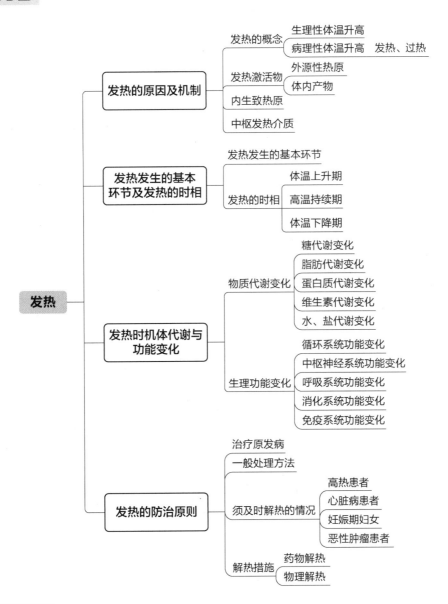

患儿,男,3岁。1天前出现发热,体温39℃,咳嗽,无痰,无呼吸困难。入院前开始抽搐,两眼向上凝视,四肢抖动,持续1 min后自行缓解。查体:神志清楚,体温39℃,心率100次/分,呼吸30次/分。咽部充血、双扁桃体Ⅱ度肿大。两肺呼吸音粗,未闻及水泡音。实验室检查:白细胞计数$13.3×10^9/L$,淋巴细胞占比16%,中性粒细胞占比83%。

问题:
1. 该患儿体温为什么升高? 为什么出现惊厥?
2. 对该患儿应怎样处理? 护理时需注意什么?

第一节　发热的原因及机制

一、发热的概念

正常成年人体温维持在 37℃ 左右,一昼夜上下波动不超过 1℃。发热(fever)是指在致热原的作用下体温调节中枢调定点上移而引起的调节性体温升高,超过正常体温 0.5℃。发热时,体温调节功能正常,而由于调定点上移,体温调节在高水平上进行。

临床上,体温升高可分为调节性体温升高和非调节性体温升高,前者即发热。非调节性体温升高时,调定点并未发生移动,而是由于体温调节障碍(如体温调节中枢损伤:下丘脑损伤、出血、炎症等),或散热障碍(如皮肤鱼鳞病、环境高温所致的中暑、先天性汗腺缺陷症等)及产热器官功能异常(如甲状腺功能亢进、癫痫时的剧烈抽搐)等,体温调节机制不能将体温控制在与调定点相适应的水平上,是被动性体温升高,此类体温升高称为过热(hyperthermia)。

除上述情况外,某些生理情况也会出现体温升高,如剧烈运动、月经前期、妊娠期、心理应激等,随着生理过程结束,体温自动恢复正常,不对机体产生危害,故称之为生理性体温升高(图 9 - 1)。

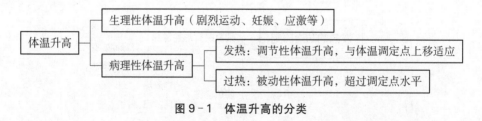

图 9 - 1　体温升高的分类

发热不是独立的疾病,而是发热性疾病的重要病理过程和临床表现,在整个病程中体温变化往往可以反映病情的进程,所以,了解发热的特点,对判断病情、评价疗效和估计预后均有重要参考意义。

二、发热激活物

发热激活物(pyrogenic activator)是指能够激活产内源性热原细胞,使之产生和释放内源性热原(endogenous pyrogen),再经一系列后续环节引起体温升高的物质。发热激活物又称内源性热原诱导物,包括外源性热原(exogenous pyrogen)和某些体内产物。

（一）外源性热原

来自体外的致热物质称为外源性热原,常见的有各种生物病原体,如细菌、病毒、真菌、立克次体、支原体、螺旋体、寄生虫等及其产物。

1. **细菌**　革兰氏阳性细菌如葡萄球菌、链球菌、肺炎球菌、白喉杆菌和枯草杆菌及其产生的外毒素。革兰氏阴性细菌如大肠埃希菌、伤寒杆菌、脑膜炎球菌、志贺菌等,致热性除全菌体和胞壁中的肽聚糖外,致热主要成分是胞壁中的内毒素(endotoxin)。内毒素的主要成分为脂多糖(lipopolysaccharide,LPS),是最常见的外源性热原,耐热性高(通常需 160 ℃ 干热 2 h 方能将其彻底破坏),是血液制品和输液过程中的主要污染物。此外,分枝杆菌的典型菌群为结核杆菌,其全菌体及胞壁成分都有致热作用。

2. **病毒及其他病原体**　常见的病毒有流感病毒、麻疹病毒、风疹病毒、柯萨奇病毒等。病毒以全病毒体及其所含的血细胞凝集素而致热。其他病原体主要包括真菌、螺旋体、寄生虫等。

1）真菌　如白念珠菌、球孢子菌和副球孢子菌、组织胞质菌等。真菌的致热因素是全菌体及菌体所含荚膜多糖和蛋白质。

2）螺旋体　常见的有钩端螺旋体、回归热螺旋体和梅毒螺旋体。其致热因素是代谢裂解产物、细胞因子毒素。

3）寄生虫　如疟原虫感染人体后,引起周期性红细胞破裂,大量裂殖子和疟色素等释放入血,引起高热。

此外,立克次体、衣原体也可以引起发热。

（二）体内产物

1. **抗原-抗体复合物**　实验证明,抗原-抗体复合物对产内源性热原细胞也有激活作用。例如,牛血清蛋白对正常家兔无致热作用,牛血清蛋白致敏家兔,然后将致敏动物血清转移给正常家兔,再用特异性抗原攻击受血动物时可引起其发热,这表明抗原-抗体复合物可能是发热的激活物。

2. **类固醇**　某些类固醇产物对人体有致热作用。例如,睾酮的代谢产物本胆烷醇酮,给人肌内注射后可引起明显的发热。某些周期性发热的患者常找不到病因,而血浆中本胆烷醇酮浓度升高。

3. **机体组织大量破坏**　如急性大面积心肌梗死、大手术后、大剂量射线辐射等导致机体组织大量破坏,均可引起发热,严重者可持续数天。

三、内源性热原

在发热激活物的作用下,产内源性热原细胞被激活,产生和释放的能引起体温升高的物质,称为内源性热原。

（一）产生和释放

能够产生和释放内源性热原的细胞称为产内源性热原细胞,包括单核细胞、巨噬细胞、内皮细胞、淋巴细胞、星状细胞及肿瘤细胞等。内源性热原的产生和释放是复杂的细胞信息传递和基因表达的调控过程,这一过程包括产内源性热原细胞的激活、内源性热原的产生和释放等。发热激活物如脂多糖与血清中脂多糖结合蛋白形成复合物,再与单核细胞/巨噬细胞表面 CD14 结合形成三重复合物,激活细胞内核转录因子,启动内源性热原的基因表达,并释放入血。

(二) 性质和种类

内源性热原是一组不耐热的小分子蛋白质。

1. 白介素-1(IL-1)　是由单核细胞、巨噬细胞、内皮细胞、肿瘤细胞等在发热激活物作用下产生的多肽类物质。目前发现 IL-1 有两种亚型:IL-1a 和 IL-1β。实验证明,给动物静脉内注射 IL-1 可以引起典型的发热。在内毒素引起发热的动物血液中有大量 IL-1 出现。IL-1 不耐热,70 ℃维持 30 min 即丧失活性。

2. 肿瘤坏死因子(TNF)　是由巨噬细胞、淋巴细胞等产生和释放的一种小分子蛋白。内毒素、链球菌、葡萄球菌等可诱导 TNF 的产生。给家兔、大鼠静脉内注射 TNF 可引起明显发热,此反应可以被环加氧酶抑制剂布洛芬阻断。TNF 在体内外均可刺激 IL-1 产生。

3. 干扰素(interferon,IFN)　是一种具有抗病毒、抗肿瘤作用的蛋白质,主要由白细胞产生。IFN 有多种亚型,其中 IFN-α 和 IFN-γ 与发热相关,可被前列腺素合成抑制剂阻断。IFN 引起发热反应时有剂量依赖性,反复注射可产生耐受性。

4. 白介素-6(IL-6)　是一种由 184 个氨基酸组成的蛋白质,由单核细胞、成纤维细胞和内皮细胞等分泌的细胞因子,内皮素、病毒、IL-1 等可诱导其合成和释放。IL-6 可引起各种动物的发热反应,作用弱于 IL-1 和 TNF。

5. 巨噬细胞炎症蛋白-1(macrophage inflammatory protein-1,MIP-1)　是内毒素诱导巨噬细胞产生的一种肝素结合蛋白质。家兔静脉注射微量 MIP-1 可引起体温升高。

(三) 作用

内源性热原如能通过血脑屏障进入脑或产生自脑内,可能直接作用于视前区下丘脑前部(preoptic anterior hypothalamus,POAH),来自外周的内源性热原若不能通过血脑屏障,可能到达血脑屏障薄弱部位紧靠 POAH 的视上隐窝处的终板血管器(organum vasculosum lamina terminalis,OVLT)。OVLT 毛细血管属有孔毛细血管,通透性高于一般毛细血管。内源性热原通过毛细血管到达血管外间隙作用于靶细胞,诱生相关介质作用于该处神经元或通过室管膜细胞紧密连接再作用于神经元,将信息传递到 POAH。

四、中枢发热介质

内源性热原无论直接或通过 OVLT 作用于体温调节中枢,内源性热原均不是引起调定点上移的最终物质,而是通过引起中枢发热介质的释放,使调定点改变。中枢发热介质分为两类：正调节介质和负调节介质。正调节介质如前列腺素 E、环磷酸腺苷、Na^+/Ca^{2+} 比值升高、促肾上腺皮质激素释放激素（corticotropin releasing hormone，CRH）、一氧化氮等，使体温调定点上移引起发热。临床和实验研究均表明，发热时的体温升高极少超过 41℃，即使增加致热原的剂量也很难超过此限制。发热时体温上升幅度被限制在特定范围内的现象称为热限（febrile limit），表明体内存在自我限制发热的因素。体内存在的对抗体温升高的物质称为负调节介质，主要包括精氨酸加压素（arginine vasopressin，AVP）、促黑细胞激素 α（α-melanocyte stimulating hormone，α-MSH）及由肺、脑等器官产生的脂皮蛋白质-1（lipocortin-1）等。

第二节 发热发生的基本环节及发热时相

一、发热发生的基本环节

来自体内外的发热激活物作用于产内源性热原细胞，引起内源性热原的产生和释放，内源性热原随血液循环到达脑内或通过 OVLT，引起中枢发热介质释放，使 POAH 调定点上移。由于调定点高于中心温度，体温调节中枢对产热和散热进行调节，即冷敏神经元兴奋，通过交感神经引起皮肤血管收缩，散热过程抑制；通过体神经引起骨骼肌紧张，不随意收缩，产热过程加强，从而使体温升高至与调定点相适应的水平。在体温上升的同时，负调节介质产生和释放，对调定点上移和体温的上升发挥限制性作用。发热持续一定时间后，随着发热激活物的消失或被控制，内源性热原及增多的发热介质被降解清除，调定点恢复正常，体温也相应被调控下降至正常（图 9-2）。

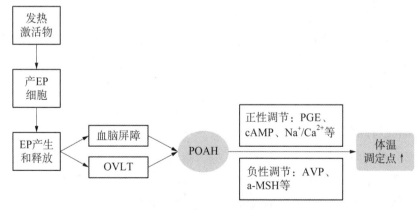

图 9-2 发热发生的基本环节

二、发热的时相

📖 在线课程 9-1 发热的时相和热代谢特点

多数发热,尤其急性传染病和急性炎症引起的发热,其临床经过大致可分为 3 个时相,每个时相各有其典型的临床表现和热代谢特点(图 9-3)。

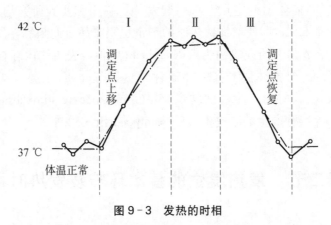

图 9-3　发热的时相

注　Ⅰ:体温上升期;Ⅱ:高温持续期;Ⅲ:体温下降期;—·—:调定点变化曲线;—○—:体温变化曲线。

(一) 体温上升期

发热的第一时相是中心体温开始迅速或逐渐上升,快者约几小时或一昼夜就达高峰,慢者需几天才达高峰,称为体温上升期。

发热激活物通过一系列环节引起体温调定点上移,而中心温度低于调定点水平,原来正常体温变成"冷刺激",中枢对"冷"信息发生反应,发出指令经交感神经到达散热器官,引起皮肤血管收缩、血流减少,皮肤温度降低,散热减少。同时,指令到达产热器官,引起寒战和物质代谢增强,特别是棕色脂肪细胞内脂质氧化分解增强,产热增加,寒战是由于寒战中枢兴奋指令经脊髓侧索的网状脊髓束和红核脊髓束下传,经运动神经引起骨骼肌不随意的节律性收缩,其产热率较高,比正常增加 4～5 倍,因此体温上升期又称为寒战期。体温上升期由于血管收缩,皮肤温度下降,患者感到发冷、恶寒,皮肤苍白;因竖毛肌收缩,皮肤出现"鸡皮疙瘩"。

此期热代谢特点是体温调定点上移,产热增加,散热减少,产热大于散热,体温上升。

(二) 高温持续期

当体温升高到与新的调定点水平相适应的高度,就波动于较高水平,称为高温持续期或热高峰期。由于此期体温与新的调定点水平相适应,下丘脑不再发出引起"冷"反应的冲动。除寒战及"鸡皮"现象消失外,皮肤血管由收缩转为舒张,血温升高也有舒血管作用;浅层血管舒张使皮肤血流增多,皮肤发红,散热也因而增加。由于温度较高的血液灌注提高了皮肤温度,热感受器将信息传入中枢,产生酷热感。高热使皮肤水分蒸发较多,因而皮肤和口唇比较干燥。高温持续期的时间因疾病不同而长短不一,从几小时(如疟疾)、几天(如大叶性肺炎)到 1 个月以上(如伤寒),认识这些特点有利于疾病的诊断和治疗。

此期的热代谢特点是中心温度与上升的调定点水平相适应,产热与散热在高水平上保持相对平衡。

(三)体温下降期

由于发热激活物、内源性热原及中枢发热介质的清除,体温调节中枢的调定点恢复到正常水平。此时,中心温度高于调定点水平,POAH的温敏神经元发放冲动增多,除皮肤血管舒张外,还可引起大量出汗,促进散热。出汗是一种快速、有效的散热反应,但大量出汗可造成脱水,甚至循环衰竭,应注意监护、补充水和电解质,尤其对心肌劳损患者更应密切注意。而冷敏神经元受抑制,减少产热。

此期的热代谢特点是散热增多,产热减少,体温下降逐渐恢复到与正常调定点相适应的水平。

第三节　发热时机体的代谢和功能变化

⏵ 在线案例9-1　患者3天前劳累后出现发热,伴畏寒、寒战

除原发病引起的改变外,发热时体温升高、内源性热原以及体温调节效应等均可引起机体一系列代谢及功能变化。

一、物质代谢变化

发热时物质代谢增强,一般认为体温每升高1℃,基础代谢率约提高13%。因此,发热患者的物质消耗明显增加。如果持久发热和营养物质摄入不足,会导致患者消瘦、体重减轻。

(一)糖代谢变化

发热时由于产热的需要,能量消耗增加,因而对糖的需求增加。肝糖原和肌糖原分解增多,糖原储备减少,糖异生作用加强,患者血糖升高,超过肾糖阈甚至可出现糖尿。寒战期糖的消耗更大,氧供应相对不足,产生大量乳酸,发热时肌肉酸痛与此相关。慢性发热时血糖升高不明显,如消耗性发热时血糖反而降低。

(二)脂肪代谢变化

发热时因能量消耗的需要,脂肪分解也明显加强。由于糖原储备不足,加上发热患者食欲差,饮食减少、营养摄取不足,机体动员脂肪储备,脂肪分解明显增加,大量脂肪分解且氧化不完全可致酮血症和酮尿。长期发热患者体内脂肪消耗过多可导致消瘦。

(三)蛋白质代谢变化

发热时蛋白质分解增强,尿氮含量较正常人增加2~3倍,如不能及时补充足够的

蛋白质,机体可呈负氮平衡,抵抗力降低,组织修复能力下降。蛋白质分解增强可为肝脏提供大量游离氨基酸,用于急性期反应蛋白的合成和组织修复。

(四)维生素代谢变化

发热时由于糖、脂肪、蛋白质分解代谢增强,维生素消耗增多;患者食欲减退和消化液分泌减少,导致维生素摄取和吸收减少,患者可出现维生素 C 和 B 族维生素的缺乏。对于长期发热者,应注意及时补充维生素。

(五)水、盐代谢变化

在发热的体温上升期,由于肾血流量减少,尿量明显减少,Na^+、Cl^- 排泄减少。而退热期因尿量恢复和大量出汗,Na^+、Cl^- 排出增多。高温持续期由于皮肤和呼吸道水分蒸发增加及退热期大量出汗可导致水分大量丢失,严重时可导致脱水,脱水又可加重发热。因此,高热患者退热期应注意及时补充水和电解质。

二、生理功能变化

(一)循环系统功能变化

发热时因交感-肾上腺髓质系统兴奋及血温升高刺激窦房结,可引起心率加快,体温每升高 1 ℃,心率平均增加 18 次/分。一定限度的心率加快可增加心输出量,有利于向代谢旺盛的发热机体提供更多的氧气和血液。但对于心肌劳损或心脏有潜在疾病者,可因心脏负荷加重而诱发心力衰竭。在体温上升期,心率加快,心输出量增加及外周血管收缩,可使血压轻度升高。高温持续期及体温下降期因外周血管扩张及出汗,血压可轻度下降,少数患者可因大量出汗、体温骤降导致循环衰竭,应及早预防。

(二)中枢神经系统功能变化

发热使神经系统兴奋性增加,特别是高热(40~41 ℃)时患者可出现烦躁不安、失眠、谵妄、幻觉等症状,发热患者常有头痛、头晕症状。有些高热患者也可表现为神经系统抑制,出现淡漠、嗜睡等症状。小儿高热易出现全身或局部抽搐,称为热惊厥。热惊厥可能与小儿中枢神经系统尚未发育成熟相关。

(三)呼吸系统功能变化

发热时血温增高可刺激呼吸中枢,并提高呼吸中枢对 CO_2 的敏感性,加上代谢增强,CO_2 生成增多使呼吸加深、加快,有利于氧的摄取、CO_2 的排出和散热。体温过高时可因大脑皮质和呼吸中枢的抑制而使呼吸变浅、变慢,甚至出现周期性呼吸。

(四)消化系统功能变化

发热时由于交感神经兴奋,消化液分泌减少、胃肠蠕动减弱,患者可出现食欲不振、消化吸收不良,表现为口干、口腔异味、恶心、呕吐、腹胀、便秘等。

(五)免疫系统功能变化

发热对机体免疫系统的影响是利弊共存,主要与发热程度相关。有利的一面表现为适度发热可使免疫系统功能增强,由于内源性热原本身即免疫调控因子,如发热时 IL-1 可刺激 T、B 淋巴细胞的增殖和分化,增强吞噬细胞的杀菌活性;IL-6 可促进 B 淋巴细胞分化,并促进肝细胞产生急性期蛋白,诱导细胞毒 T 淋巴细胞(CTL)的生成;IFN 除抗病毒外,还可增强天然杀伤细胞(NK)与吞噬细胞的活性;TNF 具抗肿瘤活性、增强吞噬细胞杀菌活性、促进 B 淋巴细胞的分化,一定程度的体温升高也可使吞噬细胞活力增强。但持续高热可引起免疫系统功能紊乱。

第四节 发热的处理原则

一、治疗原发病

发热是疾病,特别是感染性疾病常见的临床表现,其热型和热程变化能够反映病情变化,可作为临床诊断、评价疗效和估计预后的重要参考。因此,对待发热不能单纯地退热,而应积极寻找原因,治疗原发病。

二、一般处理方法

发热是疾病的信号,体温曲线的变化常具有重要的诊断价值,适度的发热有助于增强机体的免疫功能。因此,一般发热(<38.5℃)且不伴有其他严重疾病者不急于退热,以免因过早退热而掩盖病情,延误诊断治疗及抑制机体免疫功能。应针对发热时物质代谢增强及大汗等变化,给予足够的营养物质、维生素和水。

三、须及时解热的情况

持续高热造成机体过度消耗或发热可能促进疾病发生、发展,甚至发生威胁生命的情况,应及时解热。

(一)高热患者

高热是指体温 40℃以上,尤其对体温达到 41℃以上者应及时解热,以免造成中枢神经系统和心脏的严重损害;小儿高热易诱发惊厥,更应及早预防。

(二)心脏病患者

因发热时心率加快,心脏负荷增加易诱发心力衰竭。因此,对心脏病患者或有心肌潜在损害者应及早解热。

(三)妊娠期妇女

对妊娠早期妇女,发热有致畸的危险。对妊娠中、晚期妇女,由于循环血量增多、心脏负担加重,发热会进一步增加心脏负担,有诱发心力衰竭的可能,故应及时解热。

（四）恶性肿瘤患者

持续发热可加重机体消耗，因此对于明确诊断的恶性肿瘤患者伴有的发热应及时解热。

四、解热措施

（一）药物解热

如化学药物水杨酸类通过阻断前列腺素 E 合成，发挥解热效应；类固醇解热药通过抑制内源性热原的合成和释放，抑制免疫反应和炎症反应等，发挥解热作用；清热解毒的中草药也有较好的解热作用。

（二）物理解热

在高热或病情危急时，可采用酒精擦浴、冰帽、冰袋冷敷头部等物理方法促进散热。

（杨红梅）

数字课程学习

○PPT 课件　　○导入案例解析　　○复习与自测　　○更多内容……

第十章 休 克

章前引言

　　休克(shock)是由于各种强烈致病因子引起的急性循环功能障碍,组织血液灌流量严重不足,导致细胞损伤、重要器官功能代谢紊乱和结构损害的全身性病理过程。其主要临床表现为血压下降、面色苍白、皮肤湿冷、脉搏细速、神志淡漠,甚至昏迷等。病情常迅速恶化,如不及时抢救,组织器官将发生不可逆损伤而危及生命。

· 学习目标 ·

　　1. 阐述休克的概念、原因和分类,知道休克的发展过程。

　　2. 理解休克的发生机制和休克时细胞及器官系统功能的变化。

　　3. 说出休克的防治原则。

　　4. 运用所学知识解释休克时常见的临床表现,具备熟练的抢救及护理能力,领悟到医疗过程中的责任意识。

　　5. 充分利用所学的知识进行健康教育,正确指导临床注意事项。

思维导图

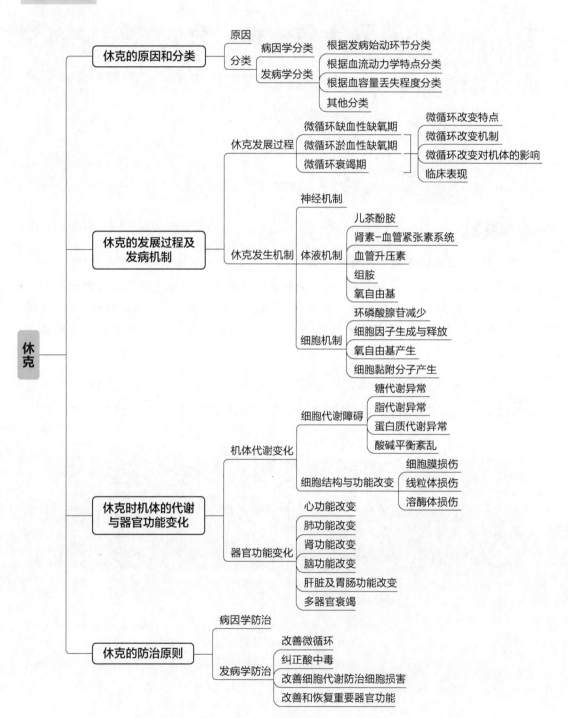

案例导入

患者,男性,20岁,因外出途中遭遇车祸急诊入院。

体格检查:体温37℃,心率120次/分,血压90/60 mmHg,面色苍白、脉搏细弱、四肢湿冷、左耻骨联合及大腿根部大片瘀斑、血肿。

问题:

1. 患者属何种类型休克? 入院前大约处于休克的哪一阶段?
2. 此阶段微循环变化的特点是什么?
3. 从病理生理学角度提出救治此患者的原则。

第一节 休克的原因和分类

一、原因

引起休克的原因很多,临床上常见的有以下几种。

(一) 失血、失液

失血、失液多见于外伤出血、胃溃疡出血、食管静脉曲张破裂、产科大出血等,当失血量较大而又不能得到及时补充时均可发生失血性休克;剧烈呕吐、腹泻等大量体液丧失时也可引起休克。

(二) 创伤

创伤常见于骨折、挤压伤、战伤等,创伤较重,特别是合并一定量失血或伤及重要生命器官时更易发生休克。

(三) 烧伤

大面积烧伤伴有大量血浆丧失者常可合并休克,并常常出现继发感染、弥散性血管内凝血(DIC)等。

(四) 感染

严重的细菌、病毒、真菌、螺旋体、立克次体等感染可引起感染性休克,常见于革兰氏阴性菌引起的败血症。此种休克中,细菌内毒素起重要作用,故又称内毒素性休克或中毒性休克。

(五) 心脏疾病

大面积急性心肌梗死、急性心肌炎、急性心包填塞及严重的心律失常等引起的心输出量明显减少,均可导致有效循环血量和组织灌流量下降,引起心源性休克。

（六）过敏

给某些过敏体质的人注射药物（如青霉素）、血清制剂或疫苗时，可引起过敏性休克。

（七）中枢抑制

剧烈疼痛、高位脊髓麻醉或损伤，由于阻力血管扩张，循环血量相对不足而发生休克。

二、分类

休克的种类很多，分类也不统一，常用的有以下几种。

（一）病因学分类

根据休克的原因分为失血/失液性休克、烧伤性休克、创伤性休克、感染性休克、心源性休克、过敏性休克、神经源性休克等。

    拓展阅读 10 - 1　各型休克的特点

（二）发病学分类

1. 根据发病始动环节分类

1) 低血容量性休克　始动环节是快速大量失血、大面积烧伤所致的大量血浆丧失及大量出汗、严重腹泻或呕吐等引起的大量体液丧失、血容量急剧减少。

2) 心源性休克　始动环节是由于大面积心肌梗死（梗死范围超过左心室面积的40%）、急性心肌炎、心包填塞等引起的心输出量急剧减少，致使有效循环血量和灌流量下降。

3) 血管源性休克　始动环节是由于外周血管扩张、血管床容量扩大、大量血液淤积在外周微血管中，使有效循环血量相对不足，回心血量减少。

2. 根据血流动力学特点分类

1) 低排高阻型休克　又称低动力型休克，其血流动力学特点是心脏排血量低，而总外周血管阻力高。此时，由于皮肤血管收缩，血流量减少，使皮肤温度降低，所以又称冷休克。本型休克在临床上较常见，低血容量性休克、心源性休克、创伤性休克和大多数感染性休克均属本类型。

2) 高排低阻型休克　又称高动力型休克，其血流动力学特点是心脏排血量高，而总外周血管阻力低。此时，由于皮肤血管扩张，血流量增多，使皮肤温度升高，所以又称暖休克。过敏性休克、神经源性休克和部分感染性休克属本类型。

3. 根据血容量丢失程度分类

1) 低血容量性休克　指失血、失液、创伤、烧伤等情况下，因血容量减少而引起的休克。

2) 正血容量性休克　指血容量已得到补足后继续发生的休克。

4. 其他分类　按休克病程及预后,休克可分为可逆性休克、难治性休克、不可逆性休克等。

第二节　休克的发展过程及发生机制

尽管休克的原始病因不同,但有效灌流量减少使微循环发生障碍是多数休克发生的共同基础。实现有效灌流需要 3 个因素的协调,即全身血容量、毛细血管床容量及正常的心泵功能,其中任何一个因素发生改变均可导致组织有效灌流发生障碍,即休克发生的起始环节。

一、发展过程

休克的种类不同,发展过程也有所差异。以失血性休克为例,根据休克发展的一般规律及临床特点和休克时微循环的改变,可将休克发展过程大致分为 3 期。

(一) 微循环缺血性缺氧期

1. 微循环改变特点　本期是休克发展的早期阶段,故又称休克初期或休克 I 期。与正常微循环状态相比[图 10 - 1(a)],此期微循环状态的特点是以缺血为主,主要变化为微循环中小血管收缩或痉挛,尤其是毛细血管前阻力增加;开放的毛细血管数目减少,毛细血管血流限于直捷通路,动静脉吻合支开放。因此,组织灌流量减少,出现少灌少流、灌少于流的情况,组织细胞呈缺血、缺氧状态,故称之为缺血性缺氧期[图 10 - 1(b)]。

2. 微循环改变机制　引起上述微循环缺血变化的主要机制与交感-肾上腺髓质系统的强烈兴奋有关。不同类型的休克,可通过不同的机制引起交感-肾上腺髓质系统兴奋,如低血容量性休克、心源性休克时的血压降低,减压反射抑制;创伤、烧伤性休克时的疼痛刺激;败血症休克的内毒素均可引起交感-肾上腺髓质系统兴奋,儿茶酚胺大量释放。

交感-肾上腺髓质系统强烈兴奋,使儿茶酚胺大量释放入血,这是休克早期引起小血管收缩或痉挛的主要原因。但不同器官的血管,对交感神经兴奋和儿茶酚胺增多的反应不同。皮肤、腹腔内脏的血管,由于具有丰富的交感缩血管纤维,且以 α 受体占优势,因而在交感神经兴奋和儿茶酚胺增多时,此部位的小动脉、小静脉、微静脉和毛细血管前括约肌都发生收缩。由于微动脉上的交感缩血管纤维分布最密集,毛细血管前括约肌对儿茶酚胺的反应性最强。因此,毛细血管前阻力血管收缩最为强烈,导致微循环灌流量急剧减少。动静脉吻合支上的 β 受体与儿茶酚胺结合,引起动静脉短路开放,使微循环非营养性血流增加,加重组织缺血、缺氧。脑血管交感缩血管纤维的分布最少,α 受体密度也低,故在交感神经兴奋、儿茶酚胺增多时,脑血管口径并无明显改变。冠状动脉虽然也有交感神经支配,但交感神经兴奋和儿茶酚胺增多通过心脏活动加强、代谢水平提高导致扩血管代谢产物特别是腺苷增多,而使冠状动脉扩张。

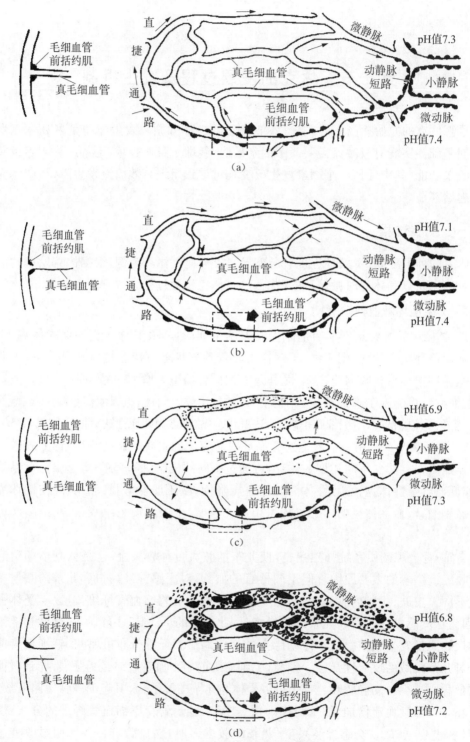

图 10-1　休克时微循环的变化

注　(a)正常；(b)缺血性缺氧期；(c)淤血性缺氧期；(d)DIC期。

此外,还有一些其他体液因子也参与缩血管作用。例如,交感神经兴奋和血容量减少可激活肾素-血管紧张素系统,血管紧张素 Ⅱ 有强烈的缩血管作用,包括对冠状动脉的收缩作用;血容量减少,左心房容量感受器对下丘脑合成和释放神经垂体加压素(抗利尿激素)的反射性抑制减弱使加压素分泌增多,超生理剂量的加压素具有使内脏小血管收缩的作用;增多的儿茶酚胺还能刺激血小板产生更多的血栓素 A_2,血栓素 A_2 也有强烈的缩血管作用。此外,休克时由于胰腺血液灌流量减少所引起的缺血、缺氧和酸中毒,可使胰腺外分泌细胞的溶酶体破裂而释放组织蛋白酶,后者可分解组织蛋白生成小分子肽类物质,即心肌抑制因子(myocardial depressant factor,MDF)。MDF 可抑制心肌收缩、抑制单核吞噬细胞系统的吞噬功能,促进腹腔内脏小血管收缩,从而进一步加重微循环缺血。血小板激活因子、内皮素和白三烯类物质也有促进血管收缩的作用。

3. 微循环对机体的影响改变　休克早期微循环变化,一方面引起了皮肤、肾、腹腔内脏等许多器官缺血、缺氧;另一方面,也具有重要代偿意义。因此,此期又称为代偿期,主要表现在以下几个方面。

1) 有利于动脉血压的维持　本期休克患者的动脉血压并不降低,一般表现为正常或略微增高,其机制如下。

(1) 回心血量和循环血量增多:静脉是机体的容量血管,正常时约有 70% 循环血液容纳在静脉系统中。休克早期儿茶酚胺等缩血管物质大量释放,可使小静脉等容量血管收缩,回心血量快速增加(自身输血)。此外,由于毛细血管前阻力明显升高,使毛细血管平均血压显著降低,较多的组织间液进入毛细血管,从而使回心血量增加(自身输液)。另外,肾素-血管紧张素-醛固酮系统(RAAS)的激活,可促进钠、水潴留;血容量减少引起的抗利尿激素分泌增多,可使肾重吸收水增加,这些都使回心血量和循环血量有所增多。

(2) 心输出量增加:交感神经兴奋和儿茶酚胺增多,使心率加快,心肌收缩力增强,每分心输出量增加。

(3) 总外周阻力增高:大量缩血管物质使许多器官内小动脉、微动脉收缩,总外周阻力增高。

总之,循环血量增多、心输出量增加及外周阻力增高,均有助于休克早期动脉血压的维持。

2) 有助于心、脑血液供应的维持　如前所述,本期心脑血管并不发生收缩,而冠状动脉反而有所扩张,再加上动脉血压不降或略有升高,使心、脑的血液供应基本得以维持。

4. 临床表现　由于休克早期上述一系列复杂的变化,本期的主要临床表现是:皮肤苍白,四肢冰冷,出冷汗,尿量减少,烦躁不安;血压正常或略升高,但脉压减少,脉搏细速。

如果此期能及时消除病因,采取输血、输液等治疗措施以补充循环血量,则交感-肾上腺髓质系统的兴奋状态会逐渐缓解,休克过程停止发展。否则,休克过程将继续发展而进入微循环淤血性缺氧期。

（二）微循环淤血性缺氧期

如果患者在休克Ⅰ期未能得到及时和适当的治疗，病情将继续发展，可进入休克Ⅱ期。

1. **微循环改变特点**　本期微循环状态的特征是淤血。微循环血流缓慢，红细胞聚集，白细胞滚动、贴壁、嵌塞，血小板聚集。组织微循环灌注多而流出少，灌大于流，故称为微循环淤血期。此时，真毛细血管开放数目虽然增多，但血流速度更加缓慢，组织处于淤血性缺氧状态。此期总外周阻力降低，动脉血压也显著下降，机体代偿逐渐向失代偿发展，所以本期又称为休克期［图 10-1(c)］。

2. **微循环改变机制**

1) 酸中毒　休克Ⅰ期微循环的持续性缺血，使这些部位的组织因缺氧而发生乳酸性酸中毒。酸中毒导致平滑肌对儿茶酚胺的反应性降低，促进血管扩张，毛细血管网大量开放，血管床容量增加，大量血液淤积在毛细血管内。

2) 局部扩血管代谢产物增多　长期的组织缺血、缺氧，使微血管周围肥大细胞释放组胺增加，ATP 分解产物腺苷增多以及细胞分解时 K^+ 释出增多。此外，这些物质随血流运出障碍，组织间液渗透压增高和激肽类物质生成增多等，均可造成血管扩张。

3) 内毒素　除了存在于革兰氏阴性菌所致内毒素性休克患者的血液中以外，其他类型休克患者的血液中也可出现。这是因为非感染性休克患者肠道内细菌产生的内毒素通过缺血的肠黏膜吸收入血。

内毒素除可激活接触因子（凝血因子Ⅻ）而促进凝血外，同时还可激活激肽释放酶原转变为激肽释放酶，后者使激肽原变成激肽（缓激肽），激肽类物质有较强的扩张小血管和使毛细血管壁通透性增高的作用。内毒素还可激活补体系统，通过 C3a 和 C5a 刺激肥大细胞产生组胺，使毛细血管壁通透性增高，且 C3a 还可激活激肽释放酶系统形成激肽。此外，内毒素还能与血液内中性粒细胞反应，产生并释放组胺等扩血管的多肽类活性物质，通过其他多种途径引起血管扩张，导致持续性低血压，加重微循环障碍。

4) 血液流变学改变　近年研究表明，血液流变学改变在休克期微循环淤血的发生、发展中发挥重要作用。休克期白细胞在黏附分子作用下滚动、贴壁、黏附于内皮细胞上，增加毛细血管的后阻力。此外，由于血液浓缩，血浆黏度增大，血细胞比容增大，红细胞聚集，白细胞贴壁嵌塞，血小板黏附和聚集等都可使微循环血流变慢、血液淤滞甚至停止。

3. **微循环改变对机体的影响**　此期，由于淤血、缺氧、酸中毒逐渐加重并互为因果，不断恶化病情，造成有效循环血量锐减，回心血量减少，心输出量和血压进行性下降。此期交感-肾上腺髓质系统更为兴奋，血液灌流量进行性下降，组织缺氧更加严重，形成恶性循环。心、脑血管失去自身调节，出现心、脑功能障碍。此期如抢救及时，采取纠正酸中毒、扩充血容量、合理应用血管活性药物等措施，仍可转危为安，否则休克将继续恶化，病程转入休克晚期。

4. 临床表现　由于上述改变,本期主要临床表现是:进行性动脉血压降低,神志淡漠,少尿或无尿,皮肤出现花斑或发绀,脉搏细弱,心音低钝,静脉塌陷而穿刺困难等。

(三) 微循环衰竭期

本期是休克Ⅲ期,也是休克发展的晚期。此期可发生 DIC 或者重要器官衰竭,甚至发生多器官衰竭。

1. 微循环改变特点　此期,微循环血流速度更加缓慢,血液进一步浓缩,血细胞凝集,血管内皮细胞受损,大量微血栓阻塞微循环而使微循环血流停止,处于不灌不流状态;也可出现出血,微血管麻痹性扩张,对血管活性物质失去反应。因此,本期又称 DIC 期或微循环衰竭期[图 10-1(d)]。

2. 微循环改变机制

1) 血液流变学改变　由于微循环淤血的不断加重,血液进一步浓缩,血液黏度增大,血细胞比容和纤维蛋白原浓度增加,血液处于高凝状态,加之微循环血流更加缓慢,血小板和红细胞易于聚集成块等。这些改变不仅加重微循环障碍和组织缺氧,还促进 DIC 的发生。

2) 组织因子释放入血　创伤、烧伤等所致的休克,常伴有大量组织破坏,使组织因子释放入血,激活外源性凝血系统。此外,内毒素使中性粒细胞释放组织因子,也可激活外源性凝血系统。

3) 血管内皮细胞损伤　严重缺氧、酸中毒或内毒素等都可损伤血管内皮细胞,暴露胶原纤维,激活内源性凝血系统。

4) $TXA_2 - PGI_2$ 平衡失调　休克时组织缺氧和补体系统的激活等使血小板合成血栓素 A_2(TXA_2)增多,同时,血管内皮细胞因缺氧、酸中毒或内毒素作用而受损,生成前列环素(PGI_2)减少。TXA_2 具有促进血小板聚集作用,而 PGI_2 具有抑制血小板聚集作用。因此,此期 $TXA_2 - PGI_2$ 的平衡失调,促进 DIC 发生。

5) 其他促凝物质释放　如异型输血导致休克时,红细胞大量破坏释放的腺苷二磷酸(adenosine diphosphate,ADP)可促进血小板释放反应,使血小板第三因子大量入血而促进凝血过程。组织缺氧促进血小板激活因子释放,血小板激活因子可诱导血小板聚集,促进 DIC 的发生。

3. 微循环改变对机体的影响

1) DIC 及其严重后果　休克一旦并发 DIC,使休克病情进一步恶化,并对微循环和各器官功能产生严重影响,原因如下:①微血管阻塞进一步加重微循环的障碍,并使回心血量锐减;②凝血物质消耗、继发性纤溶激活等因素引起出血,使循环血量减少而加重循环障碍;③纤维蛋白(原)降解产物和某些补体成分增加血管壁通透性,加重微血管舒缩功能的紊乱;④器官栓塞、梗死及出血加重急性器官衰竭,对患者预后产生严重的不良影响。

应当指出,并非所有休克一定要发展到休克Ⅲ期才发生 DIC。不同类型的休克,DIC 形成的早晚也不相同。例如,烧伤性休克和创伤性休克时由于大量组织因子释放入血、感染中毒性休克时由于内毒素的直接作用,以及异型输血而红细胞破坏大量释放磷脂和 ADP 等促凝物质,均可通过不同途径较早发生 DIC;而失血性休克则 DIC 发生较晚;且 DIC 也并非休克的必经时期。

2) 重要器官衰竭　在此期,由于微循环淤血不断加重和 DIC 的发生,以及全身微循环灌流量严重不足,全身性缺氧和酸中毒也愈发严重,加重细胞受损乃至细胞死亡,各重要器官功能、代谢障碍越来越严重;加之休克时体液因子的释放,进一步促进重要生命器官发生不可逆损伤,甚至发生多系统器官衰竭,给治疗造成较大的困难,因此又称为休克难治期。

4. 临床表现　临床上,本期患者除了血压进一步下降外,还有出血、器官功能障碍、微血管病性溶血性贫血等 DIC 的临床表现。总而言之,休克的微循环障碍学说认为,休克的发生和发展过程是由于在休克动因作用下有效循环血量减少,引起重要生命器官的微循环障碍,导致细胞损伤,最终发生多系统器官衰竭,使休克转向不可逆性阶段(图 10 - 2)。

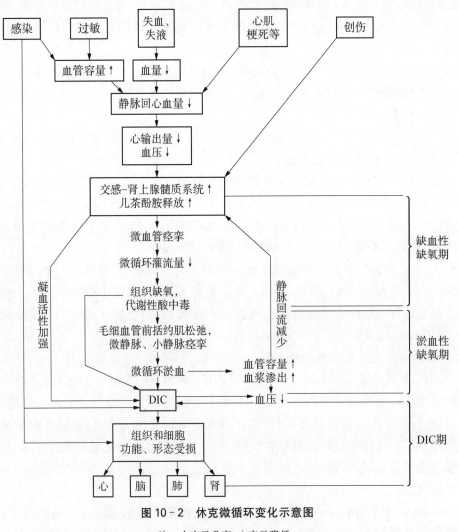

图 10 - 2　休克微循环变化示意图

注　↑表示升高;↓表示降低。

二、发生机制

（一）神经机制

在导致休克的原因作用下,动脉血压下降可通过颈动脉窦和主动脉弓减压反射抑制,立即引起交感神经系统和肾上腺髓质系统的兴奋。

这种神经机制的参与,一方面有利于休克时动脉血压的维持和心、脑的血液供应;另一方面,持久而强烈的交感神经兴奋会使组织缺血、缺氧加重,导致酸中毒使微循环血管扩张,造成淤血性缺氧,进一步加重组织微循环障碍,导致细胞损伤,最终与休克发展过程中的体液机制和细胞机制一起使休克趋于恶化。

（二）体液机制

在休克过程中,体内产生多种体液因子促进休克的发生和发展。

1. 儿茶酚胺　各种类型的休克都可引起交感-肾上腺髓质系统的兴奋,使血中儿茶酚胺增多,儿茶酚胺浓度增高在休克初期有代偿意义。这是因为儿茶酚胺作用于α受体时,不仅使皮肤、腹腔器官血流量减少,增加组织液回流,回心血量增多,从而补充有效循环血量,而且还由于血液重分布,在休克缺氧期保证了心、脑的血液灌流量。但是长期的组织缺血、缺氧、酸中毒,使微血管扩张,造成淤血性缺氧,使休克进一步发展。儿茶酚胺作用于β受体使动静脉吻合支开放,加重组织灌流障碍。

2. 肾素-血管紧张素系统　休克时,由于肾血流量减少,近球细胞释放肾素,促进血管紧张素形成,其中血管紧张素Ⅱ含量升高可引起心、肾的严重缺血性损伤。

3. 血管升压素　休克时,有效循环血量减少、血浆晶体渗透压升高、全身低血压和血管紧张素Ⅱ释放增多等,均可刺激下丘脑视上核及其周围区的渗透压感受器而释放血管升压素。血管升压素具有抗利尿作用和缩血管作用,休克早期通过其分泌起到代偿作用。

4. 组胺　休克时,由于缺氧、酸中毒、补体等作用使组胺释放入血。组胺作用于H_1受体,引起微静脉收缩、血管壁通透性增加和微循环淤滞,促进休克的发生和发展。组胺作用于H_2受体,使微血管扩张,增强心肌收缩力,具有抗休克作用。

5. 氧自由基　休克时,氧自由基生成增多,与细胞成分、亚细胞成分反应,破坏生物膜,使细胞损伤,导致实质器官功能障碍和多器官衰竭,休克时氧自由基合成增多的主要机制与以下因素有关。

1）黄嘌呤氧化酶形成增多　休克时缺血、缺氧组织中 ATP 急剧降低,促进黄嘌呤氧化酶(xanthine oxidase)和次黄嘌呤大量形成。当休克复苏或再供氧、再灌注时,大量分子氧随血液进入缺氧组织,在黄嘌呤氧化酶催化次黄嘌呤转变为尿酸的反应过程中,分子氧作为电子接受体,产生大量氧自由基及活性氧,引起再灌注损伤。

2）白细胞呼吸爆发　休克时白细胞贴壁、吞噬或被内毒素激活,引起呼吸爆发,使之释放氧自由基。

3）氧经单电子还原增多　花生四烯酸代谢、儿茶酚胺自氧化、线粒体细胞色素氧化酶功能失调等，均可使代谢途径改变，使氧经单电子还原增多，生成氧自由基。

6. 其他　休克过程中，由于多种因素影响，某些内源性介质生成显著增加，包括：①细胞因子，如 TNF、IL-1、血小板活化因子（platelet activating factor，PAF）、内啡肽、内皮源性舒张因子（EDRF）和内皮素等；②花生四烯酸代谢产物，如前列腺素类和白三烯；③激肽；④补体成分，如 C3a、C5a；⑤纤维蛋白降解产物（fibrin degradation product，FDP）；⑥心肌抑制因子（myocardial depressant factor，MDF）；⑦溶酶体酶等。这些内源性介质中，一些加重心血管系统功能的障碍，如 MDF 能抑制心肌收缩力，内毒素、内皮素、TXA_2 等具有收缩血管作用，TNF、内啡肽、激肽、PGI_2 等具有扩血管作用和降压作用。有些内源性介质则通过趋化作用和黏附聚集作用，影响休克的发生和发展，如 LTB_4 具有促进白细胞贴壁、血小板聚集释放，以及促进白细胞趋化黏附作用等。此外，TNF、激肽、LTB_4、C3a、C5a 及溶酶体成分既能增强毛细血管壁通透性，使血浆外渗，促进中性粒细胞与内皮细胞黏附，诱导产生内源性介质等，又能活化和损伤靶细胞。

总之，体液因子在不同类型休克的发生和发展过程中，引起血压进行性下降和血液流变学改变，加重微循环障碍和细胞损伤，使休克进一步恶化。

（三）细胞机制

各种休克由于有效循环血量减少和组织灌流障碍，致组织细胞缺氧，引起细胞的继发性损伤及细胞能量代谢障碍导致细胞内酸中毒、水钠潴留和细胞亚微结构的破坏。但是某些类型的休克，细胞的损伤是原发性的，如感染性休克，细胞损伤可出现在微循环障碍之前。休克时细胞机制参与的主要表现如下。

1. 环磷酸腺苷（cyclic adenosine monophosphate，cAMP）减少　cAMP 是由 ATP 转变而来，它是第二信使，能介导含氮激素的生理作用。休克时，组织血液灌流障碍，细胞 cAMP 含量下降，这与细胞膜通透性增高、cAMP 逸出、ATP 产生减少、腺苷酸环化酶活性下降和磷酸二酯酶活性增强有关。由于休克时膜通透性增加，钠、水内流，刺激钠泵，消耗 ATP，使 ATP 含量降低，对 5-核苷酸酶的抑制作用解除。因此，cAMP 水平降低、腺苷酸环化酶反应降低，而细胞对胰岛素、胰高血糖素以及糖皮质激素等激素的反应性减弱，钙调节障碍，从而影响细胞代谢导致细胞损伤。此外，产能不足也导致线粒体肿胀，溶酶体破裂，进一步破坏细胞。

2. 细胞因子生成与释放　感染性休克时，病原微生物入血释放各种毒素，作用于单核巨噬细胞、中性粒细胞、内皮细胞等，产生细胞因子，不仅损伤细胞，而且诱导内皮细胞等产生一氧化氮，导致内皮细胞扩张和持续性低血压，促进休克的发生和发展。

3. 氧自由基产生　单核巨噬细胞和中性粒细胞激活后释放氧自由基和溶酶体酶，损伤宿主靶细胞，包括内皮细胞。内皮细胞损伤时，又产生大量氧自由基，损伤宿主细胞。

4. 细胞黏附分子产生　各种体液因子，如 PAF、LTB_4、C3a、TXA_2 等，可激活白细胞，使之产生白细胞黏附分子，而 TNF、IL-1 及 LPS 刺激内皮细胞产生细胞间黏附分子-1、内皮细胞、白细胞黏附分子,使白细胞与内皮细胞黏附,并激活白细胞,引起组织损伤。

💻 在线案例 10-1 感染性休克患者脸色潮红、四肢温暖、血压下降

第三节 休克时机体的代谢和器官功能改变

一、机体代谢变化

休克时,由于组织血液灌流量降低,供氧量减少,营养物质供应不足,代谢产物排出受阻以及神经内分泌调节功能异常等原因,引起机体广泛的代谢紊乱。但是,由于休克的类型、发展阶段以及受累器官不同,其代谢变化特点和程度也各有不同。

(一) 细胞代谢障碍

休克时细胞的损害,主要是由于休克过程中缺氧和酸中毒引起的继发性损害,也可以是由某些休克动因,如内毒素等直接作用于细胞引起的原发性损害。细胞损害是引起各重要器官衰竭及不可逆性休克的原因。通常,休克时细胞物质代谢变化主要表现在以下几个方面。

1. **糖代谢异常** 儿茶酚胺促进肝糖原分解和刺激糖原异生的作用使血糖升高。组织缺氧时,细胞优先利用葡萄糖提供能量,但由于缺氧,有氧氧化减弱而无氧酵解增强。近年来有学者证明,休克时组织利用氧也出现障碍,缺氧和用氧障碍均导致 ATP 生成减少,乳酸生成增多,前者使细胞膜上钠泵运转障碍而导致细胞水肿和高钾血症,后者是组织中毒的主要原因。

2. **脂类代谢异常** 休克时,一方面由于组织缺血和酸中毒,脂肪酰辅酶 A 合成酶和肉碱脂肪酰转移酶活性下降使脂肪酸活化和转移障碍;另一方面,转入线粒体的脂肪酰辅酶 A 因为线粒体功能受损而不被氧化分解,导致游离脂肪酸或脂肪酰辅酶 A 蓄积在细胞内,加重细胞损害。

3. **蛋白质代谢异常** 休克时,血浆氨基酸水平明显升高,尿氮排出增多,反映了蛋白质分解代谢的加强。肌肉是体内主要的蛋白质储存库,也是休克阶段氨基酸动员的源泉,但肌肉只能利用支链氨基酸(branched chain amino acid,BCAA),而 BCAA 的含量不到蛋白质成分的 10%,只有分解大量的蛋白质才能得到充足的 BCAA。肌肉代谢 BCAA 产生的氨基酸被丙氨酸和谷氨酸接受,这两种氨基酸是戊糖氨基酸,可作为糖原异生作用的底物。

4. **酸碱平衡紊乱** 休克常导致细胞内酸中毒。休克时,有氧氧化抑制而糖酵解加强,使乳酸生成显著增多,这是导致细胞内酸中毒的主要原因。肝脏因缺氧等使其摄取乳酸的能力显著减少,机体对乳酸的利用下降促进酸中毒的发生。倘若合并肾功能障

碍,酸性物质排出受阻也会加重乳酸中毒。严重酸中毒是促进休克恶化的重要因素,因为乳酸增高抑制心肌兴奋-收缩耦联,心肌收缩力下降。酸中毒也是促进 DIC 发生的重要因素。

(二)细胞结构与功能改变

1. 细胞膜损伤　休克时,细胞的最早改变是细胞膜通透性增加。这与组织缺氧、能量代谢障碍、游离脂肪酸增多、酸中毒、氧自由基和溶酶体酶释放等因素有关。内毒素可直接引起细胞膜通透性增高。细胞膜损伤使 K^+ 逸出而 Na^+ 和水进入细胞,致细胞及线粒体肿胀,跨膜电位下降,钙内流增加等。

2. 线粒体损伤　休克时线粒体最早出现的损害是功能障碍。线粒体呼吸功能和氧化磷酸化受到抑制,ATP 生成减少,而后其超微结构也发生改变。轻者表现为不同程度的肿胀及基质减少;重者表现为基质中出现半透明区,整个基质疏松化并有嵴崩解或线粒体膜不连续。最后,线粒体崩解、细胞死亡。

休克时线粒体的功能和形态结构损伤不能单纯用缺氧解释。乳酸产生增加和 CO_2 潴留会使细胞内 pH 值显著下降,导致线粒体的氧化磷酸化和电子传递的酶活性受到抑制,Ca^{2+}、游离脂肪酸、内毒素对线粒体呼吸酶都有抑制作用;氧自由基对线粒体膜有过氧化作用,这些因素都参与休克时线粒体的损伤。

3. 溶酶体损伤　休克时血浆酶含量升高,反映了溶酶体膜通透性和脆性增高,与休克严重程度有关,升高的溶酶主要来自缺血的肠、肝和胰等器官。

缺氧、酸中毒能直接损伤溶酶体膜;细胞内 pH 值下降能活化溶酶体的活性,加重自身破坏过程;氧自由基通过脂质过氧化作用而损伤溶酶体膜;TXA_2 对溶酶体膜有损害作用而 cAMP 有稳定作用,休克时 TXA_2 生成增多而 cAMP 水平下降导致溶酶体膜通透性升高。

溶酶体损伤后,释放出酶性成分和非酶性成分,都可加重休克的发展。具体作用:①引起细胞自溶、破坏周围组织;②分解组织蛋白产生 MDF,加重循环衰竭;③激活激肽、纤溶系统或作用于肥大细胞,生成多种血管活性物质,使血管壁通透性增高,毛细血管扩张,血液淤滞、微血栓形成和出血,加重微循环衰竭。

总之,休克时生物膜的损害是细胞损害的开始,而细胞损害又是各种器官衰竭的共同机制。

二、器官功能改变

休克过程中各器官功能和结构常发生异常改变,尤其是心、脑、肺等器官衰竭,成为休克难治的重要因素,也是休克死亡的常见原因。

(一)心功能改变

除了急性心肌梗死等原因引起的心源性休克伴有原发性心功能障碍外,其他类型休克的早期,由于机体的代偿,冠状动脉血流量不减少,心泵功能一般未受到明显影响,但休克发展到一定阶段后,可伴有心功能障碍,其主要机制如下。

1. **心肌缺氧加重** 休克时血压降低以及心率加快所致的心室舒张期缩短,可使冠状动脉灌流量减少和心肌供血不足,同时交感-肾上腺髓质系统兴奋所致的心率加快、心肌收缩力增强,使心肌耗氧量增加,因而加重心肌缺氧。

2. **心肌损害** 休克时伴发的酸中毒和高钾血症均可抑制心肌收缩功能,促使心力衰竭发生;心肌抑制因子等内源性介质引起心功能抑制;心肌微血栓的形成可引起心肌局灶性坏死。

(二) 肺功能改变

休克早期,由于呼吸中枢兴奋,通气过度可引起低碳酸血症和呼吸性碱中毒。当休克进一步发展,由于交感-肾上腺髓质系统的兴奋和缩血管活性物质的作用,可使肺血管阻力升高。如果休克持续时间较长则可发生休克肺,此时肺的主要病理形态特征是肺淤血明显、间质性肺水肿、肺泡水肿、充血、出血、局部性肺不张、微血栓形成及肺泡内透明膜形成、肺重量增加、呈褐红色等。这些病理形态学变化将导致严重的肺泡通气/血流比例失调和弥散障碍,引起进行性低氧血症和呼吸困难,从而使患者发生急性呼吸衰竭,甚至死亡。休克肺是休克死亡的重要原因之一。因休克死亡患者中,约 1/3 死于休克肺。休克肺属急性呼吸窘迫综合征之一,其的发生机制可能与以下因素有关。

1. **肺泡-毛细血管损伤,通透性增高** ①休克时,中性粒细胞可大量聚集和黏附于肺血管内皮细胞表面,被激活后释放氧自由基损伤细胞膜;中性粒细胞还可释放弹性蛋白酶等,降解胶原、弹性蛋白和血管基底膜,使肺血管壁通透性增高。②肺内巨噬细胞激活后可释放 TNF 和 IL-1,后者刺激 T 淋巴细胞产生 IL-2,TNF 和 IL-2 均可增加肺血管壁通透性。③缺氧及休克产生的多种血管活性物质,如组胺、5-羟色胺、白三烯等都可使肺血管壁通透性增加。

此外,因肺内广泛微血栓形成、血管活性物质引起不均匀性血管收缩、肺间质水肿液对血管的压迫等可导致毛细血管流体静脉压升高,造成压力性肺水肿。

2. **肺顺应性降低** 缺氧、感染、低灌流和高浓度吸氧等可导致 II 型肺泡上皮损伤,合成、分泌表面活性物质减少。同时,肺泡内水肿液可稀释、破坏表面活性物质,导致肺泡表面张力增高、肺顺应性降低而发生肺不张。

休克肺的病理变化导致肺换气功能严重障碍,使患者发生急性呼吸衰竭,动脉血氧分压(PaO_2)显著降低。临床表现为进行性呼吸困难、发绀,肺部可闻及干、湿啰音。

(三) 肾功能改变

休克时,最易受损伤的器官是肾脏。休克患者往往发生急性肾功能不全,出现少尿或无尿、氮质血症、高钾血症和代谢性酸中毒。急性肾功能不全是休克患者死亡的重要原因之一。

休克早期,有效循环血量减少不仅直接使肾血流量减少,而且还可通过肾素-血管紧张素-醛固酮系统(RAAS)和交感-肾上腺髓质系统的激活使儿茶酚胺分泌增多引起肾血管收缩,因而肾小球滤过率(GFR)锐减。此时,由于肾缺血时间短,肾小管上皮细胞尚未发生器质性损害,因醛固酮和抗利尿激素分泌增多,所以肾小管对钠、水的重吸收作用加强,导致少尿或无尿。此时肾功能的变化是可逆的,恢复肾血液灌流后,肾功能立即恢复,称为功能性肾功能不全。

如果休克持续时间较长,则长时间的肾缺血和淤血可引起肾小管坏死,而发生器质性肾功能不全。此时,即使通过治疗措施使肾血流量恢复正常,也不能使肾脏的泌尿功能在短期内恢复,并可导致严重的内环境紊乱,使休克进一步恶化,患者可因急性肾功能不全而死亡。

(四) 脑功能改变

休克早期,由于血液重分布和脑循环的自身调节保证脑的血液供应,可不出现明显症状。随着休克的发展,血压显著下降、脑血流量不足而出现神志淡漠,甚至昏迷。有时,由于脑组织缺血、缺氧及合并酸中毒,使脑血管壁通透性增高,可导致脑水肿和颅内压升高,严重时形成脑疝,导致患者死亡。

(五) 肝脏及胃肠功能改变

休克时,肝脏和胃肠的血流量明显减少,肝脏及胃肠缺血、缺氧,继之发生淤血水肿甚至微血栓形成,使肠壁水肿、消化腺分泌抑制、胃肠运动减弱、黏膜糜烂,以及肝细胞坏死,导致肝脏和胃肠功能障碍。此时,由于胃肠黏膜屏障功能减弱,使肠道内细菌毒素吸收入血,加之肝脏的生物转化作用减弱,导致败血症或内毒素性休克。因此,有人认为,不论何种类型休克,晚期均可有细菌毒素参与作用。

(六) 多器官衰竭

多器官衰竭(multiple organ failure,MOF)是指严重创伤、感染性休克或复苏后短时间内出现2个或2个以上器官相继或同时发生衰竭的严重病理过程。MOF的发生和病理进展与许多复杂因素有关。除休克外,重症感染及严重创伤、恶性肿瘤等非感染性疾病,由于治疗不当或延误均可发生MOF。DIC时更易发生MOF,因此休克晚期常出现MOF。MOF是休克患者死亡的重要原因。各种类型休克患者中,感染性休克患者MOF的发生率最高。出现MOF时,患者体内的病理性变化复杂,治疗困难,存活率低。

第四节　休克的防治原则

一、病因学防治

病因学防治是指防治原发病,消除可能引起休克的原因,如控制感染、止血、输血及补液等。在应用可能引起过敏性休克的药物(如青霉素)、血清制剂(如破伤风、狂犬病抗毒素）或疫苗前，要询问过敏史，认真做好皮试，输血要严格检查供血者与受血者的血型匹配情况，做好交叉配血试验。

二、发病学防治

（一）改善微循环

1. 补充血容量　各种休克均可出现有效循环血量的不足。因此，除心源性休克外，补充血容量是提高心输出量和改善组织灌流的根本措施，且输液要及时、尽早。补液时，应动态观察静脉充盈程度、尿量、血压和脉搏等指标，最好以中心静脉压和肺动脉楔压作为监护输液的指标，依据"需多少，补多少"的原则进行充分扩容。补充血容量时应根据休克类型和患者情况选用电解质溶液、胶体溶液和血浆或全血，以纠正血液流变学障碍。

2. 合理应用血管活性药物　在纠正酸中毒的基础上可使用血管活性药物，血管活性药物分为缩血管药物和扩血管药物。

1）扩血管药物　可解除小血管的痉挛，从而改善微循环的血液灌流和增加回心血量，扩血管药物必须在充分扩充血容量的条件下才能应用。

2）缩血管药物　可减少微循环的灌流量，加重组织缺氧。因此，目前不主张对各类型休克患者特别是低血容量型休克患者大量和长期使用。但是，缩血管药物在下列休克抢救过程中，仍有其适应证：①在紧急情况下，当血压过低而又不能立即补液时，可用缩血管药物以提高心肌收缩力和动脉血压，维持心、脑的血液供应；②对于过敏性休克和神经源性休克，缩血管药物是首选，应当尽早使用；③对于心源性休克和感染性休克的低阻力型，可将缩血管药物作为综合治疗措施之一。

3. 防治 DIC　参见第十一章。

4. 体液因子拮抗剂的使用　如苯海拉明、抑肽酶、类固醇皮质激素、阿司匹林、纳洛酮、超氧化物歧化酶（SOD）等体液因子拮抗剂的使用，已显示有一定的抗休克疗效。

（二）纠正酸中毒

休克时缺血、缺氧，必然导致乳酸血症和酸中毒。酸中毒可加重微循环障碍，促进DIC 形成，抑制心肌收缩和能量代谢，破坏生物膜，降低疗效，尤其是影响血管活性药物的疗效，因此必须及时纠正酸中毒。

（三）改善细胞代谢，防治细胞损害

改善微循环，去除引起休克的动因作用，是保护细胞、改善细胞功能的根本措施之一。此外，也可用能量合剂、稳定细胞膜等治疗方法防止或减轻细胞的损害。糖皮质激素能稳定溶酶体膜，抑制溶酶体蛋白酶的活性。因此，糖皮质激素用于治疗休克有较好的效果。

（四）改善和恢复重要器官的功能

休克时如出现器官衰竭，除了采取一般治疗措施，还应针对不同的器官衰竭采取不

同的治疗措施。如发生急性肾衰竭时,尽早考虑利尿、透析等措施;如出现急性心功能不全时,除停止或减少补液外,尚应进行强心、利尿治疗,适当降低心脏前、后负荷;如出现休克肺时,则应正压给氧,改善呼吸功能等,以防止出现 MOF。

（彭葳葳）

数字课程学习

◯PPT 课件　◯导入案例解析　◯复习与自测　◯更多内容……

第十一章　弥散性血管内凝血

章前引言

在生理情况下,血液能够在血管内正常流动,既不形成血栓又不发生出血,有赖于机体凝血和抗凝血两种机制的动态平衡。机体凝血机制包括以凝血因子Ⅻ激活启动的内源性凝血系统和以组织因子始动的外源性凝血系统。机体抗凝血机制包括体液抗凝和细胞抗凝两方面。体液抗凝主要包括血浆抗凝血因子蛋白C系统和纤维蛋白溶解系统;细胞抗凝包括单核吞噬细胞系统(mononuclear phagocyte system, MPS)和肝细胞的非特异性抗凝作用。其中纤维蛋白溶解系统的主要功能是使纤维蛋白凝块溶解,保证血流通畅。纤维蛋白溶解过程分为两步:首先是纤溶酶原被Ⅻa激活为纤溶酶,随后纤维蛋白(原)在纤溶酶作用下分解为纤维蛋白降解产物(FDP)。

弥散性血管内凝血(disseminated inravascular coagulation,DIC)最早在20世纪60年代通过羊水栓塞等病理产科的临床病例研究报告被人们所重视和逐步认识。DIC曾有去纤维蛋白综合征和消耗性凝血病等多种名称,其原发病的病种繁多,常见于内科、外科、小儿科和产科的一些疾病。

学习目标

1. 阐述DIC的概念、原因、发生机制及临床表现。
2. 说出影响DIC发生和发展的因素,及其分期和分型。
3. 理解DIC的防治原则。
4. 根据DIC患者的症状和体征判断分期和预后,具备熟练的护理能力。
5. 充分利用所学的知识给DIC患者的家属讲解患者的病情,正确指导临床注意事项。

思维导图

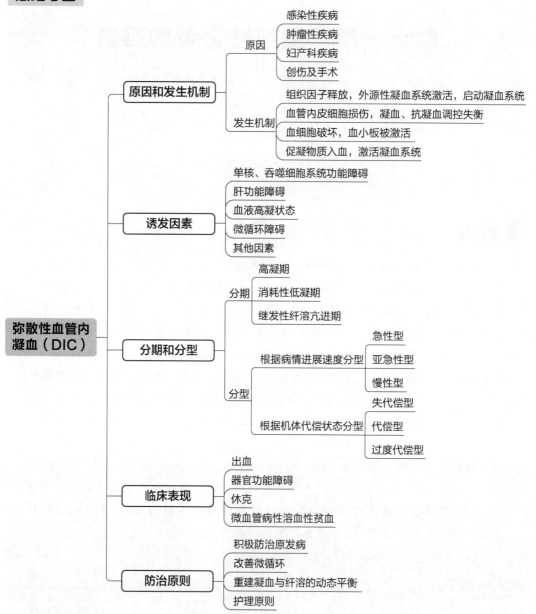

弥散性血管内凝血（DIC）

- 原因和发生机制
  - 原因
    - 感染性疾病
    - 肿瘤性疾病
    - 妇产科疾病
    - 创伤及手术
  - 发生机制
    - 组织因子释放，外源性凝血系统激活，启动凝血系统
    - 血管内皮细胞损伤，凝血、抗凝血调控失衡
    - 血细胞破坏，血小板被激活
    - 促凝物质入血，激活凝血系统
- 诱发因素
  - 单核、吞噬细胞系统功能障碍
  - 肝功能障碍
  - 血液高凝状态
  - 微循环障碍
  - 其他因素
- 分期和分型
  - 分期
    - 高凝期
    - 消耗性低凝期
    - 继发性纤溶亢进期
  - 分型
    - 根据病情进展速度分型
      - 急性型
      - 亚急性型
      - 慢性型
    - 根据机体代偿状态分型
      - 失代偿型
      - 代偿型
      - 过度代偿型
- 临床表现
  - 出血
  - 器官功能障碍
  - 休克
  - 微血管病性溶血性贫血
- 防治原则
  - 积极防治原发病
  - 改善微循环
  - 重建凝血与纤溶的动态平衡
  - 护理原则

案例导入

患者，男，25岁，因急性黄疸型肝炎入院。入院前10天，患者开始感到周身不适、乏力，食欲减退、厌油，腹胀。5天后，患者上述症状加重、全身发黄而来院求治。

体格检查：神志清楚，表情淡漠，巩膜黄染，肝大，质软。

实验室检查：血红蛋白（Hb）100 g/L，白细胞计数 3.9×10^9/L，血小板计数

$120\times10^9/L$。入院后虽经积极治疗,但病情日益加重。入院第 10 天,腹部及剑突下皮肤出现瘀斑,尿中有少量红细胞,尿量减少,血小板计数 $50\times10^9/L$。第 11 天,血小板计数 $39\times10^9/L$,凝血酶原时间 30 s(正常值 15 s),纤维蛋白原定量 2.4 g/L。经输血及激素治疗,并用肝素抗凝。第 13 天,血小板计数 $32\times10^9/L$,凝血酶原时间 31 s,纤维蛋白原定量 1 g/L,继续在肝素化基础上输血。患者当日便血 600 ml 以上,尿量不足 400 ml。第 14 天,血小板计数 $30\times10^9/L$,凝血酶原时间 29 s,纤维蛋白原定量 1 g/L,继续用肝素,输血,并加用 6-氨基己酸。第 15 天,仍大量便血、呕血,血小板计数 $28\times10^9/L$,凝血酶原时间 28 s,纤维蛋白原 0.8 g/L,3P 试验阳性(＋＋),尿量不足 100 ml,血压下降,出现昏迷而死亡。

问题:

1. 患者显然发生了 DIC,导致此病理过程的原因和机制是什么?

2. 患者的血小板计数为什么进行性减少?凝血酶原时间为什么延长?纤维蛋白原定量为什么减少?3P 试验为什么阳性?

3. 患者发生出血的原因和机制是什么?

4. 患者发生少尿甚至无尿的原因是什么?

第一节 弥散性血管内凝血的原因和发生机制

弥散性血管内凝血(DIC)是指在致病因子作用下,大量促凝物质入血,凝血因子和血小板被激活,使凝血酶增多,微循环内广泛微血栓形成,消耗了大量凝血因子和血小板,引起继发性纤维蛋白溶解功能亢进,机体出现出血、器官功能障碍、休克和微血管病性溶血性贫血等。DIC 是临床上常见的危重病理过程,发病率为 $0.2\%\sim0.5\%$,病死率高达 $50\%\sim60\%$,因而受到基础研究和临床工作者的高度重视。

一、原因

引起 DIC 的原因很多(表 11-1),最常见的是感染性疾病。

表 11-1 引起 DIC 的常见原因

疾病类别	比例(%)	主要疾病或病理过程
感染性疾病	31~43	细菌、病毒等感染及败血症等
肿瘤性疾病	24~34	胰腺癌、结肠癌、食管癌等消化系统和肾癌、膀胱癌、卵巢癌、子宫颈癌等泌尿生殖系统恶性肿瘤及白血病等
妇产科疾病	4~12	流产、胎盘早期剥离、宫内死胎、羊水栓塞、子宫破裂等
创伤及手术	1~5	严重软组织创伤、挤压综合征、大面积烧伤、大手术等

二、发生机制

(一) 组织因子释放,外源性凝血系统激活,启动凝血系统

机体在严重创伤、烧伤、外科大手术、产科意外、恶性肿瘤等情况下,组织严重损伤或坏死,大量组织因子(tissue factor,TF)释放入血。当 TF 进入血浆后,通过 Ca^{2+} 与 $FⅦ/Ⅶa$ 结合形成 $Ⅶa$ - TF 复合物,激活外源性凝血系统,凝血系统被启动。同时,产生的凝血酶又可反馈激活凝血因子,扩大凝血反应,促进 DIC 的发生。

(二) 血管内皮细胞损伤,凝血、抗凝血调控失衡

细菌及其毒素、病毒、螺旋体、高热、抗原抗体复合物、持续的缺血缺氧和酸中毒等原因均可损伤血管内皮细胞。损伤的血管内皮细胞可释放 TF,启动外源性凝血系统,使促凝作用增强;损伤的血管内皮细胞,暴露基底膜胶原纤维,带负电荷的胶原激活凝血因子Ⅻ,启动内源性凝血系统,使促凝作用进一步增强;损伤的血管内皮细胞的抗凝作用降低;损伤的血管内皮细胞产生组织型纤溶酶原激活物(tissue-type plasminogen activator,tPA)减少,纤溶酶原激活物抑制物 1(plasminogen activator inhibitor type-1, PAI - 1)增多,纤溶活性降低;内皮细胞损伤使一氧化氮、PGI_2 和 ADP 等抑制血小板黏附、聚集的物质产生减少,暴露的胶原可使血小板的黏附、活化和聚集功能增强,血小板易于聚集;凝血因子Ⅻa 还可相继激活纤溶、激肽和补体系统,从而进一步促进 DIC 发生、发展。

(三) 血细胞破坏,血小板被激活

1. 红细胞破坏　异型输血、恶性疟疾等,血液中红细胞大量破坏,释放 ADP 和膜磷脂。ADP 可促进血小板黏附、聚集,引起凝血;膜磷脂则可浓缩和局限因子Ⅶ、Ⅸ、Ⅹ及凝血酶原等凝血因子,产生凝血反应,生成大量凝血酶,促进 DIC 发生。

2. 白细胞破坏　中性粒细胞和单核细胞在内毒素、TNF 等刺激下,可诱导表达组织因子,启动外源性凝血系统。急性早幼粒细胞性白血病患者在化疗、放疗后,白血病细胞大量破坏,释放组织因子样物质,也可促进 DIC 的发生。

3. 血小板被激活　内毒素、免疫复合物、凝血酶等均可激活血小板,血小板被激活后与纤维蛋白原结合,促使其聚集。血小板损伤可释放多种血小板因子(platelet factor,PF),如 PF_3 和 PF_4。PF_3 是血液凝固必需的,PF_4 既可增强 PF_3 的作用,又有中和肝素的作用,从而促进 DIC 的形成,在 DIC 发生中血小板多起继发作用。

(四) 促凝物质入血,激活凝血系统

一定量的羊水、转移的癌细胞或某些大分子颗粒(如抗原抗体复合物、细菌等)进入血液,可以通过表面接触而激活凝血因子Ⅻ,从而启动内源性凝血系统;动物毒素(如蛇毒)、蛋白水解酶等释放入血可促进凝血酶原转变成凝血酶,从而直接激活凝血系统;急性坏死性胰腺炎时,大量胰蛋白酶入血,可激活凝血酶原,促进凝血酶生成,导致 DIC 的发生。

总之,在多数情况下,引起 DIC 的原因可通过多种机制,促进 DIC 的发生和发展。

第二节 弥散性血管内凝血的诱发因素

一、单核吞噬细胞系统功能受损

单核吞噬细胞系统可吞噬或清除血液中的内毒素、凝血酶、凝血因子、纤维蛋白原及其他促凝物质,也可清除纤溶酶、FDP 等。当这一功能严重障碍或由于吞噬了大量其他物质,如细菌、坏死组织等使其功能饱和而"封闭"时,则促进 DIC 的发生。例如,全身性许瓦茨曼反应(Shwartzman reaction)时,由于第一次注入小剂量内毒素,使单核吞噬细胞系统功能"封闭",当第二次注入内毒素时则易引起 DIC。

长期大量使用肾上腺糖皮质激素时,该系统功能下降,易诱发 DIC。

二、肝功能障碍

机体主要的抗凝物质(如蛋白 C、抗凝血酶Ⅲ、纤溶酶原等)在肝脏合成,某些活化的凝血因子(如Ⅻa、Ⅹa、Ⅺa 等)也在肝脏灭活。当肝功能严重障碍时,可使凝血、抗凝、纤溶平衡紊乱。肝炎病毒、某些药物等,既可损害肝细胞,引起肝功能障碍,也可激活凝血因子,促进 DIC 的发生。此外,肝细胞大量坏死,可释放大量组织因子等,启动凝血系统,促进 DIC 的发生。

三、血液高凝状态

妊娠第 3 周开始,孕妇血液中血小板及多种凝血因子(Ⅰ、Ⅱ、Ⅴ、Ⅶ、Ⅸ、Ⅹ、Ⅻ等)逐渐增多;而具有抗凝作用的某些物质(如抗凝血酶Ⅲ等)则降低;胎盘产生的纤溶酶原激活物抑制物也增多。随着妊娠时间的增加,血液渐趋高凝状态,至妊娠末期最明显。因此,当发生宫内死胎、胎盘早期剥离及羊水栓塞等产科意外时,因促凝物质释放入血和血液的高凝状态极易导致 DIC 发生。

酸中毒所致的血液高凝状态是促进 DIC 发生、发展的重要原因之一。一方面,酸中毒可损伤血管内皮细胞,启动凝血系统,引起 DIC 的发生;另一方面,由于血液 pH 值降低,使凝血因子的酶活性升高而肝素的抗凝活性减弱,并促进血小板聚集,这些均可使血液处于高凝状态,促进 DIC 的发生和发展。

四、微循环障碍

正常血流能及时将血液中出现的少量活化凝血因子,甚至微小的纤维蛋白凝块稀释并带走。血流严重淤滞时,不但难以将其及时稀释或运走,而且极易引起血小板聚集,成为 DIC 发生的诱因。

休克等导致微循环严重障碍时血液淤滞,甚至呈"泥化"淤滞。此时,红细胞发生聚集,血小板也发生黏附、聚集。微循环障碍所致的缺血、缺氧可导致酸中毒及内皮损伤等,也有利于 DIC 的发生和发展。

巨大血管瘤时,由于微血管中血流缓慢,甚至出现涡流,以及伴有的内皮细胞损伤等可促进 DIC 的发生和发展。

低血容量时,由于肝、肾血液灌流减少,使其清除凝血及纤溶产物功能降低,也可促进 DIC 的发生和发展。

五、其他因素

如恶性肿瘤晚期、高渗性脱水引起的血液浓缩、红细胞增多症等;药物 6-氨基己酸和对羧基苄胺的运用不当可致纤溶系统过度抑制,血液黏度增高;高血脂等都可促进 DIC 的发生。

第三节　弥散性血管内凝血的分期和分型

一、分期

根据 DIC 的病理生理特点和发展过程,典型的 DIC 可分为以下 3 期。

(一) 高凝期

由于各种原因导致凝血系统被激活,凝血酶产生增多,血液中纤维蛋白含量增高,各脏器微循环中可有程度不同的微血栓形成。此期主要病理特点为血液呈高凝状态,部分患者可无明显临床症状。尤其是急性 DIC,该期极短,不易被发现。高凝期实验室检查的特点为凝血时间和复钙时间缩短,血小板的黏附性增高。

(二) 消耗性低凝期

大量凝血酶的产生和微血栓形成,使凝血因子和血小板大量被消耗而减少。同时,由于继发性纤溶系统被激活,使血液处于低凝状态。此期患者可有明显的出血表现。实验室检查可见血小板明显减少,血浆纤维蛋白原含量明显减少,出血、凝血和复钙时间明显延长;部分患者有纤溶功能指标异常表现。

(三) 继发性纤溶亢进期

DIC 时产生的大量凝血酶及 F Ⅻ a 等可激活纤溶系统,产生大量纤溶酶,进而又有 FDP 的形成,使纤溶和抗凝作用明显增强。此期主要病理特点是纤维蛋白溶解,故临床表现以多发性出血十分明显,病情严重者可有休克及多器官功能障碍综合征(multiple organ dysfuction syndrome,MODS)的临床症状。该期除仍保留前一期实验室指标变化的特征外,继发性纤溶功能亢进相关指标的变化十分明显,主要表现为凝血块溶解时间缩短与优球蛋白溶解时间缩短,凝血酶时间延长,血浆鱼精蛋白副凝固试验

(3P 试验)阳性,FDP 及 D - 二聚体等水平明显增高。

二、分型

(一) 根据病情进展速度分型

1. 急性型　起病急,病因作用迅速而强烈,常在数小时或 1～2 天内发生,病情凶险,进展迅速。临床表现明显,常以休克和出血为主,病情迅速恶化,分期不明显。实验室检查明显异常。急性型 DIC 多见于严重感染(特别是革兰氏阴性菌引起的败血症休克)、异型输血引起的急性溶血、严重创伤、羊水栓塞和急性移植排斥反应等。

2. 慢性型　发病缓慢,病程可达数月或更长。由于此时机体有一定的代偿能力,且单核吞噬细胞系统功能较健全,故临床表现较轻、不明显,出血轻微,休克少见。但这给诊断带来一定困难,常以某器官功能不全为主要表现,有时仅有实验室检查异常,或尸检时才被发现。在一定条件下慢性型 DIC 可转为急性型 DIC,多见于恶性肿瘤、胶原病及慢性溶血性贫血等。

3. 亚急性型　发病特点是在数日内逐渐发生,临床表现常介于急性与慢性之间。亚急性型 DIC 多见于癌症转移、宫内死胎滞留等。

急性型与慢性型 DIC 的不同特点参见表 11 - 2。

表 11 - 2　急性型与慢性型 DIC 的不同特点

特　点	急　性　型	慢　性　型
基础疾病	感染、手术、创伤、病理产科、医源性因素	肿瘤、变态反应、妊娠过程
临床表现	微循环障碍、脏器衰竭严重、出血多见,早期较轻,中后期严重而广泛	以轻、中度出血为主要表现,可无微循环障碍及脏器衰竭
病程	7 天以内	14 天以上
实验室检查	多属失代偿型	多属代偿型或过度代偿型
治疗及疗效	综合疗法,单独抗凝治疗可加重出血	抗凝与抗纤溶联合治疗有效
转归	较凶险	多数可纠正

(二) 根据机体代偿状态分型

在 DIC 的发生和发展过程中,一方面凝血因子和血小板被消耗;另一方面,肝脏合成凝血因子及骨髓生成血小板的能力也相应增强,以代偿其消耗。根据凝血物质的消耗与代偿情况,可将 DIC 分为失代偿型、代偿型及过度代偿型。

1. 失代偿型　此型特点是凝血因子和血小板的消耗超过生成。实验室检查可见血小板和纤维蛋白原等凝血因子明显减少。患者常有明显的出血和休克等,多见于急性型 DIC。

2. 代偿型　此型特点是凝血因子和血小板的消耗与代偿生成之间基本上保持平衡。实验室检查常无明显异常。临床表现不明显或仅有轻度出血和血栓形成症状,易被忽视,也可转为失代偿型。常见于轻度 DIC。

3. 过度代偿型　此型患者机体代偿功能较好,凝血因子和血小板代偿性生成迅速,甚至超过其消耗,可出现纤维蛋白原等凝血因子暂时性升高,出血及栓塞症状不明显。过度代偿型 DIC 常见于慢性 DIC 或恢复期 DIC。病因的作用性质及强度变化时也可转为失代偿型 DIC。

此外,有时 DIC 主要发生于病变局部,被称为局部型 DIC。例如,静脉瘤、主动脉瘤、心脏室壁瘤、人造血管、体外循环、器官移植后的排斥反应等情况下,常在病变局部有凝血过程的激活,主要产生局限于某一器官的多发性微血栓症,实际全身仍有轻度的血管内凝血存在。因此,严格地说,是全身性 DIC 的一种局部表现。

第四节　弥散性血管内凝血的临床表现

> 📖 **在线案例 11-1**　因胎盘早剥急诊入院,身体多处瘀点、瘀斑,消化道出血,有血尿

DIC 对机体的影响主要有以下 4 个方面,主要表现以出血和微血管中微血栓形成最为突出。

一、出血

DIC 发生过程中,机体凝血功能紊乱多表现为血液从高凝转为低凝。虽然微血栓形成是 DIC 典型的病理变化,但不易及时发现,而出血常成为 DIC 最早的临床表现。可有多部位出血倾向,如皮肤瘀斑、紫癜、呕血、黑便、咯血、血尿、牙龈出血、鼻出血及阴道出血等,这是 DIC 的特征性表现及重要诊断依据之一。出血程度不一,轻者可只有伤口或注射部位渗血不止,严重者可同时多部位大量出血。引起出血的机制可能与下列因素有关。

1. 凝血物质被消耗而减少　在 DIC 的发生和发展过程中,大量凝血因子和血小板被消耗,虽然肝脏和骨髓可代偿性产生增多,但若其消耗过多、代偿不足,则使血液中纤维蛋白原、凝血酶原,以及凝血因子 V、Ⅷ、X 和血小板数量明显减少,发生凝血过程障碍,导致出血。

2. 继发纤溶系统激活　DIC 的病因在启动凝血系统时,血液中的 F Ⅻ 激活为 F Ⅻa,同时可激活激肽系统,产生激肽释放酶。激肽释放酶可使纤溶酶原转变为纤溶酶,从而激活纤溶系统。富含纤溶酶原激活物器官,如子宫、前列腺、肺等,当其微血管内形成大量微血栓,导致缺血、缺氧、变性坏死时可释放大量纤溶酶原激活物,激活纤溶系统。应激时,交感-肾上腺髓质系统兴奋,肾上腺素等可促进血管内皮细胞合成、释放纤溶酶原激活物增多。缺氧等原因使血管内皮细胞损伤时,也可使内皮细胞释放纤溶酶原激活物增多,从而激活纤溶系统,导致大量纤溶酶生成。纤溶酶是活性较强的蛋白酶,除

可使纤维蛋白降解外,尚可水解凝血因子,如 FV、FⅧ、凝血酶、FⅫ等,使凝血功能障碍,引起出血。因此,纤溶系统激活是导致 DIC 出血的重要机制之一。

3. **纤维蛋白原降解产物(FDP)大量形成** 纤溶酶水解血浆纤维蛋白原及纤维蛋白产生的各种片段,统称为 FDP。这些片段有明显的抗凝作用,如 X、Y、D 片段均可妨碍纤维蛋白单体聚合;Y、E 片段有抗凝血酶作用。此外,多数碎片可与血小板膜结合,降低血小板的黏附、聚集、释放等功能。因此,FDP 的形成可使患者出血倾向进一步加重。各种 FDP 片段的检查在 DIC 诊断中具有重要意义,其中主要有 3P 试验和 D-二聚体的检查。

📖 拓展阅读 11-1 3P 试验

二、器官功能障碍

DIC 时,由于各种原因所致凝血系统被激活,全身微血管内大量微血栓形成,微循环障碍可导致缺血性器官功能障碍。尸检时常可见微血管内存在微血栓,典型的微血栓为纤维蛋白性血栓,但亦可为血小板血栓。微血管中广泛微血栓形成主要是阻塞局部微循环,造成缺血、局灶性坏死,出现不同程度的器官功能障碍。这种情况严重或持续时间较长可导致器官衰竭。

DIC 累及的脏器不同,可有不同的临床表现。

1. **肾脏** 肾脏是休克所致 DIC 时最易受损的器官。肾内 DIC 可累及入球小动脉或肾毛细血管,严重时可引起肾皮质坏死和急性肾功能不全,临床上可出现少尿或无尿、血尿、蛋白尿和氮质血症等。

2. **肺脏** 由于微血栓可经肺循环过滤而引起相应的阻塞,因而使肺成为易受损器官之一。发生较慢的肺内 DIC 可出现呼吸增强或呼吸困难、肺水肿及肺出血,严重者可引起呼吸衰竭;急性广泛性肺内 DIC,则可导致死亡。

3. **脑** 脑内微血栓形成轻者表现为脑组织多发性小灶性坏死,临床上可出现谵妄、惊厥或嗜睡等中枢神经功能紊乱的表现,严重者脑皮质、脑干等出血可引起昏迷或死亡。

4. **心脏** 心内微血栓形成可引起心肌收缩力减弱,心输出量降低,并可出现各种心功能指标及相关酶测定值的异常,如心脏指数减低、肺动脉楔压增高($>10\,mmHg$)、肌酸磷酸激酶和乳酸脱氢酶活性明显增高等。临床上可表现为突然发生低血压、心肌梗死、心力衰竭或心源性休克等。

5. **肝脏** 肝内微血栓形成可引起门静脉高压和肝功能障碍(血清胆红素、谷丙转氨酶水平等明显高于正常),出现消化道淤血、水肿、黄疸和其他相关症状及体征。

6. **胃肠** DIC 时胃肠黏膜可出现广泛的点片状出血,导致恶心、呕吐或腹泻;严重者发生应激性溃疡、消化道出血,甚至导致死亡。

7. **内分泌腺** DIC 可引起急性肾上腺坏死,造成急性肾上腺皮质功能衰竭,称为沃-弗综合征(Waterhouse-Friderichsen syndrome);也可引起垂体坏死,导致希恩综合征

（Sheehan syndrome）。

总之，由于 DIC 发生的范围、病程及严重程度等不同，轻者可影响个别器官的部分功能；重者可累及 2 个及 2 个以上器官衰竭，即多器官衰竭，甚至死亡。

三、休克

急性 DIC 常伴有休克，重度及晚期休克又可促进 DIC 的形成。二者互为因果，形成恶性循环，导致病情恶化，危及生命。DIC 引起休克的机制主要有以下几点。

1. 微循环障碍　DIC 时微血管内广泛微血栓形成，阻塞微循环，使回心血量减少；冠状动脉内 DIC 形成，引起心肌缺血、缺氧，心肌收缩力降低，心输出量减少。

2. 血容量减少　DIC 时广泛出血直接导致血容量减少，引起血压下降。另外，由于激肽、补体系统激活产生血管活性物质（如激肽、C3a、C5a 等）引起微血管扩张及血管壁通透性增大，血浆外渗，有效循环血量减少。

3. 血管容量增大　在 DIC 发展过程中，激肽、C3a、C5a 等血管活性物质和 FDP 大量形成。激肽可使微动脉和毛细血管前括约肌舒张；C3a、C5a 等则使肥大细胞和嗜碱性粒细胞释放组胺，使微血管扩张及血管壁通透性增高；FDP 的某些成分可增强组胺和激肽的作用，加重微血管扩张。上述因素均使外周阻力显著降低，血压下降，促进休克的发生。

四、微血管病性溶血性贫血

DIC 患者常伴有一种特殊类型的贫血，称微血管病性溶血性贫血（microangiopathic hemolytic anemia）。其特征：外周血涂片中可见一些特殊的形态各异的变形红细胞和细胞碎片，如盔甲形、星形、新月形等，统称为破碎红细胞（schistocyte）或红细胞碎片。破碎红细胞脆性高，易发生溶血，继而导致贫血。

破碎红细胞产生的主要机制是由于 DIC 时微血管内形成微血栓，纤维蛋白丝交织形成细网，流过网孔的红细胞黏附、滞留或挂在纤维蛋白丝上，受血流的不断冲击，红细胞破裂、扭曲或变形（图 11-1）。另外，当红细胞通过微血管内皮细胞间的裂隙时，也

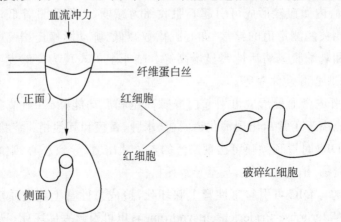

图 11-1　DIC 时破碎红细胞的形成机制

可被挤压、扭曲、变形和碎裂。除机械作用外，缺氧、酸中毒、内毒素等原因也可造成红细胞变形能力降低，引起红细胞损伤。如果在患者血液涂片中观察到破碎红细胞，则有助于 DIC 的诊断，但破碎红细胞也可见于心瓣膜病、体外循环等情况。此外，某些 DIC 患者也可以见不到破碎红细胞。

DIC 患者的临床表现复杂、多种多样，且由于原发疾病、类型各异及病情轻重不一，其临床表现可有明显差异：①革兰氏阴性杆菌败血症性 DIC，常以休克及急性肾衰竭为主要症状，可以不立即表现出血；②脑膜炎双球菌败血症患者以皮肤广泛瘀斑为主要表现，还可有鼻出血、胃肠道出血和血尿等；③立克次体及病毒感染患者可见融合的出血性皮疹；④胎盘早期剥离常迅速发生休克而阴道出血则可轻微或缺如；⑤羊水及脂肪栓塞可表现为急性肺源性心脏病及肺梗死；⑥术后患者可见切口及引流部位大量渗血；⑦死胎滞留患者出血症状并不严重，但常有进行性肾衰竭。

此外，在 DIC 晚期可出现非细菌性血栓性心内膜炎、原发性肺动脉高压、腺垂体功能低下、尿崩症、急性出血性胰腺炎、假膜性肠炎、肝静脉血栓形成等。因此，临床上必须严密观察，慎重鉴别，结合必要的实验室检查并综合分析，方能做出正确诊断。

第五节　弥散性血管内凝血的防治原则

一、积极防治原发病

预防和迅速去除引起 DIC 的原因是防治 DIC、提高治愈率的重要措施之一。例如，认真对孕妇进行出、凝血指标检查和产程监护；针对病因进行治疗，如抗白血病和抗癌、抗菌、抗休克及保肝治疗等。

二、改善微循环

疏通被微血栓阻塞的微循环，增加重要脏器和组织微循环的灌流量，在防治 DIC 的发生和发展中具有重要作用。通常采取补充血容量（如输血、输液、应用低分子右旋糖酐等）、解除血管痉挛（α 受体阻滞药）等措施。此外，也有人应用阿司匹林、双嘧达莫等抗血小板药来稳定血小板膜、减少 TXA_2 的生成，从而对抗血小板的黏附和聚集，对改善微循环也具有一定的效果。

三、重建凝血与纤溶的动态平衡

（一）抗凝治疗

DIC 的基本发生机制是凝血亢进，故使用 AT Ⅲ、普通肝素与低分子量肝素（严重肝功能障碍并发 DIC 者不宜使用肝素）、其他新型抗凝剂（如水蛭素）、抗 TF 抗体制剂等，以阻断凝血反应的恶性循环，是 DIC 的主要治疗手段之一。

（二）补充支持疗法

补充支持疗法指在适当情况下应用新鲜全血或血浆、浓缩血小板血浆或各种凝血因子制剂，有助于恢复机体凝血与抗凝血间的平衡。但若在没有很好阻断凝血反应恶性循环的情况下使用这类制剂，反而会加重病情，故必须注意配合抗凝剂使用。

（三）抗纤溶治疗

抗纤溶治疗包括使用6-氨基己酸、对羧基苄胺、抑肽酶和氨甲环酸等药物。DIC时抗纤溶疗法的使用需十分慎重。典型DIC的早期主要为凝血系统激活和微血栓形成，机体纤溶功能降低将显著加剧病情，故不宜使用抗纤溶制剂；DIC中期患者存在纤溶功能增强，在足量应用抗凝药物肝素等前提下可以小量使用抗纤溶制剂；晚期纤溶功能极度增强是患者出血的主要机制之一，可在足量应用抗凝药物肝素等前提下较大量使用抗纤溶制剂。目前认为，急性早幼粒细胞白血病主要因原发性纤溶亢进引起出血，故抗纤溶治疗效果明显。

四、护理原则

（一）一般护理

保持环境安静，取舒适卧位；提供均衡含优质蛋白质的食物；保持呼吸道通畅；做好皮肤、口腔护理；给予心理支持。

（二）症状护理

（1）有出血者，要观察出血部位、时间和出血量，注意有无皮肤、黏膜、内脏及颅内出血的症状和体征；出血严重者绝对卧床休息；各种操作要动作轻柔。

（2）严密观察患者的凝血情况，严格应用抗凝和止血药物。

（3）进行凝血因子及血制品输注时应严格无菌操作。

（4）液体外渗时，给予冰袋冷敷以减少出血。

（华春秀）

数字课程学习

○PPT课件　○导入案例解析　○复习与自测　○更多内容⋯⋯

第十二章　肿　瘤

章前引言

　　肿瘤(tumor)是一大类严重威胁人类健康的常见病,根据生物学特征和对机体影响分为良性、恶性肿瘤两大类。恶性肿瘤就是人们通常所说的癌症(cancer),它是我国疾病死因的第一病因。

　　我国发病率居前的恶性肿瘤有肺癌、胃癌、食管癌、结直肠癌、肝癌、乳腺癌、子宫颈癌、膀胱癌、甲状腺癌、脑肿瘤和白血病等。肿瘤对个人、家庭和社会造成巨大的危害,积极预防、早期发现、精准诊断和治疗肿瘤,是当前开展肿瘤防治的重要工作,这些工作的成效建立在肿瘤病因学和发病学基础研究的突破性进展之上。

• 学习目标 •

　　1. 解释肿瘤、异型性、转移、癌、肉瘤、癌前病变、原位癌的概念,说出良性肿瘤与恶性肿瘤、癌与肉瘤的差异。

　　2. 理解肿瘤的基本特性、恶性肿瘤的分级和分期,肿瘤的命名原则,肿瘤对机体的影响,常见肿瘤的病理特点,肿瘤普查和诊断的病理学方法。

　　3. 知道肿瘤的分类、原因、发生机制及预防原则。

　　4. 具备区分良恶性肿瘤、癌与肉瘤的能力,利用专业知识理解肿瘤护理的原则。

　　5. 充分利用所学知识进行预防肿瘤的健康教育。

思维导图

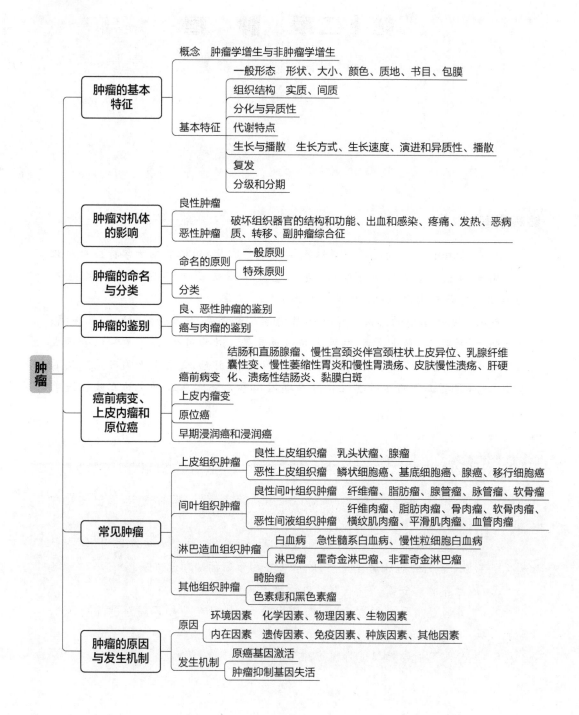

案例导入

　　患者,女,72 岁。有数年上腹部不适史,3 个月前上腹疼痛明显加重,出现烧心、反酸,伴呕咖啡色胃内容物、黑便,体重下降明显。入院后做增强 CT 检查示:胃体及幽门有肿物,肝内多发、散在结节,肺内、腹腔、锁骨上淋巴结肿大。患者入院后积极进行营养支持辅以化疗,但消瘦、贫血持续加重,呈恶病质状态,入院2 个月后死亡。

　　尸体解剖:腹水 2 000 ml,呈淡黄色半透明。锁骨上、肺门、纵隔、大网膜、肠系膜、腹后壁、肝门淋巴结肿大、变硬,切面灰白色。胃小弯侧近幽门处,见不规则类椭圆溃疡形肿块,溃疡呈火山口样,大小 4 cm×3 cm,边缘不规整隆起,底部凹凸不平,切面呈灰白色、质硬。肝内可见散在、多发、边界相对清楚的多发性结节。溃疡型肿块活检,镜下见大量腺癌细胞浸润至胃壁全层(即黏膜下层、肌层及浆膜层)。肝内结节及各肿大淋巴结活检与胃内肿块细胞形态一致。

　　问题:

　　1. 患者诊断为什么疾病?

　　2. 请解释尸检所见病理变化,以及病理变化与临床表现的联系。

第一节　肿瘤的基本特征

一、肿瘤的概念

▶ 在线课程 12-1　肿瘤的概念

📖 拓展阅读 12-1　肿瘤的三级预防

　　肿瘤(tumor)是指机体在各种致瘤因素的作用下,局部组织细胞发生基因突变或基因表达失控,导致克隆性异常增生所形成的新生物,多形成局部肿块。肿瘤的克隆性异常增生,称为肿瘤性增生。肿瘤性增生表现出两个特征,相对无限制增生和不同程度丧失分化成熟的能力。

　　机体在生理状态或某些病理状态下出现增生,称为非肿瘤性增生,如发生炎症、组织损伤时。肿瘤性增生与非肿瘤性增生形态上尽管都表现为增生,实质却有着本质的区别(表 12-1)。

表 12-1　肿瘤性增生与非肿瘤性增生的区别

分　型	细胞亲缘	分化程度	与机体的协调性	祛除病因	对机体的影响
肿瘤性增生	单克隆性	不同程度失去分化成熟能力	相对自主，与机体不协调	继续生长	有害
非肿瘤性增生	多克隆性	分化成熟	具有自限性，与机体协调	停止生长	大多有利

二、肿瘤的基本特征

病理学活体组织检查是肿瘤诊断的"金标准"，主要包括对送检标本大体形态的检查和组织切片的显微镜检查。对肿瘤建立起直观认知，从认识肿瘤的一般形态和组织结构开始。

（一）肿瘤的一般形态

肿瘤的大体形态多种多样，通过观察肿瘤的形状、体积、颜色、质地、数目和包膜等，临床上可初步判断肿瘤性质和来源。

1. 形状　因肿瘤的发生部位、组织来源、生长方式和良恶性的不同而不同。临床常用一些形象的术语描述肿瘤的形状。例如，乳头状、息肉状、绒毛状、菜花状、蕈状、斑块状或溃疡状，常发生在皮肤、黏膜表面。生长在深部组织的肿瘤常呈结节状、分叶状、囊状、不规则结节状、蟹足状等（图 12-1）。

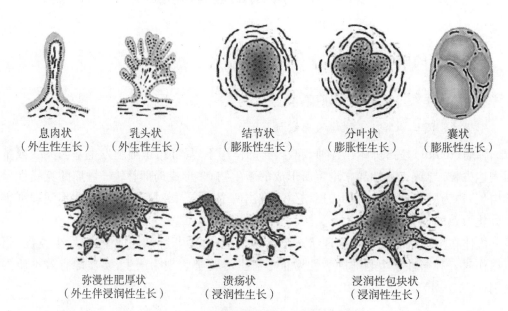

息肉状　　乳头状　　结节状　　分叶状　　囊状
（外生性生长）（外生性生长）（膨胀性生长）（膨胀性生长）（膨胀性生长）

弥漫性肥厚状　　溃疡状　　浸润性包块状
（外生伴浸润性生长）（浸润性生长）（浸润性生长）

图 12-1　肿瘤的外形和生长方式模式图

2. 大小　肿瘤的大小差别很大,小者极小,须在显微镜下才能观察到,肉眼无法识别;大者可以重达数千克,甚至数十千克。

肿瘤大小取决于很多因素,如肿瘤的良恶性、发生部位和生长时间。发生在体表或腹腔的肿瘤,有充足的生长空间和生长时间,肿瘤可以长得很大,如有报道成功切除重达 45 kg 的神经纤维瘤、34 kg 的子宫平滑肌瘤。生长在密闭狭小空间的肿瘤,生长受限、体积较小,如长在颅腔或椎管内的肿瘤。

通常恶性肿瘤体积越大,发生转移的概率也越高。因而恶性肿瘤的体积大小是评估其临床分期的重要指标,可反映肿瘤的预后,预测其生物学行为。

3. 颜色　肿瘤颜色一般与肿瘤的起源组织和自身代谢产物有关,如血管瘤呈红色或紫色,脂肪瘤呈黄色,黑色素瘤可呈灰黑色等。肿瘤也可发生继发性改变,如坏死、出血等可引起颜色改变。

4. 质地　肿瘤的质地与组织来源、肿瘤细胞与纤维间质的比例、肿瘤的良恶性、是否发生继发性改变有关。例如,脂肪瘤质地较软,骨瘤质地硬,肿瘤细胞丰富而纤维间质较少的肿瘤质软,纤维间质丰富而肿瘤细胞较少时质地通常较硬;继发钙化、骨化的肿瘤质地变硬,继发坏死、出血、囊性变的肿瘤质地变软。

5. 数目　大部分肿瘤常为单发,少数患者可同时或先后发生多个原发性肿瘤,称为多发性肿瘤,如多发性子宫平滑肌瘤和多发性纤维瘤等。

6. 包膜　良性肿瘤一般可有完整的包膜,恶性肿瘤一般无包膜或包膜不完整。

(二)肿瘤的组织结构

1. 实质

肿瘤的实质(parenchyma)就是肿瘤细胞。肿瘤细胞的形态及其组成的结构、代谢产物、免疫标志特点,是判断肿瘤分化方向、分化程度、进行肿瘤组织学分类的主要依据。简单地说,肿瘤的实质决定了肿瘤的性质和组织来源。大多数肿瘤只有一种实质,少数可由 2 种或 2 种以上实质构成。例如,乳腺的纤维腺瘤含有纤维组织和腺上皮两种实质,畸胎瘤则含有多种不同的实质。

2. 间质

肿瘤的间质(stroma)一般由结缔组织和血管构成。肿瘤间质对肿瘤实质起着支持和营养的作用。间质内血管丰富的肿瘤生长速度快,血管少的肿瘤生长速度慢。当间质中出现淋巴细胞、浆细胞、单核细胞浸润,可能是机体对肿瘤组织的免疫反应,也可能是继发感染的反应。

(三)肿瘤的分化与异型性

1. 肿瘤的分化(differentiation)　是指肿瘤组织在形态和功能上与某种正常组织的相似之处,相似的程度称为肿瘤的分化程度。例如,与平滑肌组织相似的肿瘤,提示它是向着平滑肌组织分化的。肿瘤的组织形态和功能越类似某种正常组织,说明其分化程度越高或分化好;与正常组织相似度越小,则分化程度越低或分化差。分化极差,以致无法判断其分化方向的肿瘤称为未分化肿瘤。

2. 肿瘤的异型性（atypia）　指肿瘤组织结构和细胞形态与相应的正常组织有不同程度的差异。异型性是肿瘤细胞分化程度在形态学上的表现。肿瘤组织与其起源的正常组织相似度越高，表示其分化程度越高、异型性越小；肿瘤组织与其起源的正常组织相似度越低，表示其分化程度越低、异型性越大。异型性是诊断和鉴别良、恶性肿瘤的重要形态学依据。肿瘤的异型性主要表现在结构和细胞两方面。

1）肿瘤的结构异型性　指肿瘤细胞形成的结构在空间排列方式上与相应正常组织的差异。良性肿瘤的结构异型性较小，主要表现实质、间质的比例变化，以及肿瘤细胞形成结构大小的改变，肿瘤细胞的排列方式、层次、极向基本保持正常。恶性肿瘤结构异型性明显，肿瘤细胞形成的结构紊乱，表现为细胞排列方式、层次、极性均可改变，正常间质减少甚至消失。

2）肿瘤的细胞异型性　良性肿瘤细胞分化程度高，异型性不明显。恶性肿瘤细胞分化差，异型性明显，表现为以下 3 个方面。

（1）细胞的多形性：①肿瘤细胞体积异常，有些细胞体积增大，有些表现为原始的小细胞。②肿瘤细胞大小、形态不一，可出现瘤巨细胞。

（2）细胞核的多形性：①恶性肿瘤的细胞核体积增大，细胞核与细胞质比例增高，可达 1∶1（正常为 1∶4～1∶6）。②细胞核的大小、形状、染色差别较大，出现巨核、双核、多核或奇异形核；核内 DNA 增多，染色质分布不均、呈粗颗粒状，常堆积在核膜下使核膜增厚。③核仁明显，体积增大，数目增多。④核分裂象增多，出现病理性核分裂象，如不对称性、多极性和顿挫性核分裂（图 12 - 2、图 12 - 3）。

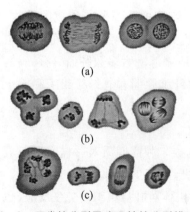

图 12 - 2　正常核分裂及病理性核分裂模式图

注　（a）正常核分裂象；（b）三极核分裂象；（c）顿挫性核分裂象和不对称性核分裂象。

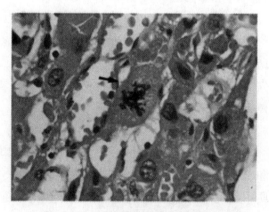

图 12 - 3　顿挫性核分裂（箭头所示）

（3）细胞质的改变：由于细胞质内核糖体及粗面内质网增多，故细胞质嗜碱性增强，还可产生黏液、糖原、脂质、色素等。

异型性是肿瘤组织出现成熟障碍和分化障碍的表现，是区别良性肿瘤和恶性肿瘤的重要指标。良性肿瘤细胞异型性不明显,存在结构的异型性;恶性肿瘤细胞异型性和结构异型性都比较明显。很明显的异型性称为间变,具有间变特征的肿瘤称为间变性肿瘤,为高度恶性。

(四) 肿瘤细胞的代谢特点

肿瘤细胞的代谢比正常细胞旺盛,尤以恶性肿瘤更为明显。恶性肿瘤细胞与正常细胞相比,代谢的主要不同点包括:①肿瘤细胞合成 DNA 和 RNA 的能力增强,而分解过程明显降低;②肿瘤细胞的蛋白质合成及分解均增强,但合成代谢超过分解代谢;③肿瘤组织主要以无氧酵解形式获取能量,这可能与瘤细胞的线粒体功能障碍或与其酶谱改变有关。

(五) 肿瘤的生长与播散

肿瘤的生长源于肿瘤细胞不断分裂增生,良恶性肿瘤在生长方式上的本质区别是出现不同生物学行为的基础。

1. 肿瘤的生长方式

1) 膨胀性生长(expansive growth) 是良性肿瘤的主要生长方式。瘤细胞分化程度高,增生缓慢,推开或挤压但不侵犯周围正常组织,多可形成完整的纤维包膜。临床触诊时肿瘤边界清楚且容易推动,手术易完全摘除,术后不易复发。膨胀性生长方式对局部组织器官造成的影响主要是挤压。

2) 浸润性生长(invasive growth) 是恶性肿瘤的主要生长方式。肿瘤细胞侵入并破坏局部组织(包括组织间隙、淋巴管、血管等),这种现象称为浸润。浸润性肿瘤无被膜,与周围正常组织没有明显界限,触诊时肿瘤位置固定且活动度小,手术时需将周围较大范围的组织一起切除,尽可能彻底切除有肿瘤浸润的部分,手术中由病理医生对切缘组织做快速冰冻切片检查,以了解切缘有无肿瘤浸润,帮助手术医生确定是否需要扩大手术范围。临床恶性肿瘤术后多采取放射治疗、化学治疗等综合治疗措施,进一步消灭残留体内的肿瘤细胞,降低术后复发率。例如,肠腺癌向肠腔外生性生长的同时也向肠壁呈浸润性生长(图 12 - 4),体积逐渐增大占位可引起肠梗阻,破坏肠壁结构导致肠功能紊乱。

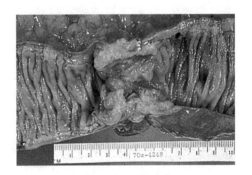

图 12 - 4 肠腺癌

注 向肠壁浸润性生长的同时向肠腔外生性生长。

3) 外生性生长(exophytic growth) 发生在体表、体腔或管道器官腔面的肿瘤,常突向表面生长,称外生性生长。外生性生长的肿瘤可呈乳头状、息肉状、蕈状或菜花状。良、恶性肿瘤都可呈外生性生长,但恶性肿瘤在外生性生长的同时伴有基底部浸润。外生性恶性肿瘤常常因为生长过快,血供不足继发肿瘤细胞坏死,形成底部高低不平、边缘隆起的溃疡。

2. 肿瘤的生长速度　主要取决于肿瘤细胞的分化程度。通常分化程度高的良性肿瘤生长缓慢,分化程度低的恶性肿瘤生长快。影响肿瘤生长速度的因素有很多,主要与生长分数、肿瘤细胞生成和死亡比例、肿瘤的血管生成情况有关。

恶性肿瘤形成初期,细胞分裂活跃,生长分数高,对化学治疗敏感。遇到生长分数低的恶性肿瘤对化疗药物不敏感时,可先进行放射治疗或手术去除大部分瘤体,残余的肿瘤细胞可再次进入分裂活跃状态,增加对化学治疗的敏感性。

肿瘤的生长离不开血液提供营养,当肿瘤直径达到 1～2 mm 后,如果没有新生血管生成供给营养,肿瘤不能继续生长。研究表明,肿瘤具有诱导血管生成的能力,肿瘤细胞本身能形成类似血管的小管状结构,可与血管交通,形成肿瘤微循环。抑制肿瘤血管生成是抗肿瘤研究的重要课题。

3. 肿瘤的演进和异质性　肿瘤的演进是指恶性肿瘤在生长过程中,出现侵袭性增加的现象,可表现为生长速度加快、浸润周围组织、发生远处转移。

由单克隆性增生形成的肿瘤细胞群体,细胞经过许多代分裂增殖产生的子代细胞受各种因素的继续作用,各子代肿瘤细胞基因或其他大分子发生改变,导致不同肿瘤细胞的生长速度、侵袭能力、对生长信号的反应以及放、化疗的敏感性等方面出现差异。这种同一肿瘤内出现肿瘤细胞间生物学行为差异的现象就是肿瘤的异质性。此时,肿瘤细胞群体不再由完全相同的细胞构成,而是具有异质性的肿瘤细胞群,具有各自特性的肿瘤细胞生长过程中形成了优胜劣汰的竞争关系,生长优势和侵袭性更强的细胞不断"开疆拓土"获得更多资源和生存空间,同时数量上也越来越多,肿瘤获得越来越大的异质性是其发生演进的基础。

4. 肿瘤的播散　是恶性肿瘤最主要、最重要的特征。恶性肿瘤不仅可以在原发部位浸润性生长、累及邻近器官或组织,还可通过多种途径播散到身体其他部位继续生长。播散的方式有以下两种形式。

1) 局部浸润和直接蔓延(direct spread)　随着恶性肿瘤不断长大,肿瘤细胞由原发部位沿组织间隙或神经束膜不断侵袭、破坏邻近的器官或组织,继续生长,这种现象称为直接蔓延。例如,晚期鼻咽癌患者,肿瘤可直接蔓延到颅底,影响第Ⅱ～Ⅵ对脑神经;宫颈癌患者,宫颈肿瘤可直接蔓延到直肠和膀胱。

肿瘤局部蔓延浸润的机制复杂,现有研究以癌为例大致分为 4 个步骤:①癌细胞表面黏附分子减少,细胞间彼此分离;②癌细胞与基底膜的黏着增加;③细胞外基质的降解有助于癌细胞通过;④癌细胞迁移。

2) 转移　恶性肿瘤细胞从原发部位侵入淋巴管、血管或体腔,迁徙到其他部位并继续生长,形成与原发瘤同类型的肿瘤,这个过程称为转移(metastasis)。通过转移所形成的肿瘤,称为转移瘤(metastatic tumor)或继发瘤(secondary tumor)。转移是恶性肿瘤的特点,但不是所有的恶性肿瘤会发生转移。常见的转移途径有以下 3 种。

(1) 淋巴转移(lymphatic metastasis):是癌的主要转移途径。肿瘤细胞侵入淋巴管(图 12－5),随淋巴液流动到达局部淋巴结,先聚集在边缘窦,随后累及整个淋巴结,使淋巴结肿大、变硬。例如,乳腺外上象限发生的癌常转移至同侧腋窝淋巴结。癌细胞随着淋巴循环,经胸导管进入血流继发血行转移。

（2）血行转移（hematogenous metastasis）：是肉瘤的主要转移途径。肿瘤细胞侵入血管后,随血液运行到达远处器官,继续生长形成转移瘤。转移性肿瘤的特点：多为散在、圆形、边界清楚的多个结节,接近器官表面。

肿瘤细胞多经静脉入血,血行转移常见途径有以下几条：侵入体循环静脉肿瘤细胞到肺内形成转移瘤（图 12 - 6）；侵入门静脉系统肿瘤细胞到肝内形成转移瘤；侵入肺静脉的肿瘤细胞（可以是肺原发肿瘤或肺内转移瘤）常转移到脑、骨、肾、肾上腺。血行转移的途径通常与血流方向一致,肺和肝是最常累及的器官。临床确定患者临床分期和治疗方案时,应进行肺和肝的影像学检查,判断是否发生血行转移。

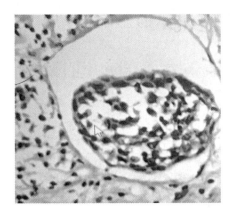
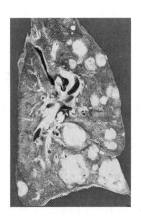

图 12 - 5　肿瘤的淋巴管内转移　　　图 12 - 6　肺转移瘤（肉眼观察）

此外,肿瘤转移的部位还会表现出对某些器官的亲和性。例如,肺癌易转移到脑和肾上腺；乳腺癌常发生肺、肝、卵巢、骨和肾上腺的转移；甲状腺癌、前列腺癌、肾癌易转移到骨。

（3）种植转移（implantation metastasis）：体腔内器官的恶性肿瘤侵袭到浆膜面时,瘤细胞可脱落并像播种一样洒落在体腔或其他器官的表面,继续生长形成多个转移瘤,称为种植转移。例如,胃癌细胞穿透浆膜,种植在腹膜、大网膜或卵巢等处形成转移瘤。腹腔发生种植转移可伴发腹腔积液,可为血性浆液性积液。

（六）肿瘤的复发

良性肿瘤多为外生性生长和膨胀性生长,边界清楚容易完整切除,故良性肿瘤术后不复发或很少复发。恶性肿瘤浸润性生长的特点容易发生浸润、直接蔓延和转移,手术难以彻底切除干净,因而恶性肿瘤易复发。临床上针对恶性肿瘤的治疗,会在术后辅以化学治疗、放射治疗或靶向治疗的综合治疗措施以降低肿瘤的复发率,延长复发时间,提高患者的生存时间。

（七）肿瘤的分级和分期

肿瘤的分级和分期一般用于恶性肿瘤,是临床制订治疗方案和预后评估的重要指标。一般来讲,肿瘤的分级和分期越高,患者的生存率越低。

1. 肿瘤的分级

肿瘤的分级主要根据肿瘤的分化程度来确定。一般采用三级分级法:Ⅰ级为高分化,属于低度恶性;Ⅱ级为中等分化,属于中度恶性;Ⅲ级为低分化,属于高度恶性。

2. 肿瘤的分期

肿瘤的分期主要根据肿瘤的大小、侵袭深度、播散范围及转移情况等确定。目前国际上广泛采用 TNM 分期系统。T 指肿瘤的原发灶,用 $T_1 \sim T_4$ 表示;N 指局部淋巴结转移情况,N_0 表示无淋巴结转移,$N_1 \sim N_3$ 表示淋巴结转移的程度和范围;M 指血行转移,M_0 表示无血行转移,$M_1 \sim M_2$ 表示血行转移程度。

第二节　肿瘤对机体的影响

肿瘤对机体危害的程度主要取决于肿瘤的性质、生长时间、生长部位、生长方式等。

一、良性肿瘤对机体的影响

良性肿瘤对机体的影响总体较小,生长在特殊部位的良性肿瘤,随着肿瘤体积逐渐增大,可并发各种压迫和阻塞症状。例如,颅内肿瘤压迫脑或脊髓,引起颅内压增高及相应的神经系统症状。此外,内分泌腺来源的肿瘤常常引起内分泌代谢紊乱,如胰岛细胞瘤分泌过多的胰岛素,可引起低血糖。

二、恶性肿瘤对机体的影响

恶性肿瘤除引起局部压迫和阻塞外,还有以下几种危害。

1. 破坏组织器官的结构和功能　如骨肉瘤可引起病理性骨折,晚期肝癌破坏肝组织,引起肝功能障碍甚至衰竭。

2. 出血和感染　恶性肿瘤因生长迅速、侵袭破坏、血液供应不足及血管受损等原因,使肿瘤组织发生坏死、出血、继发感染等。例如,肝癌破裂引起大出血可致患者死亡;子宫颈癌表面坏死继发感染。

3. 疼痛　恶性肿瘤晚期,肿瘤组织压迫或侵袭神经,可引起相应部位的剧烈疼痛。例如,肝癌晚期肝区剧痛,可给患者造成巨大的痛苦。

4. 发热　肿瘤组织代谢、缺血坏死、继发感染等过程产生的毒性产物被吸收可引起发热。

5. 恶病质(cachexia)　是指由于某种疾病,使患者出现食欲减退、乏力、极度消瘦、严重贫血等进行性全身衰竭状态。恶性肿瘤晚期患者出现恶病质,主要是因肿瘤生长迅速消耗机体大量营养物质,肿瘤代谢的毒性产物,以及患者心理因素和出血、发热、疼痛等因素导致的结果。

6. 转移 大多数恶性肿瘤发展到晚期可出现转移,特别是发生血行转移后,会给患者带来很多其他的危害,最突出的危害就是严重威胁着患者的生命安全。例如,恶性肿瘤转移至肺、肝、脑、骨等器官,可能会严重影响这些器官的结构和功能。

7. 副肿瘤综合征(paraneoplastic syndrome) 癌症患者约有1%发生副肿瘤综合征,以肺癌、乳腺癌、卵巢癌多见。副肿瘤综合征可累及全身多个器官,主要表现为累及神经系统、内分泌系统。部分患者在肿瘤早期即出现副肿瘤综合征,很多患者甚至在出现副肿瘤综合征症状后才发现肿瘤,诊断出副肿瘤综合征时有些肿瘤已经出现转移。这些病变及临床表现的出现,可能与肿瘤代谢产物异常导致的自身免疫反应有关,可引起内分泌、神经、消化、造血、骨关节、肾脏、皮肤等不同部位的病变,从而出现相应的临床表现,由于这些临床表现并非肿瘤原发灶或转移灶病变直接所致,故称为副肿瘤综合征。原发肿瘤切除或化疗,去除肿瘤性抗原,或抑制免疫反应,如进行血浆置换、激素治疗、使用免疫抑制剂等,同时辅以对症治疗时,副肿瘤综合征的症状会明显缓解。副肿瘤综合征概念的提出,加深了临床医务工作者对肿瘤复杂性影响的认识,起到了对一些恶性肿瘤预警提示的作用,也是观察、判断肿瘤疗效的一个指标。因此,当临床无任何原发肿瘤的体征出现,却显示副肿瘤综合征症状时,提示医生要考虑恶性肿瘤的可能性,根据已有的经验有针对性地筛查,有可能尽早发现并确诊肿瘤。

第三节　肿瘤的命名与分类

肿瘤的命名和分类是肿瘤病理诊断的重要内容,人体肿瘤的种类繁多、命名复杂,主要根据组织类型、细胞类型和生物学行为来命名。

一、肿瘤命名原则

肿瘤命名的原则必须反映肿瘤的发生部位、肿瘤的起源组织、肿瘤的良恶性。

(一) 命名的一般原则

1. 良性肿瘤的命名 起源于任何组织的良性肿瘤均可称为"瘤",其命名方式为:部位＋起源组织＋瘤。例如,来源于子宫平滑肌组织的良性肿瘤称为子宫平滑肌瘤,起源于结肠腺上皮的良性肿瘤称为结肠腺瘤。

2. 恶性肿瘤的命名 根据其组织起源不同,分为癌和肉瘤。

1) 癌(carcinoma) 起源于上皮组织的恶性肿瘤统称为癌。其命名原则为:部位＋起源组织＋癌。例如,起源于支气管鳞状上皮的恶性肿瘤,称为肺鳞状细胞癌;起源于胃腺上皮的恶性肿瘤,称为胃腺癌。有些癌实质同时具有两种上皮分化。例如,肺癌癌巢有时同时具有腺癌和鳞状细胞癌两种成分,可称为"肺腺鳞癌"。临床病理诊断中出现的未分化癌,是指形态和免疫学表型可以确诊为癌,但缺乏特定上皮分化特征的癌,是恶性程度最高、最容易发生早期转移和远处转移的恶性肿瘤。

2）肉瘤（sarcoma） 起源于间叶组织的恶性肿瘤统称为肉瘤。其命名原则为：部位＋起源组织＋肉瘤。间叶组织包括纤维组织、脂肪、肌肉、血管、淋巴管、骨和软骨等。肉瘤表现出向某种间叶组织分化的特点。例如，起源于骨组织的恶性肿瘤称为骨肉瘤。临床病理诊断中同样存在着未分化肉瘤，它是指形态和免疫表型可以确定为肉瘤，但缺乏特定间叶组织分化特征的肉瘤，同样属于恶性程度最高的肿瘤。

3）癌肉瘤（carcinosarcoma） 一个肿瘤中既有癌的成分又有肉瘤的成分称为癌肉瘤，较少见。

生活中人们口中的"癌症（cancer）"，是泛指所有恶性肿瘤，包括癌和肉瘤；而病理学上，癌是特指上皮组织来源的恶性肿瘤。

（二）特殊的命名类型

1. 结合肿瘤形态特征命名 无论良性是肿瘤还是恶性肿瘤，有时习惯加入典型的形态特征对其进行命名，如皮肤乳头状瘤、卵巢乳头状囊腺癌、甲状腺乳头状癌。

2. 以"母细胞瘤"命名 有些肿瘤的形态类似发育过程中某种幼稚的细胞和组织，称为"母细胞瘤"。有些为恶性，如神经母细胞瘤、肾母细胞瘤、髓母细胞瘤；也有些"母细胞瘤"为良性，如骨母细胞瘤、软骨母细胞瘤。

3. 冠以"恶性"二字命名 有些恶性肿瘤不叫癌或肉瘤，直接称为"恶性××瘤"，如恶性畸胎瘤、恶性黑色素瘤、恶性脑膜瘤、恶性神经鞘瘤等。

4. 以"人名"命名的恶性肿瘤 这些肿瘤以最先描述或研究该肿瘤的学者命名，如霍奇金（Hodgkin）淋巴瘤、尤因（Ewing）肉瘤。

5. 以"病"或"瘤"命名的恶性肿瘤 如白血病、精原细胞瘤为习惯沿用的名称，实际是恶性肿瘤。

6. 以"××瘤病"命名的肿瘤 指同种肿瘤在患者体内出现多发的状态，如脂肪瘤病、神经纤维瘤病、血管瘤病等。

7. 畸胎瘤 是性腺或胚胎剩件中的全能细胞发生的肿瘤，多发生在卵巢和睾丸，结构混乱，多含2个以上胚层的多种成分，有良性、恶性两大类。

二、肿瘤分类

肿瘤分类通常依据肿瘤的组织类型、细胞类型、生物学行为（即肿瘤的临床病理特征和预后）进行，常见肿瘤的分类参见表12－2。

表12－2 常见肿瘤分类举例

组织来源	良性肿瘤	恶性肿瘤	好发部位
上皮组织			
鳞状细胞	乳头状瘤	鳞状细胞癌	乳头状瘤常见于皮肤、鼻、鼻窦、喉等；鳞状细胞癌见于子宫颈、皮肤、食管、鼻咽、肺、喉、阴茎等

（续表）

组织来源	良性肿瘤	恶性肿瘤	好发部位
基底细胞	—	基底细胞癌	头面部皮肤
腺上皮细胞	腺瘤	腺癌	腺瘤多见于乳腺、甲状腺、胃、肠等；腺癌多见于胃、肠、乳腺、甲状腺等
	黏液性或浆液性囊腺瘤	黏液性或浆液性囊腺癌	卵巢
	多形性腺瘤	恶性多形性腺瘤	涎腺
尿路上皮细胞	乳头状瘤	尿路上皮癌	膀胱、肾盂
间叶组织			
纤维组织	纤维瘤	纤维肉瘤	四肢
脂肪组织	脂肪瘤	脂肪肉瘤	脂肪瘤见于皮下；脂肪肉瘤多见于下肢和腹膜后
平滑肌	平滑肌瘤	平滑肌肉瘤	子宫和胃肠
横纹肌	横纹肌瘤	横纹肌肉瘤	肉瘤多见于头颈、生殖泌尿道及四肢
血管	血管瘤	血管肉瘤	皮肤、皮下组织、舌、唇等处
淋巴管	淋巴管瘤	淋巴管肉瘤	皮肤、皮下组织、舌、唇等处
骨	骨瘤	软骨肉瘤	骨瘤见于颅骨、长骨；骨肉瘤见于长骨两端，以膝关节上、下多见
软骨	软骨瘤	软骨肉瘤	软骨瘤多见于手足短骨；软骨肉瘤多见于盆骨、肋骨、股骨、肱骨等
滑膜	滑膜瘤	滑膜肉瘤	膝、踝、腕、肩、肘等关节附近
淋巴造血组织			
淋巴组织	—	淋巴瘤	颈部、纵隔、肠系膜和腹膜后淋巴结
造血组织	—	白血病	淋巴造血组织
		多发性骨髓瘤	椎骨、胸骨、肋骨、颅骨和长骨
神经组织和脑脊膜			
神经鞘细胞	神经鞘瘤	恶性神经鞘瘤	头、颈、四肢等处神经
胶质细胞	—	弥漫性星形细胞瘤	大脑
脑脊膜	脑膜瘤	恶性脑膜瘤	脑膜
神经细胞	神经节细胞瘤	神经母细胞瘤、髓母细胞瘤	前者见于纵隔和腹膜后；后者见于肾上腺髓质
其他组织肿瘤			
黑色素细胞	—	恶性黑色素瘤	皮肤、黏膜
胎盘滋养叶细胞	葡萄胎	侵袭性葡萄胎、绒毛膜上皮癌	子宫 子宫
生殖细胞	—	精原细胞瘤	睾丸
		无性细胞瘤	卵巢
		胚胎性癌	睾丸及卵巢
性腺或胚胎剩件中的全能细胞	成熟畸胎瘤	不成熟畸胎瘤	卵巢、睾丸、纵隔和骶尾部

肿瘤分类在临床诊断、治疗、基础研究以及流行病学调查各个环节都有着重要的作用,WHO 关于每一系统器官的肿瘤有更加详尽的分类,且根据临床和基础研究的进展,不断予以修订,形成世界范围内广泛使用的 WHO 肿瘤分类,医护人员应当熟悉本专业领域肿瘤的最新分类。

临床工作中肿瘤的正确分类,即明确诊断的工作由病理科承担。由于不同类型的肿瘤临床病理特点、对治疗的反应以及预后均显著不同,为肿瘤患者拟定治疗计划、判断预后都要建立在肿瘤正确分类的基础上,病理科做出的诊断报告不能出现错误,避免发生医疗事故,疑难病例应送上级相应领域专家会诊或远程网上会诊。

为了对肿瘤性疾病进行大数据的分析和处理,WHO 对疾病进行编码,每一种肿瘤性疾病用一个四位数字组成的主码代表,编码系统中用一个斜线和一个附加数码代表肿瘤的生物学行为,分别是,/0 代表良性肿瘤;/1 代表交界性或生物学行为未定或不确定的肿瘤;/2 代表原位瘤包,包括某些部位的Ⅲ级上皮内瘤变,以及某些部位的非浸润性肿瘤;/3 代表恶性肿瘤。

为了确定肿瘤类型,明确肿瘤组织病理诊断,临床病理科普遍开展了免疫组织化学检查,就是通过免疫标记检测肿瘤细胞表面或细胞内的一些特定分子,帮助确定肿瘤的组织学起源。例如,淋巴细胞表面的 CD 抗原,上皮细胞中的各种细胞角蛋白(CK)、肌肉组织肿瘤表达结蛋白(desmin),胎肝组织、肝细胞癌、卵黄囊的甲胎蛋白(AFP)。此外,细胞增殖活性标记(Ki-67)常出现在增殖期细胞,用来检测肿瘤细胞的增殖活性,有助于估计其生物学行为和预后。

肿瘤发生的分子机制的研究进展,为肿瘤的分类、诊断和治疗均提供了新方向。利用 DNA 芯片技术对肿瘤细胞基因表达谱进行检测,可显示肿瘤中与生物学行为或治疗反应及预后相关的特征性表达谱,显示特征性的细胞遗传学和分子遗传学改变,进行精准的分子诊断,这已成为病理诊断的重要内容,同时为肿瘤患者个体化的分子靶向治疗提供依据。

第四节　肿瘤的鉴别

一、良、恶性肿瘤的鉴别

肿瘤的良、恶性是指肿瘤生物学行为的良恶性,在病理学上常通过形态学指标进行判断,根本区别是肿瘤细胞的分化程度,由于影响肿瘤生物学行为的因素有很多且复杂,最终的病理诊断往往要依据规范化诊断标准,同时结合病理医生的自身经验,还要充分考虑患者的临床情况、影像学资料和其他检查结果来综合进行判断。大多数肿瘤可以划分为良性肿瘤和恶性肿瘤。良性肿瘤一般容易治疗且治疗效果好;恶性肿瘤对机体危害大,治疗方案复杂,大部分晚期患者治疗效果不佳。因此,区分肿瘤的良、恶性,避免临床出现误诊、误治具有重要的意义。良、恶性肿瘤的主要鉴别参见表 12‐3。

表 12‐3 良性肿瘤与恶性肿瘤的鉴别

特 征	良性肿瘤	恶性肿瘤
分化程度	分化好,异型性小	分化差,异型性大
核分裂象	少见或无,无病理性核分裂象	易见,可见病理性核分裂象
生长速度	缓慢	较快
生长方式	膨胀性和外生性生长	浸润性和外生性生长
继发改变	很少发生出血、坏死	常发生出血、坏死
转移	无转移	常有转移
复发	很少复发	较易复发
影响	较小,主要为局部压迫或阻塞	较大,除局部压迫或阻塞外,常破坏局部组织;坏死、出血、合并感染;恶病质

良、恶性肿瘤的区别是相对的,临床上有一些肿瘤不能贸然划分为良性或恶性,需要根据其形态特点评估其复发转移的风险度(低、中、高),临床医生会根据病理报告嘱咐患者定期复查。还有一些组织类型的肿瘤,除了有典型的良性肿瘤和典型的恶性肿瘤类型外,还存在部分组织形态和生物学行为介于良、恶性之间的肿瘤,称为交界性肿瘤,如卵巢浆液性交界性囊腺瘤。交界性肿瘤生物学行为不清楚的须长期多样本随访,通过循证医学证据厘清其生物学行为特点。

二、癌与肉瘤的鉴别

癌起源于上皮组织,是人类最常见的恶性肿瘤。40 岁以上人群癌发病率显著增加,对适宜人群提前进行防癌普查可降低癌的发病率,提高治愈率和延长生存时间。通常发生在皮肤和黏膜表面的癌,外形以菜花状、蕈伞状、息肉状多见,且表面常有坏死和溃疡形成。发生在器官内的癌,常为不规则结节状且边界不清,呈树根状或蟹足状向周围组织浸润。癌的质地一般较硬,切面多为灰白色,当癌继发坏死、出血、囊性变、钙化,或有大量肿瘤分泌物堆积时,癌的颜色、质地会发生变化。镜下观察:癌细胞聚集在一起呈巢状、腺泡或腺管状、条索状排列,与间质分界一般较清楚。有时癌细胞在间质内弥漫浸润,与间质分界不清。癌早期的转移一般多经过淋巴管,晚期可发生血行转移。

肉瘤是间叶组织来源的恶性肿瘤,比癌少见。有些类型的肉瘤多发生在儿童和青少年,如横纹肌肉瘤、骨肉瘤。有些肉瘤主要发生于中老年人,如脂肪肉瘤。肉瘤体积常较大、质地柔软、灰红色,切面多呈鱼肉状,易发生出血、坏死、囊性变等继发改变。镜下观察:肉瘤细胞多弥散分布,实质和间质交错在一起分界不清,间质内血管丰富,纤维组织较少,肉瘤多容易经血行发生转移。

癌与肉瘤的鉴别参见表 12‐4。

表 12-4　癌与肉瘤的鉴别

特　征	癌	肉　瘤
组织来源	上皮组织	间叶组织
发病率	较高,约为肉瘤的 9 倍,多见于 40 岁以上成人	较低,有些类型多见于青少年,有些类型多见于中老年人
大体特点	灰白、质硬、干燥	暗红、湿润、细腻、柔软,呈鱼肉状
镜下特点	多形成癌巢,实质与间质分界清楚,纤维组织常有增生	肉瘤细胞弥漫分布,实质与间质分界不清,间质内血管丰富,纤维组织少
网状纤维	见于癌巢周围,癌细胞间无网状纤维	肉瘤细胞间多有网状纤维
转移方式	多经淋巴转移	多经血行转移

正确区分肿瘤的良、恶性,区分癌与肉瘤,进一步对肿瘤分类进行精准诊断,是临床针对不同肿瘤制订治疗方案和判断预后的前提和重要依据。

▶ 在线课程 12-3　看免疫系统是怎样攻击肿瘤的

第五节　癌前病变、上皮内瘤变和原位癌

恶性肿瘤的发生和发展过程是长期而复杂的过程。有些恶性肿瘤是由癌前病变逐步发展而来,历经上皮内瘤变阶段,再进一步发展为浸润癌的。尽管有些恶性肿瘤发生没有这些过程,正确认识癌前病变、上皮内瘤变依然是防止肿瘤发生和发展,以及早期诊治肿瘤的重要环节。

一、癌前病变

癌前病变(precancerous lesion)是指某些具有癌变潜在可能的良性病变。常见的癌前病变有以下几类。

1. 结肠和直肠腺瘤　临床常见,可单发或多发,有绒毛状腺瘤和管状腺瘤等不同类型,绒毛状腺瘤癌变率更大,家族性腺瘤性息肉病(familial adenomatous polyposis, FAP)几乎 100% 发生癌变,高危人群肠镜检查,可及时发现并切除腺瘤或息肉,降低癌变风险。

2. 慢性宫颈炎伴宫颈柱状上皮异位　慢性宫颈炎,伴有高危人乳头瘤病毒(human papilloma virus, HPV)16、18 型等感染,引起阴道、宫颈高级别上皮内病变时,有癌变风险。炎症导致子宫颈局部复层鳞状上皮损伤,被来自子宫颈管内膜的单层柱状上皮所替代,肉眼观察呈粉红色或鲜红色,类似于皮肤缺损,称病理性宫颈柱状上皮异位。癌变的发生需要一个长期的过程,积极治疗、定期进行液基薄层细胞学检查(thin-prep cytology test, TCT)、接种 HPV 疫苗降低 HPV 感染率等是目前预防宫颈癌的有效

措施。

3. 乳腺纤维囊性病 病变主要为乳腺小叶导管和腺泡上皮细胞的增生及囊性扩张,伴有导管上皮不典型增生者癌变率增加,40 岁左右的妇女多见。

4. 慢性萎缩性胃炎和慢性胃溃疡 慢性萎缩性胃炎时,胃黏膜腺体发生大肠上皮化生者,以及幽门螺杆菌反复或持续感染引起慢性胃溃疡;经久不愈者,有发生胃癌的风险。

5. 皮肤慢性溃疡 经久不愈的皮肤溃疡以小腿慢性溃疡多见,长期慢性刺激病灶周边鳞状上皮反复增生,非典型增生,有可能发生癌变。

6. 肝硬化 慢性乙型肝炎、慢性丙型肝炎患者肝细胞反复变性、坏死、再生,导致肝硬化时,会增加癌变概率。

7. 溃疡性结肠炎 是一种炎性肠病,在反复发生溃疡和黏膜增生的基础上有可能发生结肠腺癌。

8. 黏膜白斑 是指黏膜的鳞状上皮过度增生和过度角化,并出现一定的异型性,肉眼观察呈白色斑块,故称白斑。常见于口腔、食管、外阴及宫颈等处黏膜。

癌前病变如不及时治愈,有可能发展成为癌。但必须指出,并不是所有的癌前病变必然发展为癌,也不是所有的癌可发现明显的癌前病变阶段。因此,正确认识和积极治疗癌前病变并定期随访,对肿瘤的预防有重大意义。

> 📖 在线案例 12-1 肠镜检查发现结肠不规则溃疡性肿块

二、上皮内瘤变

上皮内瘤变(intraepithelial neoplasia,IN)描述了上皮从异型增生发展为原位癌的连续性形态变化过程。所述上皮包括被覆上皮、腺泡上皮及导管上皮,如子宫颈、子宫内膜、乳腺、皮肤、膀胱、气管、食管、胃肠道等。临床上将上皮内瘤变分为Ⅰ～Ⅲ级,上皮内瘤变Ⅰ、Ⅱ级对应上皮轻度、中度异型性增生,上皮内瘤变Ⅲ级包括上皮重度异型性增生以及原位癌。

异型增生(dysplasia)是指上皮细胞增生并出现了异型性。异型性大小达不到诊断癌的标准,也称非典型增生(atypical hyperplasia)。非典型增生现象既可见于肿瘤性病变,也可见于修复和炎症时。因此,对非典型增生病变的形态意义的解读要紧密结合临床。非典型增生根据异型性增生程度和累及范围可分为轻、中、重度三级。

轻度异型增生:异型性较小,出现异型性改变的细胞累及上皮层的下 1/3;中度异型增生:异型性中等,出现异型性改变的细胞累及上皮层的下 2/3;重度异型增生:异型性较大,出现异型性改变的细胞累及上皮的 2/3 以上但未及全层(图 12-7)。

轻、中度非典型增生在病因消除后可恢复正常;重度非典型增生则很难逆转,常发展为癌。

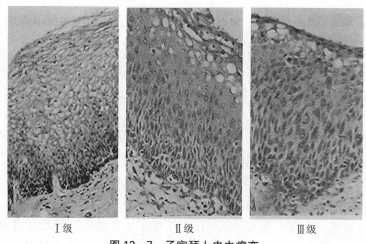

Ⅰ级　　　　　　　　　Ⅱ级　　　　　　　　　Ⅲ级

图 12 - 7　子宫颈上皮内瘤变

三、原位癌

原位癌(carcinoma in situ)是指上皮细胞异型性增生累及上皮全层,没有突破基底膜向下浸润。原位癌常见于鳞状上皮、移行上皮被覆部位,如子宫颈、皮肤、食管、鳞化的支气管、膀胱等处。当鳞状上皮的原位癌累及腺体但未突破腺体基底膜时,称原位癌累及腺体,多见于子宫颈原位癌。乳腺导管或腺泡发生的原位癌,称为导管原位癌和小叶原位癌。原位癌是早期癌,因上皮内无血管或淋巴管一般不发生转移。原位癌继续发展可转变为浸润性癌。临床上肉眼观察不能辨认原位癌,只能通过病理组织学检查才能确诊。原位癌及早发现、及时治愈对防止发展为浸润性癌,提高癌的治愈率十分重要。肿瘤防治的一项重要工作是建立早期发现原位癌的技术方法。

四、早期浸润癌和浸润癌

早期浸润癌是指癌细胞突破基底膜向下浸润生长,浸润深度没有超过基底膜下3~5 mm。如浸润深度超过 3~5 mm,称为浸润癌。

第六节　常见肿瘤

📖 拓展阅读 12 - 2　肿瘤患者的护理原则

一、上皮组织肿瘤

(一) 良性上皮组织肿瘤

1. **乳头状瘤**(papilloma)　是起源于被覆上皮(包括鳞状上皮、移行上皮)呈外生性生长的良性瘤,形似乳头(图12-8)。乳头状瘤常见于皮肤、喉、外耳道、阴茎、膀胱等处。肉眼可见肿瘤常向体表或腔面呈外生性生长,形成有蒂与正常组织相连的细指状、乳头状或绒毛状突起,基底部可宽大或纤细。镜下可见每一乳头中心为纤维血管轴(间质);其表面为分化良好的鳞状上皮、腺上皮或移行上皮细胞。

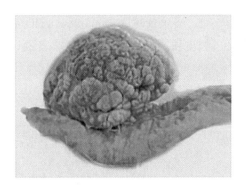

图12-8 皮肤乳头状瘤

2. 腺瘤(adenoma) 起源于腺上皮的良性肿瘤。腺瘤常见于甲状腺、乳腺、胃肠道、涎腺和卵巢等处。腺器官的腺瘤多呈结节状,如甲状腺腺瘤,常有完整包膜,边界清楚;黏膜发生的腺瘤多呈息肉状或菜花状,如结肠腺瘤。通常腺瘤的腺体结构与正常腺体相似,并具有分泌功能,如卵巢浆液性、黏液性腺瘤、甲状腺腺瘤等。

镜下可见由分化良好的腺上皮形成腺体结构,腺体大小不一,形态不规则,排列疏密不一致,腺上皮细胞的异型性不明显。根据形态特点与组成成分可分为以下几类。

1)息肉状腺瘤 多见于结肠、直肠黏膜,息肉状外观呈多样,可有蒂与黏膜相连,可为广基,有的平坦,可单发可多发。镜下可见肿瘤腺上皮形成分化好的小管或绒毛结构。绒毛状腺瘤癌变率较高,并随体积增大癌变率更高,前面提到家族性腺瘤性息肉病(FAP)100%癌变,且癌变患者较年轻。

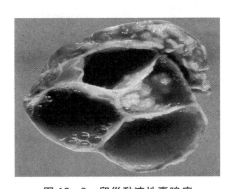

图12-9 卵巢黏液性囊腺瘤

2)囊腺瘤 常见于卵巢、甲状腺。肉眼可见肿瘤表面光滑,呈圆形或卵圆形囊状,卵巢浆液性囊腺瘤为单房,卵巢黏液性囊腺瘤呈多房结构(图12-9),房内积蓄的是腺瘤细胞分泌的浆液或黏液。镜下可见腺体扩张融合呈囊状,囊壁多光滑,囊内为腺体分泌物,浆液性囊腺瘤出现乳头状增生时较易发生癌变。

3)纤维腺瘤 女性乳腺多见,常单发。肉眼可见结节或分叶状,边界清楚、包膜完整,灰白色或半透明状。镜下可见乳腺导管上皮细胞和纤维组织增生。

4)多形性腺瘤 多见于涎腺。肉眼可见灰白色结节状,边界清楚。镜下可见瘤组织由腺管、鳞状上皮、黏液样或软骨样多种组织构成,多无完整包膜,手术切除不彻底易复发,多次复发可恶变。

(二)恶性上皮组织肿瘤

起源于上皮组织的恶性肿瘤称为癌,多见于40岁以上人群,是最常见的一类恶性肿瘤。恶性上皮组织肿瘤多发生淋巴转移。临床常见类型有以下几种。

1. **鳞状细胞癌**（squamous cell carcinoma） 简称鳞癌，常见于有鳞状上皮被覆的部位，如皮肤、食管、口腔、唇、喉、宫颈、阴道、阴茎等；支气管、胆囊、肾盂等非鳞状上皮被覆的部位可通过鳞状上皮化生发生鳞癌。肉眼观察：鳞癌常呈菜花状或溃疡状，切面灰白色、质地硬、与周围组织分界不清。镜下可见癌细胞形成不规则的团块状或条索状结构，称为癌巢。癌巢间为结缔组织间质，癌巢与间质分界清楚。鳞癌Ⅰ级：分化好，最典型的形态标志是癌巢中央常出现同心圆状的角化珠（癌珠），癌细胞间可见细胞间桥（图12-10）。鳞癌Ⅲ级：分化程度差，癌细胞异型性明显，无角化珠和细胞间桥，核分裂象多见。鳞癌Ⅱ级：形态改变介于Ⅰ～Ⅲ级，常有细胞内角化。

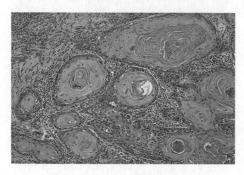

图12-10 鳞状细胞癌（Ⅰ级）

2. **基底细胞癌**（basal cell carcinoma） 由基底细胞发生的低度恶性肿瘤，很少转移，对放疗敏感。基底细胞癌多见于老年人面部，如眼睑、颊部及鼻翼等处。肉眼可见肿瘤表面常形成溃疡，可破坏深层组织。镜下可见癌巢由深染的基底细胞样癌细胞构成。

3. **腺癌**（adenocarcinoma） 是起源于腺上皮的恶性肿瘤，多见于胃肠、乳腺、肺、子宫内膜、甲状腺、卵巢等处。

1）肉眼观察 常呈息肉状、结节状、菜花状、蕈状、溃疡状。

2）镜下观察 根据癌细胞的分化程度和形态结构，可分为以下3种基本类型。

（1）管状腺癌：分化较好，癌细胞形成大小、形态不一的腺管样结构，常呈多层排列，核大、核分裂象多见（图12-11）。乳头状结构为主的腺癌，称乳头状腺癌。腺腔高度扩张呈囊状的称囊状腺癌。伴乳头状生长的囊腺癌称为乳头状囊腺癌。

（2）实性癌或单纯癌：分化较差的腺癌。癌细胞不构成腺体，形成实性团块或条索状癌巢，异型性明显。若癌巢小而少，间质多，称为硬癌。若肿瘤实质多、间质少，质地软，似脑髓，故称髓样癌。

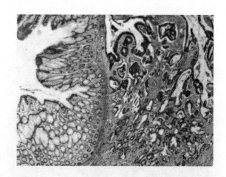

图12-11 结肠腺癌浸润至黏膜下层

（3）黏液癌：常见于胃与大肠。癌细胞分泌的黏液聚集于细胞内，细胞呈球形，细胞核挤向一侧，形似戒指，称印戒细胞。若瘤细胞分泌黏液逐渐聚集在腺腔内，形成黏液池，后腺体发生崩解，癌细胞则漂浮于黏液池中。肉眼可见癌组织呈灰白色、半透明胶冻状，故又称胶样癌。

4. **移行细胞癌**（transitional cell carcinoma） 是起源于移行上皮的恶性肿瘤，常见于膀胱、肾盂、输尿管；外观呈菜花样或多发性乳头状，乳头纤细而质脆。移行细胞癌可分为低级别和高级别尿路上皮癌。

二、间叶组织肿瘤

（一）良性间叶组织肿瘤

1. 纤维瘤（fibroma）　起源于纤维组织,常发生于四肢及躯干的皮下,生长速度缓慢,切除后不易复发。肉眼可见肿瘤多呈结节状、有完整包膜,切面灰白而质韧,见编织状排列的条纹。镜下可见瘤细胞由分化好的纤维细胞、胶原纤维构成,二者呈互相编织状交错排列。

2. 脂肪瘤（lipoma）　起源于脂肪组织,成人多见,是临床最常见的良性软组织肿瘤。一般无明显症状,手术易切除。脂肪瘤常见于背、肩、颈及四肢近端的皮下组织。肉眼观察:多呈分叶状或结节状,有完整的包膜,质地柔软,淡黄色与正常脂肪组织相似,直径数厘米至数十厘米,一般单发,也可多发。镜下可见瘤细胞似分化成熟的脂肪细胞,间质内有血管和少量结缔组织。

3. 平滑肌瘤（leiomyoma）　起源于平滑肌组织,好发于子宫及胃肠道。肉眼观察:多呈结节状,表面光滑边界清,无包膜,切面灰白质韧,呈编织状或漩涡状条纹,单发或多发（图12-12）。镜下可见肿瘤细胞与正常平滑肌细胞相似,排列成束或片状,核分裂象少见。

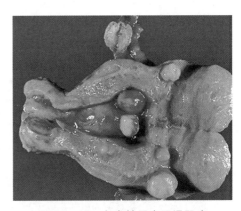

图 12-12　多发性子宫平滑肌瘤

4. 脉管瘤　包括血管瘤（hemangioma）和淋巴管瘤（lymphangioma）两类,多为先天性脉管组织发育畸形而非真性肿瘤。以血管瘤最常见,多为先天性,故常见于婴幼儿及儿童,且以面、颈部、唇、舌、口腔的皮肤和黏膜多见。血管瘤分为 3 种:①毛细血管瘤,由增生的毛细血管构成;②海绵状血管瘤,由扩张的血窦形成;③混合型血管瘤。皮肤黏膜血管瘤呈斑块状,内脏血管瘤呈结节状。淋巴管瘤分为毛细淋巴管瘤、海绵状淋巴管瘤和囊状淋巴管瘤 3 种。淋巴管瘤肉眼观察:无包膜,呈浸润性生长,边界不清,鲜红色或紫红色。淋巴管瘤由分化成熟的淋巴管构成,内含淋巴液。若淋巴管呈囊状扩大并相互融合,称为囊状水瘤,多见于儿童颈部。

5. 软骨瘤　自骨膜发生并向外突起生长的称为外生性软骨瘤,发生于手足短骨和四肢长骨骨髓腔内者称为内生性软骨瘤。软骨瘤膨胀性生长推挤会使骨膨胀,瘤外被覆薄骨壳。肉眼观察:切面呈淡蓝色或银白色,半透明,可有钙化或囊性变。镜下观察:瘤组织由成熟的透明软骨组成,不规则分叶状,小叶外有疏松的纤维血管间质包绕。位于盆骨、胸骨、肋骨、四肢长骨或椎骨者容易恶变,发生在趾指骨的极少恶变。

（二）恶性间叶组织肿瘤

起源于间叶组织的恶性肿瘤称肉瘤。肉瘤的发病率低于癌,恶性程度较高,多发生于青少年。肿瘤间质血管丰富,肉瘤更易由血行转移。

1. **纤维肉瘤(fibrosarcoma)** 好发于四肢皮下及深部组织,纤维肉瘤恶性程度高,易转移和复发。肉眼观察:肿瘤呈结节状或不规则形,切面灰白色,湿润柔软,质地均匀细腻,呈鱼肉状外观,常伴出血坏死,可有假包膜。镜下观察:典型的形态是异型的梭形细胞呈鲱鱼骨样排列。婴幼儿发病较成人预后好。

2. **脂肪肉瘤(liposarcoma)** 起源于原始间叶组织的恶性肿瘤,是成人较常见的肉瘤。脂肪肉瘤好发于大腿、腹膜后和深部软组织。肉眼观察:肿瘤多呈结节状、分叶状,可似脂肪瘤,可呈黏液样或鱼肉状。切面分化较好者呈黄色,似于脂肪组织;分化较差者呈黏液样或鱼肉状(图 12-13)。镜下观察:瘤细胞形态多样,以出现脂肪母细胞为特点,胞质内含大小不一、多少不等的脂肪空泡(图 12-14)。依据镜下瘤细胞形态特征脂肪肉瘤分很多类型,如高分化型、去分化型、黏液样型、圆形细胞型以及多形性脂肪肉瘤。

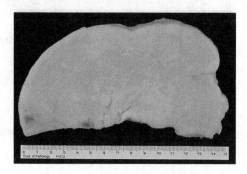

图 12-13 脂肪肉瘤(肉眼观察)

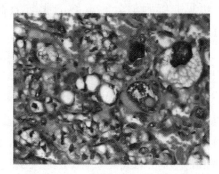

图 12-14 脂肪肉瘤(镜下观察)

3. **骨肉瘤(osteosarcoma)** 是最常见的骨恶性肿瘤,青少年多见。骨肉瘤恶性程度极高,生长迅速,侵袭破坏能力强,发现时常已有血行转移,预后差。骨肉瘤好发于四肢长骨干骺端,尤其是股骨下端与胫骨上端。肉眼观察:呈梭形膨大的包块,切面呈灰白色,鱼肉状,出血坏死常见。瘤组织破坏骨皮质,增生的肉瘤细胞及肿瘤性成骨将表面的骨膜掀起,形成肿瘤上下端的骨皮质连线与掀起的骨外膜之间的三角形隆起,在 X 线片中称 Codman 三角,与骨表面垂直的放射状反应性增生性新生骨小梁,X 线上称日光放射状阴影。镜下观察:肿瘤异型性明显,呈梭形或多边形,有肿瘤性骨样组织或骨组织形成,是诊断骨肉瘤最重要的组织学依据。骨肉瘤内也可见到软骨肉瘤和纤维肉瘤样成分。

4. **软骨肉瘤** 由软骨母细胞发生,发病年龄多在 40~70 岁。软骨肉瘤常见于盆骨、股骨、胫骨、肩胛骨等处。肉眼观察:肿瘤位于骨髓腔内,呈灰白色半透明,分叶状。镜下观察:软骨基质中弥散分布软骨肉瘤细胞,核大深染,核仁清楚,核分裂象多见,常见双核、巨核以及多核瘤巨细胞。软骨肉瘤恶性程度比骨肉瘤低,比骨肉瘤生长速度慢,转移也较晚。

5. 横纹肌肉瘤 较常见,好发于 10 岁以下儿童和婴幼儿。横纹肌肉瘤常见于头颈部、泌尿生殖道等处。其恶性程度高,生长迅速,容易早期发生血行转移,预后极差,约 90% 以上的患者 5 年内死亡。镜下观察:可见不同分化阶段的横纹肌母细胞,分化较高时红染的胞质内可见横纹纵纹。根据分化程度、排列结构和大体特点,横纹肌肉瘤分为胚胎性横纹肌肉瘤、腺泡性横纹肌肉瘤、多形性横纹肌肉瘤等类型。

6. 平滑肌肉瘤 多见于子宫、软组织、胃肠道,也可见于腹膜后、肠系膜、大网膜及皮肤等处,软组织起源的以中老年人多见。肉眼观察:呈结节状,与周围组织界限不清,伴有不同程度的出血、坏死,质地柔软似鱼肉样。镜下观察:肿瘤细胞丰富,有不同程度异形性,核仁清楚,核分裂象指数通常超过 10 个高倍视野,可见不同程度的凝固性坏死。病理上以肿瘤细胞凝固性坏死多少、肿瘤细胞异形性大小和核分裂象的数量作为诊断其恶性程度的判断标准。

7. 血管肉瘤 恶性程度较高,以中老年多见。血管肉瘤常发生于头颈部、四肢、躯干的皮肤,深部软组织及器官。肉眼观察:肿瘤多隆起于皮肤,表面呈丘疹或结节状,暗红或灰白色,易坏死出血。肿瘤内有大量扩张的血管时,切面可呈海绵状。镜下观察:肿瘤细胞有不同程度异形性,形成大小不一、形状不规则的血管腔样结构,常互相吻合,分化差的血管肉瘤,细胞异型性明显,呈巢状或弥漫性增生,血管腔形成不明显或仅呈裂隙状。血管肉瘤的复发率、转移率都较高,预后差。

三、淋巴造血组织肿瘤

淋巴造血系统由髓样组织和淋巴样组织构成。髓样组织主要包括骨髓和血液中各种血细胞成分构成,淋巴组织主要包括胸腺、脾脏、淋巴结及结外淋巴组织。下面主要介绍白血病和淋巴瘤的病理特点和临床表现。

(一)白血病

白血病(leukaemia)是骨髓造血干细胞克隆性增生形成的恶性肿瘤,其特征为骨髓内异常的白细胞弥漫性增生取代正常骨髓组织,并进入周围血和浸润肝、脾、淋巴结等全身各组织和器官,造成贫血、出血和感染。因异常增生的白细胞可见于周围血液中,白血病因此而得名。根据白血病的成熟程度和自然病程,可分为急性白血病和慢性白血病。急性白血病的细胞分化停滞在较早阶段,多为原始细胞和早期幼稚细胞,起病急、进展快,病程一般在半年左右,多发生于幼儿和青少年,开始时症状类似急性感染,如突发高热、全身乏力、骨骼(特别是胸骨)疼痛,患者还有进行性贫血和出血倾向。慢性白血病的细胞分化停滞在较晚的阶段,多为中晚幼细胞和成熟细胞,病情发展缓慢,病程可超过 1 年或数年,多见于成年人。白血病患者早期无明显症状,以后出现肝脾淋巴结肿大、消瘦乏力、贫血等表现。与白血病有关的可能原因包括病毒、放射线和苯,以及细胞毒药物治疗诱发的突变(如烷化剂)等。

在 WHO 分类系统中,急性、慢性白血病归属于髓系肿瘤分类系统,以下两种临床较常见。

1. 急性髓系白血病（acute myeloid leukaemia，AML）　是原始髓系细胞的克隆性增生。多数 AML 伴有遗传学异常，它阻止了造血干细胞向成熟方向的分化，使正常骨髓组织被相对不分化的母细胞所取代，瘤细胞停止在早期髓性分化阶段。AML 存在的染色体异位会干扰正常髓细胞发育所必须转录因子的基因表达和功能，除了染色体易位和倒置之外，AML 患者还可发生特定的基因突变，这些基因突变具有预后意义。

1）病理改变　原始细胞、幼稚细胞在骨髓内弥漫性增生，取代原有骨髓组织，在全身各器官、组织内广泛浸润，一般不形成肿块。外周血白细胞呈现质和量的变化，白细胞总数升高，达 $10 \times 10^9/L$ 以上，以原始细胞为主。但有时白细胞不增多，甚至在外周血涂片中难以找到原始细胞和幼稚细胞，即非白血病性白血病表现，此时骨髓检查是必需的。AML 脏器浸润特点：肿瘤细胞主要在淋巴结的副皮质区及窦内浸润，在脾脏红髓浸润，以及肝窦内浸润。在有单核细胞的 AML，可见肿瘤细胞浸润皮肤和牙龈的现象。

AML 患者可出现髓系肉瘤。髓系肉瘤是髓系原始细胞在骨髓以外的器官或组织内聚集增生而形成的肿块，好发于扁骨和不规则骨，如颅骨、额骨、肋骨和椎骨等，肿瘤位于骨膜下，也可发生于皮肤、淋巴结、胃肠道、前列腺、睾丸和乳腺等处。有时因瘤组织含有原卟啉或绿色过氧化物酶，在新鲜时肉眼观察呈绿色，当暴露于日光时绿色迅速消退，若用还原剂（过氧化氢和亚硫酸钠）可使绿色重现，故也称绿色瘤。显微镜下，组织学表现为单一形态的原始髓系细胞的聚集性增生和浸润，所在部位的组织结构受到破坏。髓过氧化物酶的细胞化学染色是髓系肉瘤与恶性淋巴瘤鉴别的重要辅助手段。

2）临床表现　AML 可发生于任何年龄，但多见于年轻人，发病率高峰年龄为 15～39 岁。患者多在数周或数月内发病，由于大量异常的原始和幼稚细胞在骨髓内增生，抑制正常的造血干细胞和血细胞生成，患者主要表现为正常骨髓造血功能受到抑制的症状，可有贫血、白细胞减少、血小板减少和自发性皮肤黏膜出血等。AML 的瘤细胞浸润可致轻度淋巴结和肝脾肿大，骨痛是白血病患者的常见表现。白血病后期会出现恶病质，患者的死亡原因主要是多器官衰竭、继发感染，特别是机会致病菌的感染等。

3）治疗和预后　AML 若不经过特殊治疗，患者的平均生存期仅 3 个月左右。经过化疗，已有不少的患者可获得病情缓解，但只有 15%～30% 的病例可获得 5 年的无病生存期。伴有 t(15；17)(q22；q12)的急性早幼粒细胞白血病患者，对分化诱导剂（全反式维 A 酸）治疗特别敏感。三氧化二砷治疗复发性和难治性 AML 也有很好的疗效。目前可能根治白血病的方法是去除患者体内异常的骨髓造血组织，然后植入健康的同种异体造血干细胞，即骨髓移植。

2. 慢性粒细胞白血病（BCR－ABL1 阳性）　BCR－ABL1 阳性的慢性粒细胞白血病（chronic granulocytic leukemia，CML）是最常见的一种骨髓增殖性肿瘤，以费城染色体和 *BCR－ABL1* 融合基因的形成为其遗传学特征，任何年龄均可发生，多见于中老年人，诊断时的中位年龄为 50～70 岁。

1）病理改变和诊断　骨髓有核细胞增生明显活跃，取代脂肪组织，可见各分化阶段的粒细胞,以分叶核和杆状核粒细胞为主;巨核细胞数量增加,红系细胞数量正常或减少;还可见散在分布的泡沫细胞,随着疾病的进展,会有不同程度纤维化改变。外周血白细胞计数显著增多,常超过 $20 \times 10^9/L$,甚至高达 $100 \times 10^9/L$ 以上,以中、晚幼和杆状核粒细胞居多,原始粒细胞通常少于 2%,常有嗜酸性粒细胞和嗜碱性粒细胞增多,约 50% 的患者在肿瘤早期可有血小板增多。因肿瘤细胞浸润患者的脾脏明显肿大,肝脏和淋巴结肿大较轻微。临床上可采用细胞遗传学方法,通过核型分析来检测 Ph 染色体,也可采用荧光原位杂交或聚合酶链反应(RT‑PCR)技术来检测 *BCR‑ABL1* 融合基因,以确诊 CML。

2)临床表现　CML 起病隐匿,20%~40% 的患者在初诊时几乎无症状,只是在常规体检提示白细胞计数增多时才发现。部分患者可表现为轻度至中度贫血、易疲倦、虚弱、体重下降和食欲减退等。有的患者以脾脏极度肿大引起的不适,或因脾脏破裂致突发性左上腹疼痛为首发症状,体检时最突出的表现是脾大(巨脾),肿大的脾脏占据腹腔大部,可达脐平面上下,质地坚硬。

临床上未经治疗的 CML 自然病程可表现为 2~3 个阶段:慢性期、加速期和急性变期。如果未治疗,患者的中位生存期为 2~3 年。

3)治疗和预后　传统化疗药物患者中位生存期约 4 年,5 年生存率仅有 30%。现根据 CML 发病的分子机制,在治疗中引入酪氨酸激酶的阻断剂(伊马替尼)实施特定的分子靶向治疗,可使 90% 的患者血常规获得完全缓解,使 CML 患者的 5 年无进展生存率和 10 年生存率达到 80%~90%。然而,伊马替尼只能够抑制肿瘤细胞的增生,不能够清除 CML 克隆,不能阻止肿瘤向急性期的演进,也可出现耐药现象而变成难治性疾病。同种异体骨髓移植对年龄 <45 岁的患者而言是较好的治疗选择,在肿瘤稳定期进行骨髓移植疗效最好,治愈率达 75%。

(二)淋巴瘤

淋巴瘤(lymphoma)是起源于淋巴结和结外淋巴组织的恶性肿瘤,也称恶性淋巴瘤。淋巴瘤有 T 细胞、B 细胞、NK 细胞和组织细胞等多种来源,以 B 细胞来源者最多见。根据淋巴瘤细胞形态、组织结构、免疫表型、分子生物学特点分为霍奇金淋巴瘤(Hodgkin lymphoma,HL)和非霍奇金淋巴瘤(non-Hodgkin lymphoma,NHL)两大类。常见临床表现:淋巴结无痛性进行性肿大,对感染敏感性增加,出现增生免疫反应,贫血和出血,继发性肾脏损害,可伴有发热、乏力、消瘦、局部压迫症状,伴有肝、脾肿大。

1. HL　占所有淋巴瘤的 10%~20%,好发于儿童和青年人,男性多于女性。HL 主要累及颈部淋巴结,其次是腋窝、腹股沟、纵隔和主动脉旁淋巴结。首发症状是局部淋巴结无痛性、进行性肿大,晚期可累及脾、肝、骨髓,脾受累最常见。HL 患者采用现代放疗技术配合高度有效的化疗,使得 HL 成为临床可治愈的疾病。

1)病理变化　肉眼观察:受累淋巴结肿大,随着病程进展,相邻的肿大淋巴结相互粘连、融合,直径可达 10 cm 以上,不活动;如果颈淋巴结受累,可形成包绕颈部的巨大肿块。随着纤维化程度增加,肿块质地由软变硬,切面呈灰白色、鱼肉状,继发坏死时呈灰黄色。镜下观察:HL的组织学特征是细胞类型的多样化,以多种炎细胞混合浸润为背景,包括淋巴细胞、浆细胞、中性粒细胞、嗜酸性粒细胞和症状细胞等反应性细胞成分;可见数量不等、形态不一的肿瘤细胞散布其中。肿瘤细胞包括R-S细胞及其变异细胞。典型的R-S细胞是一种直径为 $15\sim45~\mu m$ 的双核或分叶核瘤巨细胞,瘤细胞胞质丰富,稍嗜酸或嗜碱性,胞核圆形或椭圆形,双核或多核,核膜厚,核内有一大而醒目的、直径与红细胞相当的包涵体样的嗜酸性核仁,核仁周围有空晕。双核R-S细胞的两个核呈面对面排列,彼此对称,形似镜中影子。双核R-S细胞又称镜影细胞。

2) 分型　根据瘤细胞成分与非肿瘤成分比例分型。①淋巴细胞为主型:淋巴细胞增生,典型的R-S细胞少。此型预后好。②淋巴细胞削减型:淋巴细胞显著减少,R-S细胞相对较多。此型预后最差。③混合细胞型:淋巴细胞、组织细胞及较多R-S细胞。④结节硬化型:纤维组织增生,将淋巴结分隔成大小不等的结节,可见少量R-S细胞。

2. NHL　占恶性淋巴瘤的80%~90%,患者以40~60岁多见,男性发病率更高,少数类型青少年好发。大部分NHL起源于B细胞,其次是T细胞,NK细胞少见。约2/3的病例发生在颈部、纵隔、腹股沟、腹腔的淋巴结,1/3的病例原发于淋巴结外的黏膜相关淋巴组织,如胃肠道、呼吸道、胸腺、泌尿生殖道、骨髓、皮肤、涎腺、乳腺等处。

NHL肉眼观察的特点与HL相似。镜下观察:NHL组织结构呈滤泡型和弥漫型,以滤泡型预后相对较好。淋巴结或结外淋巴组织的正常结构部分或全部被瘤细胞破坏(或替代);瘤细胞形态相对单一、有不同程度的异型性和病理性核分裂象;可见分布均匀的新生毛细血管。

在WHO分类中,根据肿瘤细胞的起源和属性,NHL分三大类:①前体淋巴细胞肿瘤(前体B细胞、前体T细胞);②成熟(外周)B细胞肿瘤、成熟(外周)T细胞肿瘤;③NK细胞肿瘤。

四、其他组织肿瘤

(一) 畸胎瘤

畸胎瘤(teratoma)是来源于生殖细胞的肿瘤,具有向体细胞分化的潜能,一般含2~3个胚层成分。畸胎瘤常发生于卵巢与睾丸,也可见于纵隔、骶尾部和松果体等中线部位。畸胎瘤可分为成熟性畸胎瘤和未成熟性畸胎瘤两种。

1. 成熟性畸胎瘤(mature teratoma)　又称良性畸胎瘤,多见于卵巢,肿瘤呈囊性,囊内充满毛发和油脂,有时可见牙齿。镜下可见分化成熟的3个胚层组织,如皮肤、汗腺、肌肉、脂肪、甲状腺和脑等组织,但结构紊乱。

2. 恶性畸胎瘤　常见于睾丸,肿瘤多为实性。恶性畸胎瘤主要由分化不成熟的胚胎样组织构成,尤其是神经外胚层成分。易发生远处转移,预后差。

(二) 色素痣和黑色素瘤

1. 色素痣(pigmented nevus)　起源于表皮基底层的黑色素细胞,为良性病变。组织学可分为3种类型。①皮内痣:是最常见的一种,痣细胞在真皮内呈巢状或条索状生长。此型很少恶变。②交界痣:痣细胞在表皮和真皮交界处呈巢状生长此型较易恶变。③混合痣:皮内痣和交界痣兼而有之。临床上,若色素痣出现颜色加深、生长加快、周围出现卫星灶、破溃和出血等症状时,应怀疑恶变,须及时就医。

2. 黑色素瘤(melanoma) 又称恶性黑色素瘤,是来源于黑色素细胞的高度恶性肿瘤。黑色素瘤多见于皮肤和黏膜,偶见于内脏。头颈、面部、足底、外阴、肛门周围多见。黑色素瘤可以一开始即为恶性,也可由交界痣和混合痣发展而来。肿瘤呈灰黑色,边界不齐,形状不规则,质地较软,表面粗糙,有时发生溃疡甚至出血。瘤细胞呈梭形或多边形,胞质内可见黑色素颗粒(或无),核大,瘤细胞成巢或条索状等。

第七节　肿瘤的原因和发生机制

一、肿瘤的原因

研究肿瘤的原因对于预防肿瘤有重要意义。肿瘤的原因十分复杂,至今尚未完全阐明。可以导致恶性肿瘤发生的物质称致癌物(carcinogen)。某些物质本身无致癌性,但可以使致癌物的致癌性增强,称促癌物。一般将肿瘤原因分为环境因素和影响肿瘤发生的内在因素两方面。

(一) 环境因素

1. 化学因素 在人类恶性肿瘤的原因中占有重要地位。化学致癌因素主要与环境污染和职业性接触有关。因此,治理环境污染和有效的职业防护对肿瘤的预防有重要意义。化学致癌物包括直接致癌物和间接致癌物。

1) 直接致癌物 指不需体内代谢就可致癌的化学物质。例如,烷化剂与酰化剂,环磷酰胺、氮芥、亚硝基脲等;某些金属元素,如铬与肺癌发生有关,镉与前列腺癌发生有关,镍与鼻咽癌和肺癌发生有关等。

2) 间接致癌物 指在体内代谢活化后方可致癌的物质。间接致癌物较多见,主要代谢活化的场所在肝。常见的有:①多环芳烃,如广泛存在于污染的大气、煤焦油、沥青、烟草燃烧的烟雾中的3,4 -苯并芘、1,2,5,6 -双苯并蒽,与肺癌发生有关;②芳香胺类与氨基偶氮染料,经常接触芳香胺类的乙萘胺和联苯胺的印染工人和橡胶工人,膀胱癌发病率较高;③氨基偶氮染料,如奶黄油和猩红与肝癌、膀胱癌发生有关。

3) 亚硝胺类 是具有很强的致癌作用化合物。合成亚硝胺的前身物,如硝酸盐、亚硝酸盐和二级胺广泛存在于如鱼肉类、谷类、食品和烟草中。在变质的腌制菜等食物中含量更高。亚硝酸盐和二级胺在胃内能合成亚硝胺,与胃癌、食管癌的发生有关。

4) 真菌毒素 其中以黄曲霉毒素 B_1 致癌性最强。黄曲霉毒素广泛存在于霉变的食品中,尤以霉变的花生、玉米及谷类中含量最多,与肝癌的发生有关。

2. 物理因素

1）电离辐射　长期接触 X 射线、γ 射线及镭、铀等放射性同位素可以引起肺癌、皮肤癌、白血病等。

2）紫外线　在阳光下紫外线长期过量照射可引起皮肤癌。

3. 生物因素

1）病毒　EB 病毒与伯基特（Burkitt）淋巴瘤、鼻咽癌发生有关；人乳头状瘤病毒（HPV）与子宫颈癌发生有关；乙型肝炎病毒（HBV）和丙型肝炎病毒（HCV）与肝细胞癌的发生有关；人类 T 细胞白血病/淋巴瘤病毒（HTLV - 1）与人类 T 细胞白血病/淋巴瘤发生有关。

2）寄生虫　华支睾吸虫病患者有时可合并胆管型肝癌；结肠慢性血吸虫病患者可合并结肠癌。

（二）内在因素

1. 遗传因素　在一些肿瘤的发生中起重要作用。如存在某些染色体和基因异常，会使得这些人群的某些肿瘤发病率远远高于普通人群。遗传因素异常可分以下 3 类。

1）常染色体显性遗传的遗传学肿瘤综合征　突变或缺失的基因是肿瘤抑制基因，如 RB、APC 和 NF - 1 等，在其他外界因素的作用下容易发生肿瘤，常见的如视网膜母细胞瘤、家族性腺瘤性息肉病（FAP）、神经纤维瘤病。

2）常染色体隐性遗传的遗传性肿瘤综合征　着色性干皮病受紫外线照射后易患皮肤癌。毛细血管扩张性共济失调症患者易发生急性白血病和淋巴瘤。这些遗传综合征与 DNA 修复基因异常有关。

3）一些肿瘤有家族聚集倾向　可能与多基因遗传有关，如乳腺癌、胃肠癌等。

2. 免疫因素　正常机体存在免疫监视机制，可以清除发生了肿瘤性转化的细胞，起到抗肿瘤作用。免疫功能低下的患者，恶性肿瘤发病率明显增加。机体抗肿瘤免疫反应主要是细胞免疫，效应细胞有细胞毒性 T 细胞、自然杀伤细胞、巨噬细胞。

肿瘤抗原可分为肿瘤特异性抗原、肿瘤相关抗原（甲胎蛋白）、肿瘤分化抗原（前列腺特异性抗原），后两者可见于正常组织细胞。肿瘤相关抗原检测有助于相关肿瘤的诊断和病情检测。

3. 种族因素　某些肿瘤的发生有相当显著的种族差异，这可能与不同地域饮食、生活习惯、种族遗传基因差异都有关。例如，日本人胃癌发病率高，欧美人乳腺癌发病率高，我国广东人鼻咽癌发病率高。

4. 其他因素　如年龄、性别和激素因素。有些肿瘤的发病率存在明显的年龄和性别差异。如肺癌、食管癌、肝癌、胃癌、结肠癌发病率男性明显高于女性；女性乳腺癌、甲状腺癌的发病率远高于男性。内分泌功能紊乱时，某些激素持续作用于敏感组织，可导致该组织细胞癌变，如乳腺癌、子宫内膜腺癌等的发生与雌激素过多有关。

二、肿瘤的发生机制

▶ 在线课程 12-2　肿瘤的发生

近几十年来,随着分子细胞生物学的发展,人们对肿瘤的发生机制进行了大量研究,结果显示肿瘤的形成是一个十分复杂的过程,是细胞生长与增殖的调控发生严重紊乱的结果。

细胞的生长和增殖受许多调控因子的调节,特别是生长因子、生长因子受体、信号转导蛋白和转录因子。肿瘤形成与这些调节因子发生异常有关。

正常细胞有原癌基因、肿瘤抑制基因、DNA 修复基因、凋亡基因和端粒酶共同对细胞的增殖和分化起关键的调节作用。如果这些基因在各种致瘤因子的作用下发生改变,可能导致肿瘤的发生。以下主要介绍原癌基因激活和肿瘤抑制基因失活。

(一)原癌基因激活

原癌基因(proto-oncogene)是指机体中编码对正常细胞的生长与分化起着重要的正性调节作用蛋白的基因,如编码细胞生长因子、生长因子受体、信号转导蛋白和核调节蛋白等蛋白的基因。癌基因(oncogene)是指原癌基因在某些致癌因素作用下,被激活后可致正常细胞转变成癌细胞的基因。常见的癌基因有 *sis*、*erb-B2*、*ras*、*myc*、*abl* 等。

原癌基因激活的途径包括点突变(Ras 肿瘤蛋白)、基因扩增(乳腺癌中 *HER2* 基因扩增、神经母细胞瘤 N-myc 扩增)和染色体转位(慢性粒细胞白血病的 9 号染色体 abl 转位至 22 号染色体的 bcr 位点,形成功能异常的 Bcr/Abl 融合蛋白)。

(二)肿瘤抑制基因失活

肿瘤抑制基因(tumor suppressor gene)又称抑癌基因,是指该基因编码的蛋白质,能对机体中正常细胞的增生起着重要的负性调节作用。常见的抑癌基因有 *APC*、*Rb*、*p53*、*p16*、*WT-1*、*NF-1*、*BRCA-1*、*BRCA-2*、*VHL* 等。在致癌因素作用下抑癌基因可发生突变或缺失,使其对细胞增生负性调控作用减弱或消失,导致细胞过度增生和分化不成熟而发生恶性转化。

肿瘤发生的分子机制,除上述癌基因活化、肿瘤抑制基因丧失外,还与凋亡调节基因功能紊乱、DNA 修复基因功能障碍、端粒酶与肿瘤的发生、表观遗传调控与肿瘤发生(DNA 甲基化、组蛋白修饰)都相关,肿瘤发生是一个多步骤的过程。

肿瘤发生的分子机制简要归纳如下:致瘤因素引起基因损伤,激活原癌基因,或灭活肿瘤抑制基因,可能还累及凋亡调节基因和 DNA 修复基因,使细胞出现多克隆性增殖;在进一步基因损伤的基础上,发展为克隆性增殖;通过演进,形成具有不同生物学特性的亚克隆,获得浸润和转移的能力。

(蒋丽萍)

数字课程学习

○教学 PPT　○导入案例解析　○复习与自测　○更多内容……

第二篇 各 论

第十三章 心血管系统疾病

章前引言

心血管系统由心脏和血管组成,是维持血液循环的基本结构基础。心血管系统疾病是指累及心脏和/或血管的一组疾病,严重威胁人类的健康和生命安全。在欧美等发达国家,心血管系统疾病的发病率和死亡率均居首位;在我国,仅次于恶性肿瘤,居第二位,且近年来有明显升高趋势。心血管系统疾病种类繁多,本章主要阐述动脉粥样硬化、高血压病、风湿病、心力衰竭等常见疾病。

· 学习目标 ·

1. 阐述动脉粥样硬化、高血压病、风湿病的基本病理变化,以及心力衰竭的概念、发生机制及心衰时机体的代偿方式。

2. 理解动脉粥样硬化、高血压病、风湿病的病理和临床联系,知道心力衰竭的原因、诱因及分类。

3. 说出动脉粥样硬化、高血压病、风湿病的原因及发生机制,以及心力衰竭防治的病理生理学基础。

4. 运用所学知识解释动脉粥样硬化、高血压病、风湿病、心力衰竭的临床表现,具备准确的护理评估及诊断能力。

5. 充分利用所学的知识进行健康宣教,正确指导临床诊疗注意事项。

思维导图

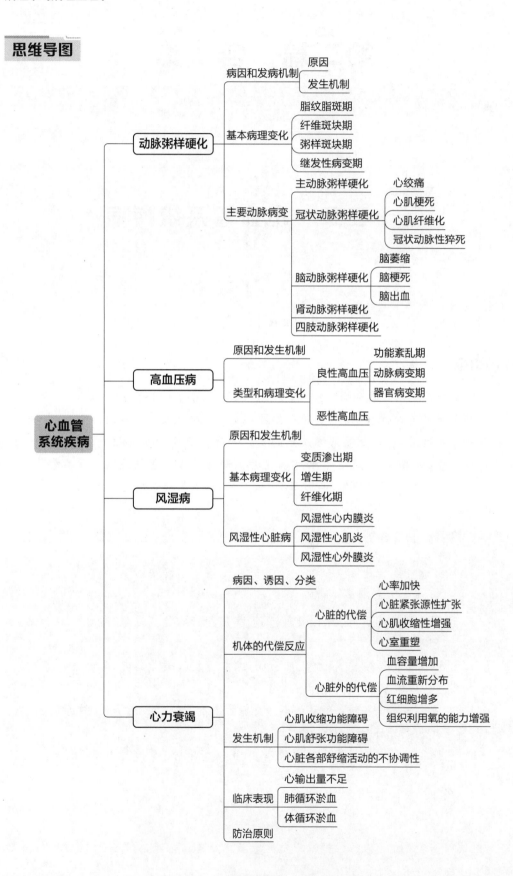

案例导入

患者,男,62岁,工人。因突发心前区压榨样疼痛伴呼吸困难4h急诊入院。既往有心绞痛史3年,多于劳累时发作,每次持续3～5min,舌下含服硝酸甘油可缓解。入院前4h,上5楼后突感心前区剧痛,并向左肩部、臂部放射,舌下含服硝酸甘油无缓解,遂急诊入院。

体格检查:体温36.8℃,心率130次/分,血压80/45mmHg。呼吸急促,咳粉红色泡沫痰,口唇及指甲青紫,颈静脉怒张,双肺可闻及湿性啰音,心界向左扩大,心音弱。入院后经治疗无好转,于次日死亡。

尸检显示:胸主动脉有散在灰黄色或灰白色斑块隆起,部分有钙化,腹主动脉斑块有溃疡形成。左冠状动脉前降支有处管壁增厚,管腔Ⅱ～Ⅳ度狭窄;左心室前壁、侧壁,室间隔大部及心尖部心肌变软、变薄,失去光泽,镜下有不同程度的心肌坏死。肝脏重930g,切面似槟榔状。右肺重620g,左肺重580g,色暗红,切面有粉红色泡沫状液体流出。下肢呈凹陷性水肿。

问题:
1. 本病例的主要病理变化有哪些?
2. 本病例死亡的主要原因是什么?

第一节　动脉粥样硬化

动脉粥样硬化(atherosclerosis, AS)是一种与血脂异常及血管壁成分变化有关的动脉疾病,也是严重危害人类健康的常见病。动脉粥样硬化主要累及全身大、中动脉,主要病变是动脉内膜脂质沉积、内膜灶状纤维化、粥样斑块形成,致使动脉管壁增厚变硬、管腔狭窄,并引起一系列继发性改变。在我国,动脉粥样硬化多见于中、老年人,发病率呈上升趋势。

一、原因和发生机制

动脉粥样硬化的原因和发生机制至今仍未完全清楚,大量研究表明本病是多因素综合作用所致。

(一)原因

1. 高脂血症(hyperlipemia)　是指血浆总胆固醇(total cholesterol, TC)和/或三酰甘油(triacylglycerol, TG)的异常增高,是动脉粥样硬化发生的重要危险因素。大量流行病学调查证明,大多数动脉粥样硬化患者血中胆固醇水平比正常人高,且动脉粥样硬化的严重程度随血浆胆固醇水平的升高而加重。

血液中的脂蛋白具有运输脂质的作用,根据密度分为乳糜微粒(chylomicron, CM)、极低密度脂蛋白(very low density lipoprotein, VLDL)、低密度脂蛋白(low density lipoprotein, LDL)和高密度脂蛋白(high density lipoprotein, HDL)4种类型。LDL胆固醇含量高且分子较小,容易透过动脉受损区沉积在动脉内膜中,形成氧化型LDL(ox-LDL),ox-LDL不能被正常LDL受体识别,而易被巨噬细胞识别并快速摄取,进而形成动脉粥样硬化的特征性病理细胞——泡沫细胞。目前认为ox-LDL是最重要的致动脉粥样硬化因子;相反,HDL可通过胆固醇逆向转运机制清除动脉壁的胆固醇,防止脂质沉积。此外,HDL还有抗氧化作用,能防止LDL的氧化,并可竞争性抑制LDL与内皮细胞的受体结合而减少其摄取。因此,HDL具有抗动脉粥样硬化的作用。

　　⊚ 拓展阅读13-1　高脂血症

2. 高血压　促进动脉粥样硬化发生的机制尚不十分清楚。研究证明,同年龄、同性别高血压患者与无高血压者相比,前者动脉粥样硬化发病较早,发病率高,且病变较重。可能与高血压时血流对血管壁的压力和冲击力较大有关,易引起动脉内膜损伤和功能障碍,使内膜对脂质的通透性增加,脂质渗入内膜沉积。同时单核细胞黏附并迁入内膜、血小板的黏附及中膜平滑肌细胞(smooth muscle cell, SMC)迁入内膜等变化,均可促进动脉粥样硬化的发生。

3. 糖尿病和高胰岛素血症　糖尿病患者血中TG和VLDL水平明显升高,HDL水平较低,而且高血糖可致LDL氧化,促进动脉粥样硬化的发生。高胰岛素血症可促进动脉壁SMC增生,血中胰岛素水平越高,HDL含量越低。

4. 吸烟　引起动脉粥样硬化的机制可能与下列因素有关:①吸烟使血中CO浓度增高,碳氧血红蛋白增多,导致血管内皮细胞的缺氧性损伤;②血中CO浓度的升高可刺激血管内皮细胞释放生长因子,促使SMC向内膜迁入、增生,参与动脉粥样硬化的形成。

5. 遗传因素　研究显示,家族性高胆固醇血症患者动脉粥样硬化的发病率显著高于对照组,提示遗传因素是动脉粥样硬化的危险因素之一。

6. 其他因素

1)年龄　大量资料表明,动脉粥样硬化的检出率和病变的严重程度随年龄增长而增高。

2)性别　同年龄组女性绝经前HDL水平高于男性,LDL水平低于男性,动脉粥样硬化的发病率低于男性;绝经后,两者发病率差异消失。

3)肥胖　肥胖者易患高脂血症、高血压和糖尿病,间接促进动脉粥样硬化的发生。

4)内分泌　垂体激素、肾上腺皮质激素、性激素及甲状腺激素等均能影响脂质代谢。

(二) 发生机制

动脉粥样硬化的发生机制尚未完全阐明,现就相关机制从多角度归纳如下。

1. 脂质侵入学说　高脂血症是动脉粥样硬化发病的重要危险因素,血浆中增多的胆固醇及胆固醇酯可引起内皮细胞损伤和灶状脱落,导致血管壁通透性升高,脂质在内膜沉积,引起巨噬细胞的清除反应和 SMC 增生,使动脉壁增厚、变硬,继而结缔组织坏死而形成动脉粥样斑块。

2. **损伤应答学说**　各种刺激因素引起内皮细胞屏障功能遭到破坏,损伤的内皮细胞分泌生长因子,吸引单核细胞聚集、黏附内皮,并迁入至内皮下间隙。①单核细胞迁移入内皮下间隙,摄取脂质,形成单核细胞源性泡沫细胞;②中膜 SMC 增生、迁入内膜,吞噬脂质,形成 SMC 源性泡沫细胞(图 13-1)。SMC 及受损内皮细胞均可产生血小板衍生生长因子(platelet derived growth factor,PDGF)样生长因子,刺激邻近的结缔组织增生。

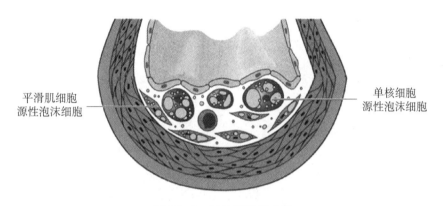

平滑肌细胞
源性泡沫细胞

单核细胞
源性泡沫细胞

图 13-1　泡沫细胞模式图

3. **单核巨噬细胞学说**　单核细胞进入血管内膜后,转化成清道夫样作用的巨噬细胞,通过清道夫受体吞噬脂质,形成泡沫细胞及脂质条纹。此外,巨噬细胞还可分泌生长调节因子,与生长因子协同刺激 SMC 的迁移和增生,进而形成新的结缔组织。

4. **动脉 SMC 增殖或突变学说**　SMC 是一种多潜能的细胞,其迁移和增殖是动脉粥样硬化的成因之一。故平滑肌成分越多,血管壁对粥样硬化性损伤的反应也越活跃。例如,胆固醇的氧化衍生物和香烟燃烧时产生的苯丙芘都可诱导 SMC 发生突变。血小板释放的 SMC 增殖因子也具有化学趋化性,可诱导 SMC 迁移,激活成纤维细胞膜表面的 LDL 受体,增加脂质在病灶内的积聚,加速动脉粥样硬化的发展。

5. **慢性炎症学说**　各种炎症也是动脉粥样硬化的危险因素,炎症介质高敏 C 反应蛋白是最主要的生化指标,可刺激巨噬细胞吞噬 LDL 胆固醇,增加内皮细胞产生纤溶酶原激活物抑制物(plasminogen activator inhibitor,PAI),激活血管紧张素-1 受体,促进血管 SMC 增殖等,以上过程可导致内皮细胞损害,内皮功能障碍致使 LDL-C 和炎症细胞进入内皮下,形成泡沫细胞和动脉粥样硬化。炎症不仅参与动脉粥样硬化病变的形成过程,而且也可引发血栓、斑块破裂等继发性病变。

二、基本病理变化

动脉粥样硬化好发于大、中动脉,尤其多见于腹主动脉、冠状动脉、脑动脉、肾动脉等处。病变多位于主动脉后壁、动脉分支出口处及血管弯曲的凸面。典型的动脉粥样硬化根据病变进展可分为以下4期。

（一）脂纹脂斑期

脂纹脂斑为动脉粥样硬化肉眼可辨的最早期病变。肉眼观察：动脉内膜表面可见不隆起或微隆起的帽状针头大小斑点及宽1～2 mm、长短不一的黄色条纹（图13-2）。镜下观察，病灶处内膜下有大量泡沫细胞聚集。泡沫细胞体积大，圆形或椭圆形，胞质内有大量小空泡（图13-3）。泡沫细胞来源于巨噬细胞和SMC，苏丹Ⅲ染色呈橘黄（红）色，证实为其脂质成分。脂纹最早可出现于儿童期，是一种可逆性变化，并非所有脂纹都必然发展为纤维斑块。

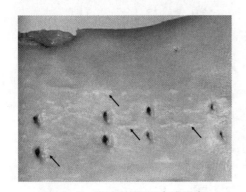

图13-2 脂纹和脂斑（肉眼观察）

注 箭头示内膜表面可见黄色不隆起或微隆起的斑点及条纹。

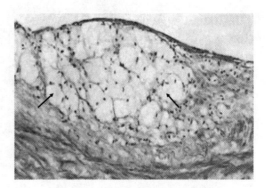

图13-3 泡沫细胞（镜下观察）

注 箭头示内膜下有大量泡沫细胞聚集。

（二）纤维斑块期

纤维斑块由脂纹和脂斑发展而来。肉眼观察：早期为淡黄色或灰黄色斑块，隆起于内膜表面；随着斑块表层的胶原纤维不断增加和玻璃样变性，脂质被逐渐埋于深层，斑块表面逐渐变为瓷白色，状如凝固的蜡滴（图13-4）。镜下观察：病灶表层为厚薄不一的纤维帽，由玻璃样变性的胶原纤维、大量SMC和细胞外基质组成；纤维帽下可见数量不等的泡沫细胞、SMC、细胞外基质和炎细胞（图13-5）。

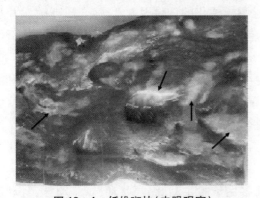

图13-4 纤维斑块（肉眼观察）

注 箭头示斑块呈瓷白色，隆起于内膜表面。

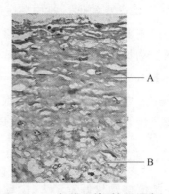

图13-5 纤维斑块（镜下观察）

注 A.表层为纤维帽；B.深层为泡沫细胞、SMC、细胞外基质和炎细胞。

（三）粥样斑块期

随着病变的发展，纤维斑块深层的组织、细胞坏死、崩解，与脂质混合而成的灰黄色粥糜样物质，称粥样斑块，亦称粥瘤，是动脉粥样硬化的典型病变。肉眼观察：动脉内膜表面隆起的大小不等的灰黄色斑块（图13-6），切面表层为白色质硬组织，深层为灰黄色粥糜样物质，并向下压迫中膜。镜下观察：表层为纤维帽，其中胶原纤维发生玻璃样变性；纤维帽下有大量无定形的物质，为组织坏死崩解产物和细胞外脂质，可见胆固醇结晶（石蜡切片HE染色呈针状空隙）和沉积的钙盐（图13-7）；斑块底部和边缘可见肉芽组织、少量泡沫细胞和淋巴细胞浸润。中膜由于斑块压迫SMC萎缩、弹力纤维破坏而变薄。

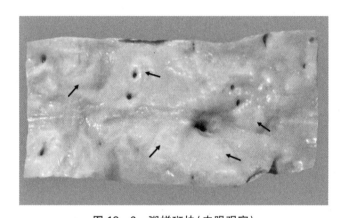

图13-6　粥样斑块（肉眼观察）

注　箭头示内膜表面隆起的大小不等的灰黄色斑块。

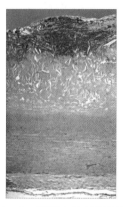

图13-7　粥样斑块（镜下观察）

注　表层为纤维帽，其下有大量无定形的物质，底部和边缘可见肉芽组织等，中膜变薄。

（四）继发性病变期

在纤维斑块和粥样斑块的基础上可继发如下病变。

1. **斑块内出血**　斑块内新生的血管破裂形成血肿（图13-8），或纤维帽破裂后血液进入斑块，使斑块进一步增大，血管腔变小甚至闭塞，引起急性供血中断。

2. **斑块破裂**　斑块表面的纤维帽破裂，粥糜样物质自破裂口进入血流，可形成胆固醇栓子栓塞血管，破裂处常形成溃疡。

3. **血栓形成**　斑块破裂后形成的溃疡，可使血管内膜下胶原暴露，启动凝血系统，促进血栓形成（图13-9）。动脉粥样硬化溃疡处形成的血栓又称附壁血栓，导致动脉管腔狭窄，严重时管腔闭塞可致器官梗死（如心肌梗死）。

4. **钙化**　在纤维帽和粥样斑块病灶处可观察到钙盐沉积，导致血管壁变硬、变脆。

5. **动脉瘤形成**　严重的动脉粥样硬化病变，由于斑块向下压迫血管中膜，平滑肌发生萎缩和弹性降低，在血压的作用下动脉壁发生局部膨出，形成动脉瘤。较大的动脉瘤破裂可引起严重后果。

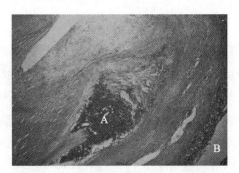

图 13-8 斑块内出血(镜下观察)

注 A.出血灶;B.血管腔。

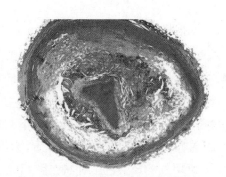

图 13-9 血栓形成(镜下观察)

注 斑块处血栓形成,动脉管腔闭塞。

三、主要动脉病变

(一) 主动脉粥样硬化

病变好发于主动脉后壁及其分支出口处,以腹主动脉病变最重,依次为胸主动脉、主动脉弓和升主动脉。动脉粥样硬化几种基本病变在主动脉内膜均可见,由于主动脉管腔大,虽粥样硬化严重,但可无明显的临床症状。但由于血管中膜长期受斑块压迫萎缩变薄,在血压作用下,主动脉粥样硬化可继发主动脉瘤。主动脉瘤一旦破裂,患者可因大出血致命。

(二) 冠状动脉粥样硬化及冠心病

1. 冠状动脉粥样硬化(coronary atherosclerosis) 是冠状动脉最常见的疾病,是动脉粥样硬化中对人类健康威胁最大的疾病,发生一般较主动脉硬化晚 10 年。据研究显示,冠状动脉粥样硬化最常发生于左冠状动脉前降支,其余依次为右主干、左主干或左旋支、后降支。男性 60 岁之前冠状动脉粥样硬化发病率高于女性,60 岁之后男女发病率相近。

动脉粥样硬化的基本病变均可在冠状动脉中发生。由于走行于心肌表面的动脉靠近心肌侧缓冲余地小,内皮细胞受血流冲击而损伤的概率大,基于以上解剖学和力学特点,斑块性病变多发生于血管的心壁侧,呈多发性、节段性分布。在横切面上,病变处内膜增厚多呈新月形,导致管腔呈不同程度的偏心性狭窄(图 13-10)。根据管腔狭窄程度可分为 4 级:Ⅰ级≤25%;Ⅱ级 26%~50%;Ⅲ级 51%~75%;Ⅳ级≥76%。

冠状动脉粥样硬化常并发冠状动脉痉挛或粥样斑块继发性病变(如斑块内出血、血栓形成等),可造成急性心脏供血中断,引起心肌缺血和相应的心脏病变,如心绞痛、心肌梗死等,亦可引起心源性猝死。

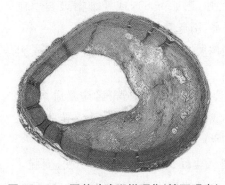

图 13-10 冠状动脉粥样硬化(镜下观察)

注 病变处内膜增厚呈新月形,管腔呈偏心性狭窄。

2. 冠状动脉粥样硬化性心脏病（coronary artery heart disease，CHD） 简称冠心病，是由冠状动脉狭窄致心肌缺血、缺氧而引起的心脏病，亦称缺血性心脏病。由于冠状动脉管腔较小，当发生粥样硬化时，管壁增厚、变硬，管腔狭窄，心肌供血不足；如在继发斑块内出血或血栓形成时，管腔完全闭塞，心肌供血中断。此外，情绪激动、劳累、血压骤升、心动过速等可增加心肌负荷，心肌耗氧量增加，出现冠状动脉相对供血不足。

CHD 的主要病理临床类型有以下几类。

1）心绞痛（angina pectoris） 是心肌急剧的、暂时性缺血、缺氧所引起的一种临床综合征。心绞痛表现为突然发作的心前区、胸骨后压榨样疼痛或压迫感，常放射到左肩、左上肢，持续数分钟，休息或用硝酸酯类制剂后症状可缓解。

（1）原因和发生机制：心绞痛的发生常有明显的诱因，如劳累、情绪激动、暴饮暴食或寒冷等。心绞痛最根本的原因是冠状动脉粥样硬化引起的血管腔狭窄和/或痉挛，导致心肌急性、短暂地缺血、缺氧，酸性代谢产物蓄积，刺激心脏局部的感觉神经末梢，产生痛觉。所以，心绞痛是心肌缺血所引起的反射性症状。心绞痛一般短暂发作，持续时间多在 3～5 min，多无明显器质性改变，发作后心肌的代谢和功能可恢复。

（2）类型和特点：根据引起的原因和疼痛的程度，国际上习惯将心绞痛分为以下 3 种类型。①稳定型心绞痛：又称轻型心绞痛，一般不发作，可稳定数月，仅在劳累致心肌耗氧量增加时发作。②不稳定型心绞痛：通常由冠状动脉粥样硬化斑块破裂或血栓形成而引发，表现颇不稳定，在劳累或休息时均可发作。③变异型心绞痛：多无明显诱因，常在休息或梦醒时发作。

2）心肌梗死（myocardial infarction，MI） 由于冠状动脉供血中断，心肌严重而持久地缺血、缺氧导致的较大范围的心肌坏死。临床表现为剧烈而持久的胸骨后疼痛，可达数小时或数天，休息或硝酸酯类制剂多不能缓解，可并发心律失常、休克或心力衰竭。患者常伴有烦躁不安、出汗、恐惧或有濒死感。MI 多发生于中老年人，部分患者发病前有明显诱因，部分患者疼痛位于上腹部，常被误认为是胃穿孔或急性胰腺炎等急腹症。

（1）原因：MI 多由冠状动脉粥样硬化基础上伴发以下病变引起：①斑块内出血，使斑块急剧增大阻塞管腔；②血栓形成，使管腔完全阻塞；③冠状动脉持续性痉挛，致管腔狭窄或闭塞；④休克、心动过速等，导致冠状动脉血流急剧减少；⑤劳累、情绪激动等，使心肌耗氧量急剧增加。

（2）好发部位：MI 的部位与冠状动脉供血区域一致。其中约 50% 的心肌梗死发生于左冠状动脉前降支供血区，如左心室前壁、心尖部及室间隔的前 2/3（图 13－11）；25%～30% 发生于右冠状动脉供血区，如左心室后壁、室间隔后 1/3 及右心室；

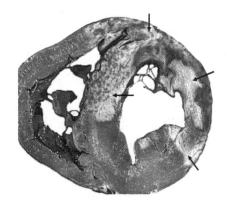

图 13－11 心肌梗死好发部位（肉眼观察）

注 箭头所示为梗死部位。

15%～20%发生于左冠状动脉左旋支供血区,如左心室侧壁;心肌梗死极少累及心房。

(3) 类型:根据病变的范围和深度,MI 可分为以下 2 种类型。①心内膜下心肌梗死(薄层梗死):梗死灶仅累及心室壁内层 1/3 的心肌,并波及肉柱和乳头肌,常表现为多发性、小灶性坏死,梗死灶大小为 0.5～1.5 cm,分布不规则。严重时病灶扩大融合累及整个心内膜下心肌,呈环状梗死。患者通常有冠状动脉三大支严重粥样硬化性狭窄,劳累、休克、心动过速等诱因可加重冠状动脉供血不足,造成各支冠状动脉最末梢的心内膜下心肌缺血、缺氧而坏死。此型临床较少见。②透壁性心肌梗死(全层梗死):也称为区域性心肌梗死,是 MI 的典型类型。梗死灶累及心室壁全层,或未累及全层但已深达心室壁全层的 2/3,病灶较大,最大直径≥2.5 cm。透壁性心肌梗死常在相应冠状动脉严重病变的基础上继发痉挛或血栓形成引起。此型临床最常见。

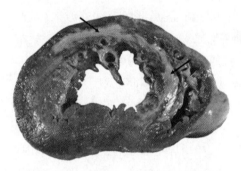

图 13 - 12 心肌梗死坏死灶(肉眼观察)

注 梗死灶呈苍白色(箭头示),不规则,与正常组织分界清楚,周围见暗红色充血出血带。

(4) 病理变化:MI 属贫血性梗死,其形态变化是一个动态演变的过程。一般在梗死后 6 h 肉眼可辨认,坏死灶不规则,与正常组织分界清楚,苍白色(图 13 - 12);8～9 h 后呈土黄色;4 天后梗死灶周围可见明显充血出血带;7 天后边缘区开始出现肉芽组织,呈红色;2～3 周后肉芽开始机化,进而瘢痕形成。镜下观察:梗死灶心肌细胞呈凝固性坏死,早期肌原纤维轮廓存在,核溶解,胞质均匀红染,嗜酸性染色增强。边缘可见充血、出血带及中性粒细胞浸润。晚期梗死灶为一片模糊的颗粒状无结构的红染物质。

(5) 生化改变:MI 1 小时后,细胞膜的通透性即可增高,肌红蛋白(myoglobin)从心肌细胞逸出释放入血并随尿排出,在 MI 后 6～12 h 内血肌红蛋白出现峰值。心肌细胞内的肌酸磷酸激酶和乳酸脱氢酶、谷氨酸-草酰乙酸转氨酶、谷氨酸-丙酮酸转氨酶亦可透过损伤的细胞膜释放入血,引起血液内相应酶的浓度升高,尤以肌酸磷酸激酶对早期诊断 MI 的意义最大。

(6) 并发症:①心律失常是急性 MI 早期最常见的并发症,也是致死的主要原因之一。心律失常多发生在起病后 1～2 周内,而以 24 h 内最多见。MI 累及心的传导系统,引起传导紊乱,严重者可导致心搏骤停、猝死。②心源性休克:当梗死面积＞40%时,心肌收缩力极度减弱,心输出量显著降低,血压下降,即可发生心源性休克。心源性休克多在起病后数小时至 1 周内发生。③心力衰竭:梗死区心肌收缩力减弱或消失,使心室各部舒缩活动不协调,导致心输出量减少,常引起充血性心力衰竭,以左心衰竭最常见。④心脏破裂:是急性透壁性心肌梗死的严重并发症,临床少见,占致死病例的 3%～13%。常发生在梗死后 1～2 周内,好发于左心室前壁下 1/3 处。因梗死灶失去弹性,坏死的心肌细胞、中性粒细胞和单核细胞释放大量蛋白水解酶,使已失去弹性的梗死灶溶解,导致心壁破裂。心脏破裂多因急性心包填塞而猝死。⑤附壁血栓:多见于左心室,由于梗死区心内膜粗糙,或室壁瘤处出现涡流等原因而诱发附壁血栓形成。⑥室壁瘤:占梗死病例的10%~30%,是梗死区坏死组织或瘢痕组织在心室内压力的作用下,形成的局限性向外膨隆(图13-13)。室壁瘤多发生在左心室前壁近心尖处,常见于 MI 恢复期,多引起心力衰竭或继发血栓形成,室壁瘤破裂可因大出血致命。

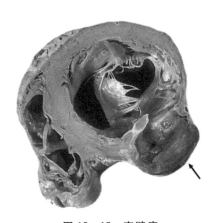

图 13-13 室壁瘤

注 箭头示梗死区心室壁形成局限性向外膨隆。

3)心肌纤维化(myocardial fibrosis) 是由于中至重度的冠状动脉粥样硬化性狭窄引起心肌细胞持续性和/或反复加重的缺血、缺氧所产生的结果。肉眼观察:心脏体积增大,重量增加,所有心腔均扩张,以左心室最明显,心壁厚度可正常。镜下观察,心肌细胞肥大和/或萎缩,核固缩,心内膜下心肌细胞弥漫性空泡变性,多灶性的陈旧性心肌梗死灶或纤维瘢痕。临床上可表现为心律失常或心力衰竭。

4)冠状动脉性猝死(sudden coronary death) 是心源性猝死中最常见的一种,多见于40~50岁患者,发病率男性比女性约高 3.9 倍。该病可在某些诱因作用下发作,如劳累、饮酒、吸烟、运动等,患者突然昏倒,四肢抽搐,大小便失禁,或突然发生呼吸困难,口吐白沫,迅速昏迷。可立即死亡或在 1 h 至数小时后死亡,也可在夜间睡眠无人察觉时发作死亡。常见原因是在冠状动脉粥样硬化基础上,并发血管痉挛、血栓形成或斑块内出血,导致冠状动脉血流突然中断、急性心肌缺血,引发心室纤颤等致死性心律失常。

(三)脑动脉粥样硬化

病变最常累及基底动脉、大脑中动脉和威利斯(Willis)环。脑动脉粥样硬化可引起以下后果。

1. 脑萎缩 病灶内膜呈不规则增厚,管壁变硬,管腔狭窄,脑组织长期供血不足可发生脑萎缩。患者表现为智力和记忆力减退,甚至痴呆。

2. 脑梗死 斑块处常继发血栓致管腔阻塞,或脱落的血栓引起的急性脑动脉栓塞,均可引起脑组织急性缺血性坏死,即脑梗死(脑软化)。患者出现意识障碍、失语、偏瘫,甚至死亡。

3. 脑出血 病变处血管壁由于受压变薄,弹性降低,常可形成小动脉瘤,多见于Willis 环处。患者血压突然升高可导致小动脉瘤破裂引起脑出血。

(四)肾动脉粥样硬化

病变好发于肾动脉开口处及主干近侧端,亦可累及叶间动脉和弓状动脉。因病变处动脉管腔狭窄,致肾实质缺血萎缩,间质纤维组织增生。亦可因斑块合并血栓形成导致肾组织贫血性梗死,引起肾区疼痛、血尿及发热等。梗死灶机化形成凹陷性瘢痕,瘢痕较多时可使肾脏体积缩小,称动脉粥样硬化性固缩肾。

(五)四肢动脉粥样硬化

病变以下肢动脉多见,常发生在髂动脉、股动脉、胫前动脉和胫后动脉。因四肢动脉吻合支较丰富,较小动脉的管腔狭窄或闭塞,通过侧支循环的代偿一般不引起严重后果。四肢长期缓慢地缺血可引起肢体萎缩。当较大动脉管腔狭窄明显时,可在行走时出现下肢疼痛,休息后疼痛缓解,即间歇性跛行。当动脉管腔完全阻塞而侧支循环又不能代偿时,可导致缺血部位的梗死,甚至发展为干性坏疽。

第二节　高血压病

高血压(hypertension)是以体循环动脉血压持续升高为主要特点的临床综合征。成年人静息状态下,收缩压≥140 mmHg 和/或舒张压≥90 mmHg,即为高血压。高血压分为原发性高血压(primary hypertension)和继发性高血压(secondary hypertension)两大类。

原发性高血压即高血压病(hypertension disease),又称特发性高血压,是一种原因未明的、以体循环动脉血压升高为主要表现的全身性独立性疾病。原发性高血压占高血压的 90%～95%,是我国最常见的心血管疾病。

继发性高血压又称症状性高血压,是继发于某些确定疾病(如肾炎、肾动脉狭窄、肾上腺和垂体肿瘤等)而出现的血压升高,临床较少见。继发性高血压占高血压的 5%～10%,病因祛除后血压即可恢复正常。

表 13 - 1　高血压的定义和分级(《中国高血压防治指南 2020》)

分类	收缩压(mmHg)		舒张压(mmHg)
正常血压	<130	和	<85
正常高值血压	130～139	和/或	85～89
高血压	≥140	和/或	≥90
1 级高血压	140～159	和/或	90～99
2 级高血压	≥160	和/或	≥100
单纯收缩期高血压	≥140	和	<90

注　当收缩压和舒张压分属于不同级别时,以较高的分级为准。

一、原因和发生机制

高血压病的原因和发生机制较为复杂,尚未完全阐明,目前认为是遗传因素和环境因素共同作用所致,且神经、内分泌、体液、血流动力学等因素也发挥着重要作用。

(一)原因

1. **遗传因素**　研究显示,高血压病是多基因共同作用的产物,约 75%的高血压病患者具有遗传素质,且发病常有明显的家族聚集性。双亲有高血压病史者比无高血压病史者,高血压患病率高 2～3 倍;比单亲有高血压史者患病率高 1.5 倍。①肾素-血管紧张素系统的编码基因缺陷和变异可引起肾性钠水潴留,使血压升高。②高血压患者的血清中有可抑制 $Na^+ - K^+$ ATP 酶活性的激素样物质,使 $Na^+ - K^+$ 泵功能降低,细胞内 Na^+、Ca^{2+} 浓度升高,细小动脉收缩增强,血压升高。③高血压患者在血管紧张素基因上存在特定部位的变异,导致遗传缺陷,血浆中血管紧张素原增高,血管收缩,血压升高。

2. 社会心理因素　调查表明,人在长期精神紧张、焦虑或遭受应激性生活事件(如父母早亡、丧偶、家庭破裂、经济政治冲击等)情况下易引起高血压病,可能与大脑皮层调节功能紊乱有关。皮层下血管舒缩中枢的调控能力受损,交感神经系统兴奋性增强,持续产生以收缩为主的兴奋,引起全身细、小动脉痉挛,外周血管阻力增加,血压升高。

3. 饮食因素　日常饮食中盐的摄入量与高血压发病率成正相关,日均摄盐量高的人群比日均摄盐量低的人群高血压的发病率明显升高。但也存在钠敏感和不敏感的个体差异,对钠不敏感的高血压病患者与饮食中盐的摄入量关系不大。

4. 其他因素　肥胖、吸烟、饮酒和缺乏体力活动等因素,也与高血压发病有关。其中肥胖是高血压病的重要危险因素,约 1/3 的高血压患者有不同程度肥胖。烟草中的尼古丁可刺激机体产生大量的儿茶酚胺,使心跳加快、血管收缩,血压升高。饮酒可致血液中儿茶酚胺类和促皮质激素水平升高,进而引起血压升高。体力活动与高血压呈负相关,增强体力活动具有降低血压的作用。

(二) 发生机制

高血压病的综合发生机制参见图 13 - 14。

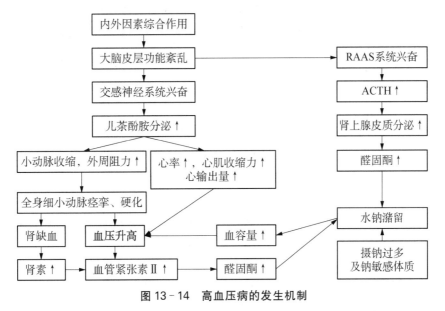

图 13 - 14　高血压病的发生机制

注　RAAS 系统为肾素-血管紧张素-醛固酮系统;ACTH 为促皮质激素。

二、类型和病理变化

在线课程 13 - 1　高血压病器官病变期

高血压病分为良性高血压和恶性高血压两种类型。

(一) 良性高血压

良性高血压(benign hypertension)又称缓进型高血压(chronic hypertension),约占高血压病的95%。良性高血压多见于中老年人,起病隐匿、进展缓慢、病程长,不易坚持治疗,特征性病变为全身细、小动脉硬化,晚期患者多死于心、脑并发症。按病变发展进程可分为以下3期。

1. 功能紊乱期　此期是良性高血压的早期阶段。病变特点为全身细、小动脉间歇性痉挛收缩,血压呈波动状态。此期因无血管器质性病变,经适当休息或治疗,血管痉挛解除后患者血压可恢复正常。患者多表现为波动性血压升高,可伴有头痛、头昏等症状。长期反复细、小动脉痉挛,受累血管逐渐发生器质性病变,发展为动脉病变期。

2. 动脉病变期

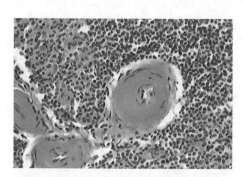

图 13 - 15　细动脉玻璃样变性(镜下观察)

注　细动脉管壁均质红染,管壁增厚,管腔变小。

1) 细动脉硬化　是良性高血压的特征性病变,最易累及肾的入球小动脉和视网膜动脉。由于细动脉长期痉挛缺氧及高血压作用,血管内皮细胞损伤,内皮细胞间隙扩大,血管壁通透性增加,血浆蛋白渗入内皮下间隙。同时,内皮细胞及 SMC 分泌细胞外基质增多,继而缺氧导致 SMC 变性、坏死,使动脉壁正常结构逐渐被渗入的血浆蛋白和细胞外基质所代替,细动脉壁发生玻璃样变性,细动脉硬化,管壁增厚,管腔狭窄甚至闭塞。镜下观察:细动脉管壁呈均质红染状,管壁增厚,管腔变小(图 13 - 15)。

2) 小动脉硬化　主要累及肾小叶间动脉、弓形动脉及脑的小动脉。镜下观察:血管壁增厚,小动脉内膜胶原纤维及弹性纤维增生,内弹力膜分裂。中膜平滑肌增生、肥大,不同程度的胶原纤维和弹力纤维增生,致使小动脉管壁增厚、变硬,管腔狭窄。

此期患者主要表现为动脉血压持续升高,失去波动性;前期伴发的头痛、头晕等症状加重。小动脉硬化患者常需降血压药治疗。

3. 器官病变期　为良性高血压的晚期阶段,多数内脏器官受累,尤以心(图 13 - 16)、脑、肾、视网膜病变最为明显。

1) 心脏病变　主要累及左心室。病变早期,因血压持续升高,外周阻力增大,收缩时压力负荷加重,左心室发生代偿性肥大。肉眼观察:心脏体积增大,重量增加,可达400 g 以上(正常为 250～350 g);左心室壁肥厚可达 1.5～2.5 cm(正常厚度≤1.0 cm),

乳头肌和肉柱增粗变圆,但心腔不扩张甚至缩小,称向心性肥大(concentric hypertrophy)[图 13-16(b)]。镜下观察:心肌细胞变粗、变长、核大而深染。此时,心功能可完全代偿,多无明显症状。病变晚期,若左心室后负荷继续加重,超过心脏自身的代偿能力,发生失代偿,肥大的心肌因供血不足而收缩力降低,心腔逐渐扩张,称离心性肥大(eccentric hypertrophy)[图 13-16(c)]。严重者可出现充血性心力衰竭的表现,预后不良。

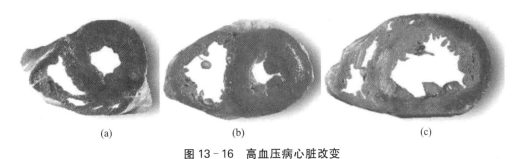

(a)   (b)   (c)

图 13-16　高血压病心脏改变

注　(a)正常心脏;(b)向心性肥大;(c)离心性肥大。

2)脑部病变　主要表现为脑水肿、脑软化及脑出血等一系列病变。

(1)脑水肿:又称高血压脑病,由于脑内细小动脉痉挛和硬化造成局部组织缺血,毛细血管通透性增加,发生脑水肿。临床表现为头晕、头痛、呕吐、视物模糊等症状。若血压急剧升高,还可出现意识障碍、抽搐等危重表现,称高血压危象。发生高血压危象的患者如救治不及时,易引起死亡。高血压危象见于高血压病的各个时期。

(2)脑软化:又称脑梗死,因缺血加重,供血区脑组织发生缺血性坏死,坏死脑组织液化形成筛网状软化灶(图 13-17),因病灶较小,一般不引起严重后果。后期,坏死组织吸收,神经胶质细胞增生对梗死灶进行胶质瘢痕修复。

(3)脑出血:是高血压病最严重的并发症及致死的主要原因。脑出血的原因是脑的细、小动脉硬化使血管壁变脆,当血压突然升高时引起破裂性出血,亦可由于血管壁弹性下降,致小动脉瘤和微小动脉瘤破裂出血(图 13-18)。出血部位常发生于基底核和内囊,其次是大脑白质、脑桥和小脑,约 15%发生于脑干。脑出血多见于基底核区域,尤以豆状核最常见,供血该区域的豆纹动脉从大脑中动脉呈直角分出,且管腔较细,直接受到压力较高的大脑中动脉的血流冲击和牵引,易使已有病变的豆纹动脉破裂出血。出血区脑组织完全被破坏,形成囊腔状,其内充满坏死组织和凝血块。当出血范围较大时也可破入侧脑室。脑出血的临床表现常因出血部位不同和出血量多少而异。内囊出血可引起对侧偏身感觉及运动功能障碍;左侧脑出血常引起失语;脑桥出血可引起同侧面神经及对侧上下肢瘫痪;若出血破入侧脑室,患者常突发昏迷,甚至死亡;血肿占位及脑水肿可致颅内压升高,并发脑疝形成。

🖿 在线案例 13-1　高血压患者在用力排便后突然出现剧烈头痛,伴右侧面神经麻痹等症状

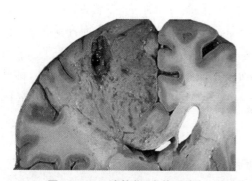

图13-17　脑软化(大体观察)

注　液化形成筛网状软化灶。

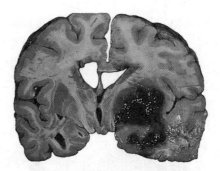

图13-18　脑出血(大体观察)

注　出血灶呈暗红色。

📖 拓展阅读13-2　脑梗死

3)肾脏病变　因肾内细、小动脉玻璃样变性和硬化,致肾缺血、缺氧。双肾体积对称性缩小,重量减轻,质地变硬,表面呈均匀弥漫的细小颗粒状,切面肾皮质变薄,皮髓质分界不清,肾盂周围脂肪组织增多,称原发性颗粒性固缩肾(图13-19)。镜下观察:肾入球动脉的玻璃样变性及肾弓形动脉、叶间动脉硬化,管壁增厚,管腔狭窄,病变较重的肾小球发生玻璃样变性和纤维化,相应肾小管萎缩或消失,间质纤维化及少量淋巴细胞浸润;病变相对较轻的肾小球发生代偿性肥大,相应肾小管扩张(图13-20)。临床表现为水肿、蛋白尿、管型尿和肾病综合征,严重时患者可出现尿毒症。

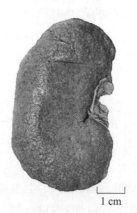

图13-19　原发性颗粒性固缩肾(肉眼观察)

注　肾体积缩小,表面呈颗粒状,肾盂周围脂肪组织增多。

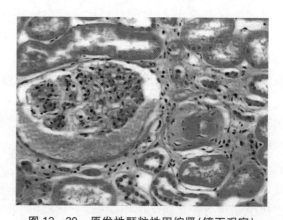

图13-20　原发性颗粒性固缩肾(镜下观察)

注　部分肾小球纤维化,相应肾小管萎缩,部分肾小球发生代偿性肥大,相应肾小管扩张。

4)视网膜病变　视网膜中央动脉发生硬化。眼底检查:早期可见视网膜中央动脉变细、迂曲,反光增强、动静脉交叉处静脉受压;晚期可见视盘水肿、视网膜出血。患者出现视物模糊、视力减退等表现。

（二）恶性高血压

恶性高血压（malignant hypertension）又称急进型高血压（accelerated hypertension），较少见，约占高血压病的 5%。恶性高血压可由良性高血压恶化而来，或起病即为恶性高血压；多见于青壮年，病变进展迅速，血压升高显著，常达 230/130 mmHg 以上，预后差。特征性病变是增生性小动脉硬化和坏死性细动脉炎，主要累及肾脏，亦可发生于脑和视网膜。增生性小动脉硬化主要累及肾小叶间动脉及弓形动脉等处，表现为动脉内膜显著增厚，SMC 增生肥大，胶原纤维增多，血管壁呈洋葱皮样增厚，致管腔狭窄。坏死性细动脉炎主要累及细动脉内膜和中膜，管壁发生纤维素样坏死，周围可见单核细胞及中性粒细胞等浸润。临床上患者常出现头痛、视物模糊、持续性蛋白尿、血尿和管型尿。患者大多死于尿毒症、脑出血或心力衰竭。

第三节　风　湿　病

风湿病（rheumatism）是一种与 A 组乙型溶血性链球菌（或称 A 组 β 型溶血性链球菌）感染有关的变态反应性疾病。病变主要累及全身结缔组织和血管，最常累及心脏、关节和血管等处，其次为皮肤、皮下组织及脑，其中以心脏病变最重。风湿病的急性期也称风湿热（rheumatism fever），为风湿活动期。患者常有发热、心脏损伤、关节疼痛、环形红斑、皮下结节、舞蹈病等表现。血液检查显示，白细胞增多，红细胞沉降率（血沉）加快，抗链球菌溶血素 O 抗体滴度增高。风湿病常发生在冬、春季，寒冷和潮湿是本病的主要诱因。风湿病的好发年龄为 5～15 岁，以 6～9 岁为发病高峰，患病率无明显的性别差异。该病易反复发作，常造成轻重不等的心脏病变，甚至引起风湿性心瓣膜病。

一、原因和发生机制

📖 拓展阅读 13-3　链球菌

（一）原因

风湿病的原因尚未完全阐明，一般认为与 A 组乙型溶血性链球菌感染有关。依据：①患者发病前 2～3 周，多有咽峡炎、扁桃体炎等上呼吸道链球菌感染的病史；②95% 的患者血清中抗链球菌溶血素 O 抗体滴度升高；③抗生素治疗不但能预防和治疗咽峡炎、扁桃体炎，也可有效减少风湿的发病和复发；④风湿病发病与链球菌感染盛行的季节和地区分布一致。

但也有一些证据表明风湿病不是由链球菌直接感染引起，而是一种与链球菌感染有关的变态反应性疾病。依据：①本病发生在链球菌感染后 2～3 周，而不在感染当时；②风湿小体多在远离链球菌感染灶的心脏、关节及脑等处；③本病为增生性炎，而非链球菌感染引起的化脓性炎；④在风湿病病灶及患者血液中未检出或培养出链球菌。

（二）发生机制

本病的发病多考虑与以下机制有关。

1. **抗原抗体交叉反应学说**　A组乙型溶血性链球菌感染后,细菌在局部释出菌体蛋白(M抗原)入血,刺激体液免疫产生抗M抗体。M抗原与人心瓣膜和脑等组织存在交叉抗原性,抗原抗体复合物通过激活补体途径引发变态反应性病理损伤。

2. **自身免疫反应机制**　A组乙型溶血性链球菌的某些成分与人体组织的分子结构相同或相似,因而产生自身免疫反应。

3. **遗传易感性**　风湿热患者亲属患病的风险要比无风湿热的家庭高。

4. **链球菌毒素学说**　链球菌产生的多种细胞外毒素和酶可直接损伤人体组织器官。

二、基本病理变化

（一）基本病变

风湿病是累及结缔组织的变态反应性炎症,特征性病变为风湿小体(又称阿绍夫小体或风湿性肉芽肿)形成,对风湿病具有诊断意义。典型病变过程可分为以下3期。

1. **变质渗出期**　是风湿病的早期阶段。病变部位表现为结缔组织基质的黏液样变性和胶原纤维的纤维素样坏死,伴有浆液、纤维素渗出及少量淋巴细胞、浆细胞、巨噬细胞浸润。此期约持续1个月。

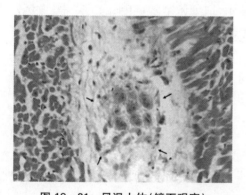

图 13 - 21　风湿小体(镜下观察)

注　梭形小结节,由纤维素样坏死及大量风湿细胞、少量淋巴细胞、浆细胞共同构成。

2. **增生期(或肉芽肿期)**　是风湿病的典型病变期,形成特征性病变风湿小体。风湿小体主要分布于心肌间质小血管旁、心内膜下及真皮等结缔组织。典型的风湿小体是由聚集于纤维素样坏死灶内的成群风湿细胞及少量的淋巴细胞和浆细胞共同构成的梭形小结节(图 13 - 21)。风湿细胞又称阿绍夫细胞(Aschoff cell),是由病灶周围增生的巨噬细胞吞噬纤维素样坏死物后形成,体积较大,圆形或卵圆形,细胞质丰富,弱嗜碱性,核大圆形或卵圆形,核膜清晰,核染色质集中于中央,横切面呈枭眼状,纵切面呈毛虫状,也可见多个核的阿绍夫巨细胞。此期持续2～3个月。

3. **纤维化期(或愈合期)**　此期是风湿病的晚期阶段。风湿小体中的坏死组织逐渐被溶解吸收,风湿细胞变为成纤维细胞,风湿小体逐渐纤维化,最终形成梭形小瘢痕。此期持续2～3个月。

上述整个病程为4～6个月。由于风湿病常反复发作,受累器官可存在新旧病变并存的现象。病变持续反复进展,可致较严重的纤维化和瘢痕形成,影响器官功能。

(二) 器官病变——风湿性心脏病

风湿性心脏病是主要的器官病变之一,表现为风湿性心内膜炎、风湿性心肌炎和风湿性心外膜炎。若病变累及心脏全层组织,则称风湿性全心炎或风湿性心脏炎。在儿童风湿病患者中,60%~80%的患者有心脏炎的临床表现。

1. 风湿性心内膜炎(rheumatic endocarditis)　病变主要侵犯心瓣膜,二尖瓣最常受累,其次为二尖瓣和主动脉瓣联合受累。瓣膜邻近的内膜和腱索亦可受累,三尖瓣和肺动脉瓣极少累及。

1) 病变初期　肉眼可见受累瓣膜肿胀、增厚,闭锁缘上可见灰白色粟粒大小的疣状赘生物,直径1~2 mm,呈串珠状单行排列,与瓣膜附着牢固,不易脱落(图13-22)。镜下观察,瓣膜结缔组织呈黏液样变性、纤维素样坏死及炎性细胞浸润。赘生物是由血小板和纤维蛋白构成的白色血栓。

2) 病变后期　由于病变反复发作和机化,纤维组织增生,瓣膜增厚、卷曲、缩短以及钙化,瓣膜间相互粘连,腱索增粗和缩短,最终导致慢性心瓣膜病。由于病变所致瓣膜口狭窄或关闭不全,受血流反复冲击较重,引起内膜灶状增厚,称为马氏斑(McCallum 斑)。

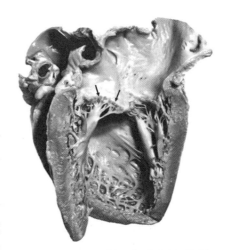

图13-22　风湿性心内膜炎(肉眼观)

注　二尖瓣闭锁缘,单层排列的疣状赘生物。

2. 风湿性心肌炎(rheumatic myocarditis)　病变主要累及心肌间质结缔组织,常表现为灶性间质性心肌炎,间质水肿、淋巴细胞浸润。心肌间质小血管旁可见风湿小体,多见于室间隔、左室后壁、左心房及左心耳等处,以内膜侧心肌间质内更为多见。病变后期风湿小体纤维化,形成梭形小瘢痕。儿童的心肌炎常为弥漫性间质性心肌炎可发生急性充血性心力衰竭,累及心传导系统时可出现传导阻滞。

3. 风湿性心外膜炎(rheumatic pericarditis)　又称风湿性心包炎,病变主要累及心包脏层,表现为浆液性或纤维素性炎。当以浆液渗出为主时,心包腔内可见大量液体潴留,形成心包积液。当以纤维素渗出为主时,渗出的纤维素覆盖于心外膜的表面,因心脏不停搏动和牵拉而成绒毛状,称为绒毛心(图13-23)。若大量渗出的纤维素不能被溶解吸收时可发生机化,致使心包的脏、壁两层发生粘连,形成缩窄性心包炎(constrictive pericarditis)。

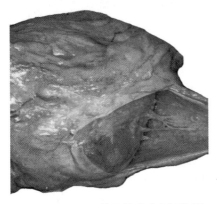

图13-23　风湿性心外膜炎(肉眼观)

注　心外膜的表面覆盖着纤维素,呈绒毛状。

第四节　心力衰竭

在生理条件下,心输出量可随着机体的代谢需要而发生变化,从而满足机体在静息及运动状态下的需要。在各种致病因素作用下,心脏的收缩和/或舒张功能出现障碍,使心输出量相对或绝对减少,以致不能满足机体代谢需要的病理生理过程称为心力衰竭(heart failure),简称心衰。以往强调心功能不全是指心脏泵血功能受损后的代偿阶段至失代偿阶段的整个过程,而心力衰竭则是指心功能不全的失代偿阶段,患者出现明显的症状和体征。随着对心功能不全早期预防的重视,心力衰竭与心功能不全已无明显差别,两个概念可以通用。

一、原因和诱因

(一) 原因

心力衰竭是由多种循环及非循环系统疾病发展到终末阶段的共同结果,主要原因包括心肌收缩性降低、心脏负荷过度及心室充盈障碍。

1. **心肌收缩性降低**　心肌收缩性是指不依赖于心脏前后负荷变化的心脏本身的收缩特性,其收缩强度和速度主要受神经-体液等因素的调节。心肌原发性或继发性受损都可导致心肌收缩性降低,这是引起心力衰竭最主要的原因。

1) 心肌结构受损　临床上常见于心肌病、心肌炎、心肌梗死等,心肌细胞发生变性、坏死及组织纤维化等原发性形态结构改变损害了心肌收缩的结构基础,导致心肌舒缩性能降低。

2) 心肌能量代谢障碍　心肌缺血、缺氧首先引起心肌能量代谢障碍,如重度贫血、冠状动脉粥样硬化等,进而导致心肌结构的继发性损伤;维生素 B_1 缺乏、酒精中毒等亦可损害心肌的代谢和结构,影响心肌的舒缩功能,导致心脏泵血能力下降。

2. **心脏负荷过度**　心脏负荷包括前负荷和后负荷两种。前负荷是指心肌收缩之前所承受的负荷,又称容量负荷,相当于心室舒张末期容量。后负荷是指心肌收缩时所承受的负荷,又称压力负荷,即动脉血压。

1) 前负荷过度　二尖瓣或主动脉瓣关闭不全可加重左心室前负荷;室间隔缺损、三尖瓣或肺动脉瓣关闭不全可加重右心室前负荷;严重贫血、维生素 B_1 缺乏、动静脉瘘及甲状腺功能亢进均使回心血量增加,可同时加重左、右心室前负荷。

2) 后负荷过度　高血压、主动脉狭窄及主动脉瓣狭窄等可加重左心室后负荷;肺动脉高压和肺动脉瓣狭窄等可加重右心室后负荷;慢性阻塞性肺疾病可引起肺循环阻力增高,右心后负荷过度,引起肺源性心脏病。目前,高血压和冠心病已成为引起心力衰竭的主要原因。

3. **心室充盈障碍**　左心室肥厚、纤维化、限制性心肌病时,心肌的顺应性减退,使心室舒张期充盈受限,导致心输出量降低;二尖瓣狭窄致左心室充盈减少,肺循环淤血;三尖瓣狭窄致右心室充盈减少,体循环淤血;心包炎时,虽心脏自身结构正常,但因心包腔炎性渗出可限制心室充盈;慢性缩窄性心包炎时,因瘢痕粘连及钙化,使心包伸缩性降低,心室充盈减少,均可使心输出量减少。

(二) 诱因

凡是能增加心脏负荷,使心肌耗氧增加或供血、供氧减少的因素都可诱发心力衰竭。据统计,临床上约有 90% 以上的心力衰竭存在明显的诱因。常见的诱因有以下几类。

1. **感染** 是引起心力衰竭最常见的诱因,尤其是呼吸道感染。除病原微生物及其产物直接引起的心肌损伤以外,感染还可引起发热,使交感神经兴奋,代谢率升高,耗氧量增加;心率加快,舒张期缩短,使心肌供血、供氧减少。以上都会加重心脏负荷,诱发心力衰竭。

2. **心律失常** 尤其在快速型心律失常时,如室上性心动过速、心房扑动等,心率加快,心肌耗氧量增加,舒张期缩短,心室充盈不足、冠脉供血减少、心肌缺血,均可诱发心力衰竭。缓慢型心律失常时,如高度房室传导阻滞,每搏心输出量的增加不能弥补心率减少造成的心输出量降低时,也可诱发心力衰竭。

3. **水、电解质代谢和酸碱平衡紊乱** 过快或过量输液可使血容量剧增,加重心脏前负荷;高钾血症、低钾血症可降低心肌收缩力,改变心肌的自律性、兴奋性和传导性,引起心律失常;酸中毒可干扰钙离子转运,抑制心肌收缩力。以上因素都可诱发心力衰竭。

4. **妊娠与分娩** 妊娠期血容量增加,至临产前可比妊娠前增加 20%,且血浆的增加较红细胞增加得多,出现稀释性贫血,加重心脏前负荷;分娩时因疼痛及精神紧张致交感神经兴奋,心率加快,外周小血管收缩,循环阻力增高,加重心脏后负荷。

5. **其他因素** 除上述常见的诱因外,过度劳累、气温变化、情绪激动、外伤与手术、洋地黄中毒、抗心律失常药物等因素,也可诱发心力衰竭。

二、分类

(一) 按发生部位分类

1. **左心衰竭** 指左心室损伤或负荷过重,致泵血功能下降而引起的心力衰竭。左心衰竭常见于冠心病、高血压病、风湿性心脏病、二尖瓣狭窄伴关闭不全、主动脉(瓣)狭窄或关闭不全等。左心室泵血功能障碍,使左心房压力增高,肺静脉回流受阻,临床上多出现心输出量减少、肺循环淤血,甚至肺水肿的表现。

2. **右心衰竭** 指右心室后负荷过度,体循环回流受阻而发生的心力衰竭。常见于肺动脉瓣狭窄、肺动脉高压、慢性阻塞性肺疾病或某些先天性心脏病(如房间隔缺损、法洛四联症等),衰竭的右心室不能将体循环回流的血液运输至肺循环,导致体循环淤血、静脉压升高,引起下肢甚至全身性水肿。

3. **全心衰竭** 指左、右心室先后或同时发生衰竭。多由一侧心力衰竭波及另一侧引起,如左心衰竭导致的肺循环阻力增加使右心室负荷加重,进而发生右心衰竭。也可见于病变同时侵犯左、右心室,如严重的贫血、心肌病、风湿性心肌炎等。临床表现兼有肺循环淤血和体循环淤血的特征。

(二) 按发生速度分类

1. **急性心力衰竭** 此型起病急,发展迅速,短时间内心输出量急剧下降,心功能常来不及代偿。急性心力衰竭常见于急性心肌梗死、严重的心肌炎等,临床上有组织器官灌流不足及急性肺淤血的表现。

2. **慢性心力衰竭** 此型起病缓慢,病程长。机体经过慢性代偿后,随着心功能储备耗尽而出现水钠潴留、血容量增加、静脉淤血等表现,又称为充血性心力衰竭。慢性心力衰竭常见于高血压病、肺动脉高压及心瓣膜病等。

(三) 按心输出量的高低分类

1. **高输出量性心力衰竭** 主要见于妊娠、甲状腺功能亢进、严重贫血、维生素 B_1 缺乏及动静脉瘘等,外周血管阻力降低,血容量扩大,静脉回流增加,代偿阶段的心输出量高于正常,处于高动力循环状态。心脏后负荷显著增加,供氧相对不足,能量消耗过多,失代偿时心输出量较衰竭前有所降低,但仍高于或等于正常水平。

2. **低输出量性心力衰竭** 主要见于冠心病、高血压病、心肌病变及心瓣膜病等,静息状态下心输出量低于正常水平,临床表现为四肢湿冷、脉搏无力、发绀等。

此外,按心力衰竭的严重程度还可分为轻度、中度和重度心力衰竭。

三、机体的代偿反应

在生理条件下,心输出量可随机体代谢需要的升高而增加,这主要是通过对心率、心室前后负荷、心肌收缩力的调控来实现的。心脏负荷过重或心肌受损致心脏泵血功能下降时,心输出量减少可以通过多种途径引起内源性神经-体液机制激活,最关键的是交感-肾上腺髓质系统和肾素-血管紧张素-醛固酮系统(RAAS)的激活,这是心功能减退时介导心脏本身与心外代偿与适应反应的基本机制,是导致心力衰竭发生、发展的关键途径。

(一) 心脏本身的代偿

在心力衰竭时,心脏本身的代偿包括心率加快、心脏紧张源性扩张、心肌收缩性增强和心室重塑,前 3 项属于功能性调整,可以在短时间内被动员起来;而后者则是心室在长期前后负荷过度时发生的一种形态结构变化的慢性综合性代偿适应性反应,是心脏在长期负荷过重时的主要代偿方式。

1. **心率加快** 是心脏出现最早、最有效的代偿方式。心率加快的机制主要有以下几个方面。

1) 压力感受器调控 心输出量减少引起动脉血压下降,颈动脉窦和主动脉弓上的压力感受器传入冲动减少,反射性引起心脏交感神经兴奋,心率增快。

2) 容量感受器调控　心脏泵血功能下降导致心室舒张末期容积增大,心室和心房静脉淤血,压力升高,刺激该区的容量感受器,通过抑制迷走神经、兴奋交感神经,引起心率加快。

3) 化学感受器调控　合并缺氧时,可通过刺激颈动脉体、主动脉体的化学感受器,反射性引起心率加快。

一定范围内的心率加快可提高心输出量,对维持动脉血压,尤其是提高舒张压,增加冠状动脉血流量,保证心、脑等重要器官的供血有积极的代偿意义。心率加快的代偿作用有一定限度,当心率过快(>180 次/分),心肌耗氧量增加,心脏舒张期缩短,心室充盈量减少,使心输出量减少,从而失去代偿意义。

2. 心脏紧张源性扩张　根据 Frank-Starling 定律,肌节长度为 1.7～2.2 μm 时,心肌收缩能力随心肌前负荷的增加而增大。当肌节长度达到 2.2 μm 时,粗、细肌丝处于最佳重叠状态,有效横桥数目最多,产生的收缩力最大。心力衰竭时,心输出量减少,心室舒张末期容积增加,水钠潴留使回心血量增多,心室前负荷增大,心肌纤维初长度增大(肌节长度为 1.7～2.2 μm),心肌收缩力增大,心输出量代偿性增加,这种伴有心肌收缩力增强的心腔扩张称为心脏紧张源性扩张。心脏紧张源性扩张是急性心力衰竭时的一种重要代偿方式。但当前负荷过大时,心腔过度扩张,肌节长度超过 2.2 μm,收缩力反而明显减弱,导致心输出量降低,丧失代偿意义,称为肌源性扩张。当肌节长度 ≥ 3.6 μm 时,粗细肌丝不能重叠,进而丧失心肌收缩力。此外,心室过度扩张还会增加心肌耗氧量,加重心肌损伤。

　拓展阅读13-4　肌丝滑行学说

3. 心肌收缩性增强　心肌收缩性是指心肌不依赖于心脏前后负荷变化的心肌本身的收缩特性,与心肌的收缩蛋白、可利用的 ATP 含量及细胞内游离 Ca^{2+} 浓度有关。凡能影响心肌细胞兴奋-收缩耦联的各个环节的因素,都可能影响心肌的收缩性。心功能受损时,交感-肾上腺髓质系统兴奋,儿茶酚胺分泌增加,激活 β 肾上腺素受体,通过环磷酸腺苷(cAMP)转导途径及钙触发钙释放机制,使细胞内 Ca^{2+} 浓度升高,发挥正性肌力作用,心肌收缩性增强。急性心力衰竭时,心肌收缩性增强对于维持心输出量发挥重要的代偿意义。慢性心力衰竭时,心肌 β 肾上腺素受体敏感性降低,正性肌力作用明显减弱,代偿意义不大。

4. 心室重塑　心室在受到损伤或负荷过度时,通过改变自身的结构、功能和代谢而发生的慢性代偿适应性反应。心脏由心肌细胞、非心肌细胞及细胞外基质组成。研究表明,心室重塑包括心肌肥大(心肌细胞的"量"变)和细胞表型的改变(心肌细胞的"质"变)。

1) 心肌肥大　指心肌细胞体积增大、重量增加,是心室在长期负荷过度时出现的一种慢性适应性改变,对慢性心力衰竭有重要的代偿意义。其代偿作用表现为通过增加心肌收缩力来维持心输出量;通过降低室壁张力以降低心肌耗氧量,从而减轻心脏负担,使心脏在较长一段时间内可维持机体对心输出量的需求,不至于发生心力衰竭。心肌肥大包括向心性肥大和离心性肥大。

(1)向心性肥大:指心脏在长期过度后负荷作用下,收缩期室壁张力持续增加,心肌肌节成并联性增生,心肌纤维增粗,心室壁显著增厚,心腔容积无明显增大或缩小,室壁厚度与心腔半径之比增大。向心性肥大常见于高血压性心脏病及主动脉狭窄。

(2)离心性肥大:指心脏在长期过度前负荷作用下,舒张期室壁张力持续增加,心肌肌节呈串联性增生,心肌纤维增长,室壁轻度增厚,心腔容积显著增大,室壁厚度与心腔半径之比基本正常。离心性主要见于二尖瓣或主动脉瓣关闭不全。

心肌肥大的代偿作用也有一定限度,过度肥大可使心肌发生不同程度的缺血、缺氧、心肌舒缩能力减弱及能量代谢障碍等,从而失去代偿意义。

2)心肌细胞表型改变　指在长期负荷过度和体液因子的刺激下,心肌细胞合成的蛋白质种类发生的改变。成年心肌细胞中处于静止状态的胎儿期基因被激活,合成胎儿型蛋白质增加,同时抑制某些功能基因的表达,发生同工型蛋白之间的转换,引起细胞表型改变。表型改变的心肌细胞在结构上与正常心肌有差异,其代谢和功能也发生了改变。

另外,非心肌细胞和细胞外基质也有变化。表现为 RAAS 兴奋可刺激非心肌细胞活化或增殖,合成大量不同类型的胶原,同时抑制胶原的降解,导致胶原合成增多、降解减少,沉积在心肌间质,心肌变硬、顺应性下降,影响心脏的舒缩功能。

(二) 心脏外的代偿

心力衰竭时,机体除发挥心脏本身的代偿机制外,还可以启动心脏外的代偿调节,包括血容量增加、血流重新分布、红细胞增多和组织细胞利用氧的能力增强等,以适应因心输出量降低而导致的组织灌流不足,改善组织的缺血、缺氧。

1. 血容量增加　是慢性心力衰竭的主要代偿形式之一。其发生机制如下。

1)交感神经兴奋　肾血管收缩,肾血流减少,近端小管重吸收钠、水增加。

2)RAAS 激活　远端小管和集合管重吸收钠、水增加。

3)抗利尿激素增多　随着钠的重吸收增多,抗利尿激素的合成和分泌也增加,加之肝脏对抗利尿激素的灭活减少,使血浆抗利尿激素水平增高,促进远端小管和集合管重吸收水。

4)前列腺素 E_2 和心房钠尿肽(ANP)减少　前列腺 E_2 和 ANP 可抑制钠、水的重吸收,促进钠、水排出。心力衰竭时前列腺素 E_2 和 ANP 合成和分泌减少,促进水钠潴留。

血容量增加对心力衰竭的代偿作用是有限度的,一定程度的血容量增加可提高心输出量和组织灌流量,但长期过度的血容量增加可加重心脏负荷,使心输出量下降,加重心力衰竭。

2. 血流重新分布　心力衰竭时,交感-肾上腺髓质系统兴奋,外周血管选择性收缩,引起全身血流重新分布。主要表现为皮肤、骨骼肌与腹内脏器的血流量减少,以肾血流减少最为明显,而心、脑的血流量不变或略增加,保证重要器官血液供应的同时又可防止血压下降。但是,外周血管长期收缩,一方面会因供血不足导致该脏器功能减退,另一方面也会因后负荷增大导致心输出量减少。

3. 红细胞增多 心力衰竭时,体循环淤血和血流速度减慢可引起循环性缺氧;肺淤血和肺水肿可引起低张性缺氧。缺氧刺激肾间质细胞合成和分泌促红细胞生成素(EPO)增加,骨髓造血增强,使红细胞和血红蛋白(Hb)生成增多,提高血液的携氧能力,改善机体缺氧。但红细胞过多又会导致血液黏稠度增大,加重心脏后负荷。

4. 组织利用氧的能力增强 心力衰竭时,心输出量下降导致周围组织低灌注,组织器官出现一定程度的缺血、缺氧,使细胞发生一系列结构、功能与代谢的改变。例如,慢性缺氧时,细胞内线粒体数量增多,表面积增大,氧化还原酶活性增强,可改善细胞的内呼吸功能;肌肉中的肌红蛋白含量增多,可提高肌肉组织对氧的储存和利用能力;细胞内磷酸果糖激酶活性增强,可使细胞从糖酵解中获取更多的能量补充。所有这些改变都会增强组织细胞利用氧的能力,以克服供氧不足带来的不利影响。

综上所述,心力衰竭时机体可通过心脏本身和心外多种机制进行代偿调节。一般来说,在心脏泵血功能受损的急性期,通过神经-体液调节机制,加快心率,增强心肌收缩力,增加外周循环阻力,以维持血压及组织器官血液灌注。同时启动心室重塑,使心功能维持在相对正常水平。随着心室重塑缓慢而隐匿地进行,其不良作用日益显现,心功能终将由代偿期进入失代偿期。心力衰竭时机体的代偿至关重要,决定着心力衰竭发生、发展的速度和程度。例如,急性大面积心肌梗死时,由于起病急,机体来不及充分动员代偿机制,患者常在短时间内发生严重的心力衰竭;相反,高血压病时患者可经历长达数年甚至数十年的代偿期才发生心力衰竭。

四、发生机制

心力衰竭的发生机制较为复杂,迄今尚未完全阐明。目前认为,心力衰竭的发生、发展是多种机制共同作用的结果,其中神经-体液失衡起关键作用,心室重塑是分子基础,最终导致心肌舒缩功能障碍。

(一)心肌收缩功能障碍

心脏泵血功能减退的主要原因是心肌收缩功能障碍,由心肌收缩相关蛋白破坏、心肌能量代谢障碍及心肌兴奋-收缩耦联障碍等因素单独或共同引起。

1. 心肌收缩相关蛋白破坏 正常心肌收缩相关蛋白是维持心肌收缩功能的结构基础,如心肌梗死、心肌炎及心肌病等引起的心肌缺血、缺氧、感染、中毒等损伤性因素,可导致心肌细胞萎缩、变性,甚至坏死,使心肌收缩相关蛋白破坏,心肌收缩力减弱。心肌细胞死亡包括坏死和凋亡两种形式。

1)心肌细胞坏死 心肌细胞受到严重损伤因素作用时,溶酶体破裂,大量蛋白水解酶释放,引起心肌细胞成分自溶,心肌收缩相关蛋白破坏,心肌收缩功能严重受损。心肌细胞坏死最常见于急性心肌梗死,当梗死面积达左心室面积的23%时便可发生急性心力衰竭。

2）心肌细胞凋亡　可经氧化应激、线粒体损伤、钙超载及某些细胞因子作用等诱导发生，凋亡可引起心肌细胞数量减少，在老年人心力衰竭的发病中起重要作用。细胞凋亡可直接引起心肌收缩力减弱，使室壁变薄，心腔扩张。同时，凋亡与肥大共存使心肌肥厚与后负荷不相适应，导致室壁应力增大，促使凋亡与重构进一步加重，心肌结构破坏加重，收缩功能障碍。

2. 心肌能量代谢障碍　心肌收缩是一个主动耗能的过程，ATP 是心肌唯一的能量来源，心肌细胞通过不断合成 ATP 来维持正常的泵血功能和细胞活力。心肌能量代谢过程包括生成、储存和利用 3 个环节，其中任何一个环节发生障碍都可能导致心肌收缩功能障碍。

1）能量生成障碍　在生理情况下，心肌代谢所需要的 ATP 绝大部分来自物质的有氧氧化，极少量来自糖酵解。充足的心肌供血、正常的线粒体结构及氧化磷酸化过程是维持心肌能量生成的前提。因此，心肌缺血、缺氧、维生素 B_1 缺乏等因素都可导致心肌细胞有氧氧化障碍，使 ATP 生成减少，导致心肌收缩性减弱。

2）能量储备减少　心肌能量以 ATP 和磷酸肌酸的形式储存，两者可以相互转化。当心肌产生足够的 ATP 时，在磷酸肌酸激酶的催化作用下，ATP 和肌酸生成磷酸肌酸，发生高能磷酸键的转移并以能量储存的形式转移至胞质。当心肌损伤加重或肥大进展到后期，磷酸肌酸激酶活性降低，储能形式的磷酸肌酸含量逐渐减少，造成能量储备不足。

3）能量利用障碍　在正常情况下，心肌收缩时肌球蛋白头部的 $Ca^{2+} - Mg^{2+} - ATP$ 酶水解 ATP，将化学能转变为机械能，促进肌丝滑行。心脏长期负荷过度引起的心肌过度肥大可使肌球蛋白头部的 ATP 酶活性降低，ATP 水解发生障碍，影响肌丝滑行，使心肌收缩性减弱。

3. 心肌兴奋-收缩耦联障碍　Ca^{2+} 在将心肌兴奋的电信号转化为心肌收缩的机械活动中起着重要的中介作用。因此，任何影响 Ca^{2+} 转运、分布、结合的因素均可引起心肌兴奋-收缩耦联障碍（图 13 - 24）。

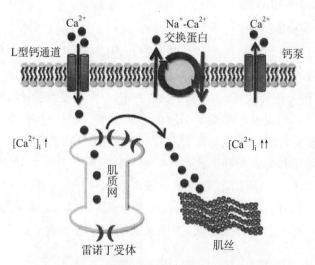

图 13 - 24　心肌细胞的钙转运及兴奋-收缩耦联

1）肌质网摄取和释放 Ca^{2+} 障碍

（1）心肌缺血、缺氧时，ATP供应不足，肌质网 Ca^{2+}-ATP 酶的活性降低。在复极化时，一方面因肌质网摄取 Ca^{2+} 量减少，使细胞质 Ca^{2+} 降低减弱，心肌舒张延缓；另一方面因肌质网储存的 Ca^{2+} 降低，当心肌兴奋时，肌质网向细胞质中释放的 Ca^{2+} 减少，抑制心肌收缩性。

（2）酸中毒时，肌质网中的 Ca^{2+} 与肌钙蛋白结合牢固，引起肌质网释放 Ca^{2+} 障碍，影响心肌收缩。

2）胞外 Ca^{2+} 内流障碍　心肌收缩时，细胞质中的 Ca^{2+} 大部分来自肌质网的释放，小部分来自胞外 Ca^{2+} 内流。胞外 Ca^{2+} 内流不仅直接提升细胞质 Ca^{2+} 浓度，还可促进肌质网释放 Ca^{2+}，其在心肌收缩活动中起重要作用。长期心脏负荷过重或心肌缺血、缺氧使胞外 Ca^{2+} 内流障碍，其机制如下。

（1）心肌内去甲肾上腺素含量下降。

（2）过度肥大的心肌细胞上 β 肾上腺素受体密度相对减少。

（3）酸中毒时，H^+ 浓度增高可降低 β 肾上腺素受体对去甲肾上腺素的敏感性。

（4）高钾血症时，胞外高 K^+ 竞争性抑制 Ca^{2+} 的内流，使细胞质内 Ca^{2+} 浓度降低。

3）肌钙蛋白与 Ca^{2+} 结合障碍　各种原因引起心肌细胞酸中毒时，细胞内 H^+ 增多，H^+ 与肌钙蛋白亲和力增强，取代了 Ca^{2+} 与肌钙蛋白的结合位点，肌钙蛋白与 Ca^{2+} 结合障碍，使心肌兴奋-收缩耦联受阻。

（二）心肌舒张功能障碍

正常的心脏舒张功能是保障心室有足够血液充盈的基本因素。据统计，因心肌舒张功能障碍引起的心力衰竭约占全部心力衰竭的 30%，尤其在老年患者中发病率较高。因此，任何使心室硬度增加、弹性回缩力降低、心室充盈减少的疾病都可引起心室舒张功能障碍。目前其确切发生机制尚不十分清楚，一般考虑与以下因素有关。

1. Ca^{2+} 复位延缓　心力衰竭时，ATP供应不足，肌质网和细胞膜上 Ca^{2+}-ATP 酶的活性降低，Ca^{2+} 不能迅速被肌质网摄取或转移到细胞外，Ca^{2+} 复位延缓，其与肌钙蛋白仍处于结合状态，导致心室舒张迟缓或不完全。

2. 肌球-肌动蛋白复合体解离障碍　任何原因造成的心肌 ATP 缺乏或 Ca^{2+} 与肌钙蛋白亲和力异常增高，均影响舒张时肌球蛋白上的横桥与肌动蛋白的解离，导致心肌舒张功能障碍。

3. 心室舒张势能减少　心室舒张势能是指心室舒张末期由于其几何结构变化而产生的一种可促进心室复位的舒张势能。冠状动脉狭窄、心肌肥大、心室内压过高及室壁张力过大等因素均可导致心室舒张势能减少，从而影响心室的舒张充盈。

4. 心室顺应性降低　心室顺应性是指心室在单位压力下所出现的容积改变。心肌肥大、心肌炎、心肌纤维化等均能造成心室壁增厚、纤维组织增多，使心室顺应性降低，舒张末期心室容量减少，每搏输出量减少。

(三) 心脏各部舒缩活动不协调性

心输出量的维持除受心肌舒缩功能影响外,还受心脏各部舒缩活动的协调性影响,一旦心脏舒缩活动的协调性被破坏,将引起心脏泵血功能紊乱而使心输出量下降。在严重贫血、心肌炎、肺心病、甲状腺功能亢进及心律失常时,病变相对较轻的区域比较重区域心肌舒缩性强,导致左右心之间、心房与心室之间以及心室本身各区域之间舒缩活动不协调,引起心力衰竭的发生。

五、临床表现

由于心脏泵血功能障碍及神经-体液调节机制过度激活,导致舒张末期心室内压升高及水钠潴留,临床表现为与心输出量不足、肺循环淤血、体循环淤血相对应的综合征。

(一) 心输出量不足

心输出量是反映心脏泵血功能的综合指标,心输出量随组织细胞代谢需要而增加的能力称心力储备。心力衰竭早期,通过代偿反应心输出量基本能满足机体的正常需要,但心力储备功能已开始下降。心力衰竭晚期时,心力储备明显不足,心输出量相对或绝对减少,出现血压下降、外周血液灌流不足等一系列表现。

1. 血压下降　急性或严重心力衰竭时,由于机体的代偿机制来不及发挥作用或代偿不全,心输出量锐减,动脉血压迅速下降,导致组织、器官血液灌流量严重不足,甚至发生心源性休克。慢性心力衰竭时,机体可通过心率加快、血容量增多及外周血管收缩等多种代偿调节机制,使动脉血压维持在相对稳定的水平。

2. 皮肤苍白或发绀　心力衰竭时,心输出量不足,交感神经兴奋,均可使皮肤血管收缩,血流量减少。临床常表现为皮肤苍白、皮温降低、出冷汗等;如合并缺氧,可出现发绀。

3. 中枢神经功能紊乱　中枢神经系统对缺氧十分敏感。当脑供血不足时,脑细胞代谢障碍,导致中枢神经功能紊乱,患者常出现头痛、烦躁、失眠、记忆力下降等症状,严重者可发生嗜睡或昏迷。

4. 乏力　心输出量下降使骨骼肌血流量减少,能量生成减少,不能为骨骼肌收缩提供足够的能量,临床表现为运动耐力降低、易疲劳等。

5. 尿量减少　心力衰竭时,心输出量减少引起的肾血流量减少较为明显,使肾小球滤过率(GFR)降低,而肾小管和集合管对水的重吸收增加,导致尿量减少。

(二) 肺循环淤血

肺循环淤血主要见于左心衰竭时,肺静脉回流受阻,肺部毛细血管压力升高,引起肺淤血,严重时可出现肺水肿。肺淤血、肺水肿均表现为各种形式的呼吸困难。

1. 呼吸困难　患者主观有呼吸费力或"喘不过气"的感觉。根据心力衰竭的进展程度,呼吸困难可表现为以下 3 种形式。

1) 劳力性呼吸困难　轻度心力衰竭患者伴随体力活动而出现的呼吸困难,休息后可缓解。劳力性呼吸困难是左心衰竭最早的表现,其发生机制与体力活动时下列因素有关。

（1）四肢血流量增加,回心血量增多,肺淤血加重,肺顺应性下降,气道阻力增加。

（2）心率加快,心室舒张期缩短,左心室充盈减少,肺淤血加重。同时,冠脉血流量不足,造成心肌缺血、缺氧。

（3）机体耗氧量增加,但衰竭的左心不能提供与之相适应的心输出量,使机体缺氧加重,兴奋呼吸中枢,呼吸加深、加快,出现呼吸困难。

2）夜间阵发性呼吸困难　患者入睡后突感胸闷、气急而惊醒,坐起咳喘后症状有所缓解,是左心衰竭的典型表现。其发生机制与入睡后下列因素有关。

（1）平卧位时下肢静脉血回流增多,水肿液吸收入血增多,加重肺淤血、肺水肿。

（2）平卧位时膈肌上移,胸腔容积变小,肺通气减少。

（3）迷走神经兴奋性增高,使支气管收缩,气道阻力增大。

（4）呼吸中枢兴奋性降低,只有当肺淤血较为严重,动脉血氧分压（PaO_2）降低到一定程度时才能兴奋呼吸中枢,患者随之被憋醒,出现咳喘等症状。若患者在咳嗽、气促的同时伴有哮鸣音,则称为心源性哮喘。

3）端坐呼吸　患者平卧时呼吸困难加重,被迫采取端坐或半卧位以减轻呼吸困难的程度,是左心衰竭已造成严重肺淤血的表现。采取端坐位可一定程度上减轻肺淤血的程度,其发生机制如下。

（1）重力作用使下肢血液回流减少。

（2）下肢水肿液吸收入血减少。

（3）膈肌下移,胸腔容积增大,利于胸廓和肺的扩张,改善肺通气。

2. 急性肺水肿　是急性左心衰竭的主要临床表现。因突发左心室排血量减少,肺静脉回流受阻,肺静脉及肺部毛细血管淤血、压力升高,毛细血管壁通透性增高,血浆渗出到肺间质与肺泡所致。急性肺水肿临床表现为气促、发绀、端坐呼吸、咳嗽、咳粉红色泡沫痰等。

（三）体循环淤血

体循环淤血主要见于右心衰竭或全心衰竭时,体循环静脉回流受阻,静脉系统过度充盈。临床上主要有静脉淤血和静脉压升高、水肿及内脏器官淤血的表现。

1. 静脉淤血和静脉压升高　右心衰竭时,因水钠潴留及右心室舒张末期压力升高,使上下腔静脉回流受阻,体循环静脉系统淤血,加之交感神经兴奋引起血管收缩,导致静脉压升高。临床表现为下肢和内脏淤血水肿、颈静脉怒张及肝颈静脉反流征阳性等。

2. 水肿　是右心衰竭以及全心衰竭的主要临床表现之一。由右心衰竭引起的全身性水肿称为心性水肿。水肿多出现在身体的低垂部位,尤以下肢最为明显,严重者也可伴发胸腔积液或腹水。其发生机制如下。

（1）体循环静脉淤血,使毛细血管内压升高,组织液生成增多。

（2）肾血流量减少，使 GFR 降低及 RAAS 被激活，导致水钠潴留。

（3）肝静脉回流受阻，使肝淤血及肝功能障碍，导致白蛋白合成减少，血浆胶体渗透压降低，组织液生成增多。

3. 肝大和肝功能异常　右心衰竭时，下腔静脉回流受阻，进而肝静脉回流受阻，肝淤血、肿大，局部有压痛。长期慢性肝淤血可使肝细胞发生萎缩、变性、坏死，造成心源性肝硬化（淤血性肝硬化），患者可出现黄疸、转氨酶升高等肝功能异常的表现。

4. 胃肠功能改变　慢性心力衰竭时，由于胃肠道淤血及动脉灌流不足，可出现胃肠功能改变，表现为食欲不振、消化不良以及恶心、呕吐、腹泻等胃肠道刺激症状。

六、防治原则

（一）消除诱因、防治原发病

积极寻找并消除诱因是心力衰竭防治的重要环节，如合理补液，控制感染，纠正水、电解质和酸碱平衡紊乱，避免过度劳累和紧张等。同时，还要积极采取措施防治原发疾病，如控制肥胖、戒烟限酒、控制高血压、纠正血脂异常、解除冠状动脉痉挛和堵塞等。

（二）调整神经-体液系统失衡及干预心室重塑

神经-体液系统的功能紊乱在心室重塑和心力衰竭的发生中起重要作用。治疗心力衰竭的关键就是阻断神经-体液系统的过度激活和心肌重塑。因此，临床上常采用血管紧张素转换酶抑制剂（angiotensin converting enzyme inhibitor，ACEI）抑制循环和心脏局部的肾素-血管紧张素系统，延缓心室重塑。目前，ACEI 已成为治疗慢性心力衰竭的常规药物。β 肾上腺素能受体阻滞剂可防止交感神经对衰竭心肌的恶性刺激，改善慢性心力衰竭患者的心室重塑，降低患者的病死率。醛固酮拮抗剂螺内酯也有减轻心室重塑的保护作用。现已初步证明，在应用利尿剂及 ACEI 的基础上，加用 β 肾上腺素能受体阻滞剂，比单用 ACEI 更为有效。

（三）减轻心脏前后负荷

使用扩张静脉的药物，如硝酸甘油，可减少回心血量，减轻心脏前负荷。使用动脉血管扩张剂，如 ACEI、钙拮抗剂等，可降低外周循环阻力，降低动脉血压，减轻心脏后负荷，减少心肌耗氧量；并可延长射血时间及加快射血速度，提高心输出量。对有液体潴留的患者，可通过适当限钠、利尿，减轻水肿及淤血症状，改善患者的泵血功能。

（四）改善心肌收缩和舒张性能

伴有心率过快、心腔扩大明显的收缩性心力衰竭患者，可选择性应用正性肌力药（如地高辛），通过抑制心肌细胞膜上 Na^+-K^+-ATP 酶的活性，导致 Na^+ 外流减少，Na^+-Ca^{2+} 交换增多，细胞内 Ca^{2+} 浓度升高，增强心肌收缩性能。舒张性心力衰竭患者，可使用 ACEI 及钙拮抗剂，以改善其舒张性能。

（五）改善心肌能量代谢

严重心力衰竭尤其是左心衰竭患者，常有呼吸困难及缺氧的表现，可通过吸氧提高

动脉血氧分压 PaO_2 和溶解状态的氧量,改善组织的供氧不足;还可给予促使心肌能量生成的药物,如能量合剂、葡萄糖、氯化钾等,以改善心肌能量代谢。

此外,对有严重血流动力学障碍的瓣膜狭窄或反流患者,可行瓣膜置换或修补术。对于终末期不可逆的心力衰竭患者,可采用人工心脏或心脏移植进行治疗。随着分子生物学技术的发展,基因治疗、造血干细胞移植也为心力衰竭的治疗开辟了新的前景。

（郭红丽）

数字课程学习

○教学 PPT　○导入案例解析　○复习与自测　○更多内容……

第十四章　呼吸系统疾病

章前引言

呼吸系统由鼻、咽、喉、气管、支气管和肺组成，以喉环状软骨为界将呼吸道分为上呼吸道和下呼吸道。呼吸系统的主要功能是进行机体与外界的气体交换。当机体免疫功能或呼吸道纤毛-黏液排送功能下降时，环境中的有害气体、粉尘、病原微生物及某些致敏原等可随空气进入呼吸系统，导致呼吸系统疾病。呼吸系统疾病的种类很多，本章将对慢性阻塞性肺疾病、慢性肺源性心脏病、肺炎、呼吸衰竭分别进行阐述。

学习目标

1. 阐述慢性支气管炎、支气管哮喘、支气管扩张、肺气肿、肺源性心脏病、大叶性肺炎、小叶性肺炎的病理变化；解释呼吸衰竭的概念、发生机制及呼吸衰竭时机体的代谢变化。

2. 理解慢性支气管炎、支气管哮喘、支气管扩张、肺气肿、大叶性肺炎、小叶性肺炎的原因、发生机制、病理与临床的联系，以及呼吸功能不全的原因。

3. 知道肺源性心脏病、间质性肺炎的原因、发生机制、病理与临床的联系，以及呼吸功能不全的防治原则。

4. 运用所学知识解释慢性支气管炎、支气管哮喘、支气管扩张、肺气肿、肺源性心脏病、大叶性肺炎、小叶性肺炎和呼吸衰竭的临床表现，具备准确的护理评估能力。

5. 利用所学知识进行呼吸健康宣教，能够对呼吸系统常见病诊疗的注意事项作出指导。

思维导图

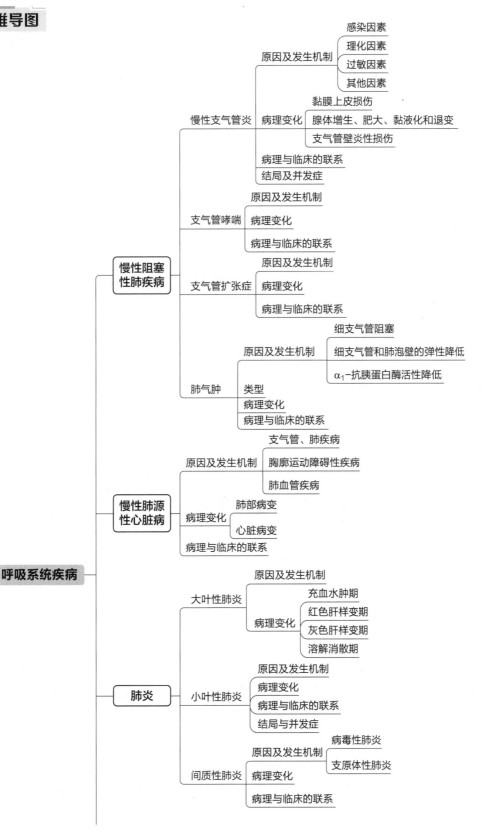

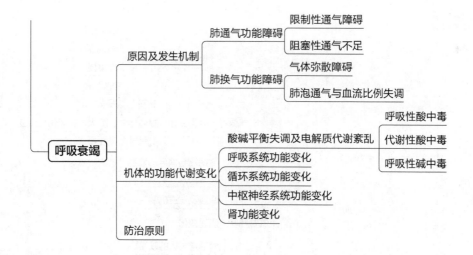

案例导入

患者,男性,68 岁。反复咳嗽、咳痰 10 余年,冬季加重。近半年来出现心悸、气促。1 周前出现发热,体温 38℃左右。体格检查:颈静脉充盈,下肢水肿,桶状胸,肺部听诊闻及湿啰音;肝大,腹水。X 线片检查肺内散在小灶性阴影。

问题:

1. 患者患有哪些疾病?
2. 肺部可能的病理变化有哪些?

第一节 慢性阻塞性肺疾病

慢性阻塞性肺疾病(chronic obstructive pulmonary disease,COPD)是指肺实质和小气道受损导致慢性气道阻塞,并伴有呼气性呼吸困难为特征的一组疾病。COPD 主要包括慢性支气管炎、支气管哮喘和支气管扩张等疾病。

一、慢性支气管炎

慢性支气管炎(chronic bronchitis)是发生于气管、支气管黏膜及其周围组织的慢性非特异性炎性疾病,属于 COPD,为常见病,多见于老年人。临床特征为反复发作的咳嗽、咳痰或伴有喘息症状,冬、春季好发,每年至少持续 3 个月,连续 2 年以上。病变进展多年,可并发慢性阻塞性肺气肿和慢性肺源性心脏病。

(一)原因及发生机制

慢性支气管炎的原因及发生机制目前并不十分清楚,一般认为是各种内、外因素长期作用的结果。

1. 感染因素 慢性支气管炎的发生与感冒密切相关,凡能引起感冒的各种病毒、细菌都可引起本病,如鼻病毒、腺病毒、呼吸道合胞病毒、肺炎链球菌、肺炎克雷白杆菌、流感嗜血杆菌、奈瑟球菌等,尤其在呼吸道防御功能和全身抵抗力降低时,更易诱发慢性支气管炎。

2. 理化因素 各种化学污染与气候变化是慢性支气管炎发病的常见因素。

1) 吸烟 据统计,吸烟者患病率较不吸烟者高 2~10 倍,且患病率与吸烟量、吸烟时间成正比。香烟的烟雾中含有的焦油、尼古丁和镉等有害物质能损伤呼吸道黏膜,降低局部抵抗力,烟雾又可刺激小气道产生痉挛,从而增加气道的阻力。

2) 空气污染与气候变化 各种空气污染,如工业废气、汽车尾气以及粉尘等能使纤毛清除能力下降,腺体黏液分泌增加,利于病毒、细菌的继发感染。气候变化,特别是寒冷空气可使黏液分泌增加,纤毛运动减弱。因此,慢性支气管炎多在冬、春季发病和复发。

3. 过敏因素 过敏性因素与慢性支气管炎也有一定关系,喘息型慢性支气管炎患者往往有过敏史。花粉等多种抗原激发的变态反应可引起支气管痉挛、组织损伤和炎症反应,继而发生本病。

拓展阅读14-1 超敏反应

4. 其他因素 机体的内在因素也可参与慢性支气管炎的发病,如自主神经功能失调,副交感神经功能亢进可引起支气管收缩痉挛,黏液分泌物增多;机体抵抗力降低、呼吸系统防御功能受损及内分泌功能失调等也与本病的发生、发展密切相关。

(二) 病理变化

慢性支气管炎是气道的慢性增生性炎症,以黏液腺增生、肥大、分泌亢进为特征。病变早期限于大、中支气管,进一步发展可蔓延到细、小支气管。慢性支气管炎主要病变有以下几种。

1. 黏膜上皮损伤 在各种原因的作用下,呼吸道纤毛-黏液排送系统受到损伤,出现纤毛的粘连、倒伏,甚至脱失,继而上皮细胞变性、坏死、脱落。轻者由柱状上皮细胞再生修复;若病变严重或持续过久,柱状上皮可发生鳞状上皮化生。

2. 腺体增生、肥大、黏液化和退变 气管、支气管黏膜下黏液腺增生、肥大,浆液腺部分发生黏液腺化生,小气道黏膜上皮杯状细胞增多(图 14-1)。由于黏液分泌亢进,并潴留在支气管腔内易形成黏液栓,刺激气道,患者出现咳嗽、咳痰。病变晚期,分泌亢进的细胞逐渐转向退化,黏膜变薄,腺泡萎缩、消失,气道内黏液减少,甚至无黏液分泌,此时患者咳痰量少,甚至无痰咳出。

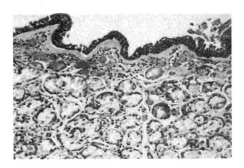

图 14-1 慢性支气管炎(镜下观)

注 支气管黏膜鳞状上皮化生,固有层内腺体增多。

3. 支气管壁炎性损伤　早期支气管黏膜和黏膜下层的血管充血、水肿,淋巴细胞和浆细胞浸润,晚期支气管管壁平滑肌、弹性纤维及软骨遭受破坏,发生纤维化、钙化,甚至骨化。

慢性支气管炎反复发作,累及细支气管,管壁纤维性增厚,支撑组织被破坏,导致管腔狭窄甚至闭塞;当炎症向管壁周围组织及肺泡蔓延,可形成细支气管周围炎。细支气管炎和细支气管周围炎是导致慢性阻塞性肺气肿的病理基础。

(三) 病理与临床的联系

慢性支气管炎的主要临床表现为咳嗽、咳痰,或伴有喘息。咳嗽是由于支气管黏膜炎症造成充血、水肿及分泌物增多所致;痰主要由于支气管黏膜的炎性分泌物和腺体分泌的黏液增多所致,多为白色黏液泡沫痰,较黏稠,不易咳出;伴有细菌感染时则咳嗽加重,变为黏液脓性痰。喘息是由于支气管痉挛、狭窄或黏液及渗出物阻塞而引起,患者不能平卧,两肺充满哮鸣音。有的患者可因黏膜和腺体萎缩,分泌物减少,痰量减少或无痰。

(四) 结局及并发症

早期的慢性支气管炎病变较轻,可以通过预防感染、戒烟、积极锻炼等而避免反复发作,阻止病变发展,并能促使修复及痊愈。若病变反复发作,可继发支气管肺炎或导致支气管扩张症;晚期可导致慢性阻塞性肺气肿或慢性肺源性心脏病。

二、支气管哮喘

支气管哮喘(bronchial asthma)简称哮喘,是由于各种内、外因素作用引发的一种超敏反应,可导致支气管发作性、可逆性痉挛为特征的支气管慢性炎症。临床上主要表现为反复发作、带有哮鸣音的呼气性呼吸困难,伴胸闷、咳嗽等症状,发作间歇期可无症状。长期反复发作可导致慢性阻塞性肺气肿和慢性肺源性心脏病等。

(一) 原因及发生机制

支气管哮喘的原因较复杂。大多认为与多基因遗传有关,同时也受外界环境的影响。诱发哮喘的过敏原种类很多,如尘螨、花粉、某些食物、药物等。这种气道的高反应性有家族倾向,受遗传因素的影响。

本病的发生机制尚不完全清楚,多数研究认为哮喘与气道炎症、超敏反应有很大关系。一些致敏因子进入患者呼吸道后可激活 T 淋巴细胞并使其分化为 Th1、Th2 两个亚群,同时释放多种白介素(interleukin, IL)。Th2 可释放 IL-4、IL-5, IL-4 促进 B 细胞的增殖与分化,且在多种因子的作用下形成浆细胞而产生免疫球蛋白 E (immunoglobulin E, IgE),IgE 与肥大细胞、嗜碱性粒细胞结合;IL-5 选择性识别嗜酸性粒细胞,促进其分化并将其激活,被激活后的嗜酸性粒细胞参与整个超敏反应。如果致敏因子再次进入患者体内,可与肥大细胞、嗜碱性粒细胞表面的 IgE 结合,促进该细胞合成、释放多种炎症介质,导致气道平滑肌收缩、黏液分泌增加、血管通透性增加。

(二) 病理变化

肉眼观察:肺部因过度充气而膨胀、柔软、疏松;支气管腔可见黏稠的痰液及黏液栓,支气管管壁增厚,黏膜肿胀、充血,黏液栓阻塞处局部见灶状肺不张。镜下观察:支气管黏膜水肿,黏膜上皮杯状细胞增多,黏液腺可见增生,平滑肌肥大,基底膜增厚并发生玻璃样变;黏膜下层及肌层可见嗜酸性粒细胞、单核细胞、淋巴细胞浸润。

(三) 病理与临床的联系

患者哮喘发作时,因支气管黏液堵塞及细支气管痉挛,可导致呼气性呼吸困难、喘息、胸闷,伴有喘鸣音。症状可自行缓解或经治疗后缓解。哮喘反复发作可引起胸廓变形及肺气肿等。

三、支气管扩张症

支气管扩张症(bronchiectasis)是以肺内支气管持久性扩张为特征的一种呼吸道慢性疾病,伴有气管壁纤维性增厚。临床表现为慢性咳嗽、大量脓痰和反复咯血等症状,多见于儿童及青年。

(一) 原因及发生机制

支气管扩张症的主要原因是支气管及肺组织的炎症,如慢性支气管炎、婴幼儿时期感染麻疹,或百日咳后的支气管肺炎、肺结核等。因反复感染,其管壁平滑肌、弹力纤维和软骨等支撑组织破坏,造成不同程度的管腔堵塞。吸气时管腔随肺的扩张而扩大,但呼气时因管壁的弹性减弱而不能充分回缩,久之则逐渐形成支气管的持久性扩张。同时,受炎症的影响,管腔内分泌物增多,或管壁有异物压迫(如肿瘤),均可造成不完全堵塞。此时,患者吸气时气体较容易进入但呼气困难,久之患者残气量逐渐增多,肺内压力增大,加速支气管扩张。另外约30%的患者原因不明,可能与自身免疫因素有关。

(二) 病理变化

肉眼观察:患处支气管呈囊状或筒状扩张,局限于某个特定的肺叶或肺段,最常累及左肺下叶,也有患者累及双肺。部分为节段性扩张,也可延伸至胸膜下。患者扩张支气管的数目不等,多者其肺切面呈蜂窝状。病变管腔内可见黏液脓性渗出物,若继发腐败菌感染可伴有恶臭。部分患者的支气管黏膜因萎缩而变平滑,或因增生肥厚而呈颗粒状(图14-2)。

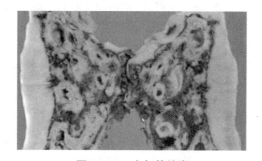

图 14-2 支气管扩张

注 扩张的支气管呈囊状或柱状。

光镜下观察:患者支气管壁有不同程度的损伤,常发生鳞状上皮化生,支气管壁明显增厚。部分患者受炎症的影响,支气管壁的平滑肌、弹力纤维、软骨等逐渐出现萎缩、变性,甚至消失,管壁被肉芽组织取代。受支气管扩张的影响,邻近肺组织纤维组织增生,逐渐发生纤维化。

（三）病理与临床的联系

患者由于炎症所致黏液增多和支气管壁破坏,并常伴有感染,临床可表现为咳嗽、大量脓痰。若支气管血管遭受破坏,可出现咯血。反复感染可引起发热、盗汗、乏力、食欲不振、消瘦、贫血等全身中毒症状。病变严重者可发生胸闷、呼吸困难、发绀,部分患者可有杵状指(趾)。晚期肺组织发生广泛纤维化,肺毛细血管床遭到严重破坏时可导致肺循环阻力增加、肺动脉高压,引起慢性肺源性心脏病。

四、肺气肿

肺气肿(pulmonary emphysema)是指呼吸性细支气管、肺泡管、肺泡囊和肺泡因含气量过多而呈持久性扩张,并伴有肺泡间隔破坏,以致肺组织弹性减弱,容积增大,功能降低的一种病理状态。肺气肿多为支气管和肺部疾病的并发症。

（一）原因及发生机制

肺气肿多为慢性支气管炎的并发症,也与吸烟、空气污染及尘肺等关系密切。此外,机体内 α_1-抗胰蛋白酶的缺乏和活性降低也是肺气肿的发病因素。本病的发生机制与下列因素有关。

1. **细支气管阻塞** 细支气管炎症反复发作,气管的管壁结构遭到破坏并继发纤维组织增生,导致管壁增厚、管腔狭窄;同时,管腔内黏液增多,加重了气道的通气障碍。吸气时支气管随肺扩张,气管阻塞程度减轻;而呼气时管腔缩小,气体排出受阻,使肺残气量增加,气体残留于肺泡内致肺气肿。

2. **细支气管和肺泡壁的弹性降低** 细支气管壁和肺泡壁含有大量具有支撑作用的弹力纤维,呼气时弹力纤维具有弹性回缩排出肺泡内气体的作用。长期的慢性炎症破坏弹力纤维,使细支气管和肺泡壁的弹性减弱,导致肺残气量增加,形成肺气肿。

3. **α_1-抗胰蛋白酶活性降低** α_1-抗胰蛋白酶存在于血清、组织液及炎细胞中,是多种蛋白水解酶的抑制物,可抑制炎症时中性粒细胞、巨噬细胞分泌的弹性蛋白酶。患者有炎症反应时,其体内的中性粒细胞和巨噬细胞产生的氧自由基使 α_1-抗胰蛋白酶氧化失活,弹性蛋白酶的活性增强,使肺组织弹力纤维过度分解,肺泡壁结构被破坏,肺泡的弹性减弱,影响患者的正常肺功能。研究资料显示,α_1-抗胰蛋白酶缺乏的家族,其肺气肿的发病率比一般人高 15 倍。

另外,研究发现吸烟能够增大患者发生肺气肿的概率。吸烟导致肺组织内中性粒细胞和单核巨噬细胞渗出,释放弹性蛋白酶和大量氧自由基,抑制 α_1-抗胰蛋白酶的活性,肺组织弹性下降。

（二）类型

1. **肺泡性肺气肿**(alveolar emphysema) 主要病变位置为肺腺泡,其主要表现为气道阻塞,且多数患者呼吸困难。根据发生部位和范围的不同,肺泡性肺气肿可分为 3

类:①腺泡中央型肺气肿,其位置为肺腺泡中央,且支持肺泡的支气管存在一定程度上的扩张,越靠中心扩张越明显,离肺泡越远,扩张较轻。②腺泡周围型肺气肿,这一症状与上述相反,远端的肺泡囊扩张比较明显,近处无明显症状。③全腺泡型肺气肿,整个肺腺泡从呼吸性细支气管直至肺泡均弥漫性扩张,气肿囊腔遍布肺小叶。这一情况下如果患者肺泡间隔出现异常,气肿囊腔可融合成大囊泡,直径超过 1 cm,形成大泡性肺气肿,多见于肺边缘胸膜下。

2. 间质性肺气肿(interstitial emphysema) 是由于外伤,如肋骨骨折、胸壁穿透伤或剧烈咳嗽等,引起肺内压急剧增高,细支气管壁或肺泡壁破裂,气体进入肺间质所致。

3. 其他类型肺气肿 肺气肿还有其他类型,如代偿性肺气肿,是指肺萎缩或肺叶切除后,残余肺组织肺泡代偿性过度充气;老年性肺气肿,是因老年人的肺组织弹性回缩力减弱,使肺残气量增多而引起的肺气肿。

(三)病理变化

肉眼观察:病变肺脏明显膨胀,边缘变钝,色灰白;肺组织柔软而缺乏弹性,表面可见肋骨压痕,切面略显干燥,肺组织呈蜂窝状(图 14-3),可见扩大的肺泡囊腔。

镜下观察:肺泡扩张明显,肺泡的间隔变窄或断裂;相邻肺泡互相融合形成较大的肺泡囊腔,肺泡壁毛细血管受压、数量减少,肺小动脉内膜呈纤维性增生、肥厚;小支气管和细支气管可见慢性炎症(图 14-4)。

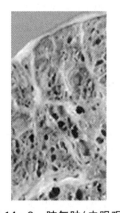

图 14-3 肺气肿(肉眼观)
注 可见大小不等的含气囊泡。

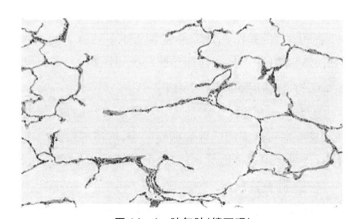

图 14-4 肺气肿(镜下观)
注 肺泡腔高度扩张,部分肺泡壁断裂。

(四)病理与临床的联系

早期肺气肿可无明显的临床症状。随着患者病症的不断加重,出现呼气性呼吸困难,同时伴有胸闷、气短等症状。肺功能降低,肺活量下降,残气量增加。严重肺气肿患者的肋骨上举,肋间隙增宽,膈肌下降,胸廓前后径增宽,形成桶状胸。听诊呼吸音弱,呼气延长。肺部 X 线检查肺透光度增强。长期肺气肿使肺泡间质毛细血管受压、数量减少,从而增加肺循环阻力,造成肺动脉压升高,引发慢性肺源性心脏病。

第二节 慢性肺源性心脏病

慢性肺源性心脏病（chronic cor pulmonale）简称肺心病，是由肺组织、肺动脉血管或胸廓的慢性病变引起肺组织结构和功能异常，致肺血管阻力增加，肺动脉压力增高，使右心扩张、肥大，伴或不伴有右心衰竭。我国绝大多数肺心病患者是在慢性支气管炎或肺气肿基础上发生的。本病发病率随年龄增长而增加，多在寒冷季节发病，患者病死率较高。

一、原因及发生机制

本病发生的关键环节是肺血管阻力增加，导致肺动脉高压。常有以下 3 类疾病。

（一）支气管、肺疾病

COPD 是最常引起本病的原因，其中以慢性支气管炎并发阻塞性肺气肿最为多见，占 80%～90%；其次为支气管哮喘、支气管扩张症、肺尘埃沉着病、慢性纤维空洞型肺结核、弥漫性肺间质纤维化等。这些疾病可引起阻塞性通气功能障碍，破坏肺的气血屏障结构，减少气体交换面积，导致肺泡氧分压（PO_2）降低、二氧化碳分压（PCO_2）增高。缺氧可引起肺小动脉痉挛，还能导致肺血管构型改建，使肺小动脉中膜增厚，无肌型细动脉肌化，管腔狭窄；另外，炎症累及肺小动脉，使肺毛细血管床及血管数量减少，进一步引起肺循环阻力增加和肺动脉高压，导致右心室肥厚、扩张。

（二）胸廓运动障碍性疾病

此类疾病在临床上不常见。严重的脊柱畸形、类风湿性脊柱炎、胸膜广泛性粘连及胸廓成形术后造成的严重胸廓畸形等，均可导致胸廓运动障碍，进一步引起限制性通气障碍；还可压迫肺部血管，导致肺循环阻力增加、肺动脉高压，引起肺心病。

（三）肺血管疾病

肺血管疾病很少见。原发性肺动脉高压症、广泛或反复发作的多发性肺小动脉栓塞及肺小动脉炎等均可引起肺动脉高压，从而引起肺心病。

二、病理变化

（一）肺部病变

由肺部疾病导致的肺心病可见到肺部原发疾病的病变，如慢性支气管炎、慢性阻塞性肺气肿等。此外，主要为肺小动脉硬化，可见肺小动脉内膜弹力纤维和胶原纤维增生，中膜平滑肌细胞增生、肥大，还可发生肺小动脉炎、肺小动脉内血栓形成和机化，肺泡壁毛细血管数量也会显著减少。

（二）心脏病变

肉眼观察：右心室肥厚，心腔扩张，心尖钝圆（心尖部主要为右心室组成），心脏重量增加，最重者可达 850 g（正常成人的心脏约 250 g）；肺动脉圆锥显著膨隆，肥厚的右心室内乳头肌和肉柱显著增粗，室上嵴增厚，通常以肺动脉瓣下 2 cm 处右心室前壁肌层厚度＞5 mm（正常 3～4 mm）作为病理诊断肺心病的形态标准。镜下观察：代偿区心肌细胞肥大、核增大、染色深；缺氧区心肌纤维萎缩、肌浆溶解、横纹消失，间质胶原纤维增生。

三、临床与病理的联系

肺心病发展缓慢，其临床表现除原有肺、胸廓疾病的症状和体征外，逐渐出现右心衰竭的症状，表现为全身淤血、腹水、下肢水肿、心悸、心率增快、呼吸困难及发绀等，均属肺心病失代偿的表现。此外，肺心病时由于缺氧和二氧化碳（CO_2）潴留，可诱发脑缺氧、水肿，引起脑神经功能障碍，如烦躁、抽搐、嗜睡甚至昏迷等，称为肺性脑病。

第三节　肺　炎

肺炎（pneumonia）通常指肺的急性渗出性炎症，为临床常见的呼吸系统疾病。根据病因可分为感染性肺炎（如细菌性、病毒性、支原体性、真菌性肺炎等）、理化性肺炎（如放射性、吸入性肺炎）和超敏反应性肺炎等；根据病变部位和范围可分为大叶性、小叶性和间质性肺炎；根据病变性质可分为浆液性、纤维素性、化脓性、出血性、干酪性及肉芽肿性肺炎等。其中以细菌性肺炎最常见，约占 80%。

一、大叶性肺炎

　　📖　在线案例 14 - 1　　左肺下叶可见大片较致密的阴影

大叶性肺炎（lobar pneumonia）是以肺泡内弥漫性纤维素渗出为主的急性炎症，病变从肺泡开始，迅速扩展至一个肺段乃至整个肺大叶，故称大叶性肺炎。本病多见于青壮年，临床表现为起病急、寒战、高热、胸痛、咳嗽、咳铁锈色痰、呼吸困难等症状，并伴有肺实变体征及外周血白细胞增高等。本病的自然病程为 1～3 周，肺组织可完全恢复正常结构和功能。

（一）原因及发生机制

绝大多数大叶性肺炎（90% 以上）是由肺炎链球菌感染引起，少数可由肺炎杆菌、金黄色葡萄球菌、溶血性链球菌和流感嗜血杆菌引起。肺炎链球菌为寄生于口腔及鼻咽部的正常菌群，若机体防御功能正常，则不会引起疾病。在受寒、疲劳、感冒、醉酒和麻醉等诱因作用下，机体抵抗力降低，呼吸道防御功能减弱，细菌沿气管、支气管分支侵入肺泡而发病。细菌侵入肺泡后迅速生长繁殖,并引发超敏反应使肺泡壁毛细血管通透性增强,浆液及纤维素渗出,细菌在富含蛋白的渗出物中继续繁殖,并通过肺泡间孔、呼吸性细支气管向周围肺组织蔓延,波及一个肺段乃至整个肺大叶。此外,渗出液中的细菌可经叶支气管播散到邻近肺大叶。

(二) 病理变化

大叶性肺炎的病理变化主要表现为肺泡内的纤维素性炎。病变一般发生于单侧肺的下叶,尤以左肺下叶多见,也可同时或先后发生于 2 个以上肺叶。典型的自然发展过程大致可分为以下 4 期。

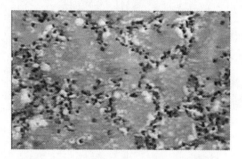

图 14-5　大叶性肺炎(充血水肿期)

注　肺泡腔内大量浆液性及少量炎细胞。

1. **充血水肿期**　发病的第 1~2 天。病变肺叶肿大,重量增加,呈暗红色,切面上能挤出淡红色泡沫状液体。镜下可见肺泡壁毛细血管扩张充血,肺泡腔内有大量的浆液性渗出液(图 14-5),其内混有少量的红细胞、中性粒细胞和巨噬细胞。

此期患者表现为寒战、高热和外周血中白细胞计数升高,伴有咳嗽、咳痰。渗出物中可检出肺炎链球菌。

2. **红色肝样变期**　发病的第 3~4 天。肉眼可见病变肺叶肿大,重量增加,暗红色,质地坚实,外观如肝脏,故称红色肝样变期(图 14-6)。肺泡内纤维素渗出、凝集使肺叶切面呈粗糙颗粒状;邻近病变肺叶的胸膜表面也可有纤维素渗出。镜下可见肺泡壁毛细血管进一步扩张充血,肺泡腔内充满大量纤维素和红细胞,以及少量的中性粒细胞和巨噬细胞。渗出的纤维素连接成网并穿过肺泡间孔与相邻肺泡内的纤维素网相连。此期渗出物中仍可检出细菌(图 14-7)。

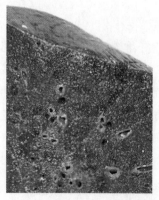

图 14-6　大叶性肺炎(红色肝样变期肉眼观)

注　肺组织质地变实,暗红色。

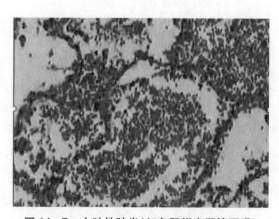

图 14-7　大叶性肺炎(红色肝样变期镜下观)

注　肺泡内有大量红细胞、纤维素和少量炎细胞。

此时患者可以出现铁锈色痰液以及叩诊呈浊音,触诊语颤增强及听诊可闻及支气管呼吸音等典型实变特征。若病变波及胸膜,可引起纤维素性胸膜炎,患者可感胸痛,并随深呼吸或咳嗽而加重。

3. 灰色肝样变期　发病的第5~6天。肉眼观察:病变肺叶仍肿大,但充血消退,病变肺叶由暗红色逐渐变为灰白色,颗粒状,质实如肝,故称灰色肝样变期(图14-8)。镜下观察:肺泡壁毛细血管因受压狭窄、闭塞,肺泡腔内纤维素渗出量增多,大量中性粒细胞渗出,而红细胞逐渐溶解消失。肺泡壁毛细血管因受肺泡内大量渗出物的压迫而狭窄、闭塞。相邻肺泡内的纤维素通过肺泡间孔相互连接更为显著(图14-9)。此期肺炎链球菌大部分被中性粒细胞杀灭,渗出物中不易检出。

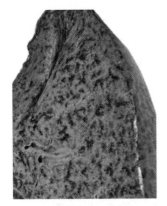

图 14-8　大叶性肺炎(灰肝样变期肉眼观)
注　肺组织质地变实,灰白色。

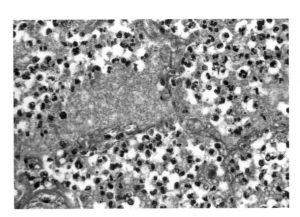

图 14-9　大叶性肺炎(灰色肝样变期镜下观察)
注　肺泡内渗出大量纤维素和中性粒细胞。

患者临床症状开始减轻,咳出的痰液由铁锈色逐渐变为黄色黏液脓痰。此期病变肺泡虽然仍无充气,但因肺泡壁毛细血管受压,流经实变肺组织的血流减少,导致气/血比例趋于正常,缺氧状况有所改善。肺实变体征与红色肝样变期基本相同。

4. 溶解消散期　发病1周左右进入此期。此期机体的防御功能显著增强,病菌消灭殆尽。肉眼观察:病变肺组织质地变软,切面颗粒状外观消失。镜下观察:肺泡腔内中性粒细胞大部分变性、坏死,数量减少,释放出的蛋白水解酶将肺泡腔内的纤维素溶解,经呼吸道咳出或淋巴管吸收,细胞碎屑被巨噬细胞吞噬、清除。病变肺组织逐渐恢复正常,肺泡重新充气。肺内炎症完全消散需1~3周,肺组织结构和功能可完全恢复正常。

临床表现为体温下降,呼吸道症状及体征逐渐消失。由于肺泡腔内渗出物溶解液化,此时患者痰液可增多。

以上所述为大叶性肺炎典型经过,各期病变的发展是一个连续的过程,彼此无绝对界限。目前,由于抗菌药物的广泛应用,大叶性肺炎的病程缩短,病理改变多不典型,临床上以轻型者居多。

二、小叶性肺炎

小叶性肺炎(lobular pneumonia)是以细支气管为中心,并向周围肺组织播散,形成以肺小叶为病变单位的急性化脓性炎症。病变多起始于支气管、细支气管,继而蔓延至所属肺泡,引起化脓性炎症。本病主要发生于小儿、老人及体弱多病者,冬、春季多见。临床表现为发热、咳嗽、咳黏液脓性痰等症状。

(一)原因及发生机制

小叶性肺炎常由葡萄球菌、肺炎链球菌、流感杆菌、肺炎杆菌、假铜绿单胞菌及大肠埃希菌等多种细菌混合感染引起。这些细菌通常存在于正常人的口腔或上呼吸道黏膜内,一般并不发病。在某些诱因的影响下,如患传染病、营养不良、恶病质、昏迷、麻醉和手术后等,机体抵抗力下降,呼吸系统防御功能受损,这些细菌就可侵入细支气管及末梢肺组织,生长繁殖,引起小叶性肺炎。因此,小叶性肺炎常继发于其他疾病,尤其见于消耗性疾病晚期和长期卧床的重症患者。

(二)病理变化

小叶性肺炎是以细支气管为中心的肺组织的急性化脓性炎。

肉眼观察:病变多分布于双肺各叶,表面和切面可见散在、多发的灰黄色病灶,尤以双肺下叶和背侧病变较重。病灶大小不一,直径多在 0.5～1 cm(相当肺小叶范围),形状不规则,质实,中央可见细支气管断面;严重者,病灶互相融合,形成大片状病灶(图 14-10),可累及整个肺叶,形成融合性小叶性肺炎。病变一般不累及胸膜。

镜下观察:病灶受累的细支气管管壁充血、水肿,大量中性粒细胞浸润,黏膜上皮细胞坏死脱落,管腔内充满中性粒细胞、浆液、脓细胞和崩解脱落的黏膜上皮细胞。受累的肺泡壁毛细血管扩张充血,肺泡腔内可见中性粒细胞、脓细胞、脱落的肺泡上皮细胞,以及少量的红细胞和纤维素。病灶周围肺组织呈不同程度的代偿性肺气肿。有些病变较重的病灶则呈完全化脓性病变,支气管及肺泡壁遭破坏(图 14-11)。肺组织内散在各病灶可呈现炎症的不同发展阶段,病变表现和严重程度不一致。

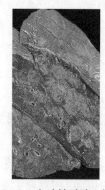

图 14-10　小叶性肺炎(肉眼观)

注　切面可见灰黄色实变病灶。

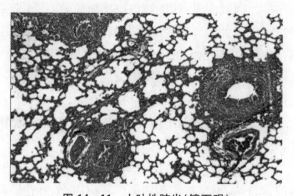

图 14-11　小叶性肺炎(镜下观)

注　细支气管管腔及肺泡内可见大量中性粒细胞。

（三）病理与临床的联系

发热、咳嗽、咳痰是小叶性肺炎最常见的症状。支气管黏膜受炎症刺激，黏液分泌物增多，而引起咳嗽，痰液往往为黏液脓痰。病情较重时，病灶发生融合，患者肺泡通气减少，气体交换障碍。因病变常呈小灶性分布，故除融合性支气管炎外，肺实变体征一般不明显。

（四）结局与并发症

小叶性肺炎经及时合理地治疗，大多数患者可痊愈。对于一些免疫力低下的群体，特别是儿童、老人、长期卧床或全身营养不良患者，容易出现并发症。本病可因致病菌毒力强而并发心力衰竭、呼吸衰竭、脓毒败血症、支气管扩张、肺气肿等，预后较差。

三、间质性肺炎

间质性肺炎（interstitial pneumonia）是指发生于肺间质的炎症，主要由病毒或支原体引起。

（一）原因及发生机制

1. 病毒性肺炎（viral pneumonia）　引起本型肺炎的病毒主要有腺病毒、流感病毒、呼吸道合胞病毒、副流感病毒、麻疹病毒及巨细胞病毒等，其中以腺病毒和流感病毒引起的病毒性肺炎较多见，也较严重。病毒性肺炎多通过飞沫吸入传播，由上呼吸道病毒感染向下蔓延，当机体免疫力低下时引发肺部炎症。病毒性肺炎多发生于冬、春季，患者多为儿童，成人相对少见。

2. 支原体性肺炎（mycoplasmal pneumonia）　由肺炎支原体感染引起，儿童和青少年发病率较高，主要经飞沫传播，秋、冬季高发，常为散发，偶尔发生流行。临床上支原体肺炎不易与病毒性肺炎相鉴别。

（二）病理变化

病毒性肺炎主要表现为肺间质的急性炎症。肉眼观察：病变常不明显，肺组织因充血水肿而体积轻度增大。镜下观察：主要表现为支气管、细支气管管壁及肺泡间隔等肺间质的血管扩张充血、水肿及淋巴细胞、巨噬细胞浸润，肺泡间隔明显增宽，但肺泡腔内无明显渗出物或仅见少量浆液。

病变较严重时，除上述病变外，炎症进一步发展波及肺泡，肺泡腔内也有浆液、纤维素、巨噬细胞及红细胞等渗出物，有时肺泡腔内浆液纤维素性渗出物浓缩成一层红染的膜样物质，衬附于肺泡表面，称为透明膜。细支气管上皮细胞和肺泡上皮细胞也可增生、肥大，体积增大呈立方形，或形成多核巨细胞。在增生的支气管、肺泡上皮细胞和多核巨细胞内可见病毒包涵体。病毒包涵体可出现于细胞核内（如腺病毒）、胞质内（如呼吸道合胞病毒），或胞核、胞质内均有（如麻疹病毒）。病毒包涵体呈圆形或椭圆形，呈嗜酸性染色，周围有一清晰的透明晕。病毒包涵体是病理诊断病毒性肺炎的重要依据。

拓展阅读 14-2 新冠肺炎病理变化

（三）病理与临床的联系

间质性肺炎的显著症状为咳嗽，起初为干咳，后咳少量黏液痰或黏液脓痰，为炎症刺激所引起。由于炎性水肿、透明膜形成等病变，使气体交换障碍，引起呼吸困难和发绀等症状。肺部一般无实变体征。病毒性肺炎合并严重细菌感染时，全身中毒症状明显，伴缺氧，患者常可并发呼吸衰竭、心力衰竭。支原体肺炎预后良好，常在 1～2 周恢复，患者可痊愈。

第四节　呼吸衰竭

呼吸衰竭（respiratory failure）是由各种原因引起的肺通气和/或换气功能严重障碍，以致不能进行有效的气体交换，导致缺氧伴（或不伴）二氧化碳潴留，从而引起一系列生理功能和代谢紊乱的临床综合征。成人在海平面水平、静息条件下，动脉血氧分压（PaO_2）低于 60 mmHg，或伴有二氧化碳分压（PCO_2）高于 50 mmHg，即为呼吸衰竭（简称呼衰）。

根据血气变化特点，通常把呼吸衰竭分为 Ⅰ 型和 Ⅱ 型。Ⅰ 型呼吸衰竭即低氧血症性呼吸衰竭，表现为 PaO_2 下降；Ⅱ 型呼吸衰竭即低氧血症伴有高碳酸血症性呼吸衰竭，表现为 PaO_2 下降的同时伴有 PCO_2 增高。

一、原因及发生机制

外呼吸包括肺通气和肺换气两个过程。任何原因引起肺通气功能和/或肺换气功能（包括气体弥散、肺泡通气与血流比例）障碍的因素，均可导致呼吸衰竭。

（一）肺通气功能障碍

肺通气是指肺泡气与外界环境进行气体交换的过程。正常人在静息状态下，肺泡的通气量约为 4 L/min。因此，除无效腔通气量增加可直接减少肺泡通气量外，其他凡能减弱呼吸活动及增加肺通气阻力的因素，均可造成肺泡通气量不足。

1. 限制性通气障碍　吸气时肺泡的扩张受到限制，所引起的肺泡通气不足，称为限制性通气障碍。其发生原因有以下几点。

1）呼吸中枢的损伤与抑制　中枢神经的病变，如脑外伤、脑血管意外、脑炎、脑肿瘤、脊髓灰质炎等，累及到呼吸中枢；麻醉药、安眠药、镇静药等用量过大引起的呼吸中枢抑制，均可导致呼吸活动减弱，肺泡不能正常扩张而发生通气不足。

2）呼吸肌活动障碍　如重症肌无力、低血钾、缺氧、酸中毒、长时间呼吸困难导致的呼吸肌疲劳等，均可使肺通气动力减弱，造成肺泡通气量不足。

3）胸廓和肺的顺应性降低　胸廓容积的扩张须克服组织的弹性阻力。如弹性阻力小,顺应性大,肺容易扩张;反之,顺应性下降,肺扩张受限。严重的胸廓畸形、胸膜粘连与纤维化等,导致胸廓的顺应性降低;因肺叶切除、肺实变等使肺容量减少,或严重的肺纤维化或肺泡表面活性物质减少均可导致肺弹性阻力增大。

4)胸腔积液或气胸 胸腔大量积液或张力性气胸时压迫肺,导致肺的扩张受限。

2. 阻塞性通气不足 由于呼吸道狭窄或阻塞引起的气道阻力增加、通气不足,称为阻塞性通气不足。根据气道阻塞的部位不同,分为中央性气道阻塞和外周性气道阻塞。

1)中央性气道阻塞 指气管分叉处以上的气道阻塞。气道阻塞部位位于胸外或胸内,呼吸困难的形式不同。若阻塞位于胸外,如声带麻痹、喉头水肿、异物、肿瘤压迫等,吸气时气道内压低于大气压,可使气道狭窄加重;呼气时因气道内压大于大气压而使阻塞减轻。故阻塞部位位于胸外的患者,表现为吸气性呼吸困难。若阻塞位于胸内,吸气时由于胸膜腔内压减小可使阻塞的气道扩张,阻塞减轻;呼气时由于胸膜腔内压增大而使阻塞的气道受压,阻塞加重,表现为呼气性呼吸困难。

2)外周性气道阻塞 又称为小气道阻塞,常发于 COPD 患者。表现为明显的呼气性呼吸困难,主要是由于小气道无软骨支撑,与周围肺泡结构紧密相连,胸膜腔内压及周围弹性组织的牵拉均可影响其内径。吸气时,胸膜腔内压下降,肺泡扩张,管壁受牵拉而使管径增大;呼气时,胸膜腔内压增高,肺泡回缩,管周弹性组织松弛,小气道受到牵拉力减小,管径变小。故外周气道阻塞患者表现为明显的呼气性呼吸困难。

通气功能障碍引起的呼吸衰竭,无论是限制性还是阻塞性,都会引起全肺总肺泡通气量减少,血气变化既有 PaO_2 下降,又伴有 PCO_2 升高,属于 II 型呼吸衰竭。

(二)肺换气功能障碍

肺换气是指肺泡气与肺泡壁毛细血管血液之间进行气体交换的过程。此过程中,肺泡中的氧与血液中的 CO_2 通过肺泡毛细血管膜(简称呼吸膜)进行物理性气体弥散。气体弥散障碍或肺泡通气与血流比例失调,均可引起换气功能障碍,导致呼吸衰竭。

1. 气体弥散障碍 指肺泡中的氧与血液中的 CO_2 通过呼吸膜进行交换的过程出现障碍。弥散障碍常见原因有以下几点。

1)呼吸膜面积减少 正常成人呼吸膜总面积约 $80\,m^2$,静息呼吸时参与换气的呼吸膜面积仅为 $35\sim40\,m^2$,因此肺的换气过程有较大的储备能力。如果肺部病变导致呼吸膜面积减少 50% 以上即可引起换气功能障碍,可见于肺实变、肺不张、肺气肿、肺叶切除等。

2)呼吸膜厚度增加 呼吸膜平均厚度 $<1\,\mu m$,由肺泡上皮、毛细血管内皮及两者共有的基底膜组成。当肺水肿、肺间质纤维化、肺透明膜形成时,引起呼吸膜厚度增加,导致弥散速度减慢。

2. 肺泡通气与血流比例失调 正常人在静息状态下,平均肺泡通气量(V)约为 $4\,L/min$,平均肺血流量(Q)约为 $5\,L/min$,二者比值(V/Q)约为 0.8。当发生肺部疾患时,部分肺泡的通气量或血流量发生改变,通气与血流的比例失调,不能保证有效气体交换,导致换气功能障碍。通气与血流的比例失调引起的呼吸衰竭主要有以下 3 种形式。

1) 部分肺泡通气不足　COPD、肺炎等导致肺实变、肺纤维化和肺不张等，引起的阻塞性通气障碍，使部分肺泡通气减少，甚至失去通气功能，但血流量并未相应减少，甚至可因炎性充血而血流量有所增加（如大叶性肺炎早期），使 V/Q 明显降低。流经这部分肺泡的静脉血未经充分气体交换即掺入动脉血，这种情况类似动静脉短路，故称功能性分流，也称静脉血掺杂。严重的 COPD 时，功能性分流可达肺血流量的 30%～50%，从而严重影响换气功能。

2) 部分肺泡血流不足　肺动脉栓塞、弥散性血管内凝血（DIC）、肺动脉炎、肺泡壁毛细血管减少等，可使部分肺泡血流减少，而肺泡通气仍然正常，V/Q 显著升高。患部肺泡血流减少而通气相对增多，肺泡气不能充分利用，犹如气道无效腔，故称无效腔样通气。正常人的生理无效腔约占潮气量的 30%；而疾病时无效腔通气显著升高，可达潮气量的 60%～70%，从而导致呼吸衰竭。

3) 解剖分流增加　在生理情况下，少量的静脉血可以不经过肺泡，而通过支气管静脉和极少的肺内动静脉交通支直接流入肺静脉的动脉血中，称为解剖分流。其分流量占心输出量的 2%～3%，对 PaO_2 不会有大的影响。但在严重创伤、休克等时，肺内微循环障碍，动静脉短路开放，解剖分流显著增加，未经气体交换的静脉血掺杂到动脉血中，使 PaO_2 降低。

在临床上，呼吸衰竭常常是多种因素同时存在或先后发挥作用的结果。例如，COPD 时，主要是明显的阻塞性肺通气障碍，但肺气肿处肺泡间隔断裂，呼吸膜面积减少，也可引起气体弥散障碍，间隔破坏造成肺毛细血管网减少，导致肺泡通气与血流比例失调，以上因素共同导致呼吸衰竭的发生。

二、机体的功能代谢变化

呼吸衰竭时发生的低氧血症和高碳酸血症是机体发生功能代谢改变的基础。呼吸衰竭时，首先引起一系列代偿适应性反应，以改善组织细胞的氧气供应，调节酸碱平衡和改变组织器官功能，以适应新的内环境。呼吸衰竭严重时，机体代偿失调，则可出现严重的代谢及功能紊乱。

（一）酸碱平衡失调及电解质代谢紊乱

外呼吸功能障碍可引起呼吸性酸中毒、代谢性酸中毒、呼吸性碱中毒等酸碱失衡，同时伴有电解质代谢紊乱。

1. 呼吸性酸中毒　见于Ⅱ型呼吸衰竭时，大量 CO_2 潴留，引起呼吸性酸中毒。酸中毒可使细胞内 K^+ 外移，导致高钾血症。高碳酸血症使红细胞中碳酸生成增多，与细胞外 Cl^- 交换，使 Cl^- 转移入细胞，导致低氯血症。

2. 代谢性酸中毒　严重缺氧时无氧酵解增加，导致乳酸等酸性产物增多，可引起代谢性酸中毒。另外，若合并肾功能不全，则可因肾小管排酸保碱功能下降而加重代谢性酸中毒。

3. 呼吸性碱中毒　Ⅰ型呼吸衰竭患者,由于缺氧引起肺代偿性过度通气,CO_2 排出过多而发生呼吸性碱中毒。

(二) 呼吸系统功能变化

1. 低氧血症和高碳酸血症引起的呼吸功能改变　PaO_2 降低可对颈动脉体和主动脉体化学感受器产生刺激作用,以及 PaO_2 升高对延髓中枢化学感受器具有刺激作用,使呼吸加深加快,肺泡通气量增加。但当 $PaO_2 < 30$ mmHg 或 $PCO_2 > 80$ mmHg 时,可抑制呼吸中枢,使呼吸减弱。

2. 原发病对呼吸功能的影响　导致呼吸衰竭的呼吸系统疾病本身可引起呼吸运动的变化。阻塞性通气不足时,因气流受阻,呼吸可表现为深而慢;上呼吸道阻塞时可出现吸气性呼吸困难;下呼吸道阻塞表现为呼气性呼吸困难;中枢性呼吸衰竭或严重缺氧时,呼吸中枢兴奋性降低,可见呼吸浅而慢,出现潮式呼吸、间歇呼吸,甚至呼吸停止。

(三) 循环系统功能变化

1. 对心脏和血管的影响　缺氧和 CO_2 潴留,可反射性兴奋心血管中枢,使心率加快,心肌收缩力增强,以及呼吸运动增强使静脉回流增加等,造成心输出量增加,血压升高。同时,缺氧也可引起交感神经兴奋,使皮肤、内脏血管收缩,而心、脑血管扩张充血,这种血液的重新分布有利于保证心、脑的血液供应。严重的缺氧与 CO_2 潴留可直接抑制心血管中枢,导致心脏活动减慢,心肌收缩力减弱,血压下降。

2. 肺源性心脏病　缺氧和 CO_2 潴留所致的血液 H^+ 浓度过高,可引起肺小动脉收缩,使肺动脉压升高;慢性缺氧使肺小动脉处于收缩状态,长期可引起管壁平滑肌细胞和成纤维细胞的肥大和增生,导致血管硬化,形成肺动脉高压;缺氧、酸中毒及电解质紊乱均可直接损伤心肌细胞,长期可引起心肌变性、坏死、纤维化等病变。呼吸衰竭可累及心脏,引起右心肥大和衰竭,称为慢性肺源性心脏病。

(四) 中枢神经系统功能变化

1. 缺氧对中枢神经的影响　中枢神经系统对缺氧敏感。当 PaO_2 降低至 60 mmHg 时,可出现智力和视力减退症状;当 PaO_2 短时间内降至 50 mmHg 时,可引起一系列神经精神症状,如头痛、不安、定向与记忆障碍、精神错乱、嗜睡,以及惊厥和昏迷等。当 $PaO_2 < 20$ mmHg 时,脑细胞可在几分钟内发生坏死。

CO_2 潴留能引起严重的中枢神经系统功能障碍。当 $PCO_2 > 80$ mmHg 时,可引起头痛、头晕、烦躁不安、言语不清、扑翼样震颤、精神错乱、嗜睡、昏迷、抽搐和呼吸抑制等,称为 CO_2 麻醉。

2. 肺性脑病　由呼吸衰竭引起的以脑功能障碍为主要表现的综合征,称为肺性脑病。其发生机制有以下几点。

1) 低氧血症　缺氧导致脑细胞水肿和代谢性酸中毒,酸中毒和缺氧可使脑血管扩张,并损伤血管内皮细胞,使其通透性增高,造成脑间质水肿。脑充血、水肿使颅内压升高,严重时可导致脑疝。

2）高碳酸血症　CO_2 潴留使脑脊液内碳酸浓度增加，神经细胞发生酸中毒。当脑脊液 pH 值＜7.25 时脑电波变慢，当 pH 值＜6.8 时脑电活动完全停止。神经细胞酸中毒时，可增加脑谷氨酸脱羧酶活性，使 γ-氨基丁酸生成增多，导致中枢抑制。另外，CO_2 潴留还可直接扩张脑血管、增加毛细血管壁通透性，导致或加重脑间质水肿。

（五）肾功能变化

肾功能变化轻者尿中出现蛋白质、红细胞、白细胞及管型；严重时可发生急性肾衰竭，出现少尿、氮质血症和代谢性酸中毒。此时，肾结构并无明显改变，称为功能性肾衰竭。若外呼吸功能好转，肾功能可恢复。肾衰竭是由于缺氧和 CO_2 潴留引起交感神经兴奋，导致肾血管收缩，肾血流严重减少所致。

三、防治原则

（一）防治原发病

对于引起呼吸衰竭的各种原发病进行积极的治疗，是防治呼吸衰竭的主要措施。例如，COPD 患者应避免发生呼吸道感染，一旦发生呼吸道感染应积极治疗。

（二）改善通气和换气

对阻塞性通气障碍的患者，给予祛痰和扩张支气管药物治疗，清除呼吸道分泌物，必要时可行气管切开或使用人工呼吸器。维持必需的肺通气量，有利于呼吸肌功能的恢复，是治疗呼吸肌疲劳的重要方法。

（三）合理给氧治疗

对于 I 型呼吸衰竭患者，因其只有缺氧而无 CO_2 潴留，可吸入较高浓度的氧进行治疗。而对于 II 型呼吸衰竭患者，宜吸入较低浓度的氧（氧浓度约 30%），流速为 1～2 L/min。因为患者血中 CO_2 浓度较高会抑制呼吸中枢，此时机体依靠低氧血症通过刺激外周化学感受器、兴奋呼吸中枢、调节呼吸功能；如果此时给予高浓度氧，则会终止低氧血症对呼吸中枢的刺激，加重 CO_2 潴留，甚至产生肺性脑病。

（四）防治并发症

预防和治疗心力衰竭、肺性脑病、肾衰竭等并发症，并注意纠正电解质和酸碱平衡紊乱。

（李　亮）

数字课程学习

○PPT 课件　　○导入案例解析　　○复习与自测　　○更多内容……

第十五章　消化系统疾病

章前引言

消化系统由消化管和消化腺两部分构成。消化管包括口腔、食管、胃、小肠、大肠,主要功能是食物摄入、消化和排泄;而涎腺、肝脏、胰腺及消化管黏膜腺体中分泌胃酸、酶类的细胞则具有解毒、外分泌和内分泌等多种生理功能;胆囊和胆管的主要作用是储存和运输胆汁。

消化管直接与外界相通,各种刺激因素和病原体可直接或间接作用于消化器官而引发疾病。因此,消化系统各器官是机体患病率较高的部位。胃炎、消化性溃疡病、肠炎、肝炎、肝硬化等是临床上常见的疾病。在危害国人最严重的十大恶性肿瘤中,消化系统占据4种,分别是食管癌、胃癌、肝癌和结直肠癌。外科急腹症中的阑尾炎、胆囊炎、胆石症、急性胰腺炎、肠梗阻等也是临床上的多发病。

学习目标

1. 阐述消化性溃疡病的原因、发生机制、病理变化和并发症,以及病毒性肝炎和门脉性肝硬化的主要病理变化、病理与临床的联系。

2. 说出病毒性肝炎和肝硬化的原因、发生机制及主要类型。

3. 知道食管癌、胃癌、结直肠癌和原发性肝癌的原因、发生机制和主要病理变化。

4. 知道急、慢性胃炎的类型及病理变化特点。

5. 知道肝性脑病的原因、发生机制及防治原则。

6. 运用病理学知识阐述常见消化系统疾病的临床表现,具备熟练护理能力。

7. 利用所学知识对常见消化系统疾病的预防,开展宣传和健康教育。

思维导图

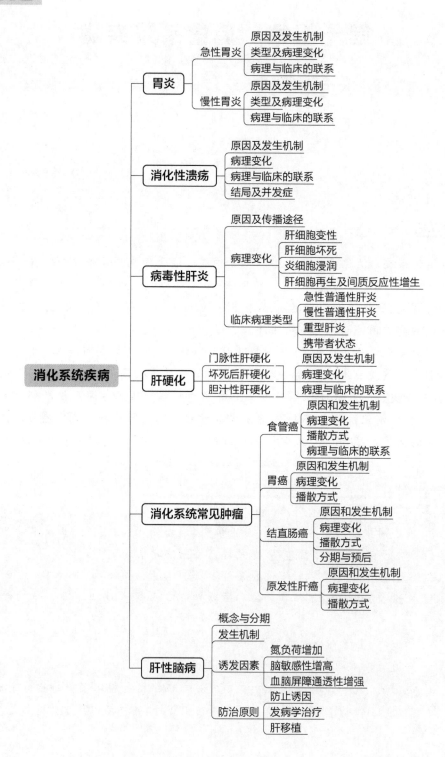

患者,女,65 岁,因腹胀、食欲差入院。

体格查体:营养不良,神志清,皮肤、眼结膜有黄染,可见肝掌和蜘蛛痣。腹部膨隆,腹壁静脉曲张。既往有慢性肝炎病史。

实验室检查:白蛋白 23 g/L,球蛋白 31 g/L;乙型肝炎表面抗原(HBsAg)阳性。肝穿刺活检:正常肝小叶结构破坏,增生的纤维组织将肝组织分割包绕成大小不等的肝细胞结节,结节内肝细胞排列紊乱,可见肝细胞水肿和灶状肝细胞坏死,增生的纤维组织中有较多淋巴细胞浸润。

问题:

1. 该患者的病理诊断是什么?诊断依据是什么?

2. 结合本案例,分析门脉性肝硬化的临床表现与病理改变的关系?

第一节 胃 炎

胃炎(gastritis)是指由各种因素引起胃黏膜发生的炎症性改变。按病程分急性胃炎(acute gastritis)和慢性胃炎(chronic gastritis)两种。

一、急性胃炎

(一) 原因及发生机制

1. 理化因素 过冷、过热的食物和饮料,浓茶、咖啡、烈酒、刺激性调味品,过于粗糙的食物,药物等均可刺激胃黏膜,破坏黏膜屏障。

2. 生物因素 进食污染细菌或毒素的食物数小时后即可发生胃炎或者合并肠炎,即急性胃肠炎。

3. 其他 胃内异物或胃石、胃区放射治疗均可作为外源性刺激,导致本病。情绪波动、应激状态及体内各种因素引起的变态反应可作为内源性刺激而致病。

急性胃炎的发生机制主要是由上述原因导致胃黏膜直接损害或胃黏膜急性缺血、缺氧而引起的。

(二) 类型及病理变化

病变多局限于黏膜层,黏膜层弥漫性充血、水肿、点状出血。严重者黏膜糜烂、坏死,甚至形成溃疡和穿孔。根据原因、病变特点可分为以下 3 种类型。

1. 急性单纯性胃炎 又称急性卡他性胃炎、刺激性胃炎。急性单纯性胃炎可由化学物质、物理因素、微生物感染或细菌毒素等引起。其胃黏膜病变主要为充血、水肿,黏液分泌增多,表面覆盖白色或黄色渗出物,可伴有点状出血和轻度糜烂。

2. **急性糜烂性胃炎** 是以胃黏膜多发性糜烂为特征的急性胃炎,常伴有出血。口服药物(如水杨酸盐制剂、保泰松、吲哚美辛、利血平、糖皮质激素等)、酗酒及危重疾病的应激状态为其常见原因。

3. **急性腐蚀性胃炎** 由于吞服强碱、强酸或其他腐蚀剂而引起的胃黏膜损伤。胃部病变在轻者表现为黏膜充血、水肿、糜烂,重者可有急性溃疡、胃壁坏死甚或穿孔。

(三)病理与临床的联系

炎症反应使胃壁平滑肌收缩引起患者上腹不适、疼痛,炎性渗出物的刺激、幽门括约肌痉挛和胃的逆向蠕动引起恶心、呕吐,如胃壁出血可出现呕血或便血。

二、慢性胃炎

慢性胃炎(chronic gastritis)是胃黏膜的慢性非特异性炎症。本病多由急性胃炎迁延不愈导致,也可隐袭发生。

(一)病因及发生机制

1. **幽门螺杆菌(helicobacter pylori,Hp)感染** Hp 可以直接损伤胃黏膜细胞或通过合成的酶、毒素及代谢产物、介导细胞免疫和体液免疫,释放细胞因子等对胃黏膜造成损伤,还可以通过促进局部血栓形成,堵塞血管,使胃黏膜缺血。大量研究发现,我国Hp 的感染率高,与慢性胃炎,特别是胃窦炎关系密切。

2. **各种慢性刺激** 急性胃炎反复发作、饮酒、吸烟、药物、射线、胆汁反流、过冷或过热的食物等刺激胃黏膜引起损伤。

3. **遗传、年龄、自身免疫因素** 人体的遗传易感性在慢性胃炎发病中起着一定的作用。临床统计结果显示,慢性胃炎的发生与年龄呈显著的正相关。患者年龄越大,胃黏膜功能和抵抗力越差。各种有害因素造成胃黏膜损伤,释放抗原并致敏免疫细胞引起免疫反应,产生抗体,在壁细胞内形成抗原抗体复合物使其受损。

4. **十二指肠液反流** 十二指肠液由胰腺外分泌液、胆汁、十二指肠分泌液及胃液组成,其成分含有胆酸、磷脂、胰酶及大量碱性物质,反流对胃黏膜具有破坏作用。

(二)类型及病理变化

慢性胃炎根据病变的程度不同可分为以下两类。

1. **慢性浅表性胃炎(chronic superficial gastritis)** 即非萎缩性胃炎(non-atrophicgastritis),又称慢性单纯性胃炎,是最常见的类型,可累及胃的各部,以胃窦为主。

病理变化:胃镜下可见胃黏膜充血、水肿、表面有淡黄色渗出物和分泌物,有时可见点状出血或糜烂。光镜下可见黏膜充血、渗出、炎细胞浸润,上皮层变性坏死,重者发生糜烂甚至出血。根据炎细胞浸润的深度,把慢性浅表性胃炎分为3级。①轻度:病变局限于胃黏膜浅层 1/3;②中度:病变超过胃黏膜浅层 1/3 达全层的 2/3;③重度:病变累及黏膜全层。多数患者可治愈,少数转变为慢性萎缩性胃炎。

2. **慢性萎缩性胃炎**（chronic atrophic gastritis）　本病原因复杂，可由慢性浅表性胃炎发展而来，也可能是全身性疾病的局部表现，部分可能与吸烟、酗酒、饮食不当或药物有关。临床表现为消化不良、食欲不振、上腹部不适感等症状。

本病的特征为胃黏膜萎缩变薄，黏膜腺体减少，甚至消失，并伴有肠上皮化生，间质有淋巴细胞和浆细胞浸润。

根据发病是否与自身免疫有关以及是否伴有恶性贫血，慢性萎缩性胃炎可分为 A 型和 B 型（表 15-1）。

表 15-1　慢性萎缩性胃炎 A、B 型比较

项　目	A　型	B　型
原因及发生机制	自身免疫	Hp 感染（60%～70%）
病变部位	胃底或者胃体部	胃窦部
抗壁细胞和内因子抗体	阳性	阴性
血清维生素 B_{12} 水平	降低	正常
血清胃泌素水平	高	低
胃酸分泌	明显降低	中度降低或者正常
恶性贫血	常有	无
伴发消化性溃疡病	无	高

1）**A 型**　多发生于胃体部，与自身免疫有关，患者血中可查到抗胃壁细胞抗体和抗内因子抗体，引起免疫反应损伤腺体导致胃酸分泌减少及维生素 B_{12} 吸收障碍，常伴恶性贫血。

2）**B 型**　也称单纯性萎缩性胃炎，在我国常见，多发生于胃窦部，病因可能与 Hp、吸烟、酗酒或滥用水杨酸类药物有关。

A、B 两型的病理变化基本相同，病变范围扩大可波及黏膜全层。萎缩的变化可以很广泛，也可以局限于一部分，又称局灶性萎缩。

（1）胃镜观察：正常胃黏膜的橘红色消失，呈灰色或灰绿色；萎缩区胃黏膜明显变薄，与周围正常黏膜界限清楚，黏膜下血管清晰可见，偶见出血及糜烂。

（2）光镜观察：黏膜层变薄，腺上皮萎缩，腺体数目减少甚至消失；肠上皮化生在萎缩性胃炎时很常见，多在胃小弯、胃窦处，轻者只见少量分泌黏液的杯状细胞，形态结构与肠黏膜相似；重者可见大量典型的肠绒毛上皮。黏膜肌正常或增厚。黏膜全层变薄。固有层淋巴细胞、浆细胞浸润，可见淋巴滤泡形成（图 15-1）。

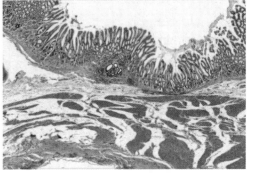

图 15-1　慢性萎缩性胃炎

（三）病理与临床的联系

多数因黏膜腺上皮萎缩、壁细胞和主细胞明显减少，患者出现胃液分泌减少、食欲下降、消化不良、消瘦等，可伴有上腹部不适或疼痛。A 型慢性萎缩性胃炎患者出现内因子缺乏，维生素 B_{12} 吸收障碍，常发生恶性贫血。

胃镜检查与活检是诊断慢性胃炎的主要方法，慢性胃炎可以治愈，当有肠上皮化生时易发生癌变。

第二节　消化性溃疡病

消化性溃疡病（peptic ulcer disease）是一种常见病，易反复发作，呈慢性经过，主要临床表现为节律性上腹部疼痛、反酸、嗳气等。胃液的自身消化作用在本病的发生机制中起重要作用。消化性溃疡病可发生于胃、十二指肠、胃空肠吻合术后的吻合口、佐林格-埃利森（Zollinger-Ellision）综合征患者的空肠等，但以胃及十二指肠的溃疡最为常见。

一、原因及发生机制

消化性溃疡病的原因及发生机制尚未完全阐明，目前认为主要与胃液的消化作用、Hp 感染和神经内分泌功能失调等有关。

1. 黏膜屏障破坏和胃酸、胃蛋白酶消化作用增强　正常情况下，胃和十二指肠黏膜屏障具有抗胃液消化作用的保护机制，主要包括：①胃、十二指肠黏膜完整性；②黏膜分泌的黏液形成一层黏液膜覆盖于黏膜表面；③黏膜上皮快速的更新能力和充足的血供。当吸烟及服用某些药物（如阿司匹林等）使黏膜防御屏障发生破坏时，黏膜的抗酸作用下降，黏膜组织被胃酸和胃蛋白酶直接侵蚀，胃液中的氢离子便可逆向弥散入胃黏膜，损伤黏膜中的毛细血管，促使黏膜中的肥大细胞释放组胺，引起局部血液循环障碍。同时氢离子还可触发胆碱能效应，促使胃蛋白酶原分泌，加强胃液的消化作用，使黏膜组织受损，反复损伤后导致溃疡形成。

2. Hp 感染　胃镜检查发现胃、十二指肠溃疡的 Hp 检出率很高。Hp 感染能破坏胃黏膜的防御屏障；促进胃黏膜 G 细胞增生和胃泌素分泌，导致胃酸分泌增加；还可以通过促进局部血栓形成，堵塞血管，使黏膜缺血。Hp 易于黏附到表达 O 型血抗原的细胞，可能与 O 型血人群胃溃疡发病率高于其他血型人群有关。

　　📖 拓展阅读 15-1　幽门螺杆菌

3. 神经、内分泌功能失调　溃疡病患者常有精神过度紧张或忧虑、胃液分泌障碍及迷走神经功能紊乱等现象。精神因素刺激可引起大脑皮层功能失调，从而导致自主神经功能紊乱。迷走神经功能亢进使胃酸分泌增多，与十二指肠溃疡发生有关；而迷走神经兴奋性降低,胃蠕动减弱,食物潴留刺激胃窦部,使胃泌素、胃酸分泌增加,促进胃溃疡形成。

二、病理变化

📖 **在线课程 15-1 消化性溃疡的病理变化**

胃溃疡大多位于胃小弯侧,越靠近幽门越多见,尤多见于胃窦部。胃底及胃大弯偶见。

1. 肉眼观察 溃疡呈圆形或椭圆形,通常单个,少数2~3个,直径多在2 cm以内。溃疡边缘整齐,底部平坦,深浅不一,深者可达肌层或浆膜层。溃疡周边黏膜皱襞似放射状向溃疡集中(图15-2)。溃疡切面呈斜漏斗状,贲门侧较深,呈潜掘状;幽门侧较浅,呈阶梯状(图15-3)。

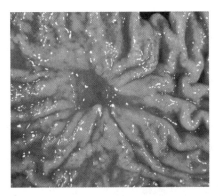

图 15-2 胃消化性溃疡

注 胃小弯近幽门处溃疡,边缘整齐,周围黏膜水肿,黏膜皱襞向周围放射状排列。

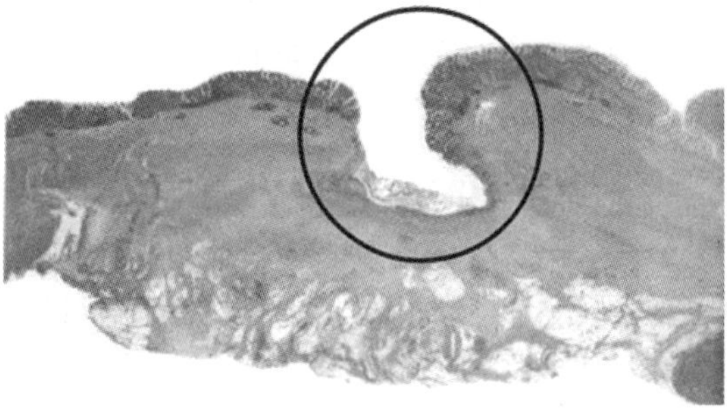

图 15-3 胃消化性溃疡呈斜漏斗状

2. 镜下观察 溃疡底部从表层到深层可分为4层结构:①渗出层:由中性粒细胞、纤维素等少量炎性渗出物组成。②坏死层:主要由坏死的细胞碎片组成。③肉芽组织层:由毛细血管、炎症细胞和成纤维细胞组成。④瘢痕层:主要由胶原纤维组成。瘢痕层内的中小动脉常呈增殖性动脉内膜炎,管壁增厚,管腔狭窄,常有血栓形成(图15-4)。这种改变致使局部血供不良,溃疡较难愈合,但可以防止溃疡出血。此外,溃疡底部的神经纤维常发生断裂,断端神经纤维呈小球状增生而形成创伤性神经

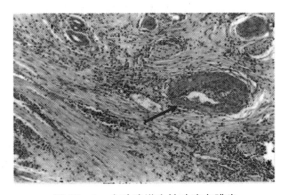

图 15-4 小动脉增生性动脉内膜炎

注 箭头所指为小动脉增生性动脉内膜炎,管壁增厚,管腔狭窄。

纤维瘤,这是溃疡病疼痛的主要原因。溃疡边缘可见黏膜肌层与肌层粘连或愈合。

十二指肠溃疡多发生于球部的前壁或后壁。溃疡一般较小,直径多在 1 cm 以内,形态特点与胃溃疡相似。

三、病理与临床的联系

消化性溃疡病的主要临床表现是上腹部长期性、周期性和节律性疼痛,可呈钝痛、烧灼痛或饥饿痛。剧烈疼痛常提示发生穿孔。此外,还有反酸、嗳气、消瘦等症状。

十二指肠溃疡和胃溃疡疼痛的临床表现不同。胃溃疡常表现为进食后疼痛,十二指肠溃疡常表现为空腹痛、夜间痛。

四、结局及并发症

消化性溃疡呈慢性经过,反复发作。在溃疡的形成和发展过程中,损伤和抗损伤作用常互相转化,如果前者占优势,溃疡就继续发展加深,反之溃疡则逐渐愈合。当溃疡不再发展,底部的渗出物及坏死组织逐渐被吸收、排除,同时肉芽组织不断增生、填补缺损并逐渐纤维化,进而形成瘢痕,溃疡边缘的黏膜上皮再生并向中心延伸覆盖缺损,终至溃疡完全愈合。

部分消化性溃疡可出现以下并发症。

1. 出血 是最常见的并发症。溃疡底部的毛细血管破裂而引起少量出血,大便隐血阳性,这在溃疡病中较为常见。而较大血管被侵蚀破裂可致大出血,临床上表现为呕血及黑便,严重的可因失血性休克而危及生命。

2. 穿孔 溃疡穿透浆膜后引起穿孔。穿孔有急性穿孔和慢性穿孔两种。急性穿孔发生时胃或十二指肠内容物流入腹腔,引起急性弥漫性腹膜炎。慢性穿孔常是位于后壁的溃疡,穿孔前已与邻近器官如肝、胰等粘连,穿透较慢称为穿透性溃疡,可形成局限性腹膜炎。

3. 幽门狭窄 因位于幽门管的溃疡充血、水肿,或炎症刺激引起幽门括约肌痉挛,以及溃疡处瘢痕收缩而造成。严重者可导致幽门梗阻,胃内容物潴留。

4. 癌变 胃溃疡癌变率约为 1%,十二指肠溃疡几乎不发生癌变。

第三节 病毒性肝炎

病毒性肝炎(viral hepatitis)指一组肝炎病毒引起的以肝实质细胞变性、坏死为主要病变的传染病。我国病毒性肝炎发病率较高,且病毒携带者为数众多,其中乙型和丙型肝炎易转为慢性,与肝硬化、肝细胞性肝癌关系密切。

一、原因及传播途径

目前已证实引起病毒性肝炎的肝炎病毒有 6 种,分别为甲型肝炎病毒(hepatitis A

virus，HAV)、乙型肝炎病毒(hepatitis B virus，HBV)、丙型肝炎病毒(hepatitis C virus，HCV)、丁型肝炎病毒(hepatitis D virus，HDV)、戊型肝炎病毒(hepatitis E virus，HEV)及庚型肝炎病毒(hepatitis G virus，HGV)。HAV 和 HEV 主要经消化道传播，其他类型经密切接触、输血、注射等方式传播(表 15－2)。

表 15－2　各型肝炎病毒的特点

病毒类型	性质	潜伏期(周)	发生机制	传播途径	转为慢性
HAV	RNA	2～6	直接损伤	消化道	无
HBV	DNA	4～26	免疫损伤	血液、母婴	少数
HCV	RNA	2～26	免疫损伤	血液、母婴	>70%
HDV	RNA	4～7	免疫损伤	血液、母婴	少数
HEV	RNA	2～8	直接和免疫损伤	消化道	无
HGV	RNA	不详	不详	血液	无

　　HAV 属于 RNA 病毒，可能通过细胞免疫机制导致肝细胞损伤。HAV 一般引起急性肝炎，不引起携带者状态也不导致慢性肝炎。

　　HBV 属于 DNA 病毒，引起肝炎的机制与机体免疫反应有关。HBV 侵入机体后进入肝细胞内复制繁殖，并在肝细胞表面表达部分抗原，这些病毒抗原作为靶抗原引起机体的免疫反应。致敏的 T 淋巴细胞与肝细胞表面的抗原结合，发挥淋巴细胞毒作用，杀伤靶细胞以清除病毒，但同时造成肝细胞损伤。肝脏病变的程度及类型不仅与肝炎病毒的数量、毒力等有关，更与患者的细胞免疫反应强弱有重要关系(表 15-3)。HBV 可引起急性肝炎、慢性肝炎、无症状携带者及急性重型肝炎。

　　HCV 为 RNA 病毒，是西方国家慢性肝炎的重要病原体，饮酒可促进病毒的复制、激活和肝纤维化的发生。

表 15－3　人体免疫力与乙型肝炎类型的关系

人体免疫反应	感染病毒数量和毒力	肝炎类型
正常	少且弱	急性肝炎
强	多且强	暴发型肝炎
不足	清除部分病毒，残存病毒在肝细胞内反复繁殖，肝细胞反复受损	慢性肝炎
耐受或缺乏	病毒与宿主共生，感染的肝细胞也不受损伤	病毒携带者

二、病理变化

　　病毒性肝炎为炎症性病变，具有炎症的基本病理变化，无论何种类型，都具有变质、渗出及增生的变化，但以肝细胞的变性、坏死为主，故属于变质性炎症。病毒性肝炎同时会伴有不同程度的炎细胞浸润、肝细胞再生和间质纤维组织增生。

(一) 肝细胞变性

1. 细胞水肿　肝细胞水肿是病毒性肝炎最常见的病理变化。肝细胞受损后细胞内水分增多,细胞肿胀,胞质疏松呈网状,称胞质疏松化。严重的肿胀可致肝细胞肿胀呈球形,胞质几乎完全透明,称为气球样变(ballooning degeneration)。电镜下可见细胞内质网和线粒体扩张肿胀,溶酶体数目增多。

2. 脂肪变性　丙型肝炎时易发生。当胞质出现很多小脂滴,但尚未挤压细胞核时称小泡型脂肪变(microvesicular steatosis)。当胞质内仅为一个大脂滴所占据,将细胞核挤压至一侧时称大泡型脂肪变(macrovesicular steatosis)。

3. 毛玻璃样肝细胞　当肝细胞的细胞质内含有大量的乙型肝炎表面抗原(hepatitis B surface antigen,HBsAg)时,HE 染色切片上肝细胞体积较大,细胞质内显示嗜酸性细颗粒状物质,肝细胞不透明似毛玻璃样。多见于 HBsAg 携带者及慢性肝炎患者的肝组织。

4. 嗜酸性变　肝细胞细胞质水分脱失浓缩,嗜酸性增强,细胞质颗粒性消失,细胞质红染。嗜酸性变往往累及单个或几个细胞,散在于肝小叶内。

(二) 肝细胞坏死

1. 溶解性坏死(lytic necrosis)　由严重的细胞水肿发展而来,肝细胞肿胀破裂、溶解消失。按坏死范围分为以下几类。

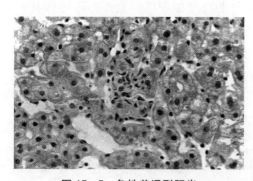

图 15-5　急性普通型肝炎

注　肝细胞水肿,点状坏死处伴淋巴细胞浸润。

1)点状或灶状坏死(spotty necrosis)肝小叶内散在灶性肝细胞的溶解坏死。坏死仅涉及少数几个或数十个肝细胞,同时在该处伴有炎细胞浸润(图 15-5),常见于急性普通型肝炎。

2)碎片状坏死(piecemeal necrosis)发生于肝小叶周边,界板肝细胞呈带片状或灶状连接状的溶解坏死,肝界板受到破坏。小叶周边的肝细胞界板呈虫蚀状缺损,伴有炎细胞的浸润,也称界面性肝炎(interface hepatitis),常见于慢性肝炎。

3)桥接坏死(bridging necrosis)　为肝细胞带状融合性溶解坏死。坏死带可出现于两个汇管区之间,两个小叶中央静脉之间或小叶中央静脉与汇管区之间。坏死后伴有纤维组织增生及肝细胞不规则再生,后期可形成纤维间隔分割小叶。桥接坏死常见于中、重度慢性肝炎。

4)亚大块坏死和大块坏死(submassive and massive necrosis)　亚大块坏死指肝细胞坏死占肝小叶大部分;大块坏死指肝细胞的溶解坏死几乎占据整个肝小叶(图 15-

6)。肝小叶的亚大块坏死和大块坏死可以同时出现,并相互融合。亚大块坏死和大块坏死常见于重型肝炎。

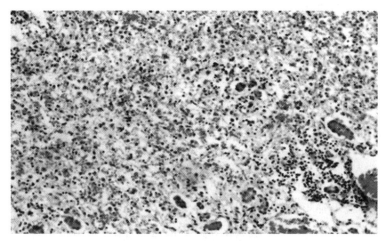

图 15-6 急性重型肝炎

注 肝细胞大片坏死,所剩肝细胞极少,伴淋巴细胞广泛浸润。

2. 细胞凋亡 由嗜酸性变的肝细胞进一步发展而来,细胞质浓缩,细胞核固缩以致消失,最后只剩下均一红染的圆形小体,脱离肝细胞索坠入窦周或肝窦中,即嗜酸性椭圆形小体,为单个细胞的死亡,属于细胞凋亡。

(三) 炎细胞浸润

汇管区和肝小叶内有程度不等的炎细胞浸润,主要为淋巴细胞、单核细胞、浆细胞浸润。

(四) 肝细胞再生及间质反应性增生

1. 肝实质细胞再生 肝细胞坏死后,由周围的肝细胞通过直接或间接分裂再生而修复。再生的肝细胞体积较大,核大而深染,有的为双核。如果肝细胞坏死的范围不大,肝小叶网状支架完整,再生的肝细胞则按照网状支架排列;如果肝细胞坏死范围大,肝小叶原有的网状支架塌陷,再生的肝细胞则呈团块状排列,称为结节状再生。

2. 小胆管增生 慢性肝炎患者在汇管区可见小胆管增生。

3. 库普弗细胞(Kupffer cell)增生和肥大 呈菱形或多边形,细胞质丰富,突出于窦壁或自窦壁脱落入窦内成为游走的巨噬细胞。

4. 肝星状细胞增生 可演化成肌纤维母细胞样细胞,合成胶原纤维,导致肝纤维化。

5. 纤维化 肝脏的慢性炎症和中毒反应等损伤性反应,可引起肝脏纤维化。纤维化可以改变肝细胞原有的血流分布和灌注。一般纤维化不可逆;也有研究提示胶原在一定条件下可以被吸收,因此是可逆的。随着纤维化的进展,肝脏被分割成纤维包裹的结节,最终形成肝硬化。

三、临床病理类型

(一)急性普通型肝炎

在病毒性肝炎中最常见,各种肝炎病毒均可引起。临床上根据有无黄疸,分为黄疸型和无黄疸型两类,其中黄疸型肝炎的病变略重,病程较短,多见于甲型肝炎、丁型肝炎和戊型肝炎。我国以无黄疸型肝炎居多,多由 HBV 引起,部分为 HCV 所致。黄疸型与无黄疸型肝炎病变大致相同。

1. 镜下观察 ①广泛的肝细胞变性,以疏松样变、气球样变为主;②坏死轻微,肝小叶内有点状坏死及嗜酸性小体形成;③汇管区炎细胞浸润,主要以淋巴细胞、单核细胞为主,可蔓延到邻近的肝实质;④坏死灶内网状支架保持完整不塌陷,再生肝细胞可完全恢复原来的结构和功能;⑤库普弗细胞增生、肥大,并吞噬细胞碎屑;⑥有黄疸者,肿大的肝细胞内及毛细胆管中有胆汁淤积。

2. 大体观察 肝体积增大,包膜紧张。切面边缘外翻,无光泽。

3. 结局 大多数患者半年内可痊愈;少数转为慢性肝炎。

(二)慢性普通型肝炎

病毒性肝炎病程持续 6 个月以上者为慢性肝炎,其中大多数为乙型肝炎。病程晚期可出现早期肝硬化,小叶结构紊乱形成假小叶,肝表面不平滑,呈颗粒状,质地较硬。慢性肝炎根据细胞损伤、纤维化和再生修复程度,将慢性肝炎分为轻、中、重 3 型。

1. 轻度慢性肝炎 病变程度较轻,镜下肝细胞广泛变性,点状、灶状坏死,偶尔可见轻度碎片状坏死,汇管区周围纤维增生,肝小叶结构完整。

2. 中度慢性肝炎 较轻度慢性肝炎的肝细胞坏死明显。除严重碎片状坏死外,出现桥接坏死,肝小叶内有桥形纤维带形成,小叶结构大部分保存。

3. 重度慢性肝炎 较中度慢性肝炎严重,显微镜下可见重度碎片状坏死、大面积桥接坏死,肝细胞不规则再生,纤维间隔分割肝小叶,导致小叶结构紊乱。

(三)重型肝炎

重型肝炎以肝细胞广泛坏死为主要特征,起病急,病变进展迅速,病程短。根据病程可分为急性重型肝炎和亚急性重型肝炎。

1. 急性重型肝炎 病变发展迅猛,病程大多为 10 天左右,患者病死率高。

1)镜下观察 肝细胞坏死严重,呈大块坏死,仅小叶周边部残留少数变性的肝细胞。肝窦明显扩张充血并出血,库普弗细胞增生、肥大,小叶内及汇管区有淋巴细胞和巨噬细胞为主的炎细胞浸润。肝细胞再生不明显。

2)大体观察 肝体积显著缩小,重量减至 600~800 g,质地柔软,被膜皱缩。切面呈黄色或红褐色,又称急性黄(红)色肝萎缩。

3)结局 大量肝细胞坏死可导致:①胆红素大量入血引起黄疸;②凝血因子合成障碍导致出血倾向;③急性肝衰竭。

2. 亚急性重型肝炎　起病较急性重型肝炎稍慢,病程数周至数月。

1) 镜下观察　肝细胞呈亚大块坏死,伴有肝细胞结节状再生。坏死区的网状纤维支架塌陷和胶原纤维化,使再生的肝细胞失去原有的依托呈不规则的结节状,失去原有小叶的结构。小叶内外炎细胞浸润明显,周边部小胆管增生,胆汁淤积形成胆栓。

2) 大体观察　肝不同程度缩小,被膜皱缩,呈黄绿色(亚急性黄色肝萎缩)。病程长者可见大小不一的结节,质地略硬。

3) 结局　亚急性肝功能不全,病程较长者可形成坏死后性肝硬化。

(四) 携带者状态(carrier state)

此类患者仅为病毒抗原阳性,无明显的肝细胞损伤,为无明显症状或仅有轻微临床表现的慢性病毒性肝炎。携带者状态多由 HBV、HCV、HDV 感染所致,我国多为 HBV 感染。若为 HBV 感染,镜下可见毛玻璃样肝细胞。

第四节　肝　硬　化

肝硬化(cirrhosis of liver)是由各种原因所致的肝脏疾病的终末期病变,其特点是弥漫性肝细胞变性坏死、广泛的纤维组织增生和肝细胞结节状再生,这 3 种改变反复交错进行,使得正常肝小叶结构和血液循环途径被改建,最终使肝脏变形、变硬而形成肝硬化。大多数患者发病年龄在 20～50 岁,男女发病率无明显差别。国际形态分类将肝硬化分为大结节型、小结节型、大小结节混合型及不全分割型 4 型。我国常采用的是结合原因、病变特点以及临床表现的综合分类方法,常见的有以下 3 种肝硬化类型。

一、门脉性肝硬化

门脉性肝硬化(portal cirrhosis)是临床上最常见的一种肝硬化,可由多种原因引起,在欧美以长期酗酒者引起的酒精性肝硬化多见,在我国及日本,病毒性肝炎则是其主要原因。

(一) 原因及发生机制

1. 病毒性肝炎　这是我国肝硬化患者的主要原因,尤其是 HBV 和 HCV 肝炎与肝硬化的发生有密切关系。

2. 慢性酒精中毒　长期酗酒是引起肝硬化的另一个重要因素,在欧美一些国家更为突出。由于酒精在体内代谢过程中产生的乙醛对肝细胞有直接毒害作用,使肝细胞发生脂肪变性而逐渐进展为肝硬化。

　拓展阅读15-2　酒精性肝损害

3. 营养不良　如食物中长期缺乏蛋氨酸或胆碱类物质时,使肝脏合成磷脂障碍而经过脂肪肝逐渐发展为肝硬化。

4. 有毒物质的损伤作用　许多化学物质可以损伤肝细胞,如四氯化碳、磷、砷等,如长期作用可致肝脂肪变性和弥漫性中毒性肝坏死,继而出现肝细胞结节状再生,形成肝硬化。

上述各种因素均可引起肝细胞弥漫性损害,如长期作用、反复发作,可导致肝细胞坏死、增生和胶原纤维增生。肝小叶内网状支架塌陷后,使再生的肝细胞不能沿原有支架排列,而形成不规则的再生肝细胞结节。广泛增生的胶原纤维一方面向肝小叶内伸展,分割肝小叶;另一方面与肝小叶内的胶原纤维连接形成纤维间隔包绕原有的或再生的肝细胞团,形成假小叶。这些病变随着肝细胞不断坏死与再生而反复进行,最终形成弥漫全肝的假小叶,并导致肝内血液循环改建和肝功能障碍而形成肝硬化。

(二) 病理变化

1. 大体观察　病变早、中期肝体积正常或略大,质地稍硬;后期肝体积缩小,重量减轻(由正常的 1 500 g 减至 1 000 g 以下),质地硬,肝脏变为褐色、皱缩。肝表面及切面见弥漫性分布的小结节,结节大小相近,直径多在 0.1～0.5 cm,最大直径一般不超过 1.0 cm。结节之间有纤维组织包绕。

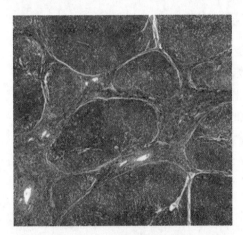

图 15 - 7　肝硬化假小叶

注　纤维组织分割原来的肝小叶,并包绕成大小不等的圆形或者椭圆形的肝细胞团形成假小叶,假小叶内中央静脉常缺如、偏位,也可以多个,汇管区也可以位于假小叶内。

2. 光镜观察　正常肝小叶结构被破坏,广泛增生的纤维组织将肝细胞再生结节分割包绕成大小不等、圆形或椭圆形的肝细胞团,称为假小叶(pseudolobule)(图 15 - 7)。假小叶的形成是肝硬化的重要形态学标志。假小叶内肝细胞索排列紊乱,肝细胞较大,核大、染色较深,常出现双核肝细胞。小叶中央静脉缺如、偏位或有 2 个以上,假小叶中有时有汇管区。假小叶周围的纤维组织形成纤维间隔,纤维间隔较窄,粗细均匀,其中有多少不等的慢性炎细胞浸润,还可见到新生的小胆管及淤胆和无管腔的假胆管。

(三) 病理与临床的联系

📖 **在线案例 15 - 1**　患者精神萎软、反应迟钝,腹部膨隆、腹壁浅静脉怒张,腹水

1. 门静脉高压　肝硬化时引起门静脉高压是由于肝内血管系统被破坏改建引起:①肝内肝动脉小分支与门静脉小分支形成异常吻合支,形成动脉性高压,汇入肝血窦,造成窦前性阻塞;②肝脏的纤维结缔组织增生和窦周纤维化,使得肝血窦闭塞,门静脉循环受阻,引起窦性阻塞;③肝硬化时小叶下静脉受到假小叶的压迫,使得肝血窦内的血不易流出,从而门静脉的血流入肝血窦受阻,形成窦性阻塞。门静脉高压使门静脉所属器官的静脉血回流受阻,其临床表现主要有以下几点。

1）腹水 为漏出液,指腹腔内液体的过多积聚,液体淡黄色、澄清透明。长期严重的腹水经横膈淋巴管进入胸腔引起胸腔积液。发生机制:①门静脉系统的毛细血管流体静压升高,管壁通透性增高,使水、电解质和部分血浆蛋白漏入腹腔;②肝硬化时肝细胞功能障碍,白蛋白合成减少,导致血浆胶体渗透压降低,促使血浆向血管外流动;③门脉高压使肝窦内压力增高,促使液体进入窦周隙,淋巴液生成增多,通过肝包膜渗滤入腹腔;④肝功能障碍使肝脏对醛固酮和抗利尿激素灭活作用减弱,出现继发性高醛固酮血症和抗利尿激素增多,导致钠、水潴留,促进腹水形成。

2）侧支循环形成 因门静脉内压力增高,正常需经门静脉回流的血液不得不经侧支循环而分流(图 15 - 9)。

（1）食管下段静脉丛曲张:门静脉血经胃冠状静脉、食管静脉丛、奇静脉入上腔静脉,导致食管下段静脉丛曲张。如果食管下段静脉丛曲张发生破裂,可引起大呕血,这是肝硬化患者常见的死亡原因。

（2）直肠静脉丛曲张:门静脉血经肠系膜下静脉、直肠静脉丛、髂内静脉进入下腔静脉,引起直肠静脉丛曲张形成痔,该静脉丛破裂可引起便血。

（3）脐周及腹壁静脉曲张:门静脉血经附脐静脉、脐周静脉网而后向上经胸腹壁静脉进入上腔静脉,向下经腹壁下静脉进入下腔静脉,引起脐周浅静脉高度扩张,形成"海蛇头"现象。

3）脾大 脾静脉回流受阻,使脾因长期淤血及结缔组织增生而肿大,有时可达1 000 g,淤血性脾大常继发脾功能亢进,致血细胞的破坏增加、全血细胞减少,严重时可有贫血及牙龈出血、鼻衄等。

4）胃肠道淤血 长期的静脉回流不畅会导致胃肠道淤血、水肿,从而影响胃肠的消化、吸收功能,患者可出现食欲不振、腹胀等症状。

2. 肝功能障碍 肝细胞持续反复的损伤及肝内血液循环障碍可以引起进行性肝功能不全。如果肝细胞的再生不能完全弥补和代偿肝细胞的损伤时,临床上就会出现肝功能不全的症状,表现为以下几个方面。

1）黄疸 因肝细胞坏死、肝内胆管胆汁淤积,胆色素入血,临床上出现眼睑、皮肤、巩膜黄染(黄疸),多见于肝硬化晚期。

2）低白蛋白血症 肝细胞受损伤后,合成白蛋白的功能降低,使血浆白蛋白减少,可出现血白/球蛋白比值降低,甚至倒置。

3）出血倾向 因肝细胞大量坏死,肝合成凝血酶及凝血因子不足,以及脾功能亢进对血小板破坏加重而出现。患者可出现鼻衄,牙龈、黏膜、浆膜出血及皮下瘀斑。

4）雌激素代谢异常 肝功能不全时雌激素灭活不足,体内雌激素水平增高,造成局部毛细血管扩张而出现肝掌、蜘蛛痣,在男性可引起乳腺发育、睾丸萎缩等;女性可出现月经不调。肝掌是指在患者手掌掌面大鱼际、小鱼际、指尖及基部呈现红色。蜘蛛痣是指在患者的颈部、面部和上胸部出现蜘蛛状血管痣,是由于雌激素水平升高,小动脉扩张所致。

5）肝性脑病　是肝功能极度衰竭的结果,严重者可出现深度昏迷及死亡,是肝硬化患者死亡的又一主要原因。肝性脑病形态学改变较轻,主要为脑水肿及星形胶质细胞反应。

二、坏死后性肝硬化

坏死后性肝硬化(postnecrotic cirrhosis)是在肝实质发生大片坏死的基础上形成,表现为大结节型肝硬化或大小结节混合型肝硬化。大部分为 HBV、HCV 感染所致的亚急性重型肝炎转变而来,药物及化学物质中毒也可导致坏死后性肝硬化。

(一) 原因及发生机制

1. 病毒性肝炎　多由亚急性重型肝炎迁延而来;慢性肝炎反复发作过程中,若坏死严重,也可发展为坏死后性肝硬化。

2. 药物及化学物质中毒　某些药物或化学物质可引起肝细胞弥漫性中毒性坏死,继而出现结节状再生而发展为坏死后性肝硬化。

(二) 病理变化

1. 大体观察　肝体积不对称缩小,变形明显,常以肝左叶缩小为甚,重量减轻,质地变硬。表面有较大且大小不等的结节,直径多在 1～3 cm,最大结节直径可达 6 cm。结节呈黄绿或黄褐色,切面见结节由较宽的纤维条索包绕,纤维条索宽窄不一。

2. 光镜观察　正常肝小叶结构破坏,代之以大小不等的假小叶。假小叶内肝细胞常有不同程度的变性、胆色素沉积及坏死。假小叶间的纤维间隔较宽且厚薄不均,其中炎细胞浸润、小胆管增生较显著。

(三) 病理与临床的联系

坏死后性肝硬化因肝细胞坏死较严重,因而肝功能障碍较门脉性肝硬化明显且出现较早,而门脉高压症状较轻且出现晚。本型肝硬化的癌变率较门脉性肝硬化高。

三、胆汁性肝硬化

胆汁性肝硬化(biliary cirrhosis)是指由于肝内、外胆道系统阻塞,长期胆汁淤积而发生的肝硬化,临床相对少见,分为继发性胆汁性肝硬化和原发性胆汁性肝硬化两类。

(一) 原因及发生机制

1. 胆道系统阻塞　继发性胆汁性肝硬化的发病原因,如胆结石、胆管癌、胰头癌或先天性肝外胆道闭锁等,使肝外胆道受压、闭塞,引起胆管管腔狭窄或者闭锁。儿童患者常为肝外胆道先天性闭锁、胆总管囊肿。

2. 自身免疫反应　可能为原发性胆汁性肝硬化的发病原因,原发性胆汁性肝硬化又称为慢性非化脓性破坏性胆管炎。患者体内可以查到对肝脏胆管的自身抗体。

(二) 病理变化

1. 继发性胆汁性肝硬化　肉眼观察:肝脏体积增大、表面平滑或细颗粒状、硬度增加,因胆汁淤积,肝脏外观常呈深绿色或者绿褐色。镜下观察:肝细胞内有胆色素沉积,胞质疏松、透亮呈网状,核浓缩、消失,肝细胞坏死,称"羽毛样坏死"。毛细胆管内可见胆栓,坏死区胆管破坏,致胆汁外溢形成"胆汁湖"。汇管区胆管扩张、小胆管增生,纤维组织增生及小叶改建较门脉性及坏死后性肝硬化为轻,可伴有胆道感染,汇管区增生的纤维组织内可见大量中性粒细胞浸润,有时有微小脓肿形成。

2. **原发性胆汁性肝硬化** 肉眼观察,肝脏体积增大,呈暗绿色,肝表面可见细小颗粒状结节。镜下观察,病变主要累及汇管区的小胆管,而肝内外的大胆管无明显病变。小叶间胆管上皮细胞可发生空泡变性或坏死,较多淋巴细胞浸润,继而发生小胆管破坏、胆汁淤积、纤维组织增生并分隔肝小叶,最终发展成肝硬化。

(三)病理与临床的联系

胆汁性肝硬化主要表现为慢性阻塞性黄疸、肝大。因胆汁刺激,可引起皮肤瘙痒,也可伴有高脂血症和皮肤黄色瘤。

第五节 消化系统常见肿瘤

一、食管癌

食管癌(carcinoma of esophagus)是由食管黏膜上皮或腺体发生的恶性肿瘤,是我国常见肿瘤之一。食管癌的发生有明显的地域性,我国华北及西北地区多见。患者年龄多在 40 岁以上,男性多于女性。临床主要症状是哽噎和进行性吞咽困难。

(一)原因及发生机制

食管癌主要包括鳞癌和腺癌两种类型,两者的发生有所不同。

1. **饮食与环境因素** 饮食因素在本病的原因中较为重要,曾认为饮酒、吸烟及过热饮食习惯与本病发生有关。在我国高发区的某些粮食及食品中含有一定量的亚硝胺,其检出率高于非高发区。亚硝胺类化合物可以选择性诱发动物食管癌。另外,高发区居民食物常被真菌污染,霉变食物能诱发大鼠前胃鳞状细胞癌。环境因素可能是引起食管癌的间接原因,如一些高发区的地质土壤中钼等微量元素存在缺乏的现象。长期食用过热、过硬及粗糙的食物可损伤食管黏膜,也可能与食管癌的发病有关。

2. **慢性炎症** 长期不愈的食管炎症有可能是食管癌的发病原因。

3. **遗传因素** 食管癌有家族聚集现象。例如,广东省潮汕地区食管癌高危人群和河南省食管癌高危人群有密切的血缘关系,潮汕地区食管癌高危人群经历史谱系记载和分子生物学研究确定是古中原汉族后裔,提示食管癌的发生与遗传有一定的关系。

(二)病理变化

食管癌的发生部位以食管中段最多见(50%),下段次之(30%),上段最少(20%)。

食管癌可分为早期和中晚期两类。

1. 早期食管癌 患者常无明显临床症状。早期食管癌大体观察变化不明显,钡餐检查食管基本正常或管壁轻度局限性僵硬,病变局限,多为原位癌或黏膜内癌,也有部分病例癌组织侵及黏膜下层,但未侵犯肌层,无淋巴结转移。组织学类型几乎均为鳞癌。

早期食管癌如及时手术,患者的 5 年存活率在 90% 以上,预后较好。由于早期癌临床症状不明显常难诊断,当有可疑症状出现时可通过食管拉网脱落细胞学检查,检出癌细胞以确诊。

2. 中晚期食管癌 又称进展期食管癌。此期患者已出现临床症状,如吞咽困难等。大体观察:形态可分为以下类型(图 15 - 8)。

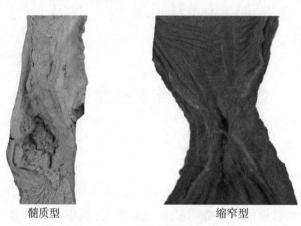

髓质型　　　　　　　　　　　　　缩窄型

图 15 - 8　中晚期食管癌的大体类型

1)蕈伞型 肿瘤为卵圆形扁平肿块,如蘑菇状突入食管腔内。肿块表面可有浅溃疡,底部常仅累及浅肌层。

2)溃疡型 肿瘤表面形成溃疡,溃疡外形不整,边缘隆起,底部凹凸不平,深达肌层。

3)髓质型 肿瘤在食管壁内浸润性生长,使食管壁均匀增厚,管腔变窄。切面癌组织为灰白色,质地较软似脑髓组织,表面可形成浅表溃疡。此型最多见。

4)缩窄型 癌组织在食管壁内浸润生长,累及食管全周,伴管壁纤维组织显著增生。纤维组织收缩,形成明显的环形狭窄,狭窄上端食管腔明显扩张。

髓质型和缩窄型均为浸润型,只是癌细胞和纤维结缔组织所占比例不同而导致肿瘤的质地不同。

组织学上食管癌有鳞状细胞癌、腺癌、小细胞癌、腺鳞癌(adenosquamous carcinoma)等类型。中国人以鳞状细胞癌最多见,约占食管癌的 90%;腺癌次之,占 5%～10%。

(三) 播散方式

1. 直接蔓延 癌组织穿透食管壁直接蔓延侵入邻近器官。食管上段癌可侵入喉部、气管和颈部软组织;中段癌多侵入支气管、肺;下段癌常侵入贲门、膈、心包等处。受浸润的器官可发生相应的合并症,如大出血、化脓性炎、食管-支气管瘘等。

2. 淋巴转移 癌细胞沿食管淋巴引流途径转移。上段癌常转移至食管旁、颈部及上纵隔淋巴结;中段癌多转移至食管旁及肺门淋巴结;下段癌常转移至食管旁、贲门及腹腔淋巴结。晚期食管各段肿瘤均可转移至锁骨上淋巴结。

3. 血行转移 主要见于晚期患者,以转移至肝及肺为最常见。

(四)病理与临床的联系

早期食管癌因无明显肿块,故常无临床症状;随着肿块增大逐渐阻塞食管腔,临床上患者出现进行性加重的吞咽困难、疼痛及体重下降,最终因恶病质、全身衰竭而死亡。进展期癌侵入食管壁及周围淋巴系统后极易播散,所以早期诊断、早期手术对患者至关重要。

二、胃癌

胃癌(gastric cancer)是消化道最常见的恶性肿瘤之一。在亚洲、北欧、南美等地区的许多国家,胃癌的发病率和患者的死亡率居各类肿瘤之首。在我国许多地区的恶性肿瘤死亡统计中,胃癌居前第一、二位。胃癌患者的好发年龄为 40～60 岁,男女之比为(2～3):1。临床表现为食欲不振、胃酸缺乏、贫血以及上腹部肿块等。

(一)原因及发生机制

1. 环境因素 胃癌的发生可能主要与环境因素有关。胃癌的发生有一定的地理分布特点,胃癌高发地区的发病率是美国和西欧等低发病地区的 4～6 倍。流行病学研究结果显示,从高发区移民到低发区,其下一代胃癌发病率下降;由低发区移民到高发区,其下一代胃癌发病率升高。

2. Hp 感染 近年研究表明,Hp 感染与胃癌的发生有关。Hp 引起肿瘤性转变的机制尚不清楚,有可能为慢性炎症产生了损伤 DNA 的自由基,引起基因的突变,并使细胞增生。也有认为其发生是一个多步骤的过程,多种基因改变的累积最终导致胃癌的发生。

3. 亚硝基类化合物 饲喂大鼠、小鼠和犬等动物,可成功诱发胃癌。

4. 其他因素 长期未治愈的慢性胃病,包括慢性萎缩性胃炎、胃息肉、胃溃疡伴有异型性增生和肠上皮化生是胃癌发生的病理基础。

(二)病理变化

胃癌细胞主要来自胃腺颈部和胃小凹底部的干细胞。胃癌的好发部位在胃窦部小弯侧(约占 75%),其次位于胃底贲门部和胃体部。按病理变化及进展程度可将胃癌分为早期胃癌和进展期胃癌两类。

1. 早期胃癌 不论肿瘤面积大小,是否有胃周围淋巴结转移,只要病变局限于黏膜层或黏膜下层均称为早期胃癌。早期胃癌中,病灶直径≤0.5 cm 者称微小癌,0.6～1.0 cm 者称小胃癌。早期胃癌患者术后 5 年生存率达 80%～90% 甚至以上,10 年生存率约为 75%,小胃癌及微小胃癌手术后患者 5 年生存率为 100%。

1) 大体形态分型

(1) 隆起型(Ⅰ型):肿瘤从胃黏膜表面显著隆起或呈息肉状。

(2) 表浅型(Ⅱ型):肿瘤表面较平坦,隆起不显著。

(3) 凹陷型(Ⅲ型):肿瘤形成溃疡状,但溃疡的深度局限在黏膜下层内;或见溃疡较深,但癌细胞仅局限在溃疡周边,黏膜下层以下未见癌细胞。

2) 组织学分型　早期胃癌以管状腺癌最多见,其次为乳头状腺癌,未分化型癌最少。

2. 进展期胃癌　癌浸润超过黏膜下层到达肌层或更远者称进展期胃癌。进展期胃癌患者预后较差,5 年生存率约为 10%。癌组织浸润越深,患者的预后越差。

1) 大体形态分型　如图 15-9 所示。

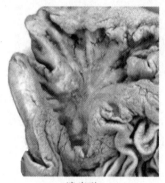 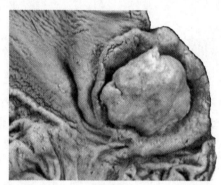

溃疡型　　　　　　　　　　　　　　　蕈伞型

图 15-9　中晚期胃癌的大体类型

(1) 息肉型或蕈伞型:癌组织向黏膜表面生长呈息肉状或蕈状,突入胃腔内。

(2) 溃疡型:部分癌组织坏死脱落,形成溃疡。溃疡一般多呈皿状,有的边缘隆起,如火山口状。伴有溃疡形成的胃癌有时须与消化性溃疡鉴别(表 15-4)。

表 15-4　恶性溃疡和良性溃疡的区别

特征	恶性溃疡	良性溃疡
外形	不规则或火山喷口状	圆或椭圆
大小	直径>2 cm	直径≤2 cm
深度	较浅(底有时高出胃黏膜)	较深(底部可达肌层)
边缘	不规则,隆起	整齐,不隆起
底部	凹凸不平,出血,坏死	平坦,清洁
周围黏膜	皱襞中断或增粗呈结节状	皱襞向溃疡集中

(3) 浸润型:癌组织向胃壁内呈局限或弥漫浸润,与周围正常组织无明显边界。当弥漫浸润时致胃壁增厚、变硬、胃腔缩小,黏膜皱襞大部消失。典型的弥漫浸润型胃癌其胃的形状似皮革制成的囊袋,因而有革囊胃之称。

（4）胶样癌（colloid carcinoma）：为肉眼观癌组织呈半透明的胶冻状，系癌细胞分泌大量黏液所致。

2）组织学类型　主要为腺癌。WHO 将胃癌的组织学类型分为乳头状腺癌、管状腺癌、黏液腺癌、低黏附性癌和混合性癌等。

（三）播散方式

1. **直接播散**　浸润到胃浆膜层的癌组织，可直接播散至邻近器官和组织，如肝、胰腺及大网膜等。

2. **淋巴转移**　为胃癌转移的主要途径，首先转移到局部淋巴结，其中以胃小弯侧的胃冠状静脉旁淋巴结及幽门下淋巴结最为多见。由前者可进一步播散到腹主动脉旁淋巴结、肝门处淋巴结而达肝内；由后者可达胰头上方及肠系膜根部淋巴结。转移到胃大弯淋巴结的癌瘤可进一步播散到大网膜淋巴结。晚期癌细胞可经胸导管转移到锁骨上淋巴结，且以左锁骨上淋巴结多见。

3. **血行转移**　多发生于晚期，常经门静脉转移到肝，其次是肺、骨及脑。

4. **种植转移**　胃癌特别是胃黏液癌浸润至胃浆膜后，癌细胞可脱落到腹腔，种植于腹壁及盆腔器官腹膜上。有时种植于卵巢形成转移性癌，称克鲁肯贝格（Krukenberg tumor）瘤，该瘤除通过种植而形成外，也可经后腹膜淋巴管转移而来。

三、结直肠癌

结直肠癌（colorectal cancer）又称大肠癌，是大肠黏膜上皮和腺体发生的恶性肿瘤，发生率在消化管癌中仅次于胃癌和食管癌，在欧美国家的发病率较高。由于生活方式和饮食结构的变化，近年来我国结直肠癌的发病率有逐渐上升趋势。结直肠癌多发生于 60～70 岁，而中青年的发病率逐渐上升。年轻人患结直肠癌可能与先前存在溃疡性结肠炎或家族性息肉综合征有关。男女性比为 2∶1。临床上患者常有贫血、消瘦、大便次数增多、黏液血便、腹痛、腹块或肠梗阻等表现。

（一）原因和发生机制

结直肠癌的发生是环境和遗传因素相互作用的结果。

1. **饮食因素**　高脂肪、过于精细、低纤维的食物与本病发生有关。因为这些少消化残渣的食物使粪便硬结，不利于排出，粪便中一些降解后具有潜在毒性和致癌性副作用的物质与肠壁作用的时间延长，进而导致癌变。

2. **遗传因素**　结直肠癌分遗传性和非遗传性（散发性）。遗传性结直肠癌的发生主要由遗传因素所决定，主要有两类：①家族性腺瘤性息肉病（FAP）（图 15 - 10）癌变，其发生是由于 *APC* 基因的突变；②遗传性非息肉病性结直肠癌，其发生是由于错配修复基因（mismatch

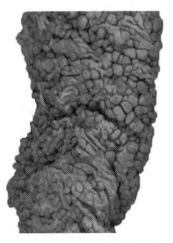

图 15 - 10　结肠多发性息肉病

repair genes)的突变。散发性结直肠癌发生则因环境和遗传因素在不同地区、不同患者之间作用的比重而有差异。

3. 伴有肠黏膜增生的慢性肠疾病　如肠息肉状腺瘤、增生性息肉病、幼年性息肉病、绒毛状腺瘤、慢性血吸虫病及慢性溃疡性结肠炎等,由于黏膜上皮过度增生而发展为癌。

目前认为结直肠癌发生的机制除少数遗传性肿瘤外,绝大多数肿瘤的发生需要多基因改变的相互作用,如 *APC*、*ras*、*p53*、*p16*、*DCC*、*MCC*、*DPC4* 等,属于多步癌变机制。

(二) 病理变化

结直肠癌好发部位以直肠为最多(50%),其次为乙状结肠(20%)、盲肠及升结肠(16%)、横结肠(8%)和降结肠(6%)。肿瘤限于黏膜下层,无淋巴转移者称早期结直肠癌。肿瘤已累及肠壁肌层者称进展期结直肠癌。

1. 大体形态分型

1) 隆起型　又称息肉型或蕈伞型。肿瘤呈息肉样或蕈伞状向肠腔突出,有蒂或为广基,肿瘤表面常发生坏死和溃疡。这种类型的肿块常发生于右半结肠。

2) 溃疡型　肿瘤表面形成溃疡,溃疡形态不规则,直径多在 2 cm 以上,如肿瘤外形似火山口,中央坏死形成深溃疡,边缘呈围堤状隆起于黏膜表面,称为局限溃疡型。如肿瘤向肠壁深层浸润而形成深的溃疡,且溃疡底大,边缘由肠黏膜围绕,稍显斜坡形隆起,称之为浸润溃疡型。

3) 浸润型　肿瘤向肠壁深层弥漫浸润,常累及肠管全周,使局部肠壁增厚,表面常无明显溃疡。有时肿瘤伴有纤维组织增生使肠管管腔周径缩小,形成环形狭窄。这种类型的肿块常见于左半结肠。

4) 胶样型　肿瘤外观及切面均呈半透明胶冻状。

2. 组织学分型　可有多种类型的腺癌,包括乳头状腺癌、管状腺癌、黏液腺癌、印戒细胞癌和未分化癌等。肛管部位可发生鳞状细胞癌和腺鳞癌等。

(三) 播散途径

1. 直接播散　当癌组织侵及浆膜后,可直接蔓延到邻近器官,如前列腺、膀胱和腹膜等部位。

2. 淋巴转移　结直肠癌首先转移到结肠旁等淋巴结,再沿淋巴管转移到主动脉旁淋巴结,甚至远处淋巴结。直肠癌常转移至腹股沟淋巴结。

3. 血行转移　晚期结直肠癌可经血行转移到肝、肺、骨等。

4. 种植转移　除直肠癌外,位于腹腔内的结肠癌侵及浆膜并穿透浆膜后可脱落到腹腔,发生种植转移,常见的部位为膀胱直肠陷凹和子宫直肠陷凹。

(四) 分期与预后

结直肠癌的预后与肿瘤的分期有关,WHO 推荐使用 TNM 分期,但最经典和简明的是杜克(Dukes)分期。Dukes 分期依据结直肠癌的癌变播散范围以及有无局部淋巴结与远隔脏器转移而定。

WHO肿瘤分类对结直肠癌的定义为,肿瘤组织只有侵犯黏膜肌层到达黏膜下层称为癌;肿瘤组织只要不超过黏膜肌层,称为上皮内瘤变;肠腺的上皮重度非典型增生和原位癌归入高级别上皮内瘤变(high-grade intraepithelial neoplasia)。肿瘤组织如果未突破黏膜肌层,患者的 5 年存活率高达 100%;而肿瘤细胞一旦浸润到黏膜下层,患者的 5 年存活率则明显下降。

四、原发性肝癌

原发性肝癌(primary carcinoma of liver)指发生于肝脏的上皮性恶性肿瘤,一般包括肝细胞性肝癌、胆管细胞癌和混合型肝癌 3 种。肝细胞癌(hepatocellular carcinoma,HCC)在我国发生率较高,多见于 50 岁左右,男性较女性多见。临床上常表现为腹痛、腹水、黄疸和肝大。高发区,甲胎蛋白阳性率可在 75% 以上,含量比正常高出 100 倍以上。胆管细胞癌(cholangio cellular carcinoma)约占原发性肝癌的 20%。一般发生于老年人,两性无明显差别。混合型肝癌(mixed primary carcinoma of liver)是指具有肝细胞癌和胆管细胞癌两种成分同时存在的肝癌,此型仅占肝癌的不足 1%。

(一)原因及发生机制

1. 肝炎病毒感染

1)HBV 感染 与肝细胞癌的发生关系密切,慢性 HBV 人群中肝细胞癌的发生率是正常人群的 100 倍。目前认为 *HBV* DNA 可整合到肝癌细胞的染色体 DNA 中,HBV 基因组中的 *X* 基因可与 P53 结合并使 P53 功能失活。此外,应用乙肝疫苗可有效降低肝细胞癌的发生率,这些都直接或间接证明 HBV 和肝细胞癌发生关系密切。

2)HCV 感染 与肝细胞癌亦有密切关系。目前认为 *HCV* 基因突变率较高,尚无证据表明 HCV 整合到肝癌细胞基因组内。但有证据提示肝癌的发生与 HCV 的直接细胞毒作用和宿主介导的免疫损伤有关。

2. 肝硬化 70%~90% 的肝细胞癌发生于肝硬化基础上,绝大多数为大结节型,继发于酒精性肝病、血色病和胆汁性肝硬化者可为小结节型。我国的肝癌常合并肝硬化,尤其是 HBV 引起的肝硬化。据统计,一般需要经 7 年左右肝硬化可以发展为肝细胞癌。

3. 其他因素 如年龄、性别、化学物、激素、酒精、营养和遗传等都与肝细胞癌的发生有一定的关系。

1)酒精 是肝癌的致癌因子,间接经由肝硬化而后在修补过程中产生肝细胞癌。

2)黄曲霉素 B_1 常出现在发霉的谷物中,尤其是花生等食物中。食物中黄曲霉素的含量增高,尤其在慢性 HBV 的情况下可使肝细胞癌的发生率增高 50 倍。动物试验显示,黄曲霉素 B_1 可与细胞 DNA 共价结合引起原癌基因或抑癌基因的突变,尤其是 *P53* 基因。

3)遗传性代谢性疾病 如糖原贮积病,尤其是 I 型,在原来腺瘤性增生的基础上可发生肝细胞癌。α_1-抗胰蛋白酶缺乏症中男性纯合子易发生肝细胞癌。遗传性酪氨酸血症中有 18%～35% 发生肝细胞癌。在迟发性皮肤卟啉病（PCT）中肝细胞癌的发生率为 7%～47%。遗传性血色病、肝豆状核变性等可偶尔发生肝细胞癌。

与胆管细胞癌相关的发病因素有：肝寄生虫尤其是华支睾吸虫、肝胆管结石、炎症性肠病、原发性硬化性胆管炎、EB 病毒感染、HCV 感染、二氧化钍和接触胆管造影剂等有关。

（二）病理变化

1. 大体形态分型

1）巨块型　单个巨块状，直径＞10 cm，多位于肝右叶，肿块周围常有散在的卫星状瘤结节（图 15-11），巨块切面中心常有出血、坏死。本型一般不合并肝硬化或者仅合并轻度肝硬化。

2）结节型　多发结节状，直径数毫米至数厘米，大小不等，可相互融合成较大的结节。此型最常见，常合并肝硬化。

3）弥漫型　癌组织弥漫累及大部分甚至整个肝脏，结节不明显，常发生于肝硬化基础上，形态上与肝硬化容易混淆。此型较少见，仅占 1% 左右。

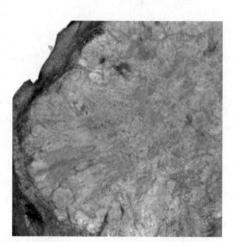

图 15-11　巨块型肝癌大体形态

4）小肝癌型　早期肝癌也称小肝癌，是指单个癌结节直径＜3 cm 或癌结节数目不超过 2 个，直径总和≤3 cm 的肝癌。癌结节呈球形或分叶状，灰白色质较软，切面无出血坏死，与周围组织界限清楚。大多数病例属于早期肝癌。

肝细胞癌一般质软，黄白色，常有出血坏死，偶尔可有淤胆而呈绿色。有的肿瘤可有包膜。肿瘤常常侵入门脉系统形成门静脉瘤栓，晚期病例几乎均有门静脉瘤栓。

胆管细胞癌的肿块通常灰白、实性、硬韧。大多数表现为肝内灰白色结节或融合的结节。常见结节中有坏死和瘢痕。累及肝门者主要表现为肝脏明显淤胆、胆汁性肝硬化和继发性胆道感染。有时胆管内可见结石或寄生虫。

2. 组织学分型

1）肝细胞癌　发生于肝细胞，最多见，可呈高分化和低分化。高分化时癌细胞与正常肝细胞相似，多排列成条索状或巢状，并可有假腺样或腺泡状结构，癌细胞间可有血窦样腔隙，间质少。低分化时主要以实性生长类型为主，其间少有血窦样腔隙，仅见裂隙样血管。癌细胞核质比例明显增大，常见明显的异型性，包括畸形的瘤巨细胞。

2）胆管细胞癌　发生于肝内胆管上皮的恶性肿瘤，大多数为分化不同程度的腺癌，可分为高分化、中分化和低分化。发生于较大胆管者，可形成乳头状。肿瘤常有丰富的间质反应，甚至出现局部钙化。大多数肿瘤均可见多少不等的黏液。

3）混合细胞型肝癌　具有肝细胞癌及胆管细胞癌两种结构，最少见。黏液染色在胆管癌区域为阳性。

（三）播散方式

肝癌首先在肝内蔓延和转移。癌细胞易于侵犯门静脉系统并沿门静脉播散，在肝内形成转移结节，还可逆行蔓延至肝外门静脉主干，形成癌栓，引起门静脉高压。肝外转移主要通过淋巴管转移至肝门淋巴结、上腹部淋巴结和腹膜后淋巴结。晚期可通过肝静脉转移至肺、肾上腺、脑和骨等。肝癌细胞从肝表面脱落可在腹膜及腹腔脏器发生种植转移。

原发性肝癌预后不良，平均存活期仅为 7 个月，可因恶病质、胃肠道出血、肝衰竭或肿瘤破裂而死亡。因此应早发现、早治疗。部分无转移病例可经肝移植治疗。预防 HBV 感染是减少肝癌发病的重要措施。

第六节　肝性脑病

一、概念与分期

（一）概念

肝性脑病（hepatic encephalopathy）是指在排除其他已知脑疾病的前提下，继发于肝功能障碍的一系列严重的神经精神综合征。

由于严重急、慢性肝功能不全，大量毒性产物在体内聚集，经血液循环入脑，引起的中枢神经系统功能障碍，临床上常称为肝昏迷（hepatic coma）。肝昏迷患者的早期表现可逆，主要是人格改变、意识障碍、行为失常和昏迷。由于患者常常是在产生一系列神经精神症状后才进入昏迷状态，而某些患者神经精神症状可持续多年而不产生昏迷，因此称其为肝性脑病更为确切。也有学者提出亚临床性肝性脑病（subclinical hepatic encephalopathy，SHE）的概念，是指无明显肝性脑病的临床表现和生化异常，但心理（智力）测试或诱发电位检查异常的一种潜在脑病形式。患者由于没有任何临床表现而被视为健康人，但在驾驶各种交通工具或从事机械操作和高空作业时，容易发生意外事故和工作差错，患者身心处于危险之中。因此，近年来本病受到重视，有人建议在临床分期上将亚临床型肝性脑病列为 0 期。

（二）分期

肝性脑病的临床表现往往因原有肝病的类型、肝细胞损害的程度、起病的轻重缓急以及诱因的不同而有所差别。一般根据意识障碍程度、神经系统表现和脑电图改变，将肝性脑病自轻微的精神改变到深昏迷分为 4 期（表 15－5）。但是，肝性脑病患者的临床表现常重叠出现，各期之间并无明确的界限，分期的目的只是便于对其进行早期诊断和治疗。

表 15-5　肝性脑病分期

分　期	精神意识	神经体征	脑　电　图
一期(前驱期)	轻度的神经精神症状,抑郁、欣快或焦虑,昼夜颠倒地睡眠	扑翼样震颤(±),病理反射(-),生理反射存在	对称性 θ 慢波
二期(昏迷前期)	定向力、简单计数错误,书写潦草、语言断续、人物概念模糊	扑翼样震颤(+),病理反射(+),肌张力可增强,生理反射存在	对称性 θ 慢波
三期(昏睡期)	昏睡状态(能唤醒)	扑翼样震颤(+),病理反射(+),肌张力明显增强,生理反射存在	对称性 θ 慢波
四期(昏迷期)	昏迷状态	扑翼样震颤(-),病理反射(±),生理反射消失	极慢 δ 波

临床上,肝性脑病按神经精神症状的轻重分为 4 期。

1. **一期(前驱期)**　表现为轻度知觉障碍、精神集中时间缩短、欣快或焦虑、轻微扑翼样震颤等轻微的神经精神症状。

2. **二期(昏迷前期)**　比一期的症状加重,表现为嗜睡、淡漠、时间及空间轻度感知障碍、明显的人格障碍及行为异常、言语不清,明显的扑翼样震颤。

3. **三期(昏睡期)**　表现为明显的精神错乱、时间感知及空间定向障碍、健忘、言语混乱等症状,可昏睡但能唤醒。

4. **四期(昏迷期)**　昏迷且不能唤醒,对疼痛刺激无反应,无扑翼样震颤。

二、发生机制

肝性脑病的发生机制尚不完全清楚,目前的几种假说都有其根据,但也有其片面性,这可能与不同类型肝性脑病的发生和发展过程不同有关。

发生肝性脑病时,患者脑组织通常无明显的特异性组织结构的改变。因此,目前普遍认为,肝性脑病主要是由于肝功能严重障碍及门-体静脉之间侧支循环形成和/或手术分流时,血液中存在的多种毒性物质不能被肝脏清除,或经侧支循环绕过肝脏进入中枢神经系统,引起中枢神经系统的代谢和功能障碍。现将肝性脑病发生机制的几种学说简述如下。

(一) 氨中毒学说

大量临床资料表明,60%~80%的肝性脑病患者有血氨升高。肝硬化患者使用铵盐或尿素等含氮药物或摄入大量蛋白质后,血氨水平升高,并可诱发肝性脑病;相反,若能有效降低血氨,病情多有好转。这些事实表明,肝性脑病的发生与血氨升高有明显关系。增多的血氨可通过血脑屏障进入脑内,干扰脑细胞的代谢和功能,导致肝性脑病。半个世纪以来,氨中毒学说(ammonia intoxication hypothesis)在肝性脑病的发生机制中一直占有支配地位。

1. **血氨升高的原因和机制**　正常人血氨浓度<59 μmol/L(100 μg/dl),其来源和清

除保持着动态平衡。肝性脑病时血氨增高,既可由氨的清除不足,也可由氨的生成过多(产氨增加)所致。其中肝脏清除血氨功能发生障碍是血氨明显增高的重要原因。

1) 氨的清除不足 氨在体内的清除主要依靠肝脏经鸟氨酸循环合成尿素,然后由肾脏排出体外。其次,在外周组织(如肌肉、肝、肾、脑等)氨先后与 α-酮戊二酸、谷氨酸结合生成谷氨酰胺,再经肾脏作用重新释放出氨,一部分进入肾小管腔内,与氢离子结合生成铵,并与氯离子结合形成氯化铵从尿中排出。引起氨的清除不足的原因如下。

(1) 肝脏清除氨的功能减弱:通常,肝脏生成 1.0 mol 尿素能清除 2.0 mol 的氨,同时消耗 3.0 mol 的腺苷三磷酸(ATP)。此外,氨基甲酰磷酸合成酶、鸟氨酸氨基甲酰转移酶等参与尿素的合成。肝功能障碍时,由于 ATP 供给不足、肝内鸟氨酸循环的酶系统严重受损、来自肠道的氨绕过肝脏等原因,肝脏清除氨的功能减弱。临床研究表明,在已建立肝内、外侧支循环的肝硬化患者和门-体静脉吻合后,血氨浓度升高主要由于来自肠道的氨绕过肝脏,直接进入体循环所致。

(2) 氨经肌肉代谢减少:肝功能障碍时,肌肉即成为重要的氨代谢场所。肝硬化患者的肌肉明显萎缩,可促进高氨血症。

(3) 肾脏排氨减少:肝功能障碍特别是伴有碱中毒时,肾小管上皮细胞分泌氢离子减少,致使肾排氨减少。

2) 产氨增加 氨的来源主要取决于肠道蛋白质及尿素肠肝循环的量,氨的生成取决于细菌酶的作用,氨的吸收则取决于肠道内的 pH 值。其次,肾脏和肌肉也能少量产氨。

生理状况下,蛋白质的分解产物氨基酸,在肠道内部经肠道细菌的氨基酸氧化酶分解产生氨。另外,血液中的尿素约 25% 经胃肠黏膜血管弥散入肠腔,经细菌尿素酶作用形成氨,后者再经门静脉重新吸收,即为尿素的肠肝循环。肠内氨的吸收取决于肠内容物的 pH 值。当 pH 值≥6 时,生成的 NH_3 大量吸收,血氨升高;当 pH 值<6 时,以 NH_4^+ 形式随粪便排出体外,血氨降低。肝功能障碍时,引起机体产氨增加的原因如下。

(1) 肠道内含氨成分增多:肝硬化时,由于门静脉回流受阻,消化道淤血致使胃肠蠕动减弱和消化液分泌减少,食物的消化、吸收及排空发生障碍,使肠内积存的蛋白质等含氮成分增多,特别是在高蛋白饮食或上消化道出血后更是如此。

(2) 尿素的肠肝循环增加:慢性肝病晚期常伴有肾功能不全,由此引起氮质血症,血液中的尿素等非蛋白氮含量增高,因而弥散到肠腔的尿素大量增加。

(3) 肠道细菌繁殖增加:消化道淤血、水肿,使肠道细菌生长活跃,分泌的氨基酸氧化酶及尿素酶增多。与此同时,胆汁分泌减少使胆汁酸盐的抑菌作用降低。

(4) 肾脏产氨增加:由于肾小管上皮细胞产生的氨是经肾小管随尿排出还是吸收入静脉血,取决于肾小管内原尿的 pH 值。在临床上,肝硬化腹水患者可发生呼吸性碱中毒或以排钾利尿剂利尿时,可使肾小管上皮细胞排钾增加,氢离子排出减少,尿液 pH 值升高,因而与氨结合生成的铵也减少,氨弥散入血增加。

(5) 肌肉产氨增加:目前认为,肌肉组织中腺苷酸分解是产氨的主要方式之一。当肌肉收缩增强时,这种分解代谢增强,产氨增加。肝性脑病昏迷前期,患者极度不安、躁动、肌肉活动增强,使产氨增加。

2. 氨对脑的毒性作用 氨进入脑内与很多因素有关。NH_3 属弱碱性,当血液 pH 值在正常范围时,铵离子(NH_4^+)的存在方式占 99%,NH_3 仅为 1%,二者存在动态平衡。当血液 pH 值增高时,NH_3 增多。NH_3 为脂溶性,容易透过血脑屏障进入脑内,NH_4^+ 则难以通过。肝硬化患者常因服用排钾利尿剂而又未能及时补钾造成低钾性碱中毒,或因氨增多刺激呼吸中枢,使过度通气而造成呼吸性碱中毒。这些因素均能促进铵转变成氨。低钾性碱中毒时,常见细胞外液 pH 值升高,而细胞内液 pH 值下降,使细胞外氨增多而细胞内减少,故有利于氨向脑细胞内弥散。

此外,进入脑内的氨量也与血脑屏障的通透性有关。肝性脑病时,细胞因子、自由基使血脑屏障的通透性增高。因此,即使血氨不高,进入脑的氨也会增多,表现出严重的肝性脑病的症状。血氨增高对中枢神经系统产生毒性作用的机制包括以下几方面(图 15-16)。

1)干扰脑细胞的能量代谢 脑内能量主要来源于葡萄糖的有氧氧化过程,由于神经活动耗能多,而脑内糖原贮量极少,所以极易导致脑细胞能量供应严重不足。脑内氨增多可干扰脑细胞的能量代谢,不能维持中枢神经系统的兴奋性活动。

肝性脑病发生、发展过程中,尤其是肝性脑病晚期,脑内葡萄糖代谢明显降低。主要表现为糖酵解增强,乳酸堆积,而 ATP 和磷酸肌酸水平降低。进入脑内的氨增多,可引起如下后果:①抑制 α-酮戊=酸脱氢酶,使三羧酸循环反应过程不能正常进行,ATP 产生减少;②α-酮戊二酸经转氨基生成谷氨酸过程,消耗了大量还原型辅酶Ⅰ(NADH),ATP 产生减少;③抑制 PD 的活性,妨碍丙酮酸的氧化脱羧过程,使还原型辅酶Ⅰ和乙酰辅酶 A 生成减少,进而三羧酸循环过程停滞,ATP 生成减少;④大量的氨与谷氨酸结合生成谷氨酰胺,消耗大量 ATP。此外,脑内氨增高可抑制细胞质及线粒体天冬氨酸转氨酶和线粒体苹果酸脱氢酶活性,使细胞内谷氨酸水平明显降低,从而破坏苹果酸-天冬氨酸穿梭过程,能量生成障碍;氨浓度增高可导致位于线粒体膜通透性转换孔(mitochondrial permeability transition pore,MPTP)开放,线粒体膜电位(mitochondrial membrane potential)下降或消失,线粒体肿胀,能量代谢障碍及大量氧自由基生成等,也参与了肝性脑病的发生、发展。

2)影响脑内神经递质的平衡 正常情况下,脑内兴奋性神经递质与抑制性神经递质保持平衡。肝性脑病时,大量氨与 α-酮戊二酸结合生成谷氨酸,后者与氨结合生成谷氨酰胺,使兴奋性递质谷氨酸减少,而抑制性递质谷氨酰胺增加。此外,氨能抑制丙酮酸脱羧酶的活性,使乙酰辅酶 A 生成减少,导致兴奋性递质乙酰胆碱合成减少。肝性脑病初期,谷氨酸的减少,使经谷氨酸脱羧酶催化生成的抑制性递质 γ-氨基丁酸(γ-aminobutyric acid,GABA)减少;晚期,由于高浓度氨抑制 GABA 转氨酶的活性,导致 GABA 代谢转化为琥珀酸的过程障碍,使脑内 GABA 含量增加。目前认为,肝性脑病患者初期的狂躁、精神错乱及抽搐等症状和晚期的嗜睡及昏迷等表现,均和抑制性递质 GABA 先减少后增多相关。由此可见,血氨增高使脑内神经递质平衡失调,兴奋性递质减少,抑制性递质增多,导致中枢神经系统功能紊乱(图 15-12)。

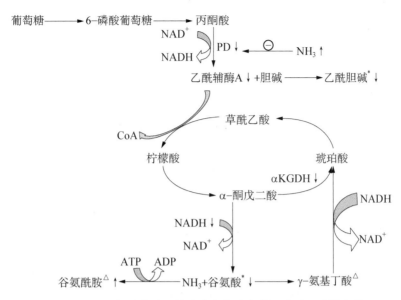

图 15 - 12　血氨升高时肝性脑病患者脑内神经递质及能量代谢

注　*中枢兴奋性递质；△:中枢抑制性递质

3）对神经元细胞膜的直接抑制作用　氨对神经细胞膜上的 $Na^+ - K^+ - ATP$ 酶有干扰作用；NH_4^+ 可以与 K^+ 竞争进入细胞内。这些作用均可影响 Na^+、K^+ 在神经细胞膜内、外的正常分布，从而影响膜电位，干扰神经兴奋及传导活动。

（二）假性神经递质学说

脑干网状结构又称为脑干网状结构上行激动系统，其主要功能是保持清醒状态或维持唤醒功能。去甲肾上腺素和多巴胺等为脑干网状结构中的主要神经递质。肝功能严重障碍时，苯乙胺和酪胺入脑增加。在脑干网状结构的神经细胞内，苯乙胺和酪胺在 β - 羟 化 酶 作 用 下，分 别 生 成 苯 乙 醇 胺（phenylethanolamine）和 羟 苯 乙 醇 胺（octopamine）。苯乙醇胺和羟苯乙醇胺在化学结构上与正常（真性）神经递质-去甲肾上腺素和多巴胺相似，被称为假性神经递质（false neurotransmitter）（图 15 - 13）。

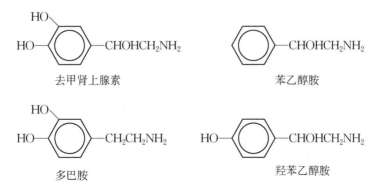

图 15 - 13　正常神经递质和假性神经递质

以下两个方面的依据支持假性神经递质学说（false neurotransmitter hypothesis）的建立。第一，肝性脑病患者脑内多巴胺、去甲肾上腺素等神经递质减少。第二，应用左旋多巴可明显改善肝性脑病患者的状况。左旋多巴可进入，在脑内转变成多巴胺和去甲肾上腺素，使正常神经递质增多，并与假性神经递质竞争，使神经传导功能恢复，有助于维持觉醒。

1. **苯丙氨酸和酪氨酸的代谢**　食物中的蛋白质，经消化后在肠道内分解为多种氨基酸，其中，芳香族氨基酸中的苯丙氨酸与酪氨酸，一部分被直接吸收入血在肝脏代谢脱氨或通过血脑屏障被脑细胞摄取生成多巴胺和去甲肾上腺素（图 15-14）；另一部分未被吸收的，在肠道内经细菌脱羧酶的作用，分别生成苯乙胺和酪胺，这些胺类，大部分在肝脏经单胺氧化酶氧化解毒，也有极少量经血进入中枢神经系统。

$$苯丙氨酸 \xrightarrow[\text{羟化酶}]{\text{苯丙氨酸}} 酪氨酸 \xrightarrow[\text{羟化酶}]{\text{酪氨酸}} 多巴 \xrightarrow[\text{脱羧酶}]{\text{多巴胺}} 多巴胺 \xrightarrow[\text{β-羟化酶}]{\text{多巴胺}} 去甲肾上腺素$$

图 15-14　正常神经递质的生成过程

2. **假性神经递质的产生及其毒性**　肝功能障碍时，由于肝脏解毒功能降低或门-体分流形成，肠道产生的胺类（苯乙胺和酪胺）在肝内清除发生障碍，致使两者在体循环中的浓度增高，大量的苯乙胺和酪胺透过血脑屏障进入脑内，在 β-羟化酶的作用下分别生成苯乙醇胺（phenylethanolamine）和羟苯乙醇胺（octopamine）（图 15-13）。这两种物质在化学结构上与去甲肾上腺素和多巴胺十分相似，可被脑干网状结构中的肾上腺素能神经元摄取、贮存和释放，但其对突触后膜的生理效应很低，仅相当于去甲肾上腺素的 1/10 左右，所以两者被称为假性神经递质。当苯乙醇胺和羟苯乙醇胺在神经突触堆积至一定程度时，则排挤或取代正常神经递质，致使神经传导发生障碍，兴奋冲动不能传至大脑皮层，大脑因此产生异常抑制而出现意识障碍。

但有研究发现，肝硬化患者死后脑组织中多巴胺和去甲肾上腺素与非肝病患者相比并无明显差异，有时非肝病患者的羟苯乙醇胺浓度更高。另外，大鼠脑室内注入羟苯乙醇胺，虽然其浓度提高 20 000 倍以上，且去甲肾上腺素和多巴胺量分别减少 80% 和 92%，但动物的活动状态并无明显变化。

（三）氨基酸代谢失衡学说

学者发现，在肝性脑病患者中，血浆氨基酸浓度明显异常。主要表现为：①支链氨基酸（branch chain amino acid，BCAA）含量降低；②芳香族氨基酸（aromatic amino acid，AAA）含量升高，其中尤以苯丙氨酸和酪氨酸升高显著，脑脊液色氨酸含量大增；③两者比值（BCAA/AAA）可由正常的 3~3.5 下降至 0.6~1.2。肝性脑病患者补充支链氨基酸可缓解患者的神经精神症状，因此研究者提出氨基酸代谢失衡学说（amino acid imbalance hypothesis）。

1. **支链氨基酸和芳香族氨基酸代谢特点**　血浆支链氨基酸是指氨基酸侧链 R 基

团带有侧支的脂肪族氨基酸，包括缬氨酸、亮氨酸和异亮氨酸。血浆芳香族氨基酸是指氨基酸侧链 R 基团带有苯环的氨基酸，包括苯丙氨酸、酪氨酸和色氨酸。在生理情况下，芳香族氨基酸与支链氨基酸都是中性氨基酸，借同一载体转运通过血脑屏障并被脑细胞摄取。支链氨基酸的代谢主要在骨骼肌中进行，胰岛素可促进肌肉组织摄取和利用支链氨基酸。芳香族氨基酸主要在肝脏代谢。

2. 肝功能障碍患者血浆氨基酸代谢失衡的原因　肝功能障碍时，肝细胞灭活胰岛素和胰高血糖素的功能下降，两者浓度均增高，但以胰高血糖素的增多更显著，血中胰岛素/胰高血糖素比值降低，致使体内蛋白质处于高分解状态，大量的氨基酸释放入血。肝功能严重障碍时，芳香族氨基酸的降解能力降低；同时因肝脏的糖异生途径障碍，使芳香族氨基酸转变为糖的能力降低，血中芳香族氨基酸含量增高。支链氨基酸主要在骨骼肌中进行代谢，胰岛素可促进肌肉组织摄取和利用支链氨基酸。肝功能严重障碍，血中胰岛素水平增高，肌肉组织摄取和利用支链氨基酸增强，血中支链氨基酸含量减少。血氨增高亦可增强骨骼肌及脑组织支链氨基酸代谢。当血氨水平升高时，支链氨基酸的氨基通过转氨基作用与 α-酮戊二酸结合生成谷氨酸，进而与自由氨结合生成谷氨酰胺而发挥解毒作用。这一过程中，由于大量支链氨基酸提供氨基而转化为相应的酮酸，因此支链氨基酸水平下降。

3. 血浆氨基酸代谢失衡引起肝性脑病的机制　正常情况下，芳香族氨基酸和支链氨基酸经同一载体转运通过血脑屏障。因此，血浆芳香族氨基酸和支链氨基酸比值呈生理平衡时，它们通过血脑屏障的能力因竞争而相互抑制；当血浆芳香族氨基酸显著增高或支链氨基酸降低时，支链氨基酸对芳香族氨基酸的竞争能力削弱，使得芳香族氨基酸大量入脑。

芳香族氨基酸中苯丙氨酸和酪氨酸与正常神经递质多巴胺和去甲肾上腺素的代谢密切相关。当脑中苯丙氨酸过多时，增多的苯丙氨酸可抑制酪氨酸羟化酶的活性，使酪氨酸不能循正常途径羟化成多巴，转而在芳香族氨基酸脱羧酶的作用下生成酪胺，进一步经 β-羟化酶作用生成羟苯乙醇胺，而苯丙氨酸也在芳香族氨基酸脱羧酶作用下生成苯乙胺，并经 β-羟化酶作用生成苯乙醇胺。因而苯丙氨酸和酪氨酸大量进入脑内的结果是使脑内假性神经递质增多而正常神经递质的合成减少，最终导致肝性脑病的发生（图 15-15）。

此外，当色氨酸大量进入脑内，可经羟化酶的作用生成 5-羟色氨酸，再经脱羧酶的作用生成 5-羟色胺（5-hydroxytryptamine，5-HT）。5-HT 是重要的抑制性神经递质；同时，5-HT 又是一种假性神经递质，可被肾上腺素能神经元摄取而取代去甲肾上腺素。另外，5-HT 能抑制酪氨酸转变为多巴胺，阻碍正常神经递质的生成。因此，5-HT 增多时可引起中枢抑制，促进肝性脑病的发生。

由此可见，血中氨基酸代谢失衡可使脑内产生大量的假性神经递质，并使正常神经递质的合成受到抑制。氨基酸代谢失衡学说实际上是假性神经递质学说的补充和发展。但也有研究表明，氨基酸代谢失衡不是发生肝性脑病的原因，更有可能是肝损害后

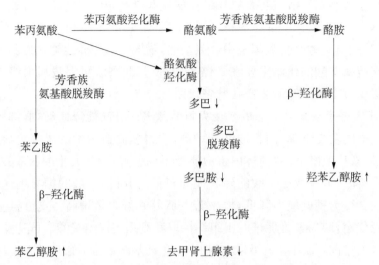

图 15-15 肝功能障碍时假性神经递质的形成过程

注 ↑表示升高；↓表示下降。

氨中毒诱导支链氨基酸水平降低的结果。补充支链氨基酸只能缓解部分患者的症状，并不能提高患者的总体生存率。因此，假性神经递质学说和氨基酸代谢失衡学说尚待进一步深入研究和验证。

(四) GABA 学说

GABA 通过突触前和突触后发挥神经抑制作用。GABA-A 受体为亲离子型受体，由 2 个 α 亚单位和 2 个 β 亚单位组成，其中 β 亚单位含 GABA 受体，而 α 单位含苯二氮䓬类(BZ)受体，GABA 和苯二氮䓬类物质作为 GABA-A 受体复合物激动剂，可活化 GABA-A 受体。当突触前神经元兴奋时，GABA 从囊泡中释放，通过突触间隙与突触后膜上的 GABA 受体结合，细胞膜对氯离子通透性增高；由于细胞外的氯离子浓度比细胞内高，因而氯离子由细胞外进入细胞内，产生超极化，从而发挥突触后抑制作用。GABA 也具有突触前抑制作用，当 GABA 作用于突触前的轴突末梢时，也可使轴突膜对氯离子通透性增高，但由于轴浆内的氯离子浓度比轴突外高，因而氯离子反而由轴突内流向轴突外，进而产生去极化，使末梢在冲动到来时释放神经递质的量减少，从而产生突触前抑制作用。

根据 GABA 能神经元抑制性活动增强，可以建立肝功能不全的 GABA 学说(GABA hypothesis)。GABA 能神经元活动增强可能与脑内 GABA 浓度增加、GABA-A 受体复合物完整性及其与配体的结合能力变化以及内源性 GABA-A 受体的变构调节物质增加等有关。早期 GABA 学说研究发现，肝功能不全时，血浆中 GABA 累积增加，血脑屏障通透性增高，GABA 入脑增多参与了肝性脑病的发生和发展。近期的 GABA 学说研究表明，脑内 GABA、内源性苯二氮䓬类物质并不增加，同时 GABA-A 受体复合物完整性也未发生变化。因此，肝性脑病中 GABA 能神经元抑制性活动增强的机制,主要来自 GABA－A 受体复合物与配体的结合能力变化以及内源性 GABA－A 受体变构调节物质增加等方面的证据。

此外,肝性脑病患者血氨升高,可以增强 GABA 能神经活动,其具体机制如下:①氨促使 GABA－A 受体复合物与其配体(GABA、内源性草类物质)结合能力增强,因此,氨可增强抑制性递质介导的中枢功能抑制作用。②肝性脑病血氨升高时,星形胶质细胞对 GABA 的摄取降低、释放增加。因此,即便是全脑 GABA 水平不变,突触间隙 GABA 水平也会增高,从而促使 GABA－A 受体活性增强。另外,脑内氨增高,可明显上调线粒体外膜的外周型苯二氮䓬受体水平,而外固型苯二氮䓬受体的上调及活化可促使线粒体孕烯醇酮(神经类固醇前体)合成增加,进而神经类固醇类物质如四氢孕烯醇酮和四氢脱氧皮质酮水平增高,而两者作为 GABA 受体的强激动剂可变构调节 GABA－A 受体活性,增强 GABA－A 受体复合物内源性配体的作用,中枢抑制性作用增强。

(五)肝性脑病中其他神经毒物的作用

虽然氨中毒学说已成为解释肝性脑病发生机制的中心环节,但肝性脑病的发生机制较为复杂,并非单一因素所致。随着研究的深入,诸多因素间的内在联系及其相互作用得以揭示。

(1)脑内氨增高,通过星形胶质细胞诱导突触间隙 GABA 水平增高,增强 GABA－A 受体复合物与其配体结合能力,通过 PTBR 诱导神经类固醇类物质生成增多,并变构调节 GABA－A 受体活性,从而使中枢抑制作用增强。

(2)高血氨可使胰高血糖素增多,组织细胞的蛋白质分解代谢增强,使血中芳香族氨基酸含量增高;胰岛素增加使骨骼肌中支链氨基酸增多;同时,血氨解毒时,支链氨基酸提供氨基转换为酮酸。以上原因,导致血浆氨基酸代谢失衡。

(3)血氨升高可以使中性氨基酸入脑,并减少其从脑内外流,入脑的支链氨基酸通过转氨基作用参与氨的解毒过程,而芳香族氨基酸则可能参与假性神经递质生成,结果表现为假性神经递质生成及氨基酸代谢失衡。

由于氨中毒学说与其他学说明显相关,且氨水平与肝性脑病严重程度密切相关,有人提出氨中毒为肝性脑病发病的唯一机制,而其他学说所涉及的变化均为氨增高所引起的继发性变化。

另外,研究发现许多神经毒质可能参与肝性脑病的发生和发展过程。其中主要有锰、硫醇、脂肪酸、酚等物质。锰由肝胆管排出,肝功能不全时血锰升高,锰中毒可导致星形胶质细胞病变,影响谷氨酸摄取及能量代谢。含硫的蛋氨酸经肠道细菌作用后,可产生一些毒性较强的含硫化合物,正常时可被肝脏解毒,但肝功能严重障碍时可产生毒性作用。硫醇可抑制尿素合成而干扰氨的解毒、抑制线粒体的呼吸过程等。肝脏功能严重障碍所致脂肪代谢障碍时,肝脏清除脂肪酸不足,可使血中短链脂肪酸增多,而短链脂肪酸可抑制脑能量代谢及氨的分解代谢。酪氨酸经肠道细菌作用可产生酚,正常时经肝脏解毒;当肝脏解毒功能降低时,则血中酚增多。此外,色氨酸经肠道细菌作用可产生吲哚、甲基吲哚等,由于肝脏解毒功能障碍而产生毒性作用,此与肝性脑病的发生也可能有一定关系。

三、诱发因素

(一) 氮负荷增加

氮负荷增加是诱发肝性脑病最常见的原因。肝硬化患者常见的上消化道出血、过量蛋白饮食可以增加消化道的氮负荷,输血也可以使外源性氮负荷过度,可这些氮负荷的增加使血氨增高而诱发肝性脑病。肝硬化患者因肝肾综合征等所致的氮质血症、低钾性碱中毒或呼吸性碱中毒、便秘、感染等内源性氮负荷过重等,也是肝性脑病的诱发因素。

(二) 脑敏感性增高

严重肝病患者的脑对药物或氨等毒性物质的敏感性增高,所以当使用止痛、镇静、麻醉以及氯化铵等药物时,易诱发肝性脑病。同时,感染、缺氧、电解质紊乱等也可增强脑对毒性物质的敏感性而诱发肝性脑病。

(三) 血脑屏障通透性增强

正常人体很多神经毒质不能通过血脑屏障;而严重的肝病患者,由于细胞因子水平增高、能量代谢障碍等使血脑屏障通透性增高,若合并高碳酸血症、脂肪酸以及饮酒会使血脑屏障通透性增高更加明显,神经毒质入脑增多,参与肝性脑病的发病过程。

因此,凡是能增加毒性物质的来源,提高脑对毒性物质的敏感性以及使血脑屏障通透性增高的因素,都可以诱发肝性脑病的发生,促进肝性脑病的发生和发展。

四、防治原则

肝性脑病常由多种因素联合作用所致,治疗上应采用针对性、综合性措施,原则上是防止诱因与发病学治疗相结合,才能提高治疗成功率,降低病死率。

(一) 防止诱因

(1) 减少氮负荷:控制蛋白质的摄入量,以摄入优质蛋白为主,减少组织蛋白质的分解,减少氮负荷。

(2) 避免饮食粗糙质硬的食物,防止上消化道大出血。

(3) 防止便秘,缩短食物在胃肠道的停留时间,减少肠道对有毒物质的吸收。

(4) 注意利尿剂的使用、放腹水的量、低血钾等情况,否则易诱发肝性脑病。

(5) 谨慎使用止痛、镇静、麻醉等药物,因肝性脑病患者的血脑屏障通透性和脑敏感性增高,以上药物入血,易透过血脑屏障引起的中枢神经抑制。

(二) 发病学治疗

1. 降低血氨　乳果糖和乳梨醇的疗效较肯定,可控制肠道产氨。在肠道内,乳果糖形成乳酸和乙酸使 pH 值下降，NH_3 易于转变为不易被吸收的 NH_4^+ 从肠道排出；同时可促进血中氨向肠道播散，有降血氨的作用。口服新霉素能抑制肠道细菌和减少氨的产生。

2. 氨基酸治疗 给予支链氨基酸为主的氨基酸混合液，能恢复芳香族氨基酸与支链氨基酸的比值，增加肌肉内蛋白质合成或降低其分解，防止肝性脑病的发生。支链氨基酸对门-体分流性肝性脑病最为适宜，临床上已证明输入复方氨基酸溶液能获得较好疗效。

3. 左旋多巴 能使昏迷患者苏醒，对治疗急、慢性肝性脑病有一定效果。至于左旋多巴的疗效机制，除了用拮抗假性神经递质的作用解释外，有研究表明左旋多巴的苏醒作用是多巴胺使肾排泄氨和尿素增加、改善肾功能的结果。

（三）肝移植

随着器官移植技术的进步、器官采集和保存方法的改善以及新型免疫抑制剂的应用，对于许多目前尚无其他满意治疗方法可以逆转的慢性复发型肝性脑病患者，尝试肝移植技术的越来越多，肝脏移植的存活率和存活时间也日益提高。因此，肝移植不失为一种可选择的有效的治疗方法。

（李 慧）

数字课程学习

○PPT 课件 　○导入案例解析 　○复习与自测 　○更多内容……

第十六章　泌尿系统疾病

章前引言

泌尿系统包括肾、输尿管、膀胱和尿道,主要功能是以形成尿液的方式排除体内代谢废物。肾脏是泌尿系统中最为重要的脏器,其主要功能包括生成尿液,排泄代谢产物,调节机体水、电解质和酸碱平衡,同时还具有内分泌功能,可分泌肾素、促红细胞生成素等生物活性物质。泌尿系统疾病的种类很多,本章主要介绍肾小球肾炎、肾盂肾炎及泌尿系统常见肿瘤。

学习目标

1. 解释肾盂肾炎的概念,并阐述其原因及发生机制(感染途径与诱发因素)和分类,描述各类型肾盂肾炎的病理变化特点,理解病理与临床的联系。

2. 解释急性肾衰竭、慢性肾衰竭、尿毒症的概念和原因,并根据急性肾衰竭、慢性肾衰竭、尿毒症的临床表现,做出相应的护理措施。

3. 简述肾小球肾炎的原因及发生机制,根据肾细胞癌、膀胱癌的病变特点以及病理与临床的联系做出基本判断。

4. 知道肾小球肾炎的概念,描述各类型肾小球肾炎的病理变化特点,理解病理与临床的联系。

思维导图

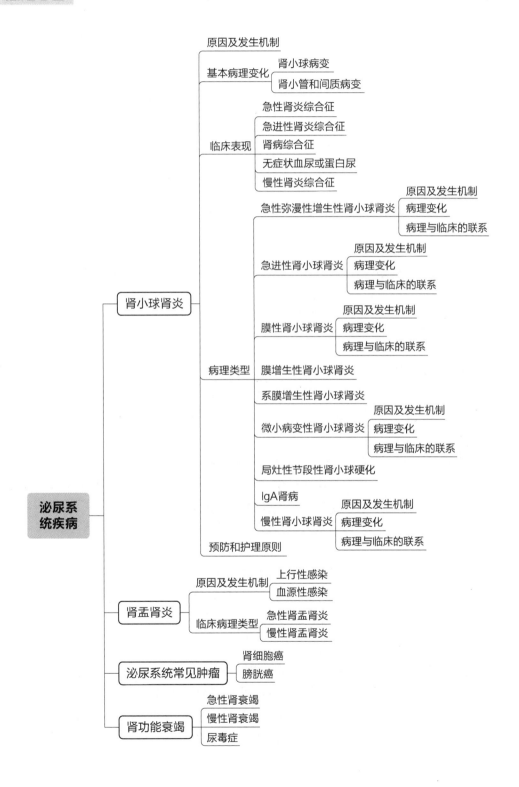

案例导入

患者,男,9岁。因"水肿、血尿10天,进行性少尿8天"入院治疗。患儿10天前晨起发现双眼睑水肿,尿色发红。8天前尿色变浅,但尿量进行性减少,每日尿量为130～150 ml。患儿近2个月来有咽部不适。既往曾患"气管炎、咽炎",无肾病史。查体:眼睑水肿,咽稍充血,扁桃体Ⅰ°～Ⅱ°肿大,胸腹部无异常。双下肢可见凹性水肿。实验室检查:尿蛋白(＋＋),红细胞10～12个/HP,白细胞1～4个/HP。血生化指标:血尿素氮浓度36.7 mmol/L,肌酐浓度546.60 μmol/L,抗链球菌溶血素O为800 IU/L。

问题:

1. 患者诊断为何种疾病? 该病的病理变化特点是什么?
2. 用所学知识解释患者的临床表现。

第一节　肾小球肾炎

拓展阅读16-1　肾脏的结构

肾小球肾炎(glomerulonephritis,GN)简称肾炎,是一组以肾小球病变为主的变态反应性疾病。临床上主要表现为尿的改变、水肿、高血压等特征。肾小球肾炎可分为原发性肾小球肾炎和继发性肾小球疾病。原发性肾小球肾炎是指原发于肾的独立性疾病,肾脏为唯一或主要受累的脏器。而继发性肾小球疾病的肾脏病变是由免疫性、血管性或代谢性疾病引起的,是系统疾病的组成部分,如系统性红斑狼疮性肾炎、高血压肾病、糖尿病性肾病等。本节主要介绍原发性肾小球肾炎。

一、原因和发生机制

原发性肾小球肾炎的原因和发生机制尚未完全阐明,但已经确定大部分原发性肾小球肾炎和许多继发性肾小球疾病与免疫机制有关,多为Ⅲ型超敏反应引起的免疫性病变。抗原-抗体反应是引起肾小球损伤的主要原因。

(一)原因

与肾小球肾炎相关的抗原分为内源性抗原和外源性抗原两大类。内源性抗原包括肾小球性抗原(如肾小球基底膜抗原、毛细血管内皮细胞和系膜细胞的细胞膜抗原、足细胞的足突抗原等)和非肾小球性抗原(如核抗原、DNA、免疫球蛋白、肿瘤抗原、甲状腺球蛋白等);外源性抗原是指细菌、病毒、真菌、螺旋体、寄生虫等生物性抗原,以及青霉胺、磺胺、汞制剂、异种血清、类毒素等。

(二) 发生机制

肾小球肾炎的损伤机制很多,其中抗体引起的损伤主要为以下两种。

1. 原位免疫复合物的形成　抗体与肾小球自身的抗原成分或经血液植入的抗原发生反应,形成原位免疫复合物,引起肾小球损伤。

1) 抗肾小球基底膜抗体引起的肾炎　抗体与肾小球基底膜抗原成分发生反应,沿基底膜沉积,引起自身免疫性肾小球肾炎。自身抗体形成机制尚未完全阐明,肾小球基底膜抗原的形成可能是由于感染或其他因素使基底膜结构发生改变,或者病原微生物与肾小球基底膜成分具有共同抗原性而导致交叉反应。

2) 植入性抗原　肾小球以外的成分流经肾脏时,与肾小球的某种成分结合形成植入性抗原,体内产生的抗体与抗原原位结合形成免疫复合物。

2. 循环免疫复合物沉积　循环免疫复合物性肾炎是Ⅲ型超敏反应引起的病变。抗体与可溶性抗原结合形成抗原抗体复合物,随血液流经肾脏,在肾小球内沉积引起肾小球病变。损伤常表现为局部中性粒细胞浸润伴内皮细胞、系膜细胞和脏层上皮细胞增生。循环免疫复合物可分别沉积于系膜区、内皮下(内皮细胞与基底膜之间)、上皮下(基底膜与足细胞之间),免疫荧光标记的抗免疫球蛋白抗体或抗补体抗体可在肾小球病变部位显示为颗粒状沉积物。

循环免疫复合物沉积的部位和数量主要取决于复合物分子大小和所携带的电荷。大分子复合物常被血液中的吞噬细胞吞噬和降解,小分子复合物则易通过滤过膜,均不易沉积于肾小球内。此外,带正电荷的复合物可穿过基底膜沉积于上皮下;带负电荷的复合物不易穿过基底膜,常沉积于内皮下;电荷中性的复合物则易沉积于系膜区。

综上所述,肾小球肾炎的发生机制主要为抗体介导的免疫损伤,大多数抗体介导的肾小球肾炎由循环免疫复合物沉积引起。

拓展阅读 16-2　Ⅲ型超敏反应

二、基本病变

在肾小球疾病中,通过肾穿刺进行活检,对明确诊断、指导治疗和判断预后有着决定性的作用。肾小球肾炎的基本病理改变包括以下几点。

(一) 肾小球病变

1. 细胞增生　表现为肾小球细胞数目增多。①毛细血管内增生:主要是系膜细胞和内皮细胞增生。②毛细血管外增生:肾球囊壁层上皮细胞增生,新月体形成。

2. 毛细血管壁增厚　病变主要是基底膜增厚和免疫复合物在内皮下、上皮下或基底膜内沉积所致。

3. 炎性渗出和坏死　肾小球内可有中性粒细胞等炎细胞浸润,纤维素渗出。毛细血管壁发生纤维素样坏死,可有血栓形成。

4. 玻璃样变和硬化　肾小球内均质的玻璃样物质沉积,主要为沉积的血浆蛋白、增厚的基底膜和增生的系膜基质。严重时毛细血管管腔狭窄闭塞,胶原纤维增生,最终形成节段性或整个肾小球硬化。肾小球玻璃样变和硬化通常是内皮细胞和毛细血管壁损伤的结果,往往是各种肾小球病变发展的最终表现。

(二) 肾小管和间质病变

肾小管上皮细胞发生变性,管腔内可见蛋白质、细胞或细胞碎片聚集成的管型。肾间质充血、水肿伴炎细胞浸润。发生玻璃样变和硬化的肾小球,其所属的肾小管萎缩甚至消失,间质纤维化。

三、临床表现

> ◻ 在线案例 16-1　患者水肿,有洗肉水样尿,尿量减少半月余

肾小球肾炎常表现为具有结构和功能联系的症状组合,即综合征。肾小球肾炎的临床表现和病理类型有着密切的联系,但并不是完全对应。不同的病理类型可引起相似的临床表现,同一病理类型也可表现出不同的症状和体征。其临床表现还与病变的程度和阶段有关。常见的临床表现有以下几种类型。

(一) 急性肾炎综合征

急性肾炎综合征主要见于急性弥漫性增生性肾小球肾炎。急性肾炎综合征起病急,表现为明显血尿,轻度或中度蛋白尿、水肿和高血压,严重者可出现氮质血症。

(二) 急进性肾炎综合征

急进性肾炎综合征主要见于急进性肾小球肾炎(新月体性肾小球肾炎)。该病起病急、进展快,迅速发展为少尿或无尿,伴氮质血症,并发生急性肾衰竭。

(三) 肾病综合征

多种类型的肾小球肾炎都可表现为肾病综合征。肾病综合征主要表现为大量蛋白尿(尿蛋白定量≥3.5 g/d)、低蛋白血症(血浆蛋白<30 g/L)、水肿、高脂血症。

(四) 无症状血尿或蛋白尿

无症状血尿或蛋白尿主要见于 IgA 肾病。表现为持续或反复发作的肉眼或镜下血尿,或轻度蛋白尿,尿蛋白<1.5 g/L,两者也可同时存在。

(五) 慢性肾炎综合征

慢性肾炎综合征见于各型肾炎的终末阶段,主要表现为多尿、夜尿、低比重尿、高血压、贫血、氮质血症和尿毒症等。

四、病理类型

肾小球肾炎的类型较多,病理学变化较为复杂,本节主要介绍常见的原发性肾小球肾炎的病理类型(表 16-1)。

在线课程 16 - 1　急性肾炎

（一）急性弥漫增生性肾小球肾炎

急性弥漫增生性肾小球肾炎（acute diffuse proliferative glomerulonephritis），又称毛细血管内增生性肾小球肾炎，临床简称急性肾炎，是最常见的类型，临床上主要表现为急性肾炎综合征。病变特点是弥漫性毛细血管内皮细胞、系膜细胞增生为主，伴中性粒细胞和巨噬细胞浸润。大多数病例由 A 族乙型溶血性链球菌感染引起，故又称为感染后性肾小球肾炎。急性弥漫增生性肾小球肾炎多见于儿童，起病急，预后好；成人也可发生，但预后较差。

1. 原因及发生机制　本型肾炎主要由感染引起。A 族乙型溶血性链球菌中的致肾炎菌株为最常见的病原体。肾炎通常发生于咽部或皮肤链球菌感染 1～4 周后。大部分患者血清抗链球菌溶血素 O 抗体滴度增高，表示患者近期有链球菌感染史。患者血清补体水平降低，说明有补体的消耗。患者肾小球内有免疫复合物沉积，提示免疫复合物介导损伤。与肾炎发生有关的链球菌抗原的确切作用机制尚不清楚。

2. 病理变化

1）肉眼观察　双肾轻到中度对称性肿大，被膜紧张，肾脏表面充血，颜色呈红色，称为"大红肾"。如果毛细血管破裂出血，肾表面和切面可见散在的粟粒大小的出血点，状如蚤咬，故而称为"蚤咬肾"。切面可见肾皮质增厚。

2）镜下观察

（1）肾小球病变：病变累及双肾的绝大多数肾小球，以增生性病变为主。主要表现为肾小球体积增大，毛细血管内皮细胞和系膜细胞增生，伴有中性粒细胞和单核细胞浸润，肾小球毛细血管受压，管腔狭窄甚至闭塞（图 16-1）。病变严重时，毛细血管壁发生纤维素样坏死，伴血栓形成。

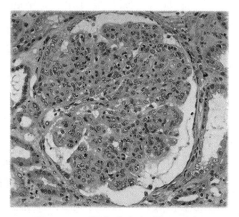

图 16 - 1　肾小球病变（镜下观察）
注　肾小球细胞数目增多，毛细血管腔狭窄。

（2）肾小管病变：肾小管上皮细胞变性，管腔内可见由蛋白质、红细胞、白细胞等，以及由这些成分凝集而成的各种管型。

（3）肾间质病变：肾间质充血、水肿并有炎细胞浸润。免疫荧光检查显示，肾小球内有颗粒状 IgG、IgM 和 C3 沉积。电镜检查显示电子密度较高的沉积物，呈驼峰状，多见于脏层上皮细胞和肾小球基底膜之间，也可位于内皮下、基底膜内或系膜区。

3. 病理与临床的联系　此型肾小球肾炎临床上主要表现为急性肾炎综合征，多见于儿童。典型病例通常于感染后 10 天左右出现发热、少尿和血尿等症状，成人患者的症状不典型，可仅表现为高血压和水肿，伴血尿素氮升高。

1) 尿的变化

（1）少尿或无尿：由于肾小球毛细血管内皮细胞和系膜细胞增生肿胀，压迫毛细血管致使其管腔狭窄或闭塞，肾小球血量减少，滤过率降低，而肾小管重吸收功能基本维持正常，故出现少尿或无尿。

（2）血尿、蛋白尿和管型尿：由肾小球毛细血管壁通透性增高引起。血尿为常见症状，多数患者表现为镜下血尿，约 30% 的患者出现肉眼血尿，为鲜红色或棕红色，呈洗肉水样。此外，可有轻度蛋白尿（尿蛋白<1 g/d），尿液中可出现红细胞、蛋白等管型。

2) 水肿　主要由于肾小球滤过率（GFR）降低，水钠潴留所致。变态反应使患者全身毛细血管通透性增高，水肿加重。水肿常发生于组织疏松的眼睑部，重者可波及全身。

3) 高血压　引起的原因可能是水钠潴留、血容量增加，肾素一般不增高。

4. 转归　儿童患者预后良好，多数患儿肾脏病变逐渐消退，症状缓解和消失。但有不到 1% 的患儿会转变为急进性肾小球肾炎。少数患儿病变迁延，转为慢性肾炎。成人患者预后较差，部分患者蛋白尿、血尿和高血压持续存在；有的可转变为慢性肾小球肾炎，也可进展为急进性肾炎。

（二）急进性肾小球肾炎

急进性肾小球肾炎（rapidly progressive glomerulonephritis，RPGN）临床表现为急进性肾炎综合征，患者病情进展快，病变严重。由蛋白尿、血尿症状迅速发展为少尿和无尿，常在数周至数月内发生急性肾衰竭。病变特征为肾小球壁层上皮细胞增生形成新月体，故又称新月体性肾小球肾炎（crescentic glomerulonephritis）。

1. 原因及发生机制　急进性肾小球肾炎为一组由不同原因引起的疾病，可为原发性，也可为继发性。原因不明，大部分由免疫机制引起。急进性肾小球肾炎分为Ⅰ型（抗肾小球基底膜抗体性肾炎）、Ⅱ型（免疫复合物性肾炎）和Ⅲ型（免疫反应缺乏性肾炎）。我国绝大多数急进性肾炎属于Ⅱ型，此型病变由链球菌感染后性肾炎、过敏性紫癜、系统性红斑狼疮、IgA 肾病等导致的免疫复合物性肾炎发展而来。除新月体形成外，此型肾炎常伴有肾小球固有细胞增生。血浆置换疗法通常无效，需针对免疫复合物形成的原因进行治疗。3 种类型均有严重的肾小球损伤，球囊腔内纤维素渗出，渗出的纤维素是刺激新月体形成的主要原因。

2. 病理变化

1) 肉眼观察　双肾体积增大，颜色苍白，表面可见点状出血灶，切面肾皮质增厚。

2) 镜下观察

（1）肾小球病变：大部分肾小球球囊内有具特征性的新月体形成。新月体主要由增生的肾球囊壁层上皮细胞和单核细胞构成（图 16-2）。当增生的上皮细胞在毛细血管丛周围包绕成环状时，则称环状体。早期新月体主要

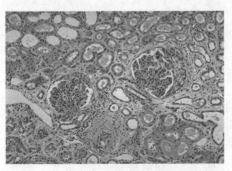

图 16-2　弥漫性新月体性肾小球肾炎（组织学观察）

是细胞成分,而后胶原纤维逐渐增多,最终完全由纤维组织替代。新月体使得肾小球球囊腔变窄或闭塞,并压迫肾小球毛细血管丛。

(2) 肾小管病变:肾小管上皮细胞水肿、玻璃样变性。部分纤维化的肾小球,其所属的肾小管上皮细胞萎缩甚至消失。

(3) 肾间质病变:肾间质水肿和炎细胞浸润,后期出现纤维化。电子显微镜检查除见新月体外,Ⅱ型肾炎可见电子致密物沉积。几乎所有病例可见肾小球基底膜的缺损和断裂。

3. 病理与临床的联系　本型临床上表现为急进性肾炎综合征。

1) 血尿、蛋白尿　由于肾小球基底膜缺损和断裂,患者发病时常出现血尿,伴红细胞管型、中度蛋白尿。

2) 少尿、无尿和氮质血症　由于肾小球新月体形成,球囊腔狭窄、闭塞,GFR 急剧下降,患者迅速出现少尿、无尿和氮质血症等症状。

3) 高血压　随着病变进展,大量肾小球纤维化及玻璃样变性,水钠潴留,患者出现不同程度的高血压和水肿。

4. 转归　此型肾炎预后差,预后与新月体形成的比例有关。肾小球新月体形成比例低于 80% 的患者预后稍好于比例更高者。

(三) 膜性肾小球肾炎

膜性肾小球肾炎(membranous glomerulonephritis)是引起成人肾病综合征最常见的类型。病变特征是肾小球毛细血管基底膜弥漫性增厚,肾小球基底膜上皮细胞侧有电子致密物沉积,又称膜性肾病。早期肾小球内炎性改变不明显。本病起病缓慢,病程较长,常反复发作。

1. 原因及发生机制　膜性肾小球肾炎为免疫复合物介导的疾病,约 85% 为原发性,目前认为可能由抗肾脏自身抗原的抗体介导的自身免疫反应引起。抗体与肾小球上皮细胞膜抗原反应,在上皮细胞和基底膜之间出现免疫复合物沉积。其余病例为继发性膜性肾小球肾炎,常见病变包括肝炎病毒感染、系统性红斑狼疮、肿瘤、药物及其他自身免疫性疾病,其中狼疮性肾炎占绝大多数,约占 73.5%。

2. 病理变化

1) 肉眼观察　双侧肾脏肿大,颜色苍白,称为"大白肾";切面皮质因肾小管上皮细胞脂肪变性而出现黄白色条纹。

2) 镜下观察　肾小球毛细血管壁弥漫性增厚。电镜下观察显示基底膜与上皮间有大量电子致密物沉积。六胺银染色可见毛细血管基底膜外侧有梳齿样的钉状突起,钉突向沉积物表面延伸并将其覆盖,使基底膜增厚;随着沉积物被逐渐吸收,形成虫蚀状空隙。免疫荧光检查显示免疫球蛋白和补体沉积,表现为典型的颗粒状荧光。增厚的基底膜使毛细血管腔狭窄,病变严重者可致肾小球硬化(图 16-3)。

3. 病理与临床的联系　膜性肾小球肾炎多见于成年人。临床主要表现为肾病综合征,以出现大量蛋白尿、明显水肿、低蛋白血症和高脂血症为特征。肾小球基底膜严

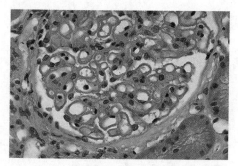

图 16-3　膜性肾小球肾炎,肾小球基底膜增厚

重损伤,导致滤过膜通透性增高,引起非选择性蛋白尿。大量蛋白经尿液排出引起血浆蛋白降低,出现低蛋白血症;血浆蛋白降低和水、钠潴留引起全身性水肿;低蛋白血症刺激肝脏合成脂蛋白增多,患者出现高脂血症。部分患者伴有血尿或轻度高血压。

4. 转归　膜性肾小球肾炎常为慢性进行性疾病,采用肾上腺皮质激素治疗效果不明显。病程较长,多数患者表现为持续蛋白尿,约 40% 的患者可发展为肾功能不全。如肾活检见肾小球硬化,则提示预后不良。

(四) 膜增生性肾小球肾炎

膜增生性肾小球肾炎(membranoproliferative glomerulonephritis, MPGN)病变特点是肾小球基底膜增厚、肾小球细胞增生和系膜基质增多。本病多见于青壮年,临床常表现为肾病综合征,也可表现为血尿和蛋白尿。

1. 原因及发生机制　本病可为原发性,也可以是继发性。原发性膜增生性肾炎原因尚不明确,依据超微结构和免疫荧光特点分为Ⅰ型和Ⅱ型。一般认为Ⅰ型由免疫复合物沉积引起,并有补体激活;Ⅱ型为自身抗体引起,常出现补体替代途径的异常激活,引起低补体血症。

2. 病理变化　光镜下见肾小球体积增大,系膜细胞和内皮细胞数量增多,可有炎细胞浸润。部分病例可形成新月体。增生的系膜细胞和系膜基质广泛插入基底膜,使得血管球小叶增宽,呈分叶状。系膜细胞、内皮细胞或白细胞突起嵌入基底膜,形成基底膜样物质。六安银和 PAS 染色显示增厚的基底膜呈双轨状,外侧为原有基底膜,内侧为新形成的基底膜样物质。

3. 病理与临床的联系　本病多发生于儿童和青年,临床主要表现为肾病综合征,常伴有血尿,也可仅表现为蛋白尿;常为慢性进展性疾病,多数患者预后较差。伴有大量新月体形成者可出现急进性肾炎的表现。

4. 转归　约 50% 的患者在 10 年内出现慢性肾衰竭。肾上腺皮质激素和免疫抑制剂治疗效果常不明显,肾移植后病变常复发。

(五) 系膜增生性肾小球肾炎

系膜增生性肾小球肾炎(mesangial proliferative glomerulonephritis)的病变特点是弥漫性系膜细胞增生及系膜基质增多。本病在我国和亚太地区多见,欧美国家较少发生。

1. 原因及发生机制　系膜增生性肾小球肾炎的原因和发生机制仍未明确。可能与循环免疫复合物或原位免疫复合物形成,并沉积于系膜区,刺激系膜细胞增生、系膜基质增多有关。另外,细胞免疫介导在发病中也起重要作用。

2. 病理变化 光镜下可见弥漫性系膜细胞增生和系膜基质增多;电镜观察系膜区有电子致密物沉积;免疫荧光检查最常表现为 IgG 和 C3 在系膜区沉积;部分病例仅出现 C3 沉积,或免疫荧光检查阴性。

3. 病理与临床的联系 本病多见于青少年,男性多于女性。起病前常有上呼吸道感染等前驱症状。临床可表现为肾病综合征,也可表现为无症状血尿和蛋白尿。

4. 转归 本病可采用肾上腺皮质激素和细胞毒药物治疗。病变轻者预后好,病变严重者可伴有节段性硬化,甚至发展为肾衰竭,预后较差。

(六) 微小病变性肾小球肾炎

微小病变性肾小球肾炎(minimal change glomerulonephritis)是引起儿童肾病综合征最常见的原因。病变特点是弥漫性肾小球脏层上皮细胞足突消失,光镜下肾小球无明显改变。因在肾小管上皮细胞内见有脂质沉积,故又称为脂性肾病。

1. 原因及发生机制 原因尚不清楚,目前认为微小病变性肾小球肾炎的发病可能与免疫功能异常有关。免疫功能异常导致脏层上皮细胞损伤。

2. 病理变化

1) 肉眼观察 肾脏肿大,颜色苍白。切面皮质因肾小管上皮细胞脂肪变性而出现黄白色条纹。

2) 镜下观察 肾小球结构基本正常,肾小管上皮细胞内出现脂滴和蛋白小滴。电镜观察基底膜无电子致密沉积物,主要改变为弥漫性脏层上皮细胞足突消失。

3. 病理与临床的联系 本病多见于儿童,65%以上的儿童肾病综合征由本型肾病引起。多数患者以水肿为最早的临床表现。尿中蛋白质主要是相对分子质量较小的白蛋白,为选择性蛋白尿。通常不伴有高血压或血尿。

4. 转归 90%以上的患儿对激素治疗敏感,预后良好。成人患者对激素治疗疗效不明显。

(七) 局灶性节段性肾小球硬化

局灶性节段性肾小球硬化(focal segmental glomerulosclerosis,FSGS)的病变特点为部分肾小球的部分小叶硬化,临床上主要表现为肾病综合征。

1. 原因及发生机制 FSGS 的发生机制尚不清楚。可能由于各种因素导致局部毛细血管壁通透性增高,使脂质和蛋白沉积于细胞外基质内,免疫球蛋白沉积后再与 C1q 和 C3 结合,引起足突细胞退变并与基底膜相脱离。残余肾单位血流动力学发生改变,引起肾小球毛细血管代偿性高灌注及高滤过,造成上皮细胞及内皮细胞损伤,系膜细胞功能异常,从而导致节段性的玻璃样变和硬化。这种病理改变可因摄入大量蛋白而加重,通过限制蛋白摄入和降血压治疗可以减轻。多种 FSGS 的发生与此发生机制有关,如慢性移植肾排异等。

2. 病理变化 光镜下可见病变呈局灶性分布,早期仅累及皮髓交界处的肾小球,病变进展可波及皮质全层。肾小球毛细血管丛部分玻璃样变、硬化,系膜基质增多,严重者管腔闭塞(图16-4)。随病变进展,受累肾小球增多,最终整个肾小球的硬化,并伴有肾小管萎缩和间质纤维化。

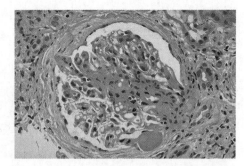

图16-4 肾小球毛细血管丛部分玻璃样变、硬化

3. 病理与临床的联系 多数患者临床表现为肾病综合征,部分病例仅表现为蛋白尿,为非选择性蛋白尿,伴有血尿和高血压。

4. 转归 本病激素治疗效果不佳,50%的患者在发病后10年内发展为慢性硬化性肾小球肾炎。儿童患者预后相对较好。

(八) IgA 肾病

IgA肾病(IgA nephropathy)是全球范围内最常见的肾炎类型,尤其在亚太地区发病率较高。此型肾炎特点是免疫荧光显示系膜区有IgA沉积。临床主要表现为反复发作的镜下或肉眼血尿。本病多见于儿童和青年,发病前常有上呼吸道感染。

1. 病理变化 组织学观察:病变可呈现多样性,包括局灶性节段性硬化病变、毛细血管内增生性病变、系膜增生性病变、新月体性病变等。其中以系膜增生性病变最为常见。免疫荧光可见系膜区IgA或以IgA为主的免疫复合物沉积,这是IgA肾病的病理诊断标志。

2. 病理与临床的联系 本病患者发病前常有上呼吸道感染,临床主要表现为反复发作的肉眼或镜下血尿,可伴有轻度蛋白尿;少数患者表现为急性肾炎综合征。血尿通常持续数天后消失,数月后又复发。

3. 结局 本病预后差异较大,多数患者肾功能可长期维持正常,少数患者病情进展,可在20年内发生慢性肾衰竭。老年患者,起病年龄较大者,持续性镜下血尿伴有蛋白尿,有肾功能不全、高血压或肾活检时见血管硬化或新月体形成者预后较差。

(九) 慢性肾小球肾炎

慢性肾小球肾炎(chronic glomerulonephritis)是各种类型肾小球肾炎发展的终末阶段,病变特点是弥漫性肾小球玻璃样变和硬化,又称慢性硬化性肾小球肾炎。成人患者发展为慢性肾炎的比例较儿童更高。多数患者有其他类型肾炎的病史,部分患者起病隐匿,无明确的肾炎病史,无自觉症状,发现时已进展为慢性肾炎。

1. 病理变化

1) 肉眼观察 双肾体积缩小,质地变硬,表面呈弥漫性细颗粒状,切面肾皮质变薄,皮质和髓质分界不清,肾盂周围脂肪组织增多,称为继发性颗粒性固缩肾(图16-5)。

2）镜下观察　早期肾小球表现出原发肾炎类型的病理变化。晚期,大量肾小球玻璃样变和硬化,毛细血管球血流量减少,所属肾小管萎缩或消失,间质纤维化使得玻璃样变性的肾小球相互靠拢集中;残存的相对正常的肾单位发生代偿性肥大,肾小管扩张,管腔内可见各种管型,以蛋白管型为主;肾间质纤维组织增生,伴淋巴细胞和浆细胞浸润,肾内细、小动脉硬化,内膜增厚,管腔狭窄(图16-6)。

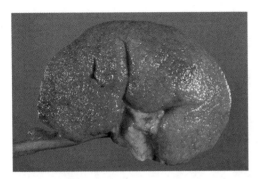

图16-5　慢性肾小球肾炎

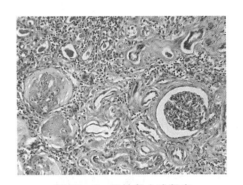

图16-6　慢性肾小球肾炎

注　肾小球纤维化,肾小管萎缩,肾间质炎症细胞浸润。

2. 病理与临床的联系　慢性肾小球肾炎临床主要表现为慢性肾炎综合征,出现多尿、夜尿、低比重尿、高血压、氮质血症和尿毒症。

1）尿的变化　由于大量肾单位结构破坏,血液流经残存肾单位时速度加快,导致GFR增大,原尿通过肾小管的速度也加快,而肾小管的重吸收功能有限,大量水分不能重吸收,因而出现多尿、夜尿、低比重尿。由于残存的肾单位结构和功能相对正常,故蛋白尿、血尿、管型尿常不明显。

2）贫血　由于大量肾组织损伤,肾脏合成和分泌促红细胞生成素减少。同时,代谢产物的堆积,可抑制骨髓的造血功能,从而引起贫血。

3）高血压　由于肾小球广泛硬化和严重缺血,肾素分泌增加,过度激活肾素-血管紧张素-醛固酮系统(RAAS),引起肾性高血压。高血压又可引起全身细、小动脉硬化,肾缺血进一步加重,血压持续升高。

4）氮质血症和肾功能不全　随着疾病的发展,大量肾单位受损,残存的相对正常的肾单位越来越少,体内各种代谢产物大量堆积,不能及时排出,发生水、电解质代谢紊乱和酸碱平衡失调,出现氮质血症和尿毒症。尿毒症的病理改变可见心外膜炎和胃肠炎等。

3. 转归　慢性肾小球肾炎的进展速度差异很大,病程长短不一,但预后均差。患者晚期常因尿毒症、严重感染或高血压引起的心力衰竭和脑出血而死亡。血液透析和肾移植是目前挽救晚期患者生命的最有效方法。

表 16-1 常见肾小球肾炎的特点

类 型	发生机制	组织学特点	主要临床表现
急性弥漫增生性肾小球肾炎	抗体介导,循环或植入的抗原	弥漫性系膜细胞和内皮细胞增生	急性肾炎综合征
急进性肾炎	抗肾小球基底膜型 免疫复合物型 免疫反应缺乏型	新月体形成	急进性肾炎综合征
膜性肾炎	原位抗体与抗原反应	弥漫性肾小球基底膜增厚、钉突形成	肾病综合征
膜增生性肾炎	自身抗体,补体替代途径激活	系膜增生,插入,基底膜增厚,双轨状	肾病综合征,血尿,蛋白尿,慢性肾衰
系膜增生性肾炎	不明	系膜细胞增生,系膜基质增多	血尿,蛋白尿,肾病综合征
微小病变性肾小球肾炎	不清,肾小球阴离子丧失,足细胞损伤	肾小球损伤,肾小管脂质沉积	肾病综合征
局灶性节段性肾小球硬化	不清,循环性通透性增高、足细胞损伤	肾小球局灶性节段性玻璃样变和硬化	肾病综合征蛋白尿
IgA 肾病	不明	局灶性节段性增生或弥漫性系膜增宽	反复发作的血尿和蛋白尿
慢性肾炎	根据原发病类型	肾小球玻璃样变和硬化	慢性肾炎综合征

五、预防和护理原则

(一) 预防原则

增强机体抵抗力,注意锻炼,避免使用有肾损害的药物。

(二) 护理原则

水肿明显时给予利尿剂,以减轻水肿。血压升高时,给予降压药。

第二节 肾盂肾炎

一、原因及发生机制

肾盂肾炎根据病程可分为急性、慢性两种,主要表现为累及肾盂、肾间质和肾小管的炎性病变,是肾脏最常见的疾病之一。肾盂肾炎多与尿路感染有关,致病菌以大肠埃希菌最为常见。膀胱输尿管反流和尿路梗阻是本病常见的诱因。细菌可通过以下两种途径感染。

(一) 上行性感染

上行性感染又称逆行性感染,是引起肾盂肾炎的主要途径。最常见的致病菌为大肠埃希菌,其次为变形杆菌、产气杆菌等革兰氏阴性杆菌。下尿路感染如尿道炎、膀胱炎时,病原菌沿着输尿管或其周围的淋巴管上行至肾盂和肾间质,引起一侧或两侧肾盂和肾间质的化脓性病变。上行性感染累及肾脏往往是各种易感因素共同作用的结果。由于女性尿道短,尿道括约肌作用较弱,细菌容易侵入;同时,女性激素水平变化有利于细菌在尿道末端或女性阴道口黏膜附着和生长,性交时黏膜受损也使得细菌容易侵入。所以,女性尿道感染远较男性多见。

(二) 血源性感染

血源性感染又称下行性感染,最常见的致病菌为金黄色葡萄球菌。细菌侵入血液,随血流到达肾脏,首先侵犯肾皮质,后经肾髓质蔓延累及肾盂和肾间质引起肾盂肾炎。此种感染途径较为少见,可为全身败血症的一部分,病变多累及双侧肾脏。

在正常情况下,膀胱内的尿液是无菌的。这是因为尿液不断流动冲洗或排空膀胱,膀胱壁分泌的有机酸和分泌型 IgA 具有抗菌作用,以及膀胱黏膜内的白细胞能吞噬和杀灭细菌,进入膀胱的细菌可通过排泄或免疫机制清除。因此,肾盂肾炎的发生常有一定的诱因,常见诱因如下。

1. 尿路梗阻 为最常见的诱因,尿路梗阻使尿液排出受阻,细菌在残留的尿液内大量生长繁殖,并侵袭膀胱壁,引起膀胱炎,继而向上蔓延引起肾盂肾炎。常见于泌尿道结石、前列腺增生、肿瘤、妊娠子宫等压迫、尿道炎症或损伤后的瘢痕狭窄等。

2. 医源性因素 如插导尿管、膀胱镜检查、逆行肾盂造影,以及其他泌尿道手术等使细菌从尿道进入膀胱,引起膀胱炎,诱发肾盂肾炎。长期留置导尿管是诱发本病的重要因素。

3. 膀胱输尿管反流 泌尿系统发育畸形或结构异常,如膀胱输尿管瓣关闭不全、先天性输尿管开口异常或脊髓损伤引起膀胱松弛等,尿液向输尿管反流,含菌尿液通过反流进入肾盂和肾组织而引起感染。

4. 其他因素 如机体抵抗力下降、性别等其他因素。

二、临床病理类型

(一) 急性肾盂肾炎

急性肾盂肾炎是由细菌引起的主要累及肾盂、肾间质和肾小管的化脓性炎症。临床主要表现为发热、寒战、白细胞数目增多、血尿或脓尿及膀胱刺激征等。

1. 病理变化

1) 肉眼观察 病变累及一侧或双侧肾脏。肾脏体积增大、充血,表面散在分布大小不等的黄白色小脓肿。切面见肾盂黏膜充血、水肿,黏膜表面覆盖脓性渗出物,髓质内可见黄色条纹向皮质延伸。严重时多个病灶发生融合,形成大的脓肿,肾盂内可有脓液积聚。

2）镜下观察　肾盂黏膜充血、水肿，大量中性粒细胞浸润。早期中性粒细胞主要局限于肾间质，随后累及肾小管，肾小管结构破坏，脓肿形成，管腔内可见中性粒细胞管型。病变很少累及肾小球。血源性感染引起的肾盂肾炎病变常累及肾小球及其周围的肾间质，破坏邻近组织，蔓延至肾盂。

2. 病理与临床的联系　起病急，患者常表现为发热、寒战、白细胞增多等症状；肾脏肿大导致包膜紧张，以及炎症刺激，常引起腰部酸痛和肾区叩击痛。肾盂和肾间质化脓性炎症可引起尿的变化，尿检查显示脓尿、菌尿、蛋白尿、血尿及管型尿等。尿道和膀胱受炎症刺激可引起尿频、尿急和尿痛等症状，称膀胱刺激征。尿细菌定量培养有助于临床确诊。

3. 转归　急性肾盂肾炎预后较好，大多数患者经抗生素治疗后症状可消失。如治疗不彻底或诱因持续存在，常可复发，迁延不愈而转为慢性。部分病例可出现肾乳头坏死、肾盂积脓、肾周脓肿等并发症，并发肾乳头坏死者可进一步发展为急性肾衰竭。

（二）慢性肾盂肾炎

慢性肾盂肾炎为肾小管-间质的慢性炎症，多因尿路反复感染引起，如尿路阻塞、先天性膀胱输尿管反流或肾内反流等导致感染反复发作，如病变迁延可转为慢性。病变特点为慢性间质性炎、纤维化和瘢痕形成，常伴有肾盂、肾盏的纤维化和变形。

1. 病理变化

1）肉眼观察　一侧或双侧肾脏不对称性缩小，质地变硬，表面出现不规则的凹陷性瘢痕。切面皮、髓质界限不清楚，肾乳头萎缩。肾盂黏膜粗糙、增厚。肾盂和肾盏因瘢痕收缩而扩张变形。

2）镜下观察　病变主要累及肾间质和肾小管，病灶不规则分布。肾间质纤维组织增生，局部淋巴细胞和浆细胞浸润。部分肾小管萎缩，部分肾小管代偿性扩张，管腔内有均质红染的胶样管型。早期肾小球无明显改变，肾球囊周围发生纤维化，后期部分肾小球出现玻璃样变和纤维化改变。肾盂黏膜及黏膜下组织纤维化，伴慢性炎细胞浸润。慢性肾盂肾炎可出现急性发作，发作时可见大量中性粒细胞浸润，形成小脓肿。

2. 病理与临床的联系　慢性肾盂肾炎临床表现较为复杂，可表现为急性肾盂肾炎反复发作，伴腰部酸痛、发热、脓尿和血尿。由于肾小管损伤，尿液浓缩功能下降，导致多尿和夜尿。电解质丢失过多而引起低钠、低钾血症和代谢性酸中毒。晚期肾小球纤维化和小动脉硬化，局部缺血，导致肾素分泌增加，引起高血压。肾组织破坏严重，可引起氮质血症和尿毒症。慢性肾盂肾炎急性发作时可出现急性肾盂肾炎的表现。肾盂造影可见肾脏不对称性缩小，伴不规则瘢痕和肾盂肾盏变形。

3. 转归　慢性肾盂肾炎病程较长，常反复发作。早期如能积极治疗，消除诱因，可控制疾病的发展。有的患者发病数年后可出现局灶性节段性硬化。病变严重者因尿毒症或高血压引起心力衰竭，危及生命。

第三节 泌尿系统常见肿瘤

一、肾细胞癌

肾细胞癌又称肾癌或肾腺癌,是来源于近端肾小管上皮细胞的恶性肿瘤,是肾脏最常见的恶性肿瘤。肾细胞癌多发生于 40 岁以后,男性多见。

(一)原因

调查显示,吸烟是肾细胞癌最重要的危险因子。其他危险因素包括肥胖、高血压、长期接触石棉、石油产物及重金属等。遗传因素和基因的改变在肾细胞癌的发生中也起重要作用。

(二)病理变化

1. 大体观察 肿瘤多位于肾上腺,球形或分叶状。肿瘤多单发,常为圆形实性肿块,直径多在 3~15 cm,边缘常有假包膜,与周围组织分界清楚。切面观呈黄褐色或橙黄色,常伴出血、坏死、软化或钙化等改变,呈杂色斑驳样。晚期肿瘤可侵犯肾盂和肾静脉或突破肾被膜侵入肾周围组织和邻近器官,并伴有出血和囊性变。

2. 组织学观察 按组织学特点可将肾细胞癌分为 3 类。①肾透明细胞癌:是最常见的类型,占肾细胞癌的 70%~80%。肿瘤细胞体积较大,圆形或多角形,胞质透明或颗粒状,核小而圆,居中。肿瘤细胞排列为腺泡状或管状,癌巢间隔狭窄,间质可见薄壁毛细血管,几乎没有纤维组织,形似内分泌腺。②乳头状肾细胞癌:占肾细胞癌的 10%~15%。肿瘤细胞呈立方状或矮柱状,特征性地排列成乳头状结构。间质常有明显中性粒细胞、泡沫细胞浸润。③嫌色性肾细胞癌:少见,占肾细胞癌的 5%,肿瘤细胞大小不一,细胞膜清楚,胞质可呈弱嗜酸性,核周常有空晕。

(三)病理与临床的联系

腰痛、肾区肿块和血尿为具有诊断意义的 3 个典型症状,但这 3 个症状一般不同时出现。患者主要症状是无痛性血尿,常为间歇性,早期仅表现为镜下血尿。患者也可出现体重下降、腹痛、发热等全身症状。此外,肿瘤产生的异位激素和激素样物质,可引起多种副肿瘤综合征,如红细胞增多症、高血压、高钙血症、库欣(Cushing)综合征等。

(四)转归

肾细胞癌容易发生转移,常经血行转移,以肺和骨最常见,也可经淋巴转移至局部淋巴结、肝、肾上腺和脑,预后较差。

二、膀胱癌

膀胱癌是指发生于膀胱黏膜的恶性肿瘤,是泌尿系统最常见的恶性肿瘤,多发生于男性。病理类型包括尿路上皮癌、鳞状细胞癌、腺癌和透明细胞癌等,其中最常见的是膀胱尿路上皮癌,占 90% 以上。根据 WHO 和国际泌尿病理学会(ISUP)分类,膀胱黏膜上皮发生的肿瘤统一纳入尿路上皮肿瘤。

(一) 原因

吸烟是引发膀胱癌的最主要因素。其次,职业接触(长期接触苯胺类原料的印染工)、慢性血吸虫性膀胱炎、饮用加氯消毒的或被重金属砷污染的水,均可增加膀胱癌的发生风险。

(二) 病理变化

1. 肉眼观察　尿路上皮癌多发生于膀胱三角区或膀胱侧壁近输尿管开口处。病变为孤立性或多灶性,呈乳头状、息肉样、结节状、溃疡状或弥漫透壁性生长。分化好的肿瘤多呈乳头状或息肉状,根部有蒂与膀胱黏膜相连;分化较差的肿瘤常呈扁平状突起,无蒂,基底宽,并可向深层组织浸润,可伴出血、感染。

2. 镜下观察　①尿路上皮不同程度的异型性增生和浸润性生长。②低级别尿路上皮癌:早期癌呈乳头状,乳头粗大,融合多见。肿瘤细胞层次增多,极向正常,细胞间有黏附性,表面伞细胞部分或全部消失。细胞核不规则性增大,核形状和染色质分布有轻度改变,核仁不明显,核分裂象少见。③高级别尿路上皮癌:融合的和分支的乳头状结构,肿瘤细胞明显无序排列,组织结构和细胞形态有明显异型性。细胞核多形,大小不一,核仁明显,核分裂象多见,并可见病理性核分裂象。

(三) 病理与临床的联系

膀胱尿路上皮癌最常见的临床表现是无痛性肉眼血尿,多因肿瘤的乳头断裂、肿瘤组织坏死和溃疡形成等引起。肿瘤组织侵犯膀胱壁、刺激膀胱黏膜及并发感染时可出现尿频、尿急和尿痛等膀胱刺激征的表现。肿瘤阻塞输尿管开口,可引起肾盂积水、肾盂肾炎。膀胱尿路上皮癌主要通过淋巴转移,可转移到邻近的子宫旁、髂动脉旁和主动脉旁淋巴结。侵袭性强的肿瘤直接蔓延可累及前列腺、精囊和输尿管等。晚期可经血行转移到肝、肺、骨髓、肾及肾上腺等处。

(四) 转归

膀胱尿路上皮癌手术切除后易复发。预后与肿瘤的分级和是否浸润有密切关系,肿瘤有无浸润及浸润的范围是评价尿路上皮癌最重要的预后指标。低级别尿路上皮癌患者的 10 年生存率可达 90% 以上,而高级别尿路上皮癌患者的 10 年生存率仅为 40% 左右。

第四节　肾衰竭

当各种原因引起肾功能严重障碍时,会出现多种代谢产物、药物和毒物在体内蓄积,水、电解质和酸碱平衡紊乱,以及肾脏内分泌功能障碍的临床表现,这一病理过程称为肾功能不全(renal insufficiency)。肾衰竭(renal failure)是肾功能不全的晚期阶段。在临床应用中,这两者往往属同一概念而不加区别。

根据原因和发病的急缓,肾衰竭可分为急性肾衰竭和慢性肾衰竭。

一、急性肾衰竭

急性肾衰竭(acute renal failure)是指因各种原因在短期内引起肾脏泌尿功能急剧降低,导致机体内环境严重紊乱的病理过程,临床表现有水中毒、氮质血症、高钾血症和代谢性酸中毒等。多数患者伴有少尿或无尿,即少尿型急性肾衰竭。少数患者尿量并不减少,但肾脏排泄功能障碍,氮质血症明显,称为非少尿型急性肾衰竭。无论少尿型或非少尿型,肾小球滤过率(GFR)均显著降低,故GFR降低被认为是急性肾衰竭的中心环节。

(一)原因和分类

根据发病原因将急性肾衰竭分为以下三大类。

1. 肾前性急性肾衰竭　见于各型休克早期,由于失血、脱水、创伤、感染或错用血管收缩药(升压药)等原因,引起有效循环血量减少和肾血管强烈收缩,导致肾血液灌流量急剧减少,GFR显著降低,出现尿量减少和氮质血症等,但肾小管功能尚属正常,肾脏并未发生器质性病变,故又称功能性急性肾衰竭。

2. 肾性急性肾衰竭　由肾实质器质性病变引起的急性肾衰竭称为肾性急性肾衰竭。

1) 急性肾小管坏死　临床上以肾缺血和肾毒物引起的急性肾小管坏死最常见。

(1) 肾缺血和再灌注损伤:各类休克未及时抢救而发生持续肾缺血或再灌注损伤,均可引起肾小管坏死。此时,功能性肾衰竭就转变为器质性肾衰竭。

(2) 肾毒物:重金属(如汞、砷、锑、铅等)、抗生素(如新霉素、卡那霉素、庆大霉素、甲氧西林、多黏菌素、头孢菌素等)、磺胺类药物、某些有机化合物(如四氯化碳、氯仿、甲醇、酚、甲苯等)、杀虫药、毒蕈、蛇毒、造影剂、肌红蛋白、血红蛋白(Hb)及内毒素等,均可直接损害肾小管,引起肾小管上皮细胞变性、坏死。

(3) 体液因素异常:严重的低钾血症、高钙血症和高胆红素血症等,亦可导致肾实质损坏。在许多病理条件下,肾缺血与肾毒物常同时或相继发生作用。例如,在肾毒物时,肾内可出现局部血管痉挛而致肾缺血;反之,肾缺血也常伴毒性代谢产物的堆积。

2) 肾脏本身疾患　肾小球、肾间质、肾血管的病变,如急性肾小球肾炎、狼疮性肾炎、肾盂肾炎、恶性高血压、两侧肾动脉血栓形成或栓塞、子痫、结节性多动脉炎等,均可引起弥漫性肾实质损害,导致急性肾衰竭。

3. 肾后性急性肾衰竭　指由于下泌尿道(从肾盂到尿道口)的堵塞引起的急性肾衰竭。肾后性急性肾衰竭常见于双侧尿路结石、盆腔肿瘤和前列腺增生、前列腺癌等引起的尿路梗阻。早期并无肾实质损害,由于肾小球有效滤过压下降导致GFR降低,可出现氮质血症、酸中毒等。如及时解除梗阻,肾泌尿功能可很快恢复。

(二) 发生机制

急性肾衰竭发生机制的关键是 GFR 降低,但其发病的确切机制尚未完全阐明。不同原因、病情、病期和不同程度的肾损伤,其发生机制的主导环节不完全相同。对急性肾衰竭研究发现,肾细胞损伤和 GFR 的下降非一种原因和机制参与,很可能是一种或多种不同原因和病理生理机制单独或共同作用的结果。下面主要阐述肾缺血和肾毒物引起少尿型急性肾衰竭的发生机制。

1. 肾血流动力学改变 许多动物实验及临床观察表明,肾血流灌注不足是肾小管坏死的起始因素。当各种原因引起血压下降导致肾脏灌注压下降,或毒性物质作用于肾小球毛细血管内皮,使内皮细胞损伤,引起肾血管发生广泛的收缩。肾血管造影可见肾血管床持续收缩,肾血流量为正常的 1/2 以下,以肾皮质外层血流量减少尤为明显;通过输注液体增加肾脏灌注或应用血管活性药物常不易改变 GFR 的持续下降。这种持续性肾血管收缩、肾脏低灌注状态,其机制仍不十分清楚,但可能与以下因素有关。

1) 肾素-血管紧张素-醛固酮系统(RAAS)活性增高 RAAS 在调节肾血流量方面,发挥着重要作用。引起 RAAS 活性增高的因素:①肾缺血时肾灌注压降低,刺激近球细胞分泌肾素;②有效循环血量降低,交感神经兴奋的直接刺激等均可引起肾素分泌增加;③肾缺血和肾中毒时,近曲小管受损,肾小管的髓袢升支粗段也受损,使其对钠重吸收减少,因而原尿到达远曲小管致密斑处的钠浓度升高,刺激近球细胞分泌肾素,肾素分泌增多,导致血管紧张素 Ⅱ 增加,从而使肾血管收缩,GFR 降低。

2) 体内儿茶酚胺增加 临床上休克、创伤及肾毒物引起的急性肾衰竭,血中儿茶酚胺浓度急剧增加。皮质肾单位分布在肾皮质外 1/3,入球动脉对儿茶酚胺敏感性高,因此皮质外层血流减少更为明显。实验也证明,肾动脉内灌注肾上腺素后再做肾动脉造影,肾皮质血管不显影,而髓质血管显影正常,这与急性肾衰竭的改变类似。

3) 前列腺素产生减少 肾是产生前列腺素的主要器官,前列腺素对血流调节起比较重要的作用。在肾缺血、肾中毒时,具有扩张血管作用的前列腺素 E 合成减少。实验也证明,使用前列腺素合成抑制剂吲哚美辛(消炎痛)可引起肾血管收缩,加重急性肾衰竭。

4) 肾小球毛细血管内皮肿胀 肾缺血或肾毒性物质可以造成肾小球毛细血管内皮肿胀,再灌注可以加重这个损伤。毛细血管内皮细胞肿胀使血流阻力加大,内皮细胞表面结构的改变,引起白细胞黏附、聚积,致使微血管阻塞,血流减少,从而使 GFR 持续下降。

5) 肾内收缩因子和舒张因子释放失衡 近来有学者认为,内皮素增多及血管内皮细胞产生一氧化氮障碍在急性肾衰竭中有重要作用。有研究证明,应用内皮素的抗体可显著减轻肾缺血后的肾脏血管收缩,应用内皮素受体拮抗剂可显著减轻肾缺血后的肾脏功能和组织学异常;另一方面,肾缺血导致肾脏血管内皮细胞一氧化氮生成减少,由于一氧化氮在调节全身和肾脏血管张力、维持正常的肾脏血管张力状态方面发挥重要作用,因此一氧化氮生成不足可导致肾脏血管的收缩。所以认为,肾脏缺血时的内皮细胞损伤导致内皮素和一氧化氮生成的不平衡是引起肾脏血管收缩的重要原因。

2. 肾小管功能的改变

1) 肾小管阻塞　病理检查证明,急性肾衰竭时肾小管管腔中有管型且有肾小管细胞肿胀。在急性肾衰竭动物模型中,用显微穿刺技术测定肾小管管内压,也证明肾小管内确有管型阻塞。除了缺血型急性肾衰竭有肾小管阻塞外,溶血性疾患、挤压综合征及横纹肌溶解症动物模型中,均可在肾小管中见到有关的管型。目前认为管腔阻塞在急性肾衰竭持续期中,是导致 GFR 减少的重要因素。但并非所有原因引起的急性肾衰竭都有肾小管堵塞,由重金属离子及肾脏毒性药物所引起的急性肾衰竭,管型阻塞并不起主要作用。因此,不同原因引起的肾衰竭,其发病环节亦不相同。

2) 原尿反流　应用微穿刺法给急性肾衰竭动物的肾小管内注入不能被重吸收,也不能通过肾小管上皮细胞的菊粉,结果发现菊粉从对侧肾排出,这说明菊粉经过损伤的肾小管壁反流入间质,继而入血。反流入间质的原尿引起肾间质水肿,肾间质压升高,压迫肾小管和肾小管周围的毛细血管,从而阻碍原尿通过肾小管,引起囊内压致肾小球有效滤过压下降,出现少尿;毛细血管受压,使肾血流更进一步减少,肾损害加重,形成恶性循环。

综上所述,急性肾衰竭是多种因素共同或是先后作用的结果。在多数情况下,肾缺血、GFR 降低可能是急性肾衰竭起始阶段以及功能性肾衰竭的主要发病环节;而当病变进一步发展,肾小管发生坏死时,则以肾小管阻塞、原尿反流以及血流动力学障碍共同作用为发病重要环节。

(三) 临床表现

少尿型急性肾衰竭的发病过程可分为少尿期、多尿期和恢复期 3 个阶段。

1. 少尿期　一般为 7～14 天。病情越重,少尿期时间越长,预后也越差。此期尿量极度减少,因此机体内环境紊乱严重,是急性肾衰竭的最危险阶段。功能和代谢的变化如下。

1) 尿的改变

(1) 尿量:迅速减少,表现为少尿(成人尿量＜400 ml/24 h)或无尿(成人尿量＜100 ml/24 h)。这是由于肾血流量减少,从而使 GFR 减少以及肾小管阻塞及原尿回漏所致。

(2) 尿比重:肾衰竭早期尿比重可在 1.018～1.020;当病情进一步发展,尿比重会进一步变低,最后常固定于 1.018～1.015。这是由于肾衰竭早期肾血流量减少,原尿滤出少,但肾小管的重吸收功能未受到严重影响,故尿比重较高;随着病情的进一步发展,发生了肾小管坏死,肾小管失去了重吸收和浓缩功能,故尿比重下降。

(3) 尿钠:功能性肾衰竭尿钠常低于 20 mmol/L,器质性肾衰竭时尿钠含量常高于40 mmol/L。其机制是功能性肾衰竭,肾小管上皮细胞功能受损较轻,常可重吸收原尿中的钠离子;当肾小管上皮细胞严重受损即器质性肾衰竭时,由于肾小管对原尿中的钠离子重吸收障碍,故尿钠含量较高。

（4）尿沉渣与尿蛋白:尿沉渣显微镜检查可见数量不等的红细胞、白细胞、上皮细胞及其碎片和各种管型,尿蛋白一般为 + ～ + + 。这是由于肾小管上皮细胞坏死脱落所致。

2）氮质血症　指血中非蛋白质含氮物质含量显著升高的症状。血中非蛋白质含氮物质有尿素、尿酸和肌酐等,这些物质必须通过肾脏来排除,肾功能障碍时,这些物质排出障碍,在血中浓度升高,引起氮质血症。临床上通常采用测定血中所有非蛋白质含氮物质中的氮含量即非蛋白氮(nonprotein nitrogen,NPN)、血中尿素里面的氮含量即血尿素氮(blood urea nitrogen,BUN)或血肌酐的浓度来衡量肾脏的排泄功能。

在急性肾衰竭早期,血中 NPN 水平就升高,通常血肌酐与尿素氮成比例地升高。但横纹肌溶解所致的急性肾衰竭患者,血肌酐升高的速度更快,且与尿素氮不成比例。当感染、中毒、烧伤、创伤或摄入过高蛋白质饮食时,可加重氮质血症。

3）代谢性酸中毒　急性肾衰竭时,体内的酸性代谢产物如硫酸、磷酸和有机酸排出障碍,同时肾小管分泌 H^+、产 NH_3 及重吸收 HCO_3^- 功能丧失,导致酸性代谢产物在体内积聚;另一方面,发热、组织破坏、分解代谢增强、体内固定酸产生增多,都是引起代谢性酸中毒的原因。另外,酸中毒引起中枢神经系统功能障碍和心脏抑制,也是高钾血症的一个原因。

4）高钾血症　是急性肾衰竭的严重并发症之一。高钾血症可以引起心脏传导阻滞和心脏抑制,严重时可引起心室颤动和心脏骤停,造成患者死亡。

5）水中毒　急性肾衰竭患者由于肾脏对水的调节能力减弱或丧失,尿量减少或无尿,如果不严格地限制水的摄入极易导致水过多和稀释性低钠血症,严重者出现肺水肿及脑细胞水肿、心力衰竭等。急性肾衰竭时机体多处于高分解代谢状态,内生水生成增多,如果临床上未认真计算应补液量,未严格按照"量出为入"的原则,在少尿期就易造成水中毒。

6）尿毒症症状　急性肾衰竭患者由于体内代谢废物蓄积,少尿期持续数日后即可出现尿毒症的一些症状和体征。

2. 多尿期　急性肾衰竭患者如果能度过少尿期,每日尿量达到 400 ml 时,提示病程进入多尿期。多尿期大约持续 2 周。本期虽然患者的尿量回升,但肾脏的功能尚未恢复,所以血中肌酐、尿素等仍可升高。由于尿量增加,极易出现水、电解质平衡紊乱,因此患者并未脱离危险期。

多尿发生的机制:①肾血流量和肾小球滤过功能逐渐恢复;②肾间质水肿消退,肾小管阻塞解除,囊内压降低;③虽然肾小管上皮细胞已开始修复,但其重吸收功能尚不完善,原尿不能充分浓缩;④少尿期在体内潴留的水分和代谢废物较多,肾脏代偿性排出增加。

3. 恢复期　多尿期之后,肾功能恢复到正常需 3～12 个月。多尿期与恢复期一般没有明显界限。进入此期的患者,肾功能明显改善,血肌酐和尿素氮亦降至正常水平,水、电解质及酸碱平衡紊乱得到纠正,但肾小管浓缩功能及酸化功能仍低于正常。通常肾功能完全恢复需若干年,仅有少数患者可遗留永久性肾功能损害,多数可以完全恢复。因此,急性肾衰竭是为数不多有可能逆转的器官衰竭。

在急性肾衰竭患者中,大约有 20% 的患者在病程早期,24 h 尿量一直在 400 ml 以上,这种肾衰竭称为非少尿型急性肾衰竭。非少尿型急性肾衰竭临床症状轻,病程相对较短,并发症少,病死率低,预后较好,但由于尿量不少,故易被临床忽视而漏诊。

非少尿型急性肾衰竭虽然病理损害较轻,但尿液浓缩功能障碍,尿钠含量低,尿比重也低,同样也发生氮质血症。少尿型和非少尿型急性肾衰竭可以相互转化,少尿型经过有效治疗也可以转化为非少尿型,非少尿型如果漏诊或治疗不当可以转化为少尿型。后者通常表示病情恶化,预后不好。

(四)防治原则

1. 原发病的治疗　针对引起急性肾衰竭的原因进行治疗。例如,快速准确地补充血容量,防止和纠正低灌注状态,避免使用肾毒性药物,解除尿路梗阻,治疗肾炎等。

2. 鉴别功能性急性肾衰竭与器质性急性肾衰竭　功能性急性肾衰竭和器质性急性肾衰竭都有少尿与氮质血症,但两者尿液变化特点不同(表 16-2),在液体疗法上也有不同。功能性肾衰竭主要是有效循环血量不足,造成 GRF 下降,需充分输液或输血恢复有效血容量,恢复肾血流灌注,从而使 GRF 恢复。而器质性急性肾衰竭,由于肾小管上皮细胞坏死、肾小管堵塞、原尿回漏,因此则应严格控制输入的液体量,以免发生水中毒、肺水肿、心力衰竭。

表 16-2　功能性急性肾衰竭与器质性急性肾衰竭少尿期尿液的变化特点

特点	功能性急性肾衰竭	器质性急性肾衰竭
尿比重	>1.020	<1.015
尿渗透压(mmol/L)	>700	<250
尿钠含量(mmol/L)	<20	>40
尿肌酐/血肌酐	>40	<10
尿蛋白及显微镜检	正常	尿蛋白(+)、各种管型、红细胞、上皮细胞
补液实验	尿量增加	尿量不增加
输液原则	充分扩容	量出为入

3. 纠正水、电解质紊乱及酸中毒　少尿期功能性肾衰竭要充分补充液体,扩充有效循环血量;器质性肾衰竭要严格控制入水量,注意纠正电解质的紊乱,尤其要及时处理高钾血症。如发生高钾血症,可以缓慢注射葡萄糖酸钙或氯化钙以对抗钾的作用;或静脉滴注葡萄糖和胰岛素,促进细胞外液中的钾进入细胞内;亦可采用透析疗法去除血中过多的钾。多尿期要注意补液的量以及钾、钠等电解质平衡,防止脱水及低钾、低钠血症。

急性肾衰竭时由于肾排出固定酸的能力及肾小管泌 H^+ 能力下降,因此极易发生代谢性酸中毒,要注意纠正。

4. 营养支持及控制氮质血症　供给足够的热能,静脉滴注葡萄糖、6-磷酸果糖及乳化脂肪以减轻体内蛋白质分解和促进蛋白质合成,限制蛋白质的摄入以减少 NPN 的产生。

5. 透析治疗　应用血液透析或腹膜透析治疗,可以有效地去除代谢毒物及纠正电解质平衡紊乱,明显提高患者的治愈率,降低病死率。

二、慢性肾衰竭

慢性肾衰竭(chronic renal failure,CRF)是指各种慢性肾脏疾病使肾单位发生进行性破坏,健存的肾单位不能充分排出代谢废物以维持内环境恒定,因而导致代谢产物潴留,水、电解质、酸碱平衡紊乱和肾内分泌功能障碍的病理过程(综合征)。

(一) 原因

引起慢性肾衰竭的原因中以慢性肾小球肾炎为最多,占 50%～60%。其他常见原因有慢性肾盂肾炎、肾结核、多囊肾、全身性红斑狼疮和肾血管疾患(如高血压性肾小动脉硬化、结节性动脉周围炎、糖尿病性小动脉硬化症)以及尿路慢性梗阻(如尿路结石、肿瘤、前列腺增生)等。

(二) 发展阶段

慢性肾衰竭是一个缓慢而渐进的发展过程。根据肾功能损害的程度,慢性肾衰竭可分为 4 个阶段:肾功能代偿期、氮质血症期、肾衰竭期、尿毒症期。各阶段肾功能状况与临床主要表现参见表 16-3。

表 16-3　慢性肾衰竭各阶段肾功能状况与临床表现

病情发展阶段	内生肌酐清除率	氮质血症	临床表现
代偿期	正常值的 30% 以上	无	肾脏贮备能力丧失,内环境基本稳定,无临床症状
氮质血症期	正常值的 25%～30%	轻或中	夜尿多尿,严重酸中毒,轻度乏力和贫血
肾衰竭期	正常值的 20%～25%	较重	夜尿多,严重酸中毒,严重贫血,出现低钙、高磷、高氯及低钠血症,可有胃肠道及精神症状
尿毒症期	<正常值的 20%	严重	全身性严重中毒症状,继发性甲状旁腺功能亢进,明显水、电解质和酸碱平衡紊乱

(三) 发生机制

慢性肾衰竭的发生机制较为复杂,有多个学说,每一个学说都有其相对合理性,但又不能解释慢性肾衰竭的所有表现。因此,只有从多因素综合考虑,才能更全面地认识慢性肾衰竭的发生机制。

1. 健存肾单位学说　Bricker 于 1960 年提出此学说。该学说认为,在慢性肾疾患病程中,一部分肾单位被破坏失去功能,而还有一部分肾单位未受损伤或受损较轻,称为健存肾单位。在代偿期健存肾单位代偿性肥大,肾小球滤过功能、肾小管重吸收功能都相应加强,内环境基本稳定,此期可维持很长时间。随着疾病的进展,健存肾单位日益减少,即使加倍工作亦无法维持机体内环境的稳定,出现肾功能不全的症状,直至肾衰竭。

2. 矫枉失衡学说　该学说认为在慢性肾衰竭时,机体内出现了某一溶质的潴留,机体为了矫正这种不正常的状态,通过分泌某一体液因子来增强肾脏对这一溶质的排泄能力。但分泌增多的这些体液因子可能会引起机体其他生理功能过度增强,从而出现新的紊乱,即造成新的失衡,产生新的症状,加重病情的发展。当健存肾单位进一步减少、机体通过分泌某一体液因子作用于肾脏也不能有效控制该溶质在体内的潴留时,就可能会引起机体分泌更多的某一体液因子,这样机体的某些新的失衡就会更为严重。图 16-7 以血磷升高引起机体分泌甲状旁腺激素(parathyroid hormone,PTH)进行代偿,从而引起新的失衡过程,证明矫枉失衡的学说。

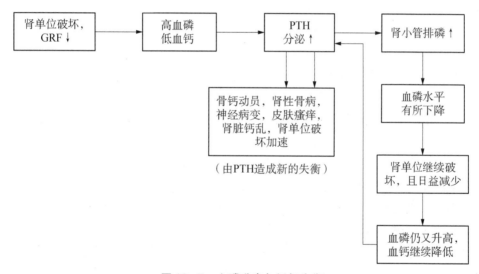

图 16-7　血磷升高与矫枉失衡

3. 肾小球过度滤过学说　当肾受损使肾单位破坏后,健存肾单位肾小球毛细血管血压和血流量增加,引起单个健存肾单位的 GFR 增多,导致肾脏长期负荷过重,最后发生肾小球纤维化和破坏,促进肾衰竭的发生和发展。肾小球过度滤过是慢性肾衰竭发展至尿毒症的重要原因之一。

4. 肾小管-间质损伤　近年来,肾小管-间质损伤和纤维化在慢性肾衰竭中的作用越来越受到人们的重视。不同类型的慢性肾疾病的预后与肾小管间质病变的存在及其损伤程度有关。研究发现,残存肾单位的肾小管,尤其是近端肾小管,在慢性肾衰竭时发生代谢亢进,从而导致肾小管和间质细胞损伤。肾小管-间质损伤产生的原因比较复杂,可能与细胞内钙流量增多、超氧阴离子自由基产生增多有关。

（四）临床表现

1. 尿的改变

1) 尿量改变

（1）夜尿：正常人白天的尿量通常是夜间尿量的 2～3 倍，且夜间尿量一般不超过 300 ml。若夜间尿量超过白天的尿量，尤其是入睡后仍须多次排尿者，称为夜尿。夜尿是慢性肾衰竭的早期表现之一。其机制可能是由于健存肾单位不足，须夜以继日地工作才能排出过多的代谢废物和水分。此外，平卧后肾血流增加以及肾小管功能受损、浓缩功能障碍等因素也可使夜尿增多。

（2）多尿：24 h 尿量超过 2 000 ml。多尿的原因：①健存肾单位代偿性功能增强，单个肾单位的原尿量超过正常尿量，通过肾小管的原尿流速增快，肾小管重吸收减少；②滤出的原尿中溶质增多，产生渗透性利尿；③肾小管上皮重吸收能力下降，对尿液浓缩的功能降低。

（3）少尿：每日尿量＜400 ml。这是由于健存肾单位严重减少使原尿滤出极度减少的缘故。

2) 尿比重和渗透压改变　慢性肾衰竭时，尿比重常固定于 1.010～1.012（正常人尿比重为 1.003～1.035），尿渗透浓度为 266～300 mmol/L（正常人为 360～1 450 mmol/L），这是由于肾脏浓缩、稀释功能均丧失所造成的。

3) 尿液成分改变　慢性肾衰竭患者常有轻度至中度的蛋白尿，尿沉渣显微镜检可见有红、白细胞管型及颗粒管型。发现尿沉渣内粗而短的颗粒管型或蜡样管型，对诊断本病有帮助。

2. 氮质血症　慢性肾衰竭患者由于 GFR 下降，血中非蛋白氮的代谢产物蓄积，从而发生氮质血症。当 GFR 下降到正常值的 30%～40% 以下，BUN 即开始升高，但慢性肾衰竭早期该指标不敏感，常在正常范围内；血浆肌酐（creatinine）浓度升高在肾功能障碍早期也不敏感，但由于不受蛋白质摄入量的影响，因而通常利用内生肌酐清除率的下降程度来衡量有功能的肾单位数目的减少程度及 GFR 的下降情况。内生肌酐清除率的计算公式：内生肌酐清除率 = 尿中肌酐浓度×每分钟尿量/血中肌酐含量。

3. 水、电解质紊乱

1) 水代谢紊乱　慢性肾衰竭时，由于肾脏的浓缩稀释功能障碍，常会因为多尿而使患者脱水。但如果补水过多，则又造成水潴留，甚至发生水中毒。慢性肾衰竭的后期，有功能的肾单位极度减少，GFR 严重下降，会因少尿而发生水肿。因此，对慢性肾衰竭患者，液体供给多少一定要经过认真计算，量出为入。

2) 钠代谢紊乱　慢性肾衰竭时，肾脏调节钠的能力下降。由于健存的肾单位的代偿作用，其 GFR 增高，肾小管原尿流速加快，肾小管来不及吸收原尿中的钠，故从肾丢失的钠增加。如果此时又过分限制钠盐的摄入，常可导致低钠血症。患者出现食欲缺乏、恶心、呕吐而变得衰弱，影响钠的摄入，而肾持续丢钠，形成恶性循环，严重时可出现嗜睡、昏迷。此时补钠可以阻断恶性循环，但如果补充钠盐超过了健存肾单位对钠负荷的代谢能力,则可能出现钠、水潴留和血容量增加,从而加重高血压和诱发心力衰竭。

在慢性肾衰竭的终末期,由于肾脏调节钠的能力严重丧失,尿钠排出减少而致血钠增高,出现高钠血症。

3)钾代谢紊乱 慢性肾衰竭早期,尿量正常,血钾在较长时间内能维持正常。但长期使用排钾利尿剂、呕吐、腹泻、厌食以及健存肾单位代偿性增加对钾的分泌等,可导致低钾血症。在慢性肾衰竭晚期,由于尿量严重减少,或通过某些途径使钾进入体内增多(如输入库存血、大量摄入富钾食物)以及酸中毒、感染等,均可引起高钾血症。

4)钙、磷代谢紊乱 慢性肾衰竭时常有钙、磷代谢障碍,主要表现为血磷增高、血钙降低及肾性骨营养不良。

(1)高磷血症:在慢性肾衰竭早期,血磷常可正常。但当 GFR<25 ml/min 时,由于肾脏排磷减少,可导致血磷升高。血磷升高,刺激甲状旁腺分泌过多的甲状旁腺激素,使磷排出增多。但 GFR<25 ml/min 时,继发的甲状旁腺激素已不能使磷充分排出,血磷水平持续升高。甲状旁腺激素增多又使溶骨活动加强,使骨磷释放增多,从而形成恶性循环,导致血磷水平不断上升。

(2)低钙血症:慢性肾衰竭的常见症状。发生原因:①血磷升高,血浆血钙浓度与血磷浓度的乘积为一常数,血磷升高则血钙必然下降;②维生素 D 代谢障碍,由于肾实质破坏,肾小管将肝合成的 25 -(OH)D, 羟化为 1, 25 -(OH)$_2$D$_3$ 的功能减退,从而影响肠道对钙的吸收;③血磷升高刺激甲状腺 C 细胞分泌降钙素,抑制肠道对钙的吸收,促使血钙降低;④体内某些毒性物质的滞留损伤肠黏膜,使钙吸收减少。

(3)肾性骨营养不良:在慢性肾衰竭较早期即可发生,包括成人骨囊性纤维化、骨软化症、骨质疏松以及儿童的肾性佝偻病等。发生原因:钙磷代谢障碍及继发性甲状旁腺功能亢进、维生素 D$_3$ 活化障碍和酸中毒等。这些因素影响骨质矿物化,加速溶骨过程,从而发生骨病。

5)代谢性酸中毒 慢性肾衰竭时,由于酸性代谢产物如磷酸盐、硫酸盐、有机酸排出减少以及肾小管产 NH$_3$、排 H$^+$ 和重吸收 HCO$_3^-$ 减少而引起代谢性酸中毒。酸中毒可使血钾浓度升高,并能加强骨盐溶解而致骨骼脱钙。

4. 肾性高血压 由于肾实质病变而引起的血压升高称为肾性高血压。慢性肾衰竭患者约有80%以上出现高血压,其发生机制可能与以下因素有关。

(1)钠、水潴留:慢性肾衰竭时,肾排钠、排水能力下降,钠、水在体内潴留,血容量增大和心输出量增大,产生高血压。这种高血压系由于水钠潴留所致,故称之为钠依赖性高血压(Na$^+$ - dependent hypertension)。

(2)肾素-血管紧张素系统活性增强:在某些肾脏疾患,肾相对缺血,激活 RAAS 使血管紧张素Ⅱ生成增多,血管紧张素Ⅱ可以直接作用于小动脉,使其收缩,又可促进醛固酮分泌导致钠、水潴留,增加血容量,其结果使血压升高。由 RAAS 活动过强引起的高血压,称为肾素依赖性高血压(renin-dependent hypertension)。

(3)肾分泌的减压物质减少:正常情况下,肾分泌多种减压物质,如前列腺素 E$_2$ 和

前列腺素 A_2、缓激肽、内皮细胞血管舒张因子等。这些物质能舒张肾皮质血管及增加其血流量，并有抑制肾素分泌的作用。当肾实质破坏时，这些物质分泌减少，导致血压升高。

5. 肾性贫血　是慢性肾衰竭的主要临床表现之一，几乎见于所有的严重慢性肾衰竭患者。其发生机制有以下几个方面。

1）促红细胞生成素产生减少　当大量肾实质受到损害时，促红细胞生成素生成减少，骨髓造血功能降低。

2）红细胞破坏增多　大量毒性物质在体内潴留，红细胞膜上的钠泵活性受到抑制，因红细胞内的钠不能排出，故红细胞内处于高渗状态，细胞脆性增加、易发生溶血。

3）血液中毒性物质潴留　如甲基胍可抑制骨髓红细胞的生成。

4）其他因素　如造血物质的缺乏（如铁、蛋白质等）以及出血倾向等也是引起肾性贫血的重要原因。

6. 出血倾向　慢性肾衰竭晚期患者较为常见。主要表现为皮下瘀斑、紫癜、鼻出血、牙龈出血或结膜内出血等。严重者可出现出血性心包炎、胃肠道或颅内出血等，甚至危及生命。出血的主要原因是血小板功能异常以及血小板-血管相互作用的改变。透析治疗后，可有一定程度的纠正。

三、尿毒症

尿毒症（uremia）是急性和慢性肾衰竭发展到最严重阶段，患者内环境严重紊乱，代谢终产物和内源性毒性物质在体内潴留，从而出现全身性中毒症状的病理过程或综合征。

（一）临床表现

1. 消化系统症状　尿毒症出现最早和最突出的症状多在消化系统。初期以厌食、腹部不适为主要症状，以后出现恶心、呕吐、腹泻、舌炎、口有尿臭味及口腔黏膜溃烂，甚至消化道出血。溃疡出血主要是由于尿素从消化道排出增多，经细菌或肠道中水解酶的作用产生碳酸铵和氨，刺激胃肠黏膜，造成黏膜炎症和溃疡所致。

2. 神经系统症状

1）中枢神经系统　早期症状有淡漠、疲乏、记忆力减退等。病情进一步发展，可出现记忆力、判断力、定向力和计算力障碍，并可出现妄想、幻觉等精神症状，最后出现抽搐、嗜睡、昏迷。大脑病理形态学变化为脑实质出血、水肿或点状出血，神经细胞变性、胶质细胞增生。这些病理变化可能与某些毒性物质堆积，使 Na^+-K^+-ATP 酶活性降低、能量代谢障碍、脑细胞膜通透性增高有关。此外，高血压所引起的脑血管痉挛也可加重脑缺血、缺氧，加重脑功能障碍。

2）周围神经病变　常出现下肢麻木、疼痛、灼痛、肢体运动无力、腱反射减弱、步态不稳等症状。病理形态变化为神经脱髓鞘和轴索变化。其发生原因为尿毒症时血中胍基琥珀酸或甲状旁腺激素增多，抑制了神经中的转酮醇酶，因而髓鞘发生变性而表现外周神经症状。

3. 心血管系统症状 尿毒症时患者常伴有血压升高。长期高血压使左心室肥厚扩大、心肌损害、心力衰竭,并引起全身小动脉硬化。尿素渗出到心包腔内,引起尿毒症性心包炎,这时在心前区可听到心包摩擦音。严重者可发生心包积液,甚至心包堵塞。

4. 呼吸系统症状 患者呼出的气体有氨味,这是由于尿素经唾液酶分解成氨所致。尿毒症通常伴有酸中毒,此时呼吸加深、加快,严重时可出现潮式呼吸或深而慢的库斯莫尔(Kussmaul)呼吸。病情严重者,可由于心力衰竭,钠、水潴留及毒性物质作用于肺毛细血管而引发肺水肿。

5. 内分泌系统症状 尿毒症时,体内激素严重紊乱。内分泌改变及临床表现参见表 16 - 4。

表 16 - 4 尿毒症时机体内分泌改变

激素	临床表现
血中含量升高的激素	
催乳激素	泌乳
黄体生成激素	男子乳房女性化
胃泌素	溃疡
醛固酮	钠、水潴留,高血压
胰高血糖素	葡萄糖耐量降低
甲状旁腺激素	骨质疏松、硬化
血中含量降低的激素	
$1,25-(OH)_2D_3$	骨软化症(佝偻病)
促红细胞生成素	贫血
睾酮	性欲减退,阳痿

6. 皮肤变化 皮肤干燥、脱屑,呈黄褐色;尿素从汗腺排出后在皮肤上凝成白色结晶,称为尿素霜。患者感到皮肤奇痒难忍,也是尿毒症的一个重要症状,其发生机制可能与尿素对皮肤的刺激以及继发甲状旁腺激素增多、转移性钙化有关。

7. 物质代谢紊乱

1)糖代谢 尿毒症患者糖耐量降低。其发生机制可能是:①血中含有胰岛素的拮抗物;②胰岛素释放和利用障碍;③肝糖原合成酶活性降低,肝糖原合成障碍。

2)蛋白质代谢 尿毒症患者机体蛋白质合成障碍\分解增加,加之患者厌食,蛋白质和热量摄入不足,而造成负氮平衡和低蛋白血症。

3)脂肪代谢 尿毒症时患者脂质代谢发生障碍,血清三酰甘油水平增高。这可能是由于一方面肝脏合成三酰甘油增加,另一方面脂蛋白酶活性降低,致使三酰甘油清除率降低所致。

8. 免疫系统症状 尿毒症患者常表现为以细胞免疫功能低下为主的免疫力低下。表现为中性粒细胞吞噬和杀菌能力减弱,淋巴细胞减少,淋巴细胞转化试验转化率下降,迟发性变态反应降低,易发生感染。这可能与血中毒性物质对淋巴细胞分化、成熟和功能具有抑制作用有关。

(二) 发生机制

尿毒症的发生机制比较复杂,除与多种毒性物质蓄积引起机体中毒有关外,还可能与水、电解质、酸碱平衡紊乱和内分泌障碍有关。

目前已从尿毒症患者血中分离到 200 多种代谢产物或毒性物质,现仅介绍几种比较公认的尿毒症毒素。

1. **胍类化合物** 是体内精氨酸的代谢产物。尿毒症时精氨酸常可通过异常的途径转变为胍类化合物,如甲基胍和胍基琥珀酸。甲基胍是毒性很强的小分子物质。正常人血浆中的含量约为 8 μg/dl,而尿毒症时可高达 600 μg/dl。动物实验证明,血甲基胍升高,可出现体重减轻、血尿素氮增加、红细胞寿命缩短、呕吐、腹泻、便血、运动失调、痉挛、嗜睡、心室传导阻滞等,十分类似人类尿毒症的表现。

胍基琥珀酸能抑制脑组织转酮醇酶的活性,可影响脑细胞功能。胍基琥珀酸还能引起动物抽搐、心动过速;引起溶血和血小板减少,同时还抑制血小板Ⅲ因子,尿毒症出血亦与后者有关。

2. **甲状旁腺激素** 几乎所有尿毒症患者有甲状旁腺功能亢进、甲状旁腺激素增多的现象。甲状旁腺激素增多能引起尿毒症的许多症状与体征:①皮肤瘙痒;②肾性骨营养不良;③刺激胃泌素释放、胃酸分泌,促使溃疡生成;④中枢和周围神经损害,破坏血脑屏障;⑤软组织坏死;⑥蛋白质分解代谢增加,使含氮物质在血中大量积聚;⑦高脂血症和贫血等。因此,目前认为过高浓度的甲状旁腺激素是主要的尿毒症毒素。

3. **尿素** 在尿毒症中的作用尚未定论。早期认为它是尿毒症的最主要毒素,但近年来注意到尿毒症患者的临床症状与血尿素氮水平并不一致。目前认为尿毒症的临床表现与其代谢产物氰酸盐有关。氰酸盐可与蛋白质作用产生氨基甲酰衍生物,从而使许多酶活性改变;氰酸盐使突触后膜蛋白发生氨基甲酸化,高级神经中枢的整合功能可受损,产生头痛、恶心、呕吐、乏力、嗜睡等症状。因此,尿素在尿毒症的发病中也起重要作用。

4. **胺类** 包括脂肪族胺、芳香族胺和多胺。这些胺类可以抑制很多酶的活性,干扰很多代谢过程,引起机体很多临床症状,如肌阵挛、震颤、溶血、恶心、呕吐、蛋白尿等。胺类能促进红细胞溶解,抑制促红细胞生成素的生成,抑制 Na^+-K^+-ATP 酶和 Ca^{2+}-Mg^{2+}-ATP 酶的活性,增加微血管壁通透性而促进水肿发生等。

5. **中分子毒性物质** 指相对分子质量为 500～5 000 的一类有毒性作用的物质。其化学本质尚未确定,有的是正常和异常代谢产物,也有的是细菌或细胞碎裂产物等。这些高浓度的中分子物质可引起中枢及周围神经病变以及降低细胞免疫功能等。

6. **其他** 酚类化合物在尿毒症患者脑脊液中含量增高,酚类对中枢神经系统有抑制作用;还可抑制血小板聚集,也是尿毒症时出血的一个原因;肌酐可引起溶血、嗜睡;尿酸增高可引起心包炎等。

总之,尿毒症的诸多症状不能用一种毒性物质的毒性来解释。因此,目前认为尿毒症是多种因素共同作用的结果。

(三) 防治原则

1. 积极治疗原发病　某些原发病经适当治疗后,可使肾功能改善,如肾结核、肾结石等。

2. 避免加重肾负荷的因素　合理安排患者休息,控制感染,降低血压,避免使用肾毒性药物及缩血管药物;纠正水、电解质、酸碱平衡紊乱。

3. 透析疗法　血液透析(人工肾)与腹膜透析都可将血液中的代谢废物及毒性物质去除,对于缓解症状和维持水、电解质平衡方面具有重要意义。应用透析,对于危重患者可以赢得肾移植的时间和调整身体基本状况。

4. 肾移植　随着科学的进步,肾移植技术越来越成熟,并广泛应用于临床。肾移植是治疗尿毒症最根本的方法。目前免疫排斥问题已能得到很好的控制,移植肾的成活率也越来越高,更多的尿毒症患者将由于肾移植获得新生。

(邓之婧　彭蕤蕤)

数字课程学习

○PPT课件　○导入案例解析　○复习与自测　○更多内容……

第十七章 感染性疾病

章前引言

感染性疾病是由病原微生物通过不同方式侵入,引起人体发生感染并出现临床症状的一组疾病。本章仅重点介绍感染性疾病中的特殊群体——传染病。传染病是指由病原微生物引起、有传染性、在一定条件下可以在人群中传播的感染性疾病。传染病的流行必须具备传染源、传播途径和易感人群3个基本环节。其共同特点是:①病原微生物常有一定的侵入门户;②病原微生物选择性地定位于不同组织或器官;③病理变化均属于炎症,但又有各自的特征性病变;④病程发展具有一定的阶段性,包括潜伏期、前驱期、发病期和愈复期等。近年来,一些已被有效控制的传染病发病率又趋上升,如结核病、梅毒、狂犬病等,并出现了一些新的传染病,如严重急性呼吸综合征(SARS)、人禽流感、新型冠状病毒肺炎等,严重威胁人类的健康和生命。

· 学习目标 ·

1. 阐述结核病的原因、传播途径、基本病理变化及转化规律,原发性肺结核病和继发性肺结核病的病理变化和结局,细菌性痢疾的原因、病理变化及临床病理联系,伤寒的原因、肠道及肠道外病理变化及临床病理联系。

2. 理解结核的发生机制,以及肺外器官结核病的病理变化。

3. 知道伤寒、细菌性痢疾的发生机制、结局及并发症。

4. 区别原发性肺结核与继发性肺结核的特点,肠结核、伤寒与细菌性痢疾所致肠溃疡的特点,运用病理学知识阐述常见传染病的临床表现,具备熟练护理能力。

5. 根据常见传染病的3个基本环节,利用所学知识对常见传染病的预防,开展宣传和健康教育。

思维导图

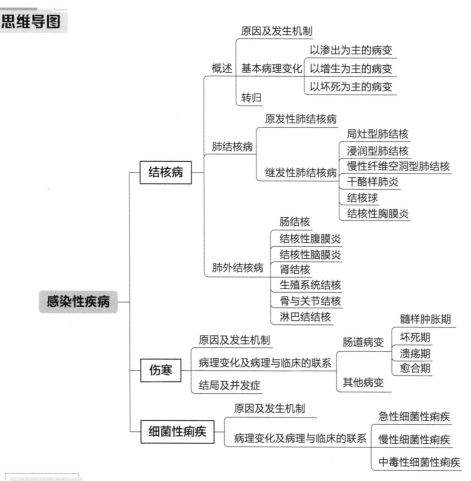

感染性疾病
- 结核病
  - 概述
    - 原因及发生机制
    - 基本病理变化
      - 以渗出为主的病变
      - 以增生为主的病变
      - 以坏死为主的病变
    - 转归
  - 肺结核病
    - 原发性肺结核病
    - 继发性肺结核病
      - 局灶型肺结核
      - 浸润型肺结核
      - 慢性纤维空洞型肺结核
      - 干酪样肺炎
      - 结核球
      - 结核性胸膜炎
  - 肺外结核病
    - 肠结核
    - 结核性腹膜炎
    - 结核性脑膜炎
    - 肾结核
    - 生殖系统结核
    - 骨与关节结核
    - 淋巴结结核
- 伤寒
  - 原因及发生机制
  - 病理变化及病理与临床的联系
    - 肠道病变
      - 髓样肿胀期
      - 坏死期
      - 溃疡期
      - 愈合期
    - 其他病变
  - 结局及并发症
- 细菌性痢疾
  - 原因及发生机制
  - 病理变化及病理与临床的联系
    - 急性细菌性痢疾
    - 慢性细菌性痢疾
    - 中毒性细菌性痢疾

案例导入

患者,男,42 岁。半年前出现咳嗽,少痰。1 周前咳嗽加剧,多痰,伴有咯血数十毫升,症状日渐加重,反复出现畏寒、低热及胸痛,精神萎靡,体质明显减弱,并出现腹痛和间歇交替性腹泻和便秘。体检:体温 38.5 ℃,慢性病容,消瘦,右肺中上闻及湿性啰音,腹软,腹部触之柔韧。X 线可见右肺有大小不等的透亮区及结节状阴影,痰液检出抗酸杆菌。超声引导下经皮肺穿刺活检,镜下可见多个结节,结节中央为干酪样坏死,周围为大量由巨噬细胞演化而来的上皮样细胞、郎汉斯巨细胞(郎汉斯巨细胞的细胞核排列比较规则,呈花环形或马蹄形排列于细胞质的周边),外围有大量淋巴细胞聚集和纤维组织增生。

问题:

1. 根据活检镜下特点,该病的正确诊断是什么?为什么?

2. 根据相关的临床表现和检查,应用病理知识对该患者病情作出诊断,并推测患者下一步的病情可能的发展方向。

第一节 结 核 病

一、概述

结核病(tuberculosis)是由结核杆菌引起的常见的慢性传染病,全身各组织器官均可发生,以肺结核最为常见。结核病至今仍为重要的传染病,世界人口中有 1/3 感染结核杆菌,每年约有 800 万新发病例,至少有 300 万人死于该病。随着我国人民生活水平的提高,政府极为重视群防群治,儿童普遍接种卡介苗,其发病率和病死率大为降低。近年来,世界范围内由于艾滋病、吸毒、酗酒、贫困和免疫抑制剂的应用等原因,结核病的发病率又有上升趋势。

(一)原因及发生机制

结核杆菌为抗酸杆菌,引起人类结核病的主要是人型,少数为牛型。结核病的传染源主要是排菌的开放性肺结核患者,其次是患病的牛。结核病主要经呼吸道传染,少数可因食入带菌食物而经消化道感染,偶可经皮肤伤口感染。

结核杆菌无侵袭性酶,不产生内、外毒素,其毒力与菌体的糖脂(索状因子)、糖肽脂(蜡质 D)和具有抗原性的蛋白质等成分有关。人从空气中吸入带菌的飞沫即可发生初次感染。到达肺泡的结核杆菌趋化巨噬细胞并被吞噬。在细胞免疫形成之前,巨噬细胞不仅难以将其杀灭,而且还会在细胞内繁殖,一方面引起局部炎症,另一方面通过血行和淋巴播散到全身各组织器官(包括肺)。经过 30~50 天,人体对结核杆菌形成以细胞免疫为主的获得性免疫,即在致敏 T 淋巴细胞释放的淋巴因子作用下,趋化和激活巨噬细胞,使其吞噬和杀灭结核杆菌的能力增强,并向着感染部位聚集、增生,形成结核性肉芽肿,使初次感染灶病变局限,可不治而愈。需要指出,在初次感染结核杆菌时发生的全身播散,由于细胞免疫的逐渐形成,多不在当时产生明显的病变,但可使结核杆菌在播散的部位潜伏下来,成为以后发生肺外器官结核病和继发性肺结核病的主要根源。

机体在形成对结核杆菌免疫反应的同时,也产生迟发型超敏反应,两者相伴发生。超敏反应的出现表示机体已获得免疫力,但超敏反应较强时会造成病变局部组织的严重破坏,发生干酪样坏死。免疫反应与超敏反应贯穿于结核病的始终,结核杆菌数量的多少、毒力强弱以及机体抵抗力等因素决定两者的彼此消长。年龄、营养状况、有无全身性疾病(尤其是艾滋病、糖尿病、硅肺等)均可影响机体的抵抗力。当菌量少、毒力弱、机体抵抗力强时,以免疫反应占优势,病变向着局限、痊愈的方向发展;反之,则以超敏反应为主,病变向着恶化的方向进展。

卡介苗接种是目前预防结核病的最有效方法。结核菌素试验阳性是临床上证明细胞免疫已经形成的可靠手段。痰涂片抗酸染色是诊断活动性肺结核病和观察疗效的快捷方法。基因扩增技术是基于结核杆菌的核酸特异性而确定诊断。

⑤ 拓展阅读 17-1　计划免疫

(二) 基本病理变化

1. **以渗出为主的病变**　在菌量多、毒力强,且超敏反应较强或初次感染时,局部病变主要表现为浆液性炎或浆液纤维素性炎。常发生在疾病早期或病变恶化时,好发于肺、浆膜、滑膜、脑膜等处。渗出液中可查到结核杆菌。渗出性病变可完全吸收,也可转变为增生性病变或变质性病变。

2. **以增生为主的病变**　当菌量少、毒力低且免疫反应较强时,激活的巨噬细胞在杀灭结核杆菌的过程中,形成结核性肉芽肿,又称结核结节(图 17-1),是结核病的特征性病变,具有诊断意义。结核结节直径约 0.1 mm,肉眼和 X 线摄片观察不到,相邻的几个结节融合时可呈粟粒状、灰白色、境界清楚的病灶。增生性病变转向愈合时,上皮样细胞变为成纤维细胞,使结核结节纤维化。

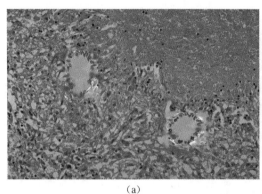 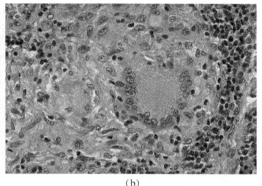

| (a) | (b) |

图 17-1　结核结节

注　(a)右上角为结核结节的中央,呈典型的干酪样坏死,周围是呈放射状排列的上皮样细胞,并见郎汉斯(Langhans)巨细胞掺杂其中,郎汉斯巨细胞的细胞核排列比较规则,呈花环形排列于细胞质的周边。(b)为结核结节的周围,可见大量上皮样细胞,其体积较大、胞质丰富、界限不清、淡粉色,细胞核圆形或长圆形。郎汉斯巨细胞的细胞核排列比较规则,呈马蹄形排列于细胞质的周边。在外围有较多的淋巴细胞(右侧核深染处)浸润,还可见纤维结缔组织包绕。

3. **以坏死为主的病变**　在菌量多、毒力强,机体免疫力低或超敏反应强烈时,增生性和渗出性病变均可发生干酪样坏死,是结核病的相对特征性病变。较大的干酪样坏死灶不易液化,也难以机化,内含结核杆菌可以存活若干年。一旦液化,结核杆菌会大量繁殖,造成病灶恶化和播散。

结核病时变质、渗出和增生 3 种病变往往同时存在,不同时期则以某种病变为主,并且可以互相转化。

(三) 转归

结核病的转归取决于机体免疫力(包括有效治疗)与结核杆菌致病力之间的关系。当机体免疫力增强时,结核杆菌被抑制、杀灭,病变转向愈合;反之,则转向恶化。

1. 转向愈合

1）吸收消散　渗出性病变经吸收而使病灶缩小或消散,很小的干酪样坏死灶也有吸收的可能。X线片检查时,肺的渗出性病变呈边缘模糊的云絮状阴影,随着渗出物的吸收,阴影逐渐缩小乃至消失。

2）纤维化、包裹和钙化　结核结节、小干酪样坏死灶及未被吸收的渗出性病变可以通过纤维化（机化）形成瘢痕而愈合；较大的干酪样坏死灶难以完全机化,则在病灶周围形成纤维性包裹,继而发生钙化。包裹、钙化的干酪样坏死灶仍有少量结核杆菌存活,当机体免疫力下降时,病变可复发。X线片可见肺的纤维化病灶呈条索状阴影,钙化灶为边缘清晰的高密度阴影。

2. 转向恶化

1）浸润进展　在病灶周围出现新的渗出性病变,进而发生干酪样坏死及形成结核结节,病灶范围逐渐扩大。X线片可见原有病灶周围出现模糊的云絮状阴影；若有干酪样坏死,则阴影密度增高。

2）溶解播散　干酪样坏死物质可发生溶解、液化。液化的坏死物质可通过自然管道（支气管、输尿管）排出,局部形成空洞。肺结核时,由于患者痰液中含有大量结核杆菌,会成为重要的传染源,临床上称为开放性肺结核。同时,液化的坏死物质还可经支气管播散到肺的其他部位,形成新的病灶。此时,X线片可见空洞部位出现透亮区,其他部位可见新播散病灶的阴影。除经自然管道播散外,结核杆菌还可经淋巴和血行播散。

二、肺结核病

结核病中最常见的是肺结核病（pulmonary tuberculosis）。由于机体在初次感染和再次感染结核杆菌时的反应性不同,肺部病灶的发生、发展也不相同,因而将肺结核病分为原发性肺结核病和继发性肺结核病两类。

（一）原发性肺结核病

机体初次感染结核杆菌所引起的肺结核病,称原发性肺结核病（primary pulmonary tuberculosis）。多见于儿童,故又称为儿童型肺结核。严重免疫功能低下的成年人因丧失对结核杆菌的免疫力,也可多次发生原发性肺结核病。

1. 病变特点　结核杆菌被吸入肺后,先在通气较好的上叶下部或下叶上部靠近胸膜处引起病变,多在渗出性病变的中央发生干酪样坏死,形成原发病灶,以右肺多见。由于是初次感染,机体缺乏对结核杆菌的特异性免疫力,结核杆菌得以繁殖,并很快侵入局部引流淋巴管,到达所属肺门淋巴结,引起结核性淋巴管炎和肺门淋巴结结核,肺门淋巴结出现肿大和干酪样坏死。肺的原发病灶、结核性淋巴管炎和肺门淋巴结结核三者合称为原发复合征,是原发性肺结核病的病变特征。X线片显示为哑铃形阴影。

2. 临床表现　原发性肺结核病患者大多无明显症状,仅表现结核菌素试验阳性。少数病变较重者可有低热、乏力、食欲减退、潮热、盗汗和消瘦等结核中毒症状。

3. 转归　绝大多数原发性肺结核病患者因机体对结核杆菌的特异性免疫逐渐增

强而自然痊愈,病灶可完全吸收或纤维化,较大的坏死灶可发生纤维性包裹或钙化。有时肺内原发病灶已愈合,而肺门淋巴结病变继续发展,形成支气管淋巴结结核。经有效治疗,大多仍可痊愈。少数患儿由于营养不良或同时患有其他传染病,致使病情恶化,局部蔓延、病灶扩大,并可发生淋巴、血行和支气管播散。

1) 淋巴播散 肺门淋巴结的结核杆菌,可沿淋巴管蔓延到纵隔和颈部淋巴结,也可逆流至腹膜后及肠系膜淋巴结。初期淋巴结肿大,结核结节形成,随后发生干酪样坏死,互相粘连成团、成串,重者干酪样坏死可液化,并穿破局部皮肤,形成经久不愈的窦道。

2) 血行播散 肺部或淋巴结的干酪样坏死可腐蚀血管壁,结核杆菌侵入血流,或由淋巴入血,发生全身粟粒性结核病或肺粟粒性结核病。血行播散也见于继发性肺结核病和肺外器官结核病。

(1) 全身粟粒性结核病:当机体免疫力很差,主要是胸腔内淋巴结或原发病灶的干酪样坏死液化、大量结核菌一次性或短期内侵入肺静脉,经左心随血流播散至全身,发生急性全身粟粒性结核病,其病理特点是全身各器官如肺、脑、脑膜、肝、脾、肾、肠和腹膜等处密布大小一致、灰白色、粟粒状结节病灶。由于结核性败血症,患者起病急,病情危重,全身结核中毒症状显著,如高热、盗汗、消瘦、纳差、烦躁及呼吸急促、发绀等。此时 X 线片和 CT 所见的急性粟粒性肺结核仅是全身粟粒性结核病的局部表现,约 1/3 患者眼底检查可见脉络膜结核结节。如果结核杆菌少量、多次侵入肺静脉,则全身各器官的粟粒状病灶大小不一,新旧各异,称亚急性或慢性全身粟粒性结核病。

(2) 肺粟粒性结核病:胸腔内淋巴结干酪样坏死液化后破入邻近的体静脉系统(如无名静脉、颈内静脉、腔静脉等),或肺外结核病的干酪样坏死液化后破入局部静脉,结核杆菌经右心播散至两肺,形成肺粟粒性结核病。其病灶的形态与全身粟粒性结核病相同。

3) 支气管播散 原发病灶的干酪样坏死范围较大并发生液化时可以腐蚀邻近的支气管,含有大量结核杆菌的干酪样坏死物质在咳出体外的同时,会经支气管播散到肺的其他部位,形成小叶性或大叶性干酪性肺炎。但支气管播散在原发性肺结核病中较少见。

(二) 继发性肺结核病

继发性肺结核病(secondary pulmonary tuberculosis)是指机体再次感染结核杆菌时所发生的肺结核病,肺内的病变常开始于肺尖,多见于成年人,故又称成人型肺结核。其再感染的来源:①内源性再感染:结核杆菌从体内原有病灶(原发性肺结核或肺外结核)经血行播散至肺(常在肺尖),形成潜伏性病灶,当免疫力下降时,结核杆菌复活;②外源性再感染:结核杆菌从外界再次吸入肺内而发病。过去一直认为以内源性再感染为主,但近年来外源性再感染可能也比较常见,这是由于普遍接种卡介苗的缘故。

由于继发性肺结核病患者对结核杆菌已有一定的免疫力或过敏性,其病变与原发性肺结核病有所不同:①由于超敏反应,病变发生迅速而且剧烈,易发生干酪样坏死;②由于免疫反应较强,在坏死组织周围常有较多巨噬细胞增生,形成结核结节的趋势明显;③病变大多局限于肺内,很少发生淋巴和血行播散;④病程较长,且随着机体免疫力和超敏反应的变化,病变有时以增生为主,有时以渗出、坏死为主,新旧病变并存,患者病情时好时坏。继发性肺结核病根据其病变特点分为以下几种主要类型。

1. **局灶型肺结核** 是继发性肺结核病的最初类型。病变多位于肺尖下 1～2 cm处,右肺较多。病灶可为一个或数个,一般直径 0.5～1 cm,为中央有干酪样坏死的增生性病变。如患者免疫力较强,病灶大多发生纤维化、钙化而痊愈。患者多无自觉症状,往往在体检时经 X 线片检查发现,为肺尖部单个或多个境界清楚的结节状阴影。少数患者免疫力下降时可发展为浸润型肺结核。

2. **浸润型肺结核** 大多由局灶型肺结核发展而来,是继发性肺结核病最常见的一种类型,属于活动性肺结核。病变多位于肺尖或锁骨下区,表现为结核性渗出性肺炎,中央常有较小的干酪样坏死区。如能早期适当治疗,病变可经吸收或纤维化、包裹及钙化而痊愈。患者免疫力差或未得到及时治疗时,病变可继续发展,干酪样坏死灶扩大,坏死物液化经支气管排出后形成急性空洞。此时,病变还可经支气管播散,在肺内形成新病灶。坏死物质中的结核杆菌随患者咳痰而造成传播,此型是结核病的主要传染源。临床上,患者常有咳嗽、咯血和结核中毒症状,痰中常可查出结核杆菌,结核菌素试验常呈强阳性。X 线片示云絮状边界模糊的淡薄阴影,有空洞形成时则见透光区。经适当治疗后,急性空洞可被肉芽组织填充形成瘢痕而痊愈。若急性空洞经久不愈,则可发展为慢性纤维空洞型肺结核。

3. **慢性纤维空洞型肺结核** 多由浸润型肺结核形成急性空洞的基础上发展而来。病变特点是在肺内有一个或多个厚壁空洞形成。空洞大小不一,不规则形,空洞壁厚,可分为 3 层:内层是干酪样坏死,内含大量结核杆菌;中层为结核性肉芽组织;外层为纤维结缔组织。病情恶化时,内层坏死组织液化脱落;中层发生坏死,空洞不断增大。同时,病变可经支气管播散到同侧和对侧肺的其他部位,形成新旧不一、大小不等的病变。最终,肺组织遭到严重破坏,发生广泛纤维化,演变为硬化型肺结核,肺体积缩小、变形、变硬,胸膜广泛增厚并与胸壁粘连,可严重影响肺功能而引起慢性肺源性心脏病。临床上,病程常历时多年,患者症状时轻时重,长期有咳嗽、咳痰、咯血等表现。由于空洞与支气管相通,含菌的坏死组织可随痰液排出。因此,此型肺结核患者是结核病重要的传染源。较小的结核空洞经过适当治疗可形成瘢痕而愈合。较大的空洞经治疗后,空洞壁坏死物脱落,结核性肉芽组织逐渐转变为纤维组织,形成开放性愈合。

4. **干酪样肺炎** 多发生于机体免疫力极低,对结核杆菌超敏反应的患者。本病可由浸润型肺结核恶化进展而来,也可由肺组织或肺内淋巴结的干酪样坏死物经支气管播散引起。干酪样肺炎表现为小叶性或大叶性干酪样坏死性肺炎。此型肺结核患者病情危重,病死率高,曾被称为"奔马痨",目前已极少见。

5. **结核球** 又称结核瘤,是由纤维包裹、境界清楚、直径>2 cm、孤立的球形干酪样坏死灶。临床上须与肿瘤相鉴别。结核球多为 1 个,有时多个,常位于肺上叶。结核球为相对静止的病变,患者多无明显症状。但因其中的干酪样坏死物质中含有结核杆菌,有时病变可恶化进展,干酪样坏死物质溃破包膜形成空洞和经支气管播散。因此,结核球在临床上多考虑手术切除。

6. 结核性胸膜炎 在原发性和继发性肺结核病的各个时期均可发生,可能由于胸膜对菌体蛋白产生超敏反应而引起。结核性胸膜炎按病变性质可分为渗出性和增生性两种。

1)渗出性结核性胸膜炎 多见于青年人,病变为浆液纤维素性炎,可引起胸腔积液,适当治疗后渗出液可吸收痊愈,若渗出物中纤维素较多,可经机化而使胸膜增厚、粘连;

2)增生性结核性胸膜炎 较少见,以肉芽肿病变为主,很少有胸腔积液,一般通过纤维化愈合,常使胸膜增厚、粘连。

三、肺外结核病

1. 肠结核病 常因患者咽下含菌的痰液、牛奶引起。肠结核病好发于回盲部,按病变特点分为两型。

1)溃疡型肠结核病 较多见,结核杆菌侵入肠壁淋巴组织形成结核结节,发生干酪样坏死并融合破溃形成溃疡。溃疡长径与肠管纵轴垂直,边缘不整齐,底部有干酪样坏死,其下为结核性肉芽肿,可达肌层。溃疡愈合后因瘢痕收缩可致肠腔狭窄(图 17 - 2)。临床有腹痛、腹泻、肠梗阻和结核中毒症状。

2)增生型肠结核病 较少见,回盲部结核性肉芽肿,引起肠壁纤维化,致肠壁增厚、肠腔狭窄。右下腹可触及包块,易误诊为结肠癌。

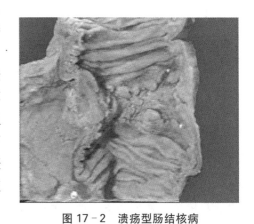

图 17 - 2 溃疡型肠结核病

注 溃疡长径与肠管纵轴垂直,边缘不整齐。

2. 结核性腹膜炎 常由肠结核、肠系膜淋巴结结核、输卵管结核直接蔓延引起。结核性腹膜炎可分干性、湿性和混合性,以混合性多见。其共同特点为腹膜上密布无数结核结节,出现草黄色和血性腹腔积液。患者表现为腹痛、腹泻、腹胀,触诊腹壁为柔韧感或有腹部包块等。

3. 结核性脑膜炎 常由原发性肺结核病或肺外结核经血行播散引起。结核性脑膜炎多见于儿童,以脑底部最明显,脑桥、脚间池、视神经交叉等处的软脑膜和蛛网膜以及蛛网膜下腔最重。肉眼可见蛛网膜浑浊、增厚,蛛网膜下腔积聚大量渗出物。镜下可见渗出物内有纤维素、巨噬细胞、淋巴细胞等。临床表现为颅内压增高症和脑膜刺激征,脑脊液可找到结核杆菌。

4. 肾结核病 常由原发性肺结核病血行播散引起,其次为骨、关节、淋巴结和肠结核血行播散而致。泌尿系统结核多由肾结核开始,常单侧,病变多起于皮质和髓质交界处或肾乳头内,由初期的结核性肉芽肿发展为干酪样坏死,坏死既向皮质扩展,又可破入肾盂形成多个肾空洞,致使肾功能损害。含结核杆菌的干酪样坏死物质随尿排出,引起输尿管、膀胱结核。

5. 生殖系统结核病　男性生殖系统结核多由泌尿系统结核直接蔓延而来,常导致附睾肿大、变硬,其内可见结核性肉芽肿和干酪样坏死。女性生殖系统结核多由肺结核病通过血行播散而来,少数来自腹膜结核。输卵管结核是女性不孕症的常见原因之一。子宫内膜和卵巢结核则常为输卵管结核蔓延的结果。

6. 骨与关节结核病　多由血行播散所致,常见于青少年。骨结核多累及椎骨、指骨及长骨骨骺等处,早期形成小结核病灶,之后骨质破坏形成干酪样坏死及死骨,坏死液化后可在骨旁形成没有红、痛、热的脓肿,称为冷脓肿;若脓肿穿破皮肤,则形成经久不愈的窦道。脊椎结核多发生于第 10 胸椎至第 2 腰椎,常破坏椎间盘和邻近椎体,引起椎体塌陷造成驼背,甚至压迫脊髓引起瘫痪。骨结核累及关节和滑膜时,可引起关节结核。

7. 淋巴结结核病　颈部淋巴结结核病最多见,其次是肺门、支气管旁和肠系膜淋巴结。病灶常粘连成大块,灶内有结核性肉芽肿和干酪样坏死形成。坏死物质液化后穿破颈部皮肤,可形成经久不愈的窦道。

第二节　伤　寒

伤寒(typhoid fever)是由伤寒杆菌引起的经消化道传播的急性传染病。病变特征为全身单核巨噬细胞系统增生和伤寒肉芽肿形成。伤寒以回肠末端淋巴组织的病变最为突出,可称肠伤寒。临床表现为长程发热、相对缓脉、脾大、皮肤玫瑰疹、外周血白细胞减少等。人群普遍易感,儿童和青壮年多见。全年均可发病,以夏、秋两季最多。病后可获得稳固的免疫力,极少再感染。

一、原因及发生机制

伤寒杆菌属沙门菌,属 D 族,革兰染色呈阴性。其菌体"O"抗原、鞭毛"H"抗原及表面"V_i"抗原都能使人体产生相应抗体,尤以"O"及"H"抗原性较强,故可用肥达反应(Widal reaction)测定血清中的抗体量,是临床诊断伤寒的重要依据之一。

伤寒患者或健康带菌者是本病的传染源。细菌随粪、尿排出,污染食品、饮用水等,或以苍蝇为媒介,经口进入消化道而感染。伤寒杆菌进入消化道是否发病主要取决于到达胃的菌量和机体抵抗力等。当感染菌量较多时,细菌得以进入小肠并穿过小肠黏膜上皮细胞,侵入回肠末端集合淋巴小结和孤立淋巴小结,被巨噬细胞不完全吞噬,在巨噬细胞内生长繁殖。继而沿淋巴引流,经胸导管进入血液,引起菌血症。血液中的细菌很快被全身单核巨噬细胞系统的细胞吞噬,并在其中大量繁殖,导致肝、脾、淋巴结增大。这段时间患者可没有临床表现,称潜伏期,约 10 天。随着细菌的繁殖及内毒素再次入血,患者出现败血症的临床表现。由于胆囊内大量的伤寒杆菌随胆汁进入肠道,再次侵入已致敏的肠壁淋巴组织,发生强烈的变态反应导致肠黏膜坏死、脱落及溃疡形成。

二、病理变化及病理与临床的联系

伤寒的病变主要累及全身的单核巨噬细胞系统,以肠道淋巴组织、肠系膜淋巴结、肝、脾、骨髓等处最为明显。病变组织内巨噬细胞增生,体积变大,胞质中常有被吞噬的伤寒杆菌、红细胞、淋巴细胞和坏死的细胞碎片等,这种巨噬细胞称为伤寒细胞。伤寒细胞聚集成团,形成结节状的伤寒肉芽肿(图 17 - 3),又称伤寒小结,是伤寒的特征性病变。

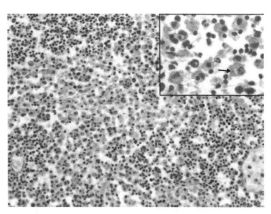

图 17 - 3　伤寒肉芽肿

注　巨噬细胞胞质中可见被吞噬的伤寒杆菌、红细胞(黑色箭头所示)、淋巴细胞(白色箭头所示)和坏死细胞碎片等,形成伤寒细胞,伤寒细胞聚集成团,形成伤寒肉芽肿。

(一)肠道病变

伤寒的肠道病变以回肠末端集合淋巴小结和孤立淋巴小结最为显著,按其发展过程分为以下 4 期。

1. **髓样肿胀期**　发病后第 1 周,病变处淋巴小结明显肿胀,色灰红,质软,隆起于黏膜表面,形似脑回,故又称髓样肿胀。镜下淋巴小结伤寒细胞大量增生,形成典型的伤寒小结,肠壁充血水肿。此期患者有畏寒、发热、腹部不适或有隐痛,可有腹泻等症状,血液和骨髓细菌培养阳性。

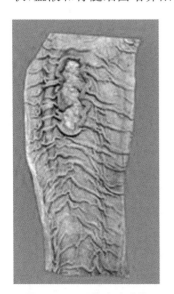

图 17 - 4　肠伤寒溃疡期

注　溃疡长径与肠管纵轴平行。

2. **坏死期**　发病后第 2 周,由于细菌毒素的作用和病灶局部血液循环障碍,增生肿胀的淋巴小结中央和其上的肠黏膜发生灶状坏死,以后坏死区逐渐扩大并相互融合,使得病变肠黏膜变得高低不平。患者表现为稽留热,皮肤玫瑰疹,相对缓脉(脉搏加快与体温上升不相称)、纳差、腹胀、腹痛,可有轻压痛,精神恍惚、表情淡漠、呆滞、反应迟钝、听力减退,严重者可出现谵妄、昏迷,轻至中度肝大、脾大。从此期开始,粪便培养伤寒杆菌阳性率逐渐升高,肥达反应抗体滴度逐渐升高。

3. **溃疡期**　发病后第 3 周,肠壁坏死组织脱落后形成溃疡。集合淋巴小结的溃疡,其长径与肠管纵轴平行,孤立淋巴小结的溃疡小而圆(图 17 - 4)。溃疡一般深及黏膜下层,严重时可达肌层或浆膜层。此期临床表现与坏死期基本相同,溃疡深者可致肠穿孔,引起急性弥漫性化脓性腹膜炎和气腹征。溃疡还可侵蚀肠壁小动脉,引起严重肠出血,发生失血性休克。

4. 愈合期　发病后第 4 周,从溃疡底部长出肉芽组织并逐渐将其填平,溃疡边缘上皮再生覆盖而愈合。临床症状逐渐减轻,直至消失。

由于临床上早期应用有效抗生素,目前很难见到上述各期的典型病变。

(二) 其他病变

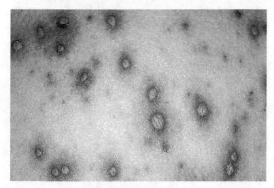

图 17-5　伤寒时皮肤出现的淡红色小丘疹(玫瑰疹)

肠系膜淋巴结、肝、脾有伤寒肉芽肿形成和灶状坏死;骨髓除形成伤寒小结和灶状坏死外,内毒素影响造血功能,尤其使中性粒细胞减少;内毒素还可引起心肌细胞水肿、脂肪变性,甚至坏死;肾小管上皮细胞可发生水肿;皮肤出现淡红色小丘疹(玫瑰疹)(图 17-5);膈肌、腹直肌和股内收肌常发生凝固性坏死,患者出现肌肉疼痛和皮肤知觉过敏。慢性感染病例亦可累及关节、骨、脑膜及其他部位。

三、结局及并发症

伤寒患者若无并发症,一般经治疗 4~5 周痊愈,并获得持久免疫力。主要并发症有肠出血、肠穿孔,其次是支气管肺炎。少数患者因伤寒杆菌在胆汁中大量繁殖,即使临床痊愈后,细菌仍可在胆汁中生存和繁殖,随胆汁由肠道排出,一定时期内仍是带菌者,个别患者可成为慢性带菌者或终身带菌者。

第三节　细菌性痢疾

一、原因及发生机制

痢疾杆菌是革兰氏阴性菌,包括志贺、福氏、鲍氏和宋内 4 个群,均能产生内毒素,志贺菌还产生外毒素。患者和带菌者是本病传染源,细菌多经消化道传播,苍蝇是重要的传播媒介。细菌进入消化道后,多数被胃酸杀灭,少数进入肠道;当机体抵抗力下降时,细菌在肠道生长繁殖,侵入肠黏膜并释放毒素,引起肠壁炎症反应,毒素入血可引起全身中毒症状。

二、病理变化及病理与临床的联系

病变主要局限于大肠,尤以乙状结肠和直肠最为明显。按其病变特点和临床经过,分为以下几类。

(一)急性细菌性痢疾

> 📖 **在线案例 17 - 1 食多量不洁生黄瓜后突发高热,大便呈黏液脓血便**

急性细菌性痢疾初期表现为急性黏液性卡他性炎,肠黏膜充血、水肿,中性粒细胞浸润、黏液分泌增多,可见点状出血。病变进一步发展,黏膜浅层发生坏死,在黏膜表面的渗出物中含有大量纤维素,后者与坏死组织、渗出的白细胞以及红细胞和细菌一起形成特征性的假膜。假膜呈糠皮状,一般呈灰白色,如有明显出血可呈暗红色,被胆色素浸染则呈灰绿色。大约 1 周后,假膜被中性粒细胞崩解后释放的蛋白水解酶溶解、液化而开始脱落,形成大小不等的地图状浅表溃疡(图 17 - 6)。在极少数严重病例,小溃疡可相互融合为大溃疡,深达肌层,偶有穿孔。经适当治疗后,渗出物和坏死组织逐渐被排出或吸收,缺损由周围健康细胞再生而修复。小而浅的溃疡愈合后不遗留明显的瘢痕,较深的溃疡修复后形成瘢痕,但极少引起肠腔狭窄。

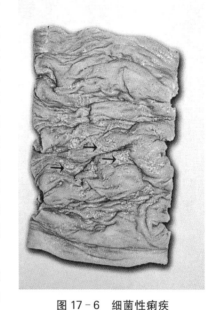

图 17 - 6 细菌性痢疾

注 肠黏膜肿胀,皱襞表面附着许多白色糠皮样膜状物(箭头示),即为假膜。

急性细菌性痢疾临床表现为腹痛、腹泻、黏液脓血便,偶尔排出片状假膜。由于炎症刺激直肠内神经末梢及肛门括约肌,导致里急后重和排便次数增多。急性细菌性痢疾的病程一般 1～2 周,适当治疗大多痊愈,少数转为慢性。

(二)慢性细菌性痢疾

病程达 2 个月以上者即为慢性细菌性痢疾,多由急性细菌性痢疾未及时有效治疗迁延而来,以福氏、志贺菌感染者居多。慢性细菌性痢疾病程长者可达数年,在此期间肠道病变此起彼伏,原有溃疡尚未愈合,又可形成新的溃疡,新旧病变同时存在。由于组织的损伤和修复反复交替发生,黏膜常过度增生而形成息肉。肠壁各层有慢性炎症细胞浸润和纤维组织增生,致使肠壁不规则增厚、变硬,严重者可引起肠腔狭窄。

慢性细菌性痢疾引起肠功能紊乱,患者表现为腹痛、腹胀、腹泻、便秘等,炎症加剧时可出现急性细菌性痢疾症状,称慢性细菌性痢疾急性发作。

(三)中毒性细菌性痢疾

中毒性细菌性痢疾多见于 2～7 岁儿童,起病急骤,全身中毒症状重,急性循环障碍出现早,而肠道症状轻,病变呈卡他性肠炎或滤泡性肠炎,发病后数小时患者即出现中毒性休克或呼吸衰竭,预后较差。

(华春秀)

数字课程学习

○PPT课件　○导入案例解析　○复习与自测　○更多内容⋯⋯

参考文献

［1］步宏,李一雷.病理学[M].9 版.北京:人民卫生出版社,2018.

［2］步宏.病理学与病理生理学[M].北京:人民卫生出版社,2021.

［3］陈命家,张军荣,李夏.病理学与病理生理学[M].北京:人民卫生出版社,2020.

［4］陈镇文,杨美玲,吴义春.病理学与病理生理学[M].北京:人民卫生出版社,2018.

［5］丁凤云.病理学与病理生理学[M].北京:人民卫生出版社,2020.

［6］丁运良,杨红,周洁.病理学[M].北京:人民卫生出版社,2020.

［7］高子芬,李良,宋印利.病理学[M].北京:北京大学医学出版社,2014.

［8］郭红丽,张骞.病理学[M].西安:西安交通大学出版社,2016.

［9］胡荣,刘友生.全身炎症反应综合征的研究进展[J].中华烧伤杂志,2000,16(5):313.

［10］黄玉芳,刘春英.病理学[M].北京:中国中医药出版社,2016.

［11］金惠铭,王建枝,王万铁.病理生理学[M].北京:人民卫生出版社,2008.

［12］李玉林,文继舫,唐建武.病理学[M].8 版.北京:人民卫生出版社,2013.

［13］李玉林,步宏,李一雷.病理学[M].北京:人民卫生出版社,2018.

［14］李玉林.病理学[M].北京:人民卫生出版社,2020.

［15］刘圆月,商战平,刑国荣.病理学与病理生理学[M].北京:中国医药科技出版社,2018.

［16］罗先武,王冉.2021 全国护士执业资格考试轻松过[M].北京:人民卫生出版社,2020.

［17］全国护士执业资格考试用书编写专家委员会.2021 全国护士执业资格考试指导[M].北京:人民卫生出版社,2020.

［18］唐建武.病理学[M].北京:科学出版社,2014.

［19］王斌,陈命家,丁运良.病理学与病理生理学[M].北京:人民卫生出版社,2014.

［20］王建枝,殷莲华.病理生理学[M].8 版.北京:人民卫生出版社,2013.

［21］王建枝,钱睿哲,吴立玲.病理生理学[M].9 版.北京:人民卫生出版社,2018.

［22］王建枝,殷莲花.病理生理学[M].北京:人民卫生出版社,2020.

［23］王黎,岑章建,程琦.病理学[M].郑州:郑州大学出版社,2019.

［24］王玉升,马秀芬,庄一平.全国护士执业资格考试考点与试题精编[M].北京:人民卫生出版社,2014.

［25］吴继锋,徐军全,刘立新.病理学学习指导及习题集[M].北京:人民卫生出版社,2011.

［26］吴立玲.病理生理学[M].北京:北京大学医学出版社,2014.

〔27〕 杨红,刘红.疾病学基础[M].北京:高等教育出版社,2013.

〔28〕 杨智昉,包辉英,吴国忠,等.疾病学基础[M].北京:人民卫生出版社,2017.

〔29〕 张军荣,李夏.病理学与病理生理学[M].北京:人民卫生出版社,2016.

〔30〕 张忠,王化修,丁凤云,等.病理学与病理生理学[M].北京:人民卫生出版社,2018.

〔31〕 张忠,王化修.病理学与病理生理学[M].北京:人民卫生出版社,2020.

〔32〕 Dray A. Inflammatory mediators of pain [J]. Br J Anaesth, 1995,75(2):125 - 131.

〔33〕 Hommes D W, Peppelenbosch M P, Deventer S J. Mitogen activated protein (MAP) kinase signaltransduction pathways and novel anti-inflammatory targets [J]. Gut, 2003,52:144.

〔34〕 Jaeschke H, Smith C W. Machanismsof neutrophil-induced parenchymal injury [J]. J Leuko Bio, 1997,61(6):647 - 653.

〔35〕 Clark R B. The role of PPARs in inflammation and immunity [J]. J Leukoc Biol, 2002,71 (3):388 - 400.

中英文名词对照索引

第一章

病理学与病理生理学（pathology and pathophysiology） 001

尸体剖检（autopsy） 003

活体组织检查（biopsy） 003

细胞学检查（cytology） 003

流式细胞术（flow cytometry，FCM） 004

第二章

疾病（disease） 006

健康（health） 006

亚健康（sub-health） 006

内稳态（homeostasis） 007

世界卫生组织（World Health Organization，WHO） 008

一氧化碳（carbon monoxide，CO） 009

脑死亡（brain death） 014

第三章

脱水（dehydration） 017

高渗性脱水（hypertonic dehydration） 017

低渗性脱水（hypotonic dehydration） 019

等渗性脱水（isotonic dehydration） 021

水肿（edema） 021

积水（hydrops） 021

渗出液（exudate） 022

漏出液（transudate） 022

肾小球滤过率（glomerular filtration rate，GFR） 024

肾素-血管紧张素-醛固酮系统（renin-angiotensin-aldosterone system，RAAS） 024

心房钠尿肽（atrial natriuretice polypeptide，ANP） 025

水中毒（water intoxication） 026

低钾血症（hypokalemia） 027

高钾血症（hyperkalemia） 027

第四章

酸碱平衡（acid-base balance） 033

酸碱平衡紊乱（acid-base disturbance） 033

挥发酸（volatile acid） 035

固定酸（fixed acid） 036

非挥发性酸（unvolatile acid） 036

动脉血二氧化碳分压（partial pressure of carbon dioxide in arterial blood，$PaCO_2$） 037

动脉血氧分压（partial pressure of oxygen in arterial blood，$PaCO_2$） 037

碳酸酐酶（carbonic anhydrase，CA） 038

标准碳酸氢盐（standard bicarbonate，SB） 039

血红蛋白氧饱和度（hemoglobin oxygen saturation） 039

实际碳酸氢盐（actual bicarbonate，AB） 039

缓冲碱（buffer base，BB） 040

碱剩余（base excess，BE） 040

阴离子间隙（anion gap，AG） 040

未测定的阴离子（undetermined anion，UA） 040

未测定阳离子（undetermined cation，UC） 040

代谢性酸中毒（metabolic acidosis） 041

乳酸酸中毒（lactic acidosis） 041

肾小管性酸中毒（renal tubular acidosis，RTA） 042

三羟甲基氨基甲烷（tromethamine，THAM） 045

呼吸性酸中毒（respiratory acidosis） 045

代谢性碱中毒（metabolic alkalosis） 047

呼吸性碱中毒（respiratory alkalosis） 050

混合型酸碱平衡异常（mixed asid-base disorders） 051

第五章

缺氧（hypoxia） 054

血氧分压（partial pressure of oxygen） 056

血氧容量（oxygen binding capacity，CO_2 max） 056

动脉血氧含量（oxygen content in arterial blood，CaO_2） 057

静脉血氧含量（oxygen content in venous blood，CvO_2） 057

血氧饱和度（oxygen saturation，SO_2） 057

动脉血氧饱和度（oxygen saturation in arterial blood，SaO_2） 057

静脉血氧饱和度（oxygen saturation in venous blood，SvO_2） 057

低张性缺氧（hypotonic hypoxia） 058

乏氧性缺氧（hypoxic hypoxia） 058

发绀（cyanosis） 059

血液性缺氧（hemic hypoxia） 059

等张性缺氧（isotonic hypoxia） 059

高铁血红蛋白（methemoglobin） 060

肠源性发绀（enterogenous cyanosis） 060

循环性缺氧（circulatory hypoxia） 060

缺血性缺氧（ischemic hypoxia） 061

淤血性缺氧（congestive hypoxia） 061

组织性缺氧（histogenous hypoxia） 061

促红细胞生成素（erythropoietin） 066

缺氧诱导因子 - 1（hypoxia-inducible factor-1） 068

缺氧性细胞损伤（hypoxic cell damage） 068

第六章

适应（adaptation） 073

萎缩（atrophy） 073

肥大（hypertrophy） 074

增生（hyperplasia） 075

化生（metaplasia） 076

损伤（injury） 077

变性（degeneration） 078

细胞水肿（cellular swelling） 078

脂肪变性（fatty degeneration） 078

玻璃样变（hyaline degeneration） 079

淀粉样变（amyloid degeneration） 080

黏液样变（mucoid degeneration） 080

病理性色素沉着（pathological pigmentation） 080

含铁血黄素（hemosiderin） 080

脂褐素（lipofuscin） 080

黑色素（melanin） 081

胆红素（bilirubin） 081

病理性钙化（pathological calcification） 081

坏死（necrosis） 081

核固缩（pyknosis） 081

核碎裂（karyorrhexis） 082

核溶解（karyolysis） 082

凝固性坏死（coagulative necrosis） 082

液化性坏死（liquefactive necrosis） 082

纤维素样坏死（fibrinoid necrosis） 082

干酪样坏死（caseous necrosis） 082

脂肪坏死（fat necrosis） 082

溶解性坏死（lytic necrosis） 082

干性坏疽（dry gengrene） 083

湿性坏疽（moist gangrene） 083

气性坏疽（gas gangrene） 083

糜烂（erosion） 083

溃疡（ulcer） 083

窦道（sinus） 083

瘘管（fistula） 084

空洞（cavity） 084

机化（organization） 084

包裹（encapsulation） 084

凋亡（apoptosis） 084

修复（repair） 084

再生（regeneration） 085

肉芽组织（granulation tissue） 087

瘢痕组织（scar tissue） 088

创伤愈合（wound healing） 088

第七章

充血（hyperemia） 093

淤血（congestion） 093
出血（hemorrhage） 096
血管性假血友病因子（von Willebrand factor, vWF） 097
血栓形成（thrombosis） 098
血栓（thrombus） 098
栓塞（embolism） 102
栓子（embolus） 102
梗死（infarction） 105

第八章

炎症（inflammation） 109
感染（infection） 111
变质（alteration） 112
渗出（exudation） 112
增生（proliferation） 112
漏出（transudation） 114
白细胞边集（leukocytic margination） 115
白细胞滚动（leukocytic rolling） 115
白细胞游出（transmigration） 115
趋化作用（chemotaxis） 115
趋化因子（chemotactic agents） 115
吞噬作用（phagocytosis） 116
调理素（opsonin） 116
吞噬体（phagosome） 116
吞噬溶酶体（phagolysosome） 116
炎症介质（inflammatory mediator） 117
花生四烯酸（arachidonic acid, AA） 118
血小板激活因子（platelet activating factor, PAF） 119
渗出性炎（exudative inflammation） 120
浆液性炎（serous inflammation） 121
纤维素性炎（fibrinous inflammation） 121
化脓性炎（purulent inflammation） 122
脓肿（abscess） 122
蜂窝织炎（phlegmonous inflammation） 122
出血性炎（hemorrhagic inflammation） 123
肉芽肿性炎（granulomatous inflammation） 123
白介素-1（interleukin-1, IL-1） 124
肿瘤坏死因子（tumor necrosis factor, TNF） 124
前列腺素 E（prostaglandin E, PGE） 124

第九章

发热（fever） 130

过热（hyperthermia） 130
发热激活物（pyrogenic activator） 130
内源性热原（endogenous pyrogen） 130
外源性热原（exogenous pyrogen） 130
内毒素（endotoxin） 131
脂多糖（lipopolysaccharide, LPS） 131
干扰素（interferon, IFN） 132
白介素-6（interleukin-6, IL-6） 132
巨噬细胞炎症蛋白-1（macrophage inflammatory protein-1, MIP-1） 132
视前区-下丘脑前部（preoptic-anterior hypothalamus area, PO/AH） 132
终板血管器（organum vasculosum lamina terminalis, OVLT） 132
促肾上腺皮质激素释放激素（corticotropin-releasing hormone, CRH） 133
热限（febrile limit） 133
精氨酸血管升压素（arginine-vasopressin, AVP） 133
促黑细胞激素 α（melanocyte-stimulating hormone, α-MSH） 133
脂皮质蛋白-1（lipocortin-1） 133

第十章

休克（shock） 139
心肌抑制因子（myocardial depressant factor） 145
环磷酸腺苷（cyclic adenosine monophosphate, cAMP） 150
多器官衰竭（multiple organ failure, MOF） 154

第十一章

单核吞噬细胞系统（mononuclear phagocyte system, MPS） 157
弥散性血管内凝血（disseminated inravascular coagulation, DIC） 157
华-佛综合征（Waterhouse-Friderichsen syndrome） 165
席汉综合征（Sheehan syndrome） 165
微血管病性溶血性贫血（microangiopathic hemolytic anemia） 166
破碎红细胞（schistocyte） 166

第十二章

肿瘤（tumor） 169

癌症(cancer) 169

实质(parenchyma) 173

间质(stroma) 173

肿瘤的异型性(atypia) 174

膨胀性生长(expansive growth) 175

浸润性生长(invasive growth) 175

外生性生长(exophytic growth) 175

转移(metastasis) 176

转移瘤(metastatic tumor) 176

淋巴转移(lymphatic metastasis) 176

血行转移(hematogenous metastasis) 177

种植转移(implantation metastasis) 177

恶病质(cachexia) 178

副肿瘤综合征(paraneoplastic syndrome) 179

癌(carcinoma) 179

肉瘤(sarcoma) 180

癌肉瘤(carcinosarcoma) 180

霍奇金(Hodgkin)淋巴瘤 180

结蛋白(desmin) 182

甲胎蛋白(alpha-fetoprotein,AFP) 182

癌前病变(precancerous lesion) 184

家族性腺瘤性息肉病(familial adenomatous polyposis,FAP) 184

人类乳头瘤病毒(human papilloma virus,HPV) 184

液基薄层细胞学检查(thin-prep cytology test,TCT) 184

上皮内瘤变(intraepithelial neoplasia,IN) 185

异型增生(dysplasia) 185

非典型增生(atypical hyperplasia) 185

原位癌(carcinoma in situ) 186

乳头状瘤(papilloma) 186

腺瘤(adenoma) 187

鳞状细胞癌(squamous cell carcinoma) 188

基底细胞癌(basal cell carcinoma) 188

腺癌(adenocarcinoma) 188

移行细胞癌(transitional cell carcinoma) 188

纤维瘤(fibroma) 189

脂肪瘤(lipoma) 189

平滑肌瘤(leiomyoma) 189

血管瘤(hemangioma) 189

淋巴管瘤(lymphangioma) 189

纤维肉瘤(fibrosarcoma) 190

脂肪肉瘤(liposarcoma) 190

骨肉瘤(osteosarcoma) 190

白血病(leukaemia) 191

急性髓系白血病(acute myeloid leukaemia,AML) 192

慢性粒细胞白血病(CML) 192

淋巴瘤(lymphoma) 193

非霍奇金淋巴瘤(non-Hodgkin lymphoma,NHL) 193

畸胎瘤(teratoma) 194

成熟性畸胎瘤(mature teratoma) 194

色素痣(pigmented nevus) 194

黑色素瘤(melanoma) 195

致癌物(carcinogen) 195

原癌基因(proto-oncogene) 197

癌基因(oncogene) 197

肿瘤抑制基因(tumor suppressor gene) 197

第十三章

动脉粥样硬化(atherosclerosis,AS) 201

高脂血症(hyperlipemia) 201

平滑肌细胞(smooth muscle cell,SMC) 202

冠状动脉粥样硬化(coronary atherosclerosis) 206

冠状动脉粥样硬化性心脏病(coronary atherosclerotic heart disease) 207

心绞痛(angina pectoris) 207

心肌梗死(myocardial infarction,MI) 207

心肌纤维化(myocardial fibrosis) 209

冠状动脉性猝死(sudden coronary death) 209

高血压(hypertension) 210

原发性高血压(primary hypertension) 210

继发性高血压(secondary hypertension) 210

高血压病(hypertension disease(primary hypertension)) 210

良性高血压(benign hypertension) 212

缓进型高血压(chronic hypertension) 212

向心性肥大(concentric hypertrophy) 213

离心性肥大(eccentric hypertrophy) 213

恶性高血压(malignant hypertension) 215

急进型高血压(accelerated hypertension) 215

风湿病(rheumatism) 215

风湿热(rheumatism fever) 215

阿少夫细胞(Aschoff cell) 216

风湿性心内膜炎(rheumatic endocarditis) 217

风湿性心肌炎（rheumatic myocarditis） 217

风湿性心外膜炎（rheumatic pericarditis） 217

缩窄性心包炎（consrictive pericarditis） 217

心力衰竭（heart failure） 218

第十四章

慢性阻塞性肺疾病（chronic obstructive pulmonary disease，COPD） 232

慢性支气管炎（chronic bronchitis） 232

支气管哮喘（bronchial asthma） 234

支气管扩张症（bronchiectasis） 235

肺气肿（pulmonary emphysema） 236

肺泡性肺气肿（alveolar emphysema） 236

间质性肺气肿（interstitial emphysema） 237

肺炎（pneumonia） 239

大叶性肺炎（lobar pneumonia） 239

小叶性肺炎（lobular pneumonia） 242

间质性肺炎（interstitial pneumonia） 243

病毒性肺炎（viral pneumonia） 243

支原体性肺炎（mycoplasmal pneumonia） 243

第十五章

急性胃炎（acute gastritis） 251

慢性胃炎（chronic gastritis） 251

幽门螺杆菌（helicobacter pylori，H. pylori） 252

慢性浅表性胃炎（chronic superficial gastritis） 252

慢性萎缩性胃炎（chronic atrophic gastritis） 253

消化性溃疡病（peptic ulcer disease） 254

病毒性肝炎（viral hepatitis） 256

气球样变（ballooning degeneration） 258

小泡型脂肪变（microvesicular steatosis） 258

大泡型脂肪变（macrovesicular steatosis） 258

点状（灶）状坏死（spotty necrosis） 258

碎片状坏死（piecemeal necrosis） 258

桥接坏死（bridging necrosis） 258

亚大块坏死和大块坏死（submassive and massive necrosis） 258

库普弗细胞（Kupffer cell） 259

携带者状态（carrier state） 261

肝硬化（cirrhosis of liver） 261

门脉性肝硬化（portal cirrhosis） 261

坏死后性肝硬化（postnecrotic cirrhosis） 264

食管癌（carcinoma of esophagus） 265

腺鳞癌（adenosquamous carcinoma） 266

胃癌（gastric cancer） 267

胶样癌（colloid carcinoma） 269

结直肠癌（colorectal cancer） 269

错配修复基因（mismatch repair genes） 269

高级别上皮内瘤变（high-grade intraepithelial neoplasia） 271

原发性肝癌（primary carcinoma of liver） 271

肝细胞性肝癌（hepatocellular carcinoma，HCC） 271

胆管细胞癌（cholangiocarcinoma） 271

混合型肝癌（mixed primary carcinoma of liver） 271

肝性脑病（hepatic encephalopathy） 273

肝昏迷（hepatic coma） 273

亚临床性肝性脑病（subclinical hepatic encephalopathy，SHE） 273

氨中毒学说（ammonia intoxication hypothesis） 274

线粒体跨膜电位（mitochondrial membrane potential，$\triangle\Psi m$） 276

γ-氨基丁酸（γ- aminobutyric acid，GABA） 276

苯乙醇胺（phenylethanolamine） 277

羟苯乙醇胺（octopamine） 277

假性神经递质（false neurotransmitter） 277

假性神经递质学说（false neurotransmitter hypothesis） 278

支链氨基酸（branch chain amino acid，BCAA） 278

芳香族氨基酸（aromatic amino acid，AAA） 278

氨基酸代谢失衡学说（amino acid imbalance hypo-thesis） 278

GABA学说（GABA hypothesis） 280

第十六章

肾小球肾炎（glomerulonephritis，GN） 286

急性弥漫性增生性肾小球肾炎（acute diffuse proli-ferative glomerulonephritis） 289

急进性肾小球肾炎（rapidly progressive glomeru-lonephritis，RPGN） 290

新月体性肾小球肾炎（crescentic giomerulonephritis，CrGN） 290

膜性肾小球肾炎（membranous glomerulonephritis） 291

膜增生性肾小球肾炎（membranoproliferative glomerulonephritis，MPG） 292

系膜增生性肾小球肾炎（mesangial proliferative glomerulonephritis） 292

微小病变性肾小球肾炎（minimal change glomeru-lonephritis） 293

IgA 肾病（IgA nephropathy） 294

慢性肾小球肾炎（chronic glomerulonephritis） 294

肾功能不全（renal insufficiency） 301

肾衰竭（renal failure） 301

急性肾衰竭（acute renal failure，ARF） 301

非蛋白氮（non protein nitrogen，NPN） 304

血尿素氮（blood urea nitrogen，BUN） 304

慢性肾衰竭（chronic renal failure，CRF） 306

甲状旁腺激素（parathyroid hormone） 307

肌酐（creatinine） 308

尿毒症（uremia） 310

第十七章

结核病（tuberculosis） 316

肺结核（pulmonary tuberculosis） 318

原发性肺结核病（primary pulmonary tuberculosis） 318

继发性肺结核病（secondary pulmonary tuberculosis） 319

伤寒（typhoid fever） 322

肥达反应（Widal reaction） 322

白三烯（leukotriene，LT）

革囊胃（linitis plastica）

冠状动脉性心脏病（coronary artery heart disease，CHD）

海蛇头（caput medusae）

黄疸（jaundice）

局灶节段性肾小球硬化（focal segmental glomerulosclerosis，FSG）

扑翼样震颤（asterixis）

四氢孕烯醇酮（tetrahydropregnenolone，THP）

嗜酸性小体（councilman body）

衰弱现象（infirmity）

酮症酸中毒（keto-acidosis）

外周型苯二氮䓬受体（peripheral type benzodiazepine receptor，PTBR）

细菌性痢疾（bacillary dysentery）

血红蛋白（hemoglobin，Hb）

血氧含量（oxygen content）

氧解离曲线（oxygen dissociation curve）

伊马替尼（imatinib）

一氧化氮（nitric oxide，NO）

尤因肉瘤（Ewing sarcoma）

植物人（vegetative being）